ELOGIOS A U QUE CONFÍA Y LOS MÉDICOS

Sp 618.24 EIS
Eisenberg, Arlene.
Que se puede esperar cuando
se esta esperando : (What to

D1051232

"Excelente. Se lo recomiendo a todas mis nuevas pacientes. Tengo un hijo de 17 meses, y este libro fue como la biblia incluso para mí, una pediatra".

Claudia Somes, doctora en medicina

"Qué se puede esperar cuando se está esperando ha sido mi biblia del embarazo".

Cynthia Cravens Allen, Kentucky

"Maravilloso. Bien estructurado, legible".

Catherine C. Wilty, doctora en medicina

"Su libro... ha sido un don del cielo. He leído fielmente cada capítulo antes de empezar el mes correspondiente y su forma de escribir, tan calmada y comprensiva, me ha tranquilizado".

Carol Rozner, California

"Contiene información útil que no proporcionan otros libros".

Jim Wiley, doctor en medicina

"Su estilo pausado, alentador, me llena de ánimo para nuestra transición a la paternidad".

Diane Wheeler, California

"Muy tranquilizador para la nueva madre".

Ralph Minear, doctor en medicina

"¡Sus libros no han abandonado mi mesita de noche durante 18 meses (excepto cuando fueron conmigo al hospital)! Su información siempre aparece *en el momento preciso,* es clara, concisa e imparcial".

Lori Slayton, Nueva Jersey

"Excelente, fue nuestra biblia durante el embarazo".

Bruce Orao, doctor en medicina

"Me ha acompañado durante mi primer embarazo... siendo una fuente de información concisa y amistosa... Gracias a su libro, creo que nuestra hija tuvo un buen comienzo de vida".

Victoria Schei, Ontario

"Extremadamente útil. Este libro ha sido un valioso recurso para tratar a mis pacientes".

Saundra Schoichet, doctora en psicología clínica

QUÉ SE PUEDE ESPERAR CUANDO SE ESTÁ ESPERANDO

Arlene Eisenberg
Heidi E. Murkoff
Sandee E. Hathaway, B.S.N.

Con un prólogo escrito por la Dra. Juanita Jenyons, Directora de Obstetricia y Ginecología en el Pabellón Allen, del Centro Médico Columbia-Presbyterian, y también un prefacio del Dr. Richard Aubry, Asistente del Presidente y Director de Obstetricia, Departamento de Obstetricia-Ginecología, en el Centro de Ciencias para la Salud de la Universidad del Estado de Nueva York, en la ciudad de Syracuse

Santa Fe Springs City Library
11700 Telegraph Road
Santa Fe Springs, CA 90670

WORKMAN PUBLISHING • NEW YORK

Para Emma, quien inspiró este libro mientras se hallaba aún en la matriz, quien hizo todo lo posible por impedirnos escribirlo una vez nacida y quien, esperamos, llegará a utilizarlo algún día.

Para Howard, Erik y Tim, sin los cuales este libro no habria sido posible en más de un sentido.

Para Rachel, Wyatt y Ethan, que vinieron al mundo un poco tarde para nuestra primera edición, pero cuyas gestaciones contribuyeron en gran medida a la presente.

What to Expect When You're Expecting
copyright © 1984, 1988, 1991, 1996 by Arlene Eisenberg,
Heidi E. Murkoff, and Sandee E. Hathaway
Spanish edition copyright © 1998 by Arlene Eisenberg,
Heidi E. Murkoff, Sandee E. Hathaway

All rights reserved. No portion of this book may be reproduced—
mechanically, electronically, or by any other means, including
photocopying—without written permission of the publisher.
Published simultaneously in Canada by Thomas Allen & Son Limited.

Library of Congress Cataloging-in-Publication Data
Eisenberg, Arlene.
[What to expect when you're expecting. Spanish]
Qué se puede esperar cuando se está esperando : (What to expect
when you're expecting) / by Arlene Eisenberg, Heidi E. Murkoff,
and Sandee E. Hathaway ; translated by Margarida Costa
and Ernesto Reggianini.
p. cm.
Includes bibliographical references and index.
ISBN 0-7611-0949-8 (pbk)
1. Pregnancy. 2. Childbirth. 3. Postnatal care. I. Murkoff,
Heidi Eisenberg. II. Hathaway, Sandee Eisenberg. III. Title.
RG525.E3618 1997
618.2'4—dc21 97-25464
CIP

Book Design: Susan Aronson Stirling
Cover Illustration: Judith Cheng
Book Illustration: Carol Donner

Workman books are available at special discounts when purchased in
bulk for premiums and sales promotions as well as for fund-raising
or educational use. Special editions or book excerpts can also be
created to specification. For details, contact the Special Sales Director
at the address below.

Workman Publishing Company, Inc.
708 Broadway
New York, NY 10003

Manufactured in the United States of America
First printing Spanish edition, March 1998
10   9   8

Un millón de gracias

Los libros y los bebés tienen mucho en común. Ambos exigen mucho tiempo, mucho trabajo, dedicación y cuidados (sin mencionar una saludable dosis de preocupaciones) para convertirse en el mejor producto posible. Ambos requieren también la cooperación de un equipo de personas implicadas. Hemos tenido la suerte de contar con un buen equipo dedicado a la creación de nuestro libro, y a todas estas personas expresamos aquí nuestro agradecimiento:

A Elise y Arnold Goodman, nuestros agentes, por su confianza, su consejo, su apoyo y su amistad.

A Suzanne Rafer, directora de las ediciones Workman, por sus perspicaces sugerencias, su paciencia, su sentido del humor (lo necesitó) y su infinita capacidad para lo que a veces parecía un trabajo infinito.

A Shannon Ryan, por las mil y una cosas de las que se ha ocupado con eficiencia, inteligencia y, aunque parezca increíble, con una sonrisa.

A Kathie Ness, por la hábil revisión de esta segunda edición.

A Bert Snyder, Ina Stern, Saundra Pearson, Steve Garvan, Janet Harris, Andrea Glickson, Cindy Frank, Jill Bennett, Nicole Dawkins, Barbara McClain, Tom Starace, Anne Kostick y a todos los demás de Workman que ayudaron a hacer de la primera edición un éxito y/o contribuyeron a que la actual llegase a fructificar. Y un agradecimiento muy especial a Peter Workman, por ser un editor tan especial.

A Richard Aubry, M.D., profesor de obstetricia y ginecología y presidente adjunto y director de obstetricia, Departamento de Obstetricia y Ginecología del State University of New York Health Sciences Center en Syracuse, nuestro valioso consejero médico. La crítica que Dick hizo, cuidadosa, perspicaz e informada, ha aumentado de forma inconmensurable la calidad de este libro. Nos sentimos orgullosas de haber trabajado con un médico tan notable.

Al Colegio Americano de Obstetricia y Ginecología (y en particular a Mort Lebow, Florence Foelak y Kate Ruddon), a la Academia Americana de Pediatría (particularmente a Michelle Weber y Carolyn Kolbaba) y a *Con-*

temporary Pediatrics (y a su editor Jim Swan) por suministrarnos enormes cantidades de información y material, por ponerse a nuestra disposición para responder a nuestras preguntas, y por ayudarnos a mantener nuestros libros al día.

A los muchos médicos que nos clarificaron puntos o respondieron a nuestras preguntas, incluyendo a John Severs, Irving Selikoff, Michael Starr, Michelle Marcus, Roy Schoen, y los cientos que respondieron a cuestionarios y que nos permitieron la entrada en las reuniones del Colegio Americano de Obstetricia y Ginecología.

A tres hombres sin los cuales este libro (y los que siguieron) no hubiera sido posible: Howard Eisenberg, Erik Murkoff y Tim Hathaway. Son hombres como ellos los que han dado un buen nombre a los maridos y padres, a los que agradecemos su inspiración y apoyo.

A aquellos cuya contribución fue tan importante para el éxito de la primera edición, incluyendo la diseñadora Susan Aronson Stirling, la ilustradora de la cubierta Judith Cheng y la ilustradora del libro Carol Donner; a Henry Eisenberg, doctor en medicina, a Ann Appelbaum y Beth Falk, y desde luego a Mildred y Harry Scharaga, mejor conocidos como Mimi y Giam.

A los amigos como Sarah Jacobs, que nos han ofrecido ideas y perspicacia.

A los cientos de lectores que nos han escrito, telefoneado o que han hablado con nosotras durante estos años, por sus comentarios y sus sugerencias.

Índice de materias

—————————————— *Parte 1* ——————————————
EN EL PRINCIPIO

Signos de embarazo ◆ Análisis de embarazo ◆ *Posibles signos de embarazo* ◆ *Signos probables de embarazo* ◆ *Signos positivos de embarazo* ◆ *Realizar el test con eficacia* ◆ Fecha de parto o de término del embarazo

Una mirada hacia atrás ◆ ¿Qué tipo de paciente soy? ◆ ¿Obstetra? ¿Médico de familia? ¿Comadrona? ◆ Tipo de consulta ◆ Encontrar un candidato ◆ Formas alternativas de dar a luz ◆ Haciendo la selección ◆ Sacar el mayor provecho de la relación paciente-médico ◆ *Cómo protegerse contra una negligencia* ◆ *No se olvide* ◆ Si no está embarazada

——————————— *Parte 2* ———————————
NUEVE MESES Y CONTANDO:
De la concepción al parto

——————————— *Parte 3* ———————————
CASOS ESPECIALES

──────────── *Parte 4* ────────────
PARA TERMINAR,
PERO NO MENOS IMPORTANTE:
El posparto, el padre y el siguiente bebé

Prólogo a la edición en español

En la República Dominicana, mi tierra natal, abundaban los mangos y las yuca, pero el cuidado médico era escaso. Una tía de mi madre que vivía en una pequeña y aislada aldea a la que solamente se llegaba por medio de peligrosos caminos montañosos, muy lejos de una clínica o comadrona, murió debido a complicaciones durante el parto. Su bebé también murió. En ese entonces, yo tenía ocho años y supe acerca de esta tragedia al preguntarle a mi madre cuándo iba a poder conocer a mi nuevo primo.

"Nunca", contestó mi madre sollozando. Cuando mi madre explicó lo que le había sucedido a mi tía abuela y a su bebé, exclamé: "¡Por qué sucedió! ¡Cómo!"

Fue en ese momento que decidí estudiar medicina y así podría un día llegar a ser doctora.

A esa edad era solamente un sueño de niña. Actualmente ocupo el cargo de Directora de Obstetricia en el Pabellón Allen del Centro Médico Columbia-Presbyterian de la Ciudad de Nueva York, y allí superviso la llegada al mundo de más de 2,200 bebés por año. Atiendo a futuras madres dominicanas y de los otros países latinoamericanos y otras islas del Caribe. Estas futuras madres tienen dos cosas en común: el español como lengua materna y las frustración de que el mejor de los libros sobre cuidado prenatal en inglés no les sirve de nada.

Por esta razón me siento muy contenta de haber sido invitada por las autoras del más popular de todos los libros sobre el cuidado prenatal—este libro—a colaborar con el traductor en esta edición en español de *What to Expect When You're Expecting* y a escribir este prólogo.

Las autoras me pidieron que expresara mi punto de vista basándome en quince años de experiencia como obstetra y en mi familiaridad con la cultura y costumbres hispanoamericanas. Al mismo tiempo me pidieron que no sólo me asegurara que la edición fuese clara y precisa, pero también provechosa para las futuras madres hispanoamericanas. Incontables veces había recomendado el libro en inglés, pero sabía que muchas futuras madres, como tú, no podían cruzar fácilmente la barrera del idioma.

Nunca me sentí cómoda sabiendo que estas futuras madres no tenían el igual acceso a este libro que millones de madres alrededor del mundo consideran como "la biblia sobre el embarazo".

He leído, revisado y corregido esta edición, y no sólo puedo confirmar su veracidad científica sino que también quiero, con mucho entusiasmo, recomendártelo a ti.

Soy una firme creyente en la buena dieta y en la prevención, y una de las pruebas a que someto cualquier libro de información sobre el embarazo es cómo explican en sus páginas la diabetes gestacional o del embarazo. Ésta es una afección muy seria que se puede prevenir a través de una dieta alta en fibra. Muy pocos libros mencionan esto. Cuando busqué en *Qué se puede esperar cuando se está esperando*, hallé información sobre la necesidad de una dieta alta en fibra explicada de un modo sencillo y claro, y consejos útiles sobre cómo obtener esa dieta ideal.

Esto no me soprende ya que las autoras actualizan este libro con la más reciente información obtenida de estudios médicos y en conferencias de medicina. Para ti, quizá ya no exista el estrecho lazo familiar de tu país de origen y es muy posible que tus abuelas o tu madre no estén en este país. Podrás recibir buenos o malos consejos de amigas que hayan pasado por la experiencia del embarazo, pero muy pocos consejos médicos por parte de ellas.

Y como si fuera poco, la mayoría de los hospitales tienen muy poca información en español sobre el embarazo. Además, las pocas clases que se ofrecen en español tratan sobre el parto, en lugar de enfocar sobre el período crítico de los nueve meses de embarazo. Y todas las preguntas que tienes, ¿a quién se las harás?, ¿quién las va a contestar? Este libro es como si tuvieras un obstetra amigo en tu hogar dispuesto a clarificar cualquier preocupación o inquietud que tengas.

El detallado índice de este libro te ayudará a encontrar fácil y rápidamente cualquier tópico o tema que te preocupe o quieras leer. A lo mejor no has sentido moverse a tu bebé y crees que algo anda mal. Llamas a la clínica o a tu médico y no logras comunicarte con alquien que pueda contestar a tus preguntas. Busca "movimientos" en el índice y podrás obtener una pronta y tranqùilizadora respuesta a tus preocupaciones.

Qué se puede esperar cuando se está esperando contiene información completa y precisa. Es uno libro que deben leer todas las futuras madres hispanoamericanas. Me siento tranquila y muy contenta que al fin esté disponible en español para mis pacientes.

Juanita Jenyons, M.D.

Otras palabras del médico

Con frecuencia, la gente que ve mi nombre en la cubierta de este libro me telefonea para agradecerme que lo haya escrito. A mi vez, les explico que no lo he escrito yo. Les digo que mi función no ha sido la de autor, sino la de consejero médico –con la función de poner los puntos sobre todas las íes anatómicas.

Al igual que las autoras, estoy muy complacido y entusiasmado con la obra. Lo que escribí en mi prólogo en 1985 sigue siendo cierto palabra por palabra. Sin embargo, con esta completa revisión, el libro que entonces respaldé tan entusiásticamente es ahora incluso mejor.

Está incluso más al día y es más comprensible, trata con mucha mayor profundidad sobre los embarazos de alto riesgo, los segundos embarazos y el aborto espontáneo. Estos temas se tratan con sensibilidad, claridad y precisión, evitando asustar a los lectores en cada página. Las autoras han tomado un punto de vista muy sensato, el de que sí, éstas son cosas que nos deben preocupar; cualquier futura madre responsable estaría preocupada. Pero luego añaden lo que a menudo se omite en otros lugares: "Con respecto a esta complicación, hay algunas acciones de sentido común que usted puede aplicar para evitarla".

Estoy seguro de que este constructivo punto de vista es lo que ha ayudado a que este libro, escrito por unas autoras que no son médicos, haya tenido una aceptación tan grande entre los doctores y otros profesionales de la medicina. No sólo es recomendado (o entregado) por muchos profesionales de la obstetricia y ginecología a las nuevas pacientes, sino que los mismos médicos y sus esposas también lo utilizan. Mis jóvenes estudiantes lo leen para aprender sobre lo que preocupa y maravilla a las pacientes, para estar mejor preparados cuando empiecen a ejercer.

Los futuros padres aman este libro. Los médicos lo respetan. Éstas son dos buenas razones para el resonante éxito de *Qué se puede esperar cuando se está esperando*. Y si no fuera tan espantosamente poco científico, lanzaría una tercera hipótesis: Los bebés también lo aprecian.

Richard Aubry, M.D.,
M.P.H., F.A.C.O.G.

Unas palabras del médico

Estos son los mejores años de la historia para esperar un bebé. En las últimas décadas se ha producido un adelanto notable en el tema de los embarazos –tanto para las madres como para sus hijos. Las mujeres inician el embarazo en un mejor estado de salud; reciben una atención prenatal mejor y más completa; y la sección de maternidad de los hospitales ha sustituido a la mesa de la cocina y a la cama de la casa como lugar en donde nacen los niños.

Pero aún se puede hacer más. Para los que trabajamos en la medicina académica, resulta cada vez más evidente que los buenos médicos y un buen equipo no son suficientes. La mayor reducción de los riesgos durante el embarazo y el parto exigirá también la participación activa de los futuros padres. Para poder aumentar su participación, las parejas deberán estar mejor y más informadas, no sólo sobre la culminante experiencia del parto, sino también acerca de la importancia de los nueve meses que lo preceden; no sólo acerca de los riesgos que significa el embarazo, sino también sobre las medidas que pueden adoptar los padres para redu-

cir y eliminar los riesgos; no sólo acerca de los aspectos médicos del embarazo, sino también sobre los factores psicosociales y de estilo de vida.

¿Dónde pueden adquirir las parejas esta información? Las escuelas superiores y las universidades no disponen de tiempo o de espacio para un curso dedicado a ello. Los profesionales que se dedican a la obstetricia tienen también un problema de tiempo. Y a veces son demasiado científicos en sus explicaciones e insuficientemente sensibles a las necesidades psicológicas y emocionales de los futuros padres.

Los defensores del consumidor han abogado por los libros, los artículos de revista y la instrucción en las escuelas. Todo ello es a menudo muy útil, pero también a menudo resulta médicamente inexacto, innecesariamente alarmante y/o desproporcionadamente centrado en las insuficiencias de la profesión médica, lo que abre un abismo de desconfianza entre la pareja y su médico ginecólogo.

Desde hace tiempo resulta evidente la necesidad de un libro que proporcione una información exacta, moderna y médicamente correcta, con un énfasis especial en la nutrición, el modo de vida y los aspectos emocionales del embarazo. En mi opinión, esta necesidad queda cubierta ahora con este libro de fácil lectura y eminentemente práctico.

Las tres autoras –cada una de ellas con una amplia experiencia como usuaria de los cuidados en las maternidades– nos han suministrado esta perspectiva esencial del usuario. Se han concentrado sabiamente en suministrar a los futuros padres toda la información que les permitirá desempeñar inteligentemente su papel central en todo el proceso, sin acosar a los médicos y a las comadronas con los que deben trabajar en colaboración y armonía.

Qué se puede esperar cuando se está esperando es un libro ameno, detallado, de actualidad y bien equilibrado en todo su conjunto. Pero existen cuatro aspectos de su estructura y contenido que merecen un comentario especial:

- El enfoque del embarazo, centrado en la familia –con participación del futuro padre durante todo el proceso y con un capítulo dedicado a los problemas y necesidades especiales del padre–, es excelente e importante.

- Su disposición cronológica práctica, con respuestas razonables a todas las preguntas, importantes y menos importantes, que se plantean un mes tras otro, lo convierte en un libro muy tranquilizador, para consultar día a día y para tener en la mesita de noche.

- Su énfasis en la nutrición en el embarazo y modo de vida durante éste, y su enfoque lleno de sentido común de la lactancia y de las dimensiones psicosociales de la maternidad, son rasgos particularmente valiosos y únicos del presente libro.

- Su exposición médica, exacta y detallada –particularmente la claridad en sus secciones de genética, teratología, parto prematuro, parto, cesárea y lactancia– es magnífica.

En resumen, creo que este excelente libro debería ser de *lectura obligada* no sólo para los futuros padres, sino también para los médicos y enfermeras que están estudiando obstetricia y para los profesionales que ya la están ejerciendo. Estoy consciente de que con ello me aparto bastante de la imagen del profesor de medicina habitualmente cauto. Pero lo digo con gran convencimiento: creo que sólo con la colaboración entre unos padres y un personal sanitario responsable y bien informado podremos acercarnos a nuestra meta común –la buena salud de los bebés, las madres y la familia. Y en último término de la sociedad.

Richard Aubry, M.D.,
M.P.H., F.A.C.O.G.

¿Por qué este libro ha vuelto a nacer?

Hace catorce años, justo unas horas antes de que naciera mi hija Emma, el bebé que inspiró este libro, mis coautoras y yo deliberábamos sobre el propósito de *Qué se puede esperar cuando se está esperando*. Al concebirlo, al investigar, al escribirlo, nuestro objetivo fue simple y único: proporcionar tranquilidad a los futuros padres.

Catorce años más tarde, nuestro propósito no ha cambiado, pero ahora es el de conseguir más plenamente nuestro propósito que en la edición anterior.

Cuando el primer ejemplar de *Qué se puede esperar* acababa de salir de la imprenta empezamos a recoger material en una carpeta denominada "AÑADIR". Aunque conseguimos incluir la nueva información más significativa, al menos brevemente, en las reimpresiones siguientes, deslizando apretadamente una línea aquí y otra allá, la carpeta AÑADIR pronto se convirtió en un montón de carpetas, y luego en una caja llena de

ellas. Cuando ya llegaba a las proporciones de una habitación llena, decidimos que era hora de pedirle a nuestro editor una oportunidad para empezar una revisión a fondo, de forma que *todas* nuestras AÑADIR pudieran por fin añadirse.

Mucho de lo que hemos revisado refleja las revisiones que ha sufrido la práctica obstétrica. No obstante, muchos más de los cambios reflejan la información que proviene de una fuente que valoramos tanto como cualquier revista o texto sobre obstetricia: Los futuros padres. En una página al final de la primera edición de *Qué se puede esperar,* les pedimos a nuestros lectores que escribieran y nos hicieran saber si había algo que les preocupara o que hubieran experimentado durante el embarazo y el posparto, de lo que nosotras no hubiéramos tratado o lo hubiéramos hecho inadecuadamente. Y aunque recibimos muchas cartas de lectores que nos decían que habíamos tratado todos los temas, también recibimos

---

Planificando el futuro

Si usted todavía no está embarazada pero ya se halla en la fase de planificación, lea en primer lugar el último capítulo de esta obra.

Allí encontrará todo lo que necesita saber para tener un buen comienzo de un embarazo feliz y un bebé sano.

otras de otros lectores que pensaban que no lo habíamos hecho.

Así, tal como se nos ha solicitado, hemos añadido más material sobre el segundo embarazo y los siguientes, más sobre enfermedades crónicas que puedan afectar al embarazo, más sobre qué hacer si la embarazada está enferma, más sobre cómo tratar los síntomas comunes (y no tan comunes) del embarazo, y más sobre las complicaciones que pueden presentarse (pero, por favor, para ahorrarle preocupaciones innecesarias, no lea ese capítulo a menos que dicha complicación *aparezca* efectivamente).

No obstante, más importante que lo que hemos cambiado es lo que hemos conservado sin ninguna alteración —es decir, todo lo que los lectores nos han dicho que han apreciado de *Qué se puede esperar:* los prácticos consejos paso a paso; el punto de vista empático; las explicaciones médicas fáciles de leer. Y desde luego, la tranquilidad que deseamos infundir a los futuros padres.

Ningún libro sobre el embarazo puede anticiparse y explicar con detalle cada preocupación o situación que se pueda presentar y caber en un solo estante. (Después de todo debe tenerse en cuenta que no hay dos embarazos iguales y que se dan tres millones y medio de embarazos anuales en Estados Unidos.) No obstante, esperamos que el lector encuentre que esta edición de *Qué se puede esperar cuando se está esperando* se acerca a ello lo más posible.

Gracias a ustedes, nuestros lectores, por su apoyo y sus sugerencias. Y continúen enviando sus tarjetas y cartas. Haremos lo posible por continuar respondiéndoles.

Heidi E. Murkoff
Nueva York

¿Cómo calcular la fecha de parto?

Hay varios métodos para calcular la fecha de parto en un embarazo: semana a semana durante un periodo de 40 semanas; mes a mes durante un periodo de diez meses de cuatro semanas cada uno; o el método más tradicional: mes a mes durante un periodo de 9 meses. El libro *Qué se puede esperar cuando se está esperando* está dividido en secciones que siguen el método tradicional debido a que la gran mayoría de las mujeres utilizan este método para calcular el progreso del embarazo. Esto se debe a que el periodo de 9 meses se puede dividir fácilmente en tres trimestres, y también porque, probablemente las mujeres tendrán síntomas similares en un periodo de un mes determinado, en vez de una semana determinada.

Al consultar o leer este libro es muy importante recordar que el primer mes de embarazo comienza siete días después del primer día del último periodo menstrual o regla. Por ejemplo, si el último periodo menstrual ocurrió el 5 de marzo, el primer mes de embarazo comienza el 12 de marzo. El segundo mes de embarazo comenzará el 12 de abril, el tercer mes el 12 de mayo y así sucesivamente. La fecha del parto o término de embarazo será entonces: el 12 de diciembre.

Sin embargo, cuando se calcula el embarazo en semanas se utiliza como punto de referencia el primer día en que comenzó el último periodo menstrual. Por ejemplo: el 5 de marzo fue un domingo, se debe contar 40 semanas para calcular la fecha del parto. De esta manera la fecha caerá el 10 de diciembre.

No importa que método utilice usted o el médico para calcular la fecha de parto, recuerde el formato y las secciones en que está dividido este libro.

Cómo nació este libro

Estaba embarazada, lo que me convertía en la mujer más feliz del mundo durante un día de cada tres. Y en la mujer más preocupada los otros dos días.

Preocupada por los sorbos de vino que había tomado en la cena de la noche anterior, y por la ginebra con tónica que había tomado más de una vez antes de cenar durante las primeras seis semanas del embarazo –después de que dos ginecólogos y un análisis de embarazo negativo me hubieran convencido de que no estaba embarazada.

Preocupada por las siete dosis de medroxiprogesterona que uno de los médicos me había recetado para solucionar lo que creía que era sólo un retraso en el período, pero que dos semanas más tarde resultó ser una gestación de casi dos meses.

Preocupada por el café que había bebido y por la leche que no había bebido; por el azúcar que había comido y la proteína que no había comido.

Preocupada por los calambres durante el tercer mes y por aquellos cuatro días del quinto mes en que no sentí ni el más pequeño movimiento del feto.

Preocupada por aquella vez que me desmayé durante mi visita al hospital en el que debía dar a luz (no llegué a ver la sección de maternidad), por mi caída sobre la barriga en medio de la calle durante el octavo mes y por las pérdidas vaginales de sangre en el noveno mes.

Preocupada, incluso, por encontrarme bien ("porque si no tengo estreñimiento. . . no estoy mareada por las mañanas. . . no orino con mayor frecuencia –¡algo debe ir mal!")

Preocupada por si sería capaz de soportar el dolor durante el parto, o de resistir la visión de la sangre. Y preocupada porque no sería capaz de amamantar a mi bebé, ya que no conseguía sacar ni una gota del calostro que, según todos los libros, debía llenar mis pechos en el noveno mes.

¿A quién podía dirigirme para encontrar la seguridad de que todo iría bien? Evidentemente no al creciente montón de libros sobre el embarazo que se acumulaban sobre mi mesita de noche. Por muy común y normal que sea la ausencia de actividad fetal durante unos pocos días del quinto mes, no pude encontrar ninguna mención de ello. Y aunque es muy frecuente que una mujer embarazada sufra una caída –casi siempre sin dañar al bebé– los libros no mencionaban nada sobre las caídas accidentales.

Cuando los libros mencionaban mis síntomas, problemas o temores, lo hacían de un modo alarmante que sólo conseguía aumentar mi preocupación. No tome *nunca* medroxiprogesterona a menos que quiera "abortar absolutamente", prevenía uno de los libros –sin añadir que este medicamento aumenta tan poco el riesgo de defectos de nacimiento en un bebé que nunca es necesario pensar en un aborto no deseado. "Existen pruebas de que solo una juerga con alcohol durante el embarazo puede afectar a algunos bebés, según la fase de desarrollo en que estuvieran", advertía siniestramente otro libro –sin tener en cuenta los estudios que demuestran que alguna fiesta con demasiada bebida en los primeros tiempos del embarazo, cuando las mujeres no conocen aún su estado, parece no ejercer ningún efecto sobre el embrión en desarrollo.

Tampoco aliviaba mis preocupaciones el abrir un periódico, escuchar la radio o la televisión, o consultar las revistas. Según estos medios de información, los peligros acechaban por todos lados a las embarazadas: en el aire que respiramos, en la comida que ingerimos, en el agua que bebemos, en la consulta del dentista, en las tiendas e incluso en casa.

Naturalmente, mi médico me tranquilizaba un poco, pero sólo cuando tenía ánimos para telefonearle. (Tenía miedo de que mis temores parecieran tontos, o bien lo tenía de lo que podría escuchar. Por otro lado, ¿cómo podía pasarme dos de cada tres días colgada al teléfono y molestando a mi médico?)

¿Estaba sola con mis temores (y también Erik, mi marido, que se preocupaba por todas las cosas de las que me preocupaba yo, y por algunas más)? De ninguna manera. La preocupación, según un estudio, es uno de los síntomas más comunes del embarazo, que afecta a más mujeres en estado que los mareos matinales y los antojos de comida juntos. Noventa y cuatro de cada cien mujeres se preocupan por si su bebé será normal y un 93 % se preocupan por si ellas y sus bebés saldrán sanos y salvos del parto. Durante el embarazo, más mujeres se preocupan de su figura (91 %) que de su salud (81%). Y la mayoría de ellas se preocupan porque se preocupan demasiado.

Pero aunque un poco de preocupación es normal en las mujeres embarazadas y sus esposos, una preocupación excesiva representa desperdiciar innecesariamente lo que debería ser una época deliciosamente feliz. A pesar de todo lo que oímos, leemos y nos preocupamos, nunca como ahora en la historia de la reproducción había sido tan seguro tener un bebé –como descubrimos Erik y yo unos siete meses y medio más tarde, cuando di a luz a la niña más sana y más hermosa que hubiera podido imaginar.

De este modo, a partir de nuestras preocupaciones nació *Qué se puede esperar cuando se está esperando*. Está dedicado a todas las parejas que esperan un hijo y ha sido escrito con la esperanza de ayudar a los futuros padres y a las futuras madres a preocuparse menos y a disfrutar más de su embarazo.

Heidi E. Murkoff

Parte 1

EN EL PRINCIPIO

1
¿Estoy embarazada?

¿**E**stoy realmente embarazada? Ésta es la primera preocupación de la pareja que desea un hijo, y que se plantea en el momento en que aparece uno u otro de los signos de embarazo. Afortunadamente, se trata de una pregunta que puede ser contestada muy pronto, mediante una combinación de un test de embarazo y un examen médico.

QUÉ PUEDE PREOCUPAR

SIGNOS DE EMBARAZO

"Sólo tengo algunos de los signos de embarazo– ¿puedo estar embarazada a pesar de todo?"

Se pueden presentar todos los signos y síntomas de un embarazo precoz y no estar embarazada. O bien se pueden tener sólo unos pocos signos y estar definitivamente embarazada. Los diversos signos y síntomas del embarazo son sólo indicios –es importante prestarles atención, pero no se debe confiar en ellos como confirmación absoluta.

Algunos de los signos de embarazo que usted puede notar sugieren la *posibilidad* de que esté embarazada y otros la *probabilidad* de que lo esté. *Ninguno* de los primeros signos constituye una indicación positiva de embarazo. De hecho, el primer signo que es una prueba definitiva del embarazo es el latido cardíaco del feto, que se ve por ecografía a las 8 semanas y es audible por ultrasonidos a las 12 o con un estetoscopio a las 18[1]. Los signos anteriores sólo indican la posibilidad o la probabilidad de estar esperando un hijo. Combinados con un test de embarazo fiable y con el examen del médico, pueden ayudar a conseguir un diagnóstico exacto.

---

[1] El cálculo por semanas se hace a partir del primer día de la última regla. La fecundación tiene lugar 2 semanas después en la mujer que menstrúa cada 4 semanas. En las que tienen ciclos irregulares este cálculo será inexacto porque si la regla se retrasa, por ejemplo 2 semanas, la ovulación y por ende la fecundación también se retrasan este tiempo, por lo que el cálculo exacto lo fijamos por sonografía.

ANÁLISIS DE EMBARAZO

"Mi médico ha dicho que el examen y el test de embarazo indican que no estoy embarazada, pero yo siento que si lo estoy."

Por muy notable que sea la ciencia médica moderna, en lo que se refiere al diagnóstico del embarazo queda aún a veces en segundo lugar detrás de la intuición de una mujer. La exactitud de los distintos tests de

POSIBLES SIGNOS DE EMBARAZO

SIGNO	CUÁNDO APARECE	OTRAS POSIBLES CAUSAS
Amenorrea (ausencia de menstruación)	Generalmente en todo el embarazo	Viajes, cansancio, estrés, temor a un embarazo, problemas hormonales o enfermedad, aumento o pérdida extremos de peso, haber dejado de tomar la píldora anticonceptiva, lactancia
Mareos (en cualquier momento del día)	2-8 semanas después de la concepción	Intoxicación, tensión, infección y diversas enfermedades
Micción frecuente	Generalmente 6-18 semanas después de la concepción	Infección del tracto urinario, diuréticos, tensión, diabetes
Pechos sensibles, hinchados, con picazón	Incluso a los pocos días de la concepción	Pastillas para el control de la natalidad, menstruación inminente
Cambios del color del tejido vaginal y cervical*	Primer trimestre	Menstruación inminente
Oscurecimiento de la aréola (zona que rodea al pezón) y aparición de pequeñas glándulas alrededor del pezón	Primer trimestre	Desequilibrio hormonal o consecuencia de un embarazo anterior
Líneas azules y rosadas debajo de la piel en los pechos y más tarde en el abdomen	Primer trimestre	Desequilibrio hormonal o consecuencia de un embarazo anterior
Antojos de comida	Primer trimestre	Dieta pobre, imaginación, estrés o menstruación inminente
Oscurecimiento de la línea que va del ombligo al pubis	4.° ó 5.° mes	Desequilibrio hormonal o consecuencia de un embarazo anterior

* Signos de embarazo que se buscan en el examen médico.

embarazo es variable, y ninguno de ellos es exacto en la fase tan precoz en la que algunas mujeres "sienten" que están embarazadas –a veces a los pocos días de la concepción–. En la actualidad se dispone básicamente de tres tipos de pruebas del embarazo, y ninguno de ellos requiere que una rana sacrifique su vida, como sucedía hace unos años con las pruebas de laboratorio entonces en uso.

El test del embarazo en casa. Este test es mucho más preciso que en tiempos pasados, y mucho más fácil de usar. Al igual que la prueba de la orina realizada en el laboratorio o en la consulta del médico, diagnostica el embarazo detectando la presencia de la hormona GCh (gonadotropina coriónica humana) en la orina. Algunos tests permiten saber si se está embarazada el primer día de retraso de la menstruación o unos catorce días después de la concepción, y en tan sólo cinco minutos, con una muestra de orina tomada a cualquier hora del día.

Si se realiza correctamente –y ello es cada vez más posible, dado que los tests son menos complicados de realizar y evaluar– un test en casa es casi tan preciso como un análisis de orina hecho en la consulta del doctor o en el laboratorio (la precisión es casi del 100 %, según los fabricantes), siendo los resultados positivos mucho más probable que sean ciertos que los negativos. Los tests en casa tienen la ventaja de hacerse en privado y con resultados prácticamente inmediatos. Y dado que proporcionan un diagnóstico preciso muy pronto –antes posiblemente del momento en que la embarazada consideraría la posibilidad de consultar con el médico– le ofrecen la oportunidad de empezar a cuidarse de forma óptima unos días después de la concepción, aproximadamente desde el momento en que el óvulo fecundado se implanta en el útero. Sin embargo, pueden ser relativamente caros, y debido a que es menos probable que la embarazada confíe en los resultados, es más posible que crea conveniente

SIGNOS PROBABLES DE EMBARAZO

SIGNO	CUÁNDO APARECE	OTRAS POSIBLES CAUSAS
Reblandecimiento del útero y del cuello del útero*	2-8 semanas después de la concepción	Un retraso de la menstruación
Aumento de tamaño del útero* y del abdomen	8-12 semanas	Tumor, fibroides
Contracciones pequeñas intermitentes	Primeros tiempos del embarazo, la frecuencia aumenta al avanzar el embarazo	Contracciones intestinales
Movimientos fetales	Percibidos por primera vez a las 16-22 semanas de embarazo	Gases, contracciones intestinales

* Signos de embarazo que se buscan en el examen médico.

SIGNOS POSITIVOS DE EMBARAZO

SIGNO	CUÁNDO APARECE	OTRAS POSIBLES CAUSAS
Visualización del embrión mediante ultrasonidos*	4-6 semanas después de la concepción	Ninguna
Latido cardiaco del feto*	A las 6-10 semanas**	Ninguna
Movimientos fetales percibidos a través del abdomen*	Después de las 16 semanas	Ninguna

* Signos de embarazo que se buscan en el examen médico.
** Depende del instrumento utilizado.

realizar un segundo test, que aumentaría los costos. (Algunas marcas incluyen en el envase el material para realizar un segundo test.) Hay que comunicarle al médico qué marca y tipo de test se usó, de forma que éste pueda decidir si será necesario someterla a otra prueba.

El principal inconveniente de los tests del embarazo en casa es que si producen un resultado negativo falso y la mujer está realmente embarazada, puede que ésta posponga su visita al médico y los cuidados apropiados. E incluso con un resultado positivo, puede ser que la embarazada retrase la visita al consultorio, dado que asume que obtener un resultado positivo es la única razón para ver al médico en esa fase. Por lo tanto, si la mujer utiliza un test de este tipo, deberá tener en cuenta que no ha sido pensado para reemplazar una consulta y un examen con un profesional de la medicina. Es esencial que el test tenga una continuación médica. Si el resultado es positivo, debería ser confirmado por un examen médico y la embarazada debería tener un reconocimiento prenatal completo. Si el resultado fuera negativo y el período aun no se hubiera presentado, el médico y la paciente deberán encontrar la causa.

El test de orina en el laboratorio o consultorio. Al igual que el test que se hace en casa, esta prueba detecta la presencia de GCh en la orina, con una exactitud de casi el 100 % –y en un plazo tan corto como de siete a diez días después de la concepción. A diferencia del test casero, es efectuado por un profesional, que es más probable que lo realice correctamente, al menos en teoría. En caso que quiera hacerse esta prueba, llame a la consulta del médico o al laboratorio el día antes para que le den las posibles instrucciones. El test realizado en el consultorio (generalmente da resultado en unos minutos) probablemente no requerirá la primera orina de la mañana; el test del laboratorio puede que sí (tendrá que esperar hasta que telefoneen a la consulta del médico para saber las noticias). Los análisis de orina suelen ser menos caros que los de sangre, pero no se suelen utilizar con tanta frecuencia, dado que no proporcionan igual información; véase página siguiente.

Realizar el test con eficacia

Para mejorar las posibilidades de que el test del embarazo en casa sea preciso, hay que asegurarse de:

◆ Leer concienzuda y cuidadosamente las instrucciones del test antes de usarlo, y seguirlas con exactitud. No importa lo ansiosa que esté por saber el resultado, si se necesita orina de primera hora de la mañana, espere hasta ese momento para llevar a cabo la prueba.

◆ Tener listo un reloj fácil de leer de manera que pueda tomar el tiempo con exactitud.

◆ Asegurarse de que los recipientes, varillas graduadas o cualquier otro material que deba usarse estén limpios y libres de contaminación antes de empezar a usar el test. No vuelva a utilizar los mismos recipientes si desea realizar el test otra vez.

◆ Si se precisa un tiempo de espera, coloque la muestra lejos del calor para que no se altere el resultado.

◆ Si el test que ha adquirido contiene un segundo test, o si compra un segundo test, espere algunos días antes de utilizarlo.

El análisis de sangre. Los análisis más completos del suero o de la sangre pueden detectar el embarazo con una precisión de prácticamente el 100 % y ya una semana después de la concepción (si se excluyen los errores en el laboratorio). También pueden ayudar a datar un embarazo, midiendo la cantidad exacta de GCh en la sangre, dado que dichos valores se alteran al ir avanzando el embarazo. Algunas veces el médico puede pedir ambos análisis, de orina y sangre, para estar doblemente seguro del diagnóstico.

Sea cual fuere el test elegido, las probabilidades de que el embarazo sea diagnosticado correctamente aumentan si el test va seguido de un examen médico. Los signos físicos del embarazo –reblandecimiento y aumento de tamaño del útero, y cambio de consistencia del cuello uterino– pueden ser evidentes para un médico o una comadrona a las seis semanas de embarazo. No obstante, al igual que sucede con los tests, el diagnóstico de "embarazada" por parte del médico es más probable que

sea correcto que uno de "no embarazada", aunque los resultados negativos falsos son bastante poco comunes. Los falsos negativos es más probable que se den en las fases tempranas del embarazo, cuando es posible que el cuerpo de la mujer no esté produciendo bastante GCh para que el análisis dé positivo.

Si experimenta los síntomas de los primeros tiempos de un embarazo (ausencia de una o dos menstruaciones, pechos hinchados y sensibles, mareos matutinos, micción frecuente, cansancio) y siente que está embarazada, digan lo que digan los tests y los exámenes, lo mejor es actuar como si estuviera en estado hasta que se demuestre definitivamente lo contrario. Ni los tests ni los médicos son infalibles. La mujer conoce su propio cuerpo –por lo menos externamente– mejor que su médico. Se puede pedir un nuevo test (preferentemente un análisis de sangre) y un nuevo examen unas semanas más tarde; es posible que fuera demasiado pronto para un diagnóstico correcto. Más de un bebé ha llegado siete y media u ocho meses después de que un test de embarazo y/o un médico determinara que su madre no estaba embarazada.

Si los tests continúan siendo negativos pero la mujer aún no ha empezado a menstruar, ésta deberá hablar con el médico para descartar un embarazo ectópico, es decir, que tenga lugar fuera del útero. (Véase la página 134 para los signos de aviso de este tipo de embarazo.)

Naturalmente, es posible que una mujer experimente todos los signos y síntomas de un inicio de embarazo y sin embargo no esté embarazada. Ninguno de ellos, por sí solo, es una prueba positiva de embarazo. Después de que dos pruebas de embarazo y un segundo examen médico hayan descartado la posibilidad de un embarazo, se deberá considerar que el "embarazo" es quizás psicológico –posiblemente porque la mujer desea, o no desea, intensamente quedar embarazada–. En este caso probablemente sería una buena idea pedir consejo profesional. También es posible que los síntomas tengan otra causa biológica, que deberá ser investigada por el médico.

FECHA DE PARTO O DE TÉRMINO DEL EMBARAZO

"Estoy intentando planificar mi licencia de maternidad. ¿Cómo puedo saber si la fecha del parto es correcta?"

La vida sería mucho más simple si se pudiera saber, desde el comienzo del embarazo, el día exacto en que se dará a luz. Pero la vida no es siempre así de simple. De acuerdo con algunos estudios, sólo cuatro mujeres de cada cien dan a luz exactamente en su fecha de vencimiento. La mayoría de las otras mujeres dan a luz entre dos semanas antes y dos semanas después de esta fecha, debido a que un embarazo normal puede durar entre 38 y 42 semanas.

Esta es la razón de que el término médico para "fecha de término del embarazo[2]" sea la fecha calculada del parto. La fecha que calcula el médico es sólo un cálculo, y se calcula de este modo: se toma la fecha del primer día de la última regla y se le añaden 9 meses y 7 días. Por ejemplo, digamos que el último período empezó el 11 de abril. Añadiendo 7 a 11, nos da el 18; luego añadimos nueve meses. Su fecha de término del embarazo sería el 18 de enero.

Si el período se presenta cada 28 días, hay más probabilidades de que el parto se produzca cerca de la fecha calculada. Si los ciclos son de más de 28 días, es más probable que se dé a luz después de la fecha, y si son más cortos existen más probabilidades de que el parto se produzca antes de esa fecha.

Pero si el ciclo es irregular, este sistema puede no funcionar en absoluto. Pongamos por ejemplo que una mujer no haya tenido la menstruación durante tres meses, y queda embarazada. ¿Cuándo se produjo la concepción? Debido a que una fecha de término del embarazo fiable es importante, la embarazada y su médico

---

[2] Decimos que una mujer termina su embarazo, cuando cumplió nueve faltas de su regla. (*Nota del editor.*)

deberán intentar averiguarla. Incluso si la mujer no puede determinar con exactitud la fecha de la concepción o ignora la de la última ovulación (algunas mujeres saben cuándo ovulan debido a un dolor o calambre en el costado que dura unas pocas horas, por una mucosidad vaginal clara y viscosa, y si están siguiendo su temperatura basal, por una bajada característica y la subida inmediatamente después), existen algunos indicios que pueden ser de gran ayuda.

El primero de los indicios, el tamaño del útero, se observará durante su primer examen ginecológico interno. Debería estar en concordancia con las sospechas de la mujer sobre la duración de su embarazo. Más tarde existen otros indicios que permiten deducir con mayor exactitud la fase del embarazo: el primer momento en que se detecta el latido cardíaco del feto (aproximadamente a las 10 ó 12 semanas con un aparato de ultrasonidos o a las 18 a 22 semanas con un estetoscopio); el primer movimiento de vida (aproximadamente a las 20 o 22 semanas cuando se trata del primer hijo, o a las 16 ó 18 semanas en los hijos siguientes); la altura del fondo del útero (la parte superior de la matriz) en cada visita (por ejemplo, llegará al ombligo a las 20 semanas).

Si todas estas indicaciones parecen coincidir con la fecha calculada por la mujer y por el médico, se podrá tener la certeza de que dicha fecha es bastante exacta —es decir, que es bastante probable que el parto se produzca entre dos semanas antes y dos semanas después. Pero si no hay coincidencia, el médico puede decidir que se efectúe un sonograma entre las 12 y 20 semanas (algunos creen que la mejor información se obtiene entre las 16 y 20 semanas), para determinar con más exactitud la edad del feto. Algunos facultativos ordenan rutinariamente que se haga un sonograma, para tener una fecha lo más precisa posible.

A medida que se aproxima el parto se presentan otros indicios de la fecha del gran acontecimiento: contracciones indoloras que se vuelven más frecuentes (e incluso desagradables), el feto se desplaza hacia la parte inferior de la pelvis (a lo que llamamos encajamiento), el cuello uterino empieza a afinarse y a acortarse (borramiento) y, finalmente, empieza a dilatarse. Estos indicios son útiles, pero no definitivos —tan sólo el bebé sabe con certeza cual será su día de nacimiento. (Para más información, véase Aligeramiento y encajamiento, pág. 320; Momento del parto, pág. 322.)

QUÉ ES IMPORTANTE SABER:
ESCOGER (Y COLABORAR CON) EL MÉDICO

Son necesarias dos personas para concebir un bebé, pero se necesitan como mínimo tres—la madre, el padre y también un profesional del cuidado de la salud —para hacer que la transición desde el óvulo fecundado hasta el niño ya nacido resulte en un proceso seguro y exitoso. Admitiendo que la pareja se haya ocupado de la concepción, el siguiente paso consiste en seleccionar al tercer miembro del equipo de gestación, y en asegurarse de que sea una decisión confiable y de la que se pueda sentir segura[3].

UNA MIRADA HACIA ATRÁS

La selección de la ayuda médica para el embarazo no era un gran problema para las futuras madres de hace 30 años. Era la época de la asistencia obstétrica "sin preguntas", en la que las pocas decisiones a tomar sobre el nacimiento de un hijo eran dejadas en manos de la matrona o del médico. En lo referente a la selección de un obstétra, todos parecían más o menos iguales. Y, por otro lado, puesto que lo más probable era que la mujer estuviera inconsciente durante el parto, tampoco importaba demasiado que tuviera una buena relación con el médico. En lugar de ser un miembro participativo del equipo, la futura madre era algo así como un espectador, sentada obedientemente en la cama mientras su medico dirigía el juego.

Actualmente existen casi tantas elecciones posibles en el embarazo y el parto como médicos en las páginas amarillas de la guía telefónica. La cuestión queda en encontrar al médico más apropiado.

¿QUÉ TIPO DE PACIENTE SOY?

El primer paso en la búsqueda del médico más apropiado consiste en pensar un poco sobre el tipo de paciente que es una misma.

¿Creo que el médico "siempre sabe mejor" (en definitiva, él o ella ha estudiado en una facultad de medicina)? ¿Prefiero que el médico tome todas las decisiones sin consultarme y me siento más segura cuando se emplea en mí toda la tecnología médica más moderna? En mis sueños y fantasías, ¿corresponde el médico en bata blanca que me toma el pulso a la descripción del Dr. Welby o el Dr. Kildare y otros héroes de series de televisión? En este caso, es probable que me sienta más a gusto con un médico con una consulta tradicional y con una dedicación inflexible a su propia filosofía obstétrica.

¿O bien creo que mi cuerpo y mi salud son asunto mío y de nadie más? ¿Tengo ideas claras acerca del embarazo y el parto y opino que preferiría llevar la voz decisiva, desde la concepción haste el parto, con un mínimo de interferencias del médico? Entonces es mejor prescindir de los Welbys y los Kildares y buscar un médico o una comadrona que esté dispuesto a renunciar al papel principal y a servir de consejero en el desarrollo del bebé. Alguien que le permita tomar tantas decisiones como sea médicamente posible; que sea dogmático sólo cuando se trate de dar al paciente un voto de control. Pero no se debe asumir que un médico que se incline por la obstetricia de la "nueva ola" vaya a ser menos doctrinario en sus creencias que un médico tradicional.

O quizás prefiero el término medio, un médico que me asigne el papel de socio; es decir, que tome las decisiones basándose en su propio conocimiento y experiencia, pero que

---

[3] Desde luego la pareja puede, y de hecho debería, hacer esta elección incluso antes de la concepción.

siempre me incluya en el proceso. Si es así, el facultativo que se precisa probablemente sea uno de los que ven su papel en el embarazo como algo entre la estrella y el consultor, alguien que no es ni un esclavo del evangelio médico ni arcilla en manos de su paciente; alguien al que le gustaría poderle proporcionar a la mujer el parto "natural" que desea, pero que no dudará en practicar una cesárea si la seguridad del bebé (o de la madre) así lo requiere; alguien que no prescriba medicación rutinariamente, pero que tampoco la descarte sistemáticamente; que no considere incongruente usar un monitor fetal y una habitación para dar a luz al mismo tiempo; y que esté más interesado en tener una madre y un bebé sanos que en sus preferencias personales o las de la partera. El facultativo indicado en este caso es el que ve la relación médico-paciente como una en que ambas partes contribuyen en todo lo que pueden.

Sea cual fuere el estilo de paciente que una mujer es, si se desea que el futuro padre desempeñe también un papel de igualdad en el embarazo y el nacimiento, es importante asegurarse también de que el médico escogido estará de acuerdo con ello. Su actitud quedará claramente evidente durante la primera visita, a veces incluso en el momento de hacer la primera cita. ¿Se invitará al padre a participar tanto en el examen como en la consulta? ¿Se prestará toda la consideración debida a sus preguntas? ¿Se plantearán las preguntas y las discusiones a los dos futuros padres y no solamente a la madre? ¿Quedará bien claro que se permitirá al padre estar presente lo mismo en el preparto que en el parto?

¿OBSTETRA? ¿MÉDICO DE FAMILIA? ¿COMADRONA?

La definición del médico ideal según uno de los tres tipos básicos facilita la búsqueda, pero los modales, su forma de comportamiento y la filosofía del médico son importantes, pero no lo son todo. Es necesario pensar también en el tipo de título médico que se ajusta más a nuestras exigencias.

El obstetra. Si el embarazo es de alto riesgo[4], lo más probable es que se desee un especialista que posea experiencia en cualquier tipo de complicación que pueda presentarse durante el embarazo, el preparto y el parto: un obstetra. Incluso se puede buscar un especialista de especialistas, o sea un obstetra especializado en los embarazos de alto riesgo, o incluso un especialista en medicina maternofetal.

Si el embarazo parece bastante rutinario desde el punto de vista obstétrico, se puede escoger de todos modos a un obstetra (lo que hacen más de 8 mujeres de cada 10), o bien elegir entre un médico especialista en medicina familiar (como hacen entre un 10 y un 12 % de las mujeres) y una

---

[4] Tradicionalmente, un embarazo de alto riesgo es aquel en el que la futura madre ha tenido un embarazo anterior con problemas; o tiene un problema médico, como diabetes o hipertensión; o presenta un problema de Rh u otro problema genético; o tiene menos de 20 años o más de 35 años (aunque no se está unánimemente de acuerdo en que las mujeres entre 35 y 39 años tengan que ser embarazadas de alto riesgo).

enfermera comadrona titulada (elegida por un 1–2 % de las mujeres[5]).

El médico de familia.
Se trata de una especialidad relativamente reciente, aunque en realidad es una versión puesta al día del antiguo médico de cabecera que visitaba a todos los miembros de la familia. La única diferencia importante entre el antiguo médico general y el nuevo médico de familia estriba en su preparación; el médico de familia, a diferencia del general, pasa por varios años de enseñanza especial en cuidados primarios, incluida la obstetricia, después de obtener su título de medicina. Si la elección recae en un médico de familia, éste podrá ser el internista, el obstetra/ginecólogo y, cuando llegue el momento, el pediatra. El médico de familia llegará a conocer la dinámica de la familia, se interesará por todos los aspectos de nuestra salud y no sólo por el embarazo, y nos dará la impresión de que el embarazo es sólo una parte normal de la vida y no un estado patológico. Si se presentan complicaciones, el médico de familia podrá llamar a consulta a un especialista, pero con frecuencia permanecerá a cargo del caso[6].

La enfermera comadrona titulada[7].
Si se desea un especialista que ponga el énfasis en la persona y no en el paciente, que dedique mucho tiempo a hablar con nosotras acerca de los sentimientos y los problemas, que esté orientado hacia el nacimiento "natural", la persona adecuada puede ser una enfermera comadrona titulada (aunque, evidentemente, existen también muchos médicos que cumplen estos requisitos). Aunque una enfermera comadrona es una profesional médica, bien adiestrada para tratar a las mujeres con embarazos de bajo riesgo y para atender los partos sin complicaciones (ya que han recibido estudios y entrenamiento especiales), es más probable que considere el embarazo como un estado humano más que médico. Si se elige una comadrona, asegúrese de que es titulada; una que no lo sea no puede proporcionar los cuidados óptimos ni a la madre ni al bebé.

TIPO DE CONSULTA

Una vez hecha la elección en un obstetra, un médico de familia o una enfermera comadrona, el siguiente paso consiste en decidir el tipo de consulta en que una se sentirá más cómoda. Los tipos más habituales de consulta, y sus ventajas e inconvenientes son:

Consulta médica individual.
El médico trabaja para sí mismo, utilizando los servicios de otro médico para los casos en que esté ausente o

---

[5] La elección más que de médico y comadrona, puede y en algunos casos debe ser entre uno y otro centro o entre renunciar a la medicina pública y acudir a la privada. (*Nota del editor.*)

[6] En los países latinoamericanos, los médicos de familia o de "cabecera" son los que se dedican a la medicina general. En muy raras ocasiones asisten en los partos. Por otro lado, los obstetras, ginecólogos o pediatras tienen una formación especializada y dedicada en ciertas áreas de la medicina. (*Nota del editor*)

---

[7] Hoy en día, algunas comadronas cursan sus estudios y reciben un diploma sin ser enfermeras.

ilocalizable. Un obstetra o un médico de familia pueden tener una consulta individual; una enfermera comadrona suele tener que trabajar en colaboración con un médico. La principal ventaja de la consulta individual estriba en que la mujer encuentra al mismo médico en cada consulta, con lo que llega a conocerle mejor y se siente más cómoda antes del parto. El inconveniente primordial reside en que si el médico no está localizable será un doctor desconocido quien asistirá al parto[8]. La consulta individual puede constituir también un problema si a mediados del embarazo nos damos cuenta de que el médico no nos acaba de gustar. Se trata de un callejón sin salida a menos que se disponga del dinero suficiente para cambiar de médico sin preocuparse de la inversión ya realizada[9].

Consulta de participación o de grupo.
Dos o más médicos de la misma especialidad se ocupan conjuntamente de los pacientes, visitándolos de un modo rotatorio. También en este caso se pueden encontrar obstetras y médicos de familia en este tipo de consulta –a veces los dos especialistas en un mismo grupo. La ventaja de esta consulta estriba en que, al ver un médico diferente en cada visita, se llega a conocerlos a todos y se sabe que cuando los dolores del parto empiecen a ser intensos y frecuentes habrá una cara conocida en la habitación. El inconveniente reside en que

quizás no todos los médicos de la consulta resultarán igualmente agradables y en que no se podrá escoger al que asista al parto. Además, dependiendo de que la embarazada lo encuentre tranquilizador o inquietante, oír diferentes puntos de vista de distintos profesionales puede constituir una ventaja o un inconveniente.

Consulta combinada.
Se trata de una consulta de grupo que incluye a uno o varios obstetras y a una o varias enfermeras comadronas. Las ventajas e inconvenientes son similares a los de cualquier consulta de grupo. Además presenta la ventaja de que en muchas de las visitas se dispondrá de una comadrona que nos podrá dedicar más tiempo y atención, mientras que en otras visitas se contará con la seguridad de la experiencia de un médico. También se podrá contar con los beneficios de un parto asistido por una comadrona, con la seguridad de que si se presenta cualquier problema acudirá un médico conocido.

Centros de maternidad.
Se trata de lugares donde enfermeras comadronas tituladas llevan a cabo la mayor parte de los cuidados y a los que el médico acude si es necesario. Algunos centros de maternidad se hallan en los hospitales y poseen habitaciones especiales para dar a luz, y otros son entidades separadas. Todos los centros de maternidad proporcionan asistencia únicamente a pacientes de bajo riesgo.

Estos centros son especialmente indicados para aquellas mujeres que prefieren ser atendidas por comadronas tituladas. La principal desventaja estriba en que si surgen complicacio-

---

[8] Esto se puede remediar pidiendo conocer con anterioridad al médico suplente.

[9] Se está refiriendo a las consultas privadas y en algunos casos el problema no existe porque la costumbre es abonar las visitas y el parto separadamente. (*Nota del editor.*)

nes durante el embarazo (como sucede del 20 al 30 % de las veces), la paciente deberá cambiar de profesional, poniéndose en manos de un médico, y empezando de nuevo a establecer una relación de equipo; si surge un problema durante la dilatación o la expulsión (como en el 10 al 15 % de los casos), podría ser necesario llamar a un médico, que puede que sea un perfecto extraño. Si surgen complicaciones en un centro de maternidad que no se halle integrado en un hospital, puede que la parturienta deba ser transportada al hospital más cercano, para recibir las atenciones de urgencia.

ENCONTRAR UN CANDIDATO

Cuando se tiene ya una idea sobre el tipo de especialista que se desea y sobre la clase de consulta que parece más adecuada, es necesario encontrar algunos candidatos. Las siguientes son buenas fuentes de nombres:

♦ El ginecólogo o el médico de familia (suponiendo que no atiendan partos) o el internista, siempre que se esté satisfecha con su modo de ejercer la medicina. (Los médicos tienden a recomendar otros doctores con una filosofía similar a la de ellos.)

♦ Amigos que hayan tenido bebés recientemente y cuyas filosofías sobre el parto sean similares.

♦ Una enfermera obstétrica, si se tiene la suerte de conocer a una.

♦ La asociación de médicos, que puede proporcionar listas de nombres de médicos que pueden asistir

en los partos, además de información sobre su formación, especialidad, intereses especiales y tipo de práctica. Es posible que la asociación también pueda indicar en cada caso particular si es necesario un especialista y si es así, qué tipo de especialista.

♦ Las futuras madres que quieran hallar profesionales especializados, deberán ponerse en contacto con las siguientes organizaciones: *International Childbirth Education Association, P.O. Box 20852, Milwaukee, WI 53220; American Society for Prophylaxis in Obstetrics (ASPO)/Lamaze 1411 K Street NW, Suite 200, Washington, D.C. 20005.*

♦ Las madres que deseen amamantar a sus bebés pueden comunicarse con una agencia local de La Leche o *La Leche League,* una sociedad que ofrece asistencia a las futuras madres sin fines de lucro. Consulte el directorio telefónico de su comunidad.

♦ La Guía de Especialidades Médicas, que a menudo se puede encontrar en la biblioteca pública o en la consulta del médico (preguntar por ella a la ayudante).

♦ Un hospital cercano cuyas instalaciones nos agraden; por ejemplo, una unidad de cuidados neonatales intensivos, habitaciones para dar a luz, hospedaje, participación del padre. Allí se pueden obtener los nombres de los médicos que trabajen en él.

♦ Un centro local de maternidad.

♦ Las páginas amarillas, si falla todo lo otro, bajo Médicos, Obstetricia y Ginecología.

FORMAS ALTERNATIVAS DE DAR A LUZ

Nunca antes habían tenido las mujeres tanto control sobre el proceso de dar a luz. Durante milenios fueron los caprichos de la naturaleza los que decidieron el destino obstétrico de las mujeres; luego, a principios de este siglo, era el médico el que decidía cómo éstas debían dar a luz. Hoy en día, por fin, aunque la naturaleza aún tiene algunos de los triunfos y los médicos todavía tienen algo que decir, la decisión recae cada vez más en las mujeres y sus esposos. Las mujeres tienen cada vez más posibilidades de elegir el momento de la concepción (gracias a la mejora de los métodos de control de la natalidad y de los dispositivos para predecir la ovulación) y a menudo, salvo complicaciones, cómo van a dar a luz. La cantidad de opciones que tiene el parto es mareante, incluso en el ámbito del hospital. Si dejamos de lado el hospital, aún existen más alternativas.

Aunque las preferencias preliminares de la embarazada en cuanto al parto no deberían ser su único criterio al elegir el facultativo, desde luego deberían tener un peso importante. (Hay que tener en cuenta, no obstante, que no puede hacerse ninguna decisión firme hasta que la gestación esté bien avanzada, y a veces incluso hasta el mismo parto.) Las siguientes opciones son aquellas a las que una futura madre puede tener acceso hoy en día, y sobre las que podrían querer preguntar antes de tomar una decisión final sobre el facultativo y el hospital:

Cuidados enfocados a toda la familia.
Lo que muchos creen que sería ideal en las unidades de maternidad de los hospitales, los cuidados enfocados a toda la familia, todavía no es una realidad en muchos hospitales, aunque existe una tendencia clara en ese sentido. ASPO/Lamaze ha instituido criterios para este ideal, que incluyen una política oficial del hospital de cuidados centrados en la familia; programas de educación para el parto que reflejen dicha política; dirección del parto sin interferencias tecnológicas innecesarias y con atención a las necesidades psicosociales; una atmósfera en la que se estimulen las preguntas, la autoayuda y el autoconocimiento, en la que se puedan hacer adaptaciones según las diferencias culturales, y en la que se estimule la lactancia natural antes de transcurrir una hora tras el parto a menos que existan contraindicaciones médicas; y un programa que asesore a la madre en cuanto a los cuidados básicos del bebé y determine un inicio satisfactorio a la lactancia, si fuera posible, antes del alta. Las habitaciones de las pacientes deberían tener una puerta (para tener intimidad), un mobiliario confortable, un cuarto de baño privado ducha, así como espacio suficiente para acomodar a la familia (incluyendo los hermanos del recién nacido) y otras personas que prestasen ayuda, personal profesional y equipo médico, los objetos personales, una cuna para el bebé y el ajuar necesario y también una cama sofá para los miembros de la familia que se queden a dormir. También debería existir una zona cercana para que las personas que ayuden puedan relajarse fuera de la escena del parto.

Habitaciones para dar a luz.
Antes, las mujeres que estaban a punto de tener un hijo dilataban en la sala de dilatación, parían en la sala de partos, y se recuperaban en la sala de

posparto. El recién nacido era apartado inmediatamente de ella después del nacimiento y era ingresado en la unidad para bebés, donde se le cuidaba detrás de un escaparate. Hoy en día, la disponibilidad de las habitaciones para dar a luz, existentes en muchos hospitales, hace posible que las mujeres permanezcan en la misma cama desde la dilatación hasta la recuperación, a veces incluso durante toda su estancia en el hospital, y que los bebés permanezcan a su lado desde el momento de su nacimiento. Las habitaciones para dar a luz están totalmente equipadas para partos sin complicaciones y para emergencias inesperadas (en la mayoría de hospitales, las cesáreas y otras complicaciones deben tratarse en una sala de partos o en el quirófano), pero parecen habitaciones de hotel o confortables dormitories (con iluminación suave, cuadros en la pared, cortinas en las ventanas, un sillón o mecedora y una cama confortable—que generalmente se convierte en una cama de partos).

En la mayoría de hospitales, una mujer que acaba de dar a luz (y su bebé, si se aloja con ella) es trasladada desde la habitación para dar a luz a una sala de posparto tras una hora de contacto familiar ininterrumpido. En unos pocos hospitales más progresistas, podrá quedarse en la habitación para dar a luz hasta ser dada de alta –a veces junto con el "nuevo" padre e incluso los hermanitos compartiendo la habitación.

Las habitaciones para dar a luz suelen ser solamente para mujeres con poco riesgo de complicaciones en el parto. Debido a que la cantidad de habitaciones de este tipo que ofrecen algunos hospitales es superada con mucho por la demanda, a menudo se asignan según van llegando las pacientes, así que es posible que la futura madre tenga que sufrir la decepción de no poder disponer de una. Por suerte, también en algunas instalaciones médicas más tradicionales podrá tener una dilatación y expulsión orientados a toda la familia, sin precipitaciones ni intervenciones innecesarias.

Cama de partos. La mesa de partos, plana y dura sobre la que probablemente dieron a luz nuestras madres está dejando lugar a una blanda y amplia cama, confortable para la dilatación y que luego, accionando una palanca, se vuelve ideal para el parto. Generalmente la cabecera puede elevarse para servir de apoyo a la madre en una posición en cuclillas o semiagachada y los pies de la cama pueden desprenderse para dejar sitio a la comadrona o al médico. Después del parto, un cambio de sábanas, cerrar unos cuantos interruptores y en un abrir y cerrar de ojos la madre vuelve a estar en la cama.

Silla de partos. Los que abogan por los partos en cuclillas prefieren la silla de partos a la cama de partos. Dicha silla ha sido diseñada para que la mujer se acomode en ella en posición sentada durante el parto. Dado que en esta postura se puede contar con la ayuda de la fuerza de la gravedad, lo que en teoría acelera el parto, resulta atractiva para algunas madres y facultativos que las atienden. A veces, no obstante, el aumento de presión de la cabeza del bebé contra la pelvis cuando la madre se halla en dicha postura puede producir un desgarro excesivo en la zona perineal. Aunque estos desgarros pueden repararse, pueden prolongar la recuperación del posparto y el dolor.

Sistema Leboyer.

Cuando el obstetra francés Frederick Leboyer expuso por primera vez su teoría sobre el parto sin violencia, la comunidad médica se burló. Hoy en día, muchos de los procedimientos que propuso, destinados a que el recién nacido tenga una llegada al mundo más tranquila, son de práctica común. Muchos bebés nacen en habitaciones para dar a luz, sin la intervención de luces brillantes que antes se juzgaron necesarias, según la teoría de que una iluminación suave puede hacer que la transición desde la oscuridad del útero hacia la claridad del mundo exterior sea más gradual. Ya no es una práctica de rutina poner al bebé cabeza abajo y darle palmadas, y se da preferencia a procedimientos menos violentos para establecer la respiración, cuando ésta no se inicia por sí misma. En algunos hospitales, el cordón umbilical no se corta de inmediato; este último lazo de unión física entre madre e hijo permanece intacto mientras ambos se conocen por primera vez. Y aunque el baño caliente que recomendaba Leboyer para suavizar la llegada (y la transición de un medio acuático a otro seco) no es común, el que se coloque al bebé en manos de la madre de inmediato sí lo es.

A pesar de la creciente aceptación de muchas de las teorías de Leboyer, un verdadero parto de Leboyer—con música suave, luces tenues y un baño caliente para el bebé—no puede llevarse a cabo en muchos lugares. Si a la madre le interesa esta posibilidad, deberá preguntar sobre el tema cuando entreviste a los facultativos.

Nacimiento bajo el agua.

La técnica de parir bajo el agua para simular el medio ambiente de la matriz no ha tenido demasiada aceptación en la comunidad médica. Aunque muchas mujeres que han experimentado un parto de este tipo explican que fue muy estimulante, la mayoría de médicos y hospitales creen que el riesgo de que el feto se ahogue, aunque probablemente es remoto, es aún demasiado grande para que este procedimiento resulte aceptable.

Parto en casa.

Para algunas mujeres resulta desagradable la idea de ser hospitalizadas cuando están enfermas. Además, a veces el parto en casa es un gran éxito. El recién nacido llega acompañado de familiares y amigos en una atmósfera cálida y llena de amor. El riesgo, desde luego, consiste en que si algo sale mal, las instalaciones para una cesárea de urgencia o para la reanimación del recién nacido no estarán al alcance de la mano. Para muchas mujeres, la solución de compromiso ideal es un centro de maternidad o una habitación para dar a luz en un hospital, ya que combina una atmósfera hogareña con la seguridad de la alta tecnología. Las futuras madres con un bajo riesgo que insistan en dar a luz en casa deben estar seguras de que serán atendidas por un médico cualificado o una enfermera comadrona titulada, y de que podrán disponer de transporte de emergencia a un hospital cercano de inmediato. En Gran Bretaña los partos en casa no son raros, pero en general se dispone de una ambulancia de guardia totalmente equipada lista para transportar en caso de emergencia a la madre y si el niño ya ha nacido a ambos a un hospital.

HACIENDO LA SELECCIÓN

Una vez encontrado el nombre del futuro médico o de la futura comadrona, se llama por teléfono y se concerta una cita para una visita preliminar. Se acude a ella con una serie de preguntas que nos permitan notar si nuestras filosofías concuerdan y si nuestras personalidades se ajustan bien. No debemos esperar que nuestras opiniones coincidan en todos los puntos —esto no sucede ni en el más feliz de los matrimonios. Sí es importante que el médico sepa escuchar bien o dar explicaciones claras. ¿Cumple este médico dichas exigencias? Si está preocupada por los aspectos emocionales del embarazo, ¿lo está también el médico? Le preguntaremos su opinión acerca de cualquiera de los temas siguientes que nos parezcan importantes: parto natural o con anestesia o con alivio del dolor en caso necesario; lactancia natural; inducción del parto; utilización de un monitor fetal; enemas; fórceps; o cualquier otra cosa que resulte preocupante. De este modo se evitan las sorpresas desagradables cuando ya sea demasiado tarde para volverse atrás.

Lo más importante que se puede hacer en esta primera visita es quizá permitir que el médico llegue a saber el tipo de pacientes que somos. De sus respuestas podremos deducir si el especialista se encontrará cómodo con nosotras.

Es probable que la mujer desee saber algo también sobre el hospital al que está afiliado el médico. ¿Posee las características que nos resultan importantes, tales como salas de partos bien equipadas, habitaciones para dar a luz, posibilidad de alojar a la madre con el niño, sillas de partos, instalaciones adecuadas para un parto de Leboyer, una unidad de cuidados intensivos neonatales y el equipo de monitor fetal más moderno? ¿Se muestran flexibles en cuanto a las rutinas que afectan a la paciente, tales como afeitado y enemas? ¿Permiten la presencia del padre durante el preparto, el parto y en la sala de operaciones incluso durante una cesárea? ¿Sujetarán las piernas de la paciente a unos estribos?

Antes de tomar la decisión final se debe pensar en si el médico inspira una sensación de confianza. El embarazo es uno de los viajes más importantes que la mujer hace en su vida —para él deseará tener un capitán en el que depositar toda su confianza.

SACAR EL MAYOR PROVECHO DE LA RELACIÓN PACIENTE-MÉDICO

La elección del médico apropiado es sólo un primer peso. Para la gran mayoría de las mujeres, que no están dispuestas a ceder toda la responsabilidad al médico ni tampoco a asumirla toda por sí mismas, el siguiente paso es desarrollar una buena relación de trabajo con el especialista. He aquí cómo se consigue:

◆ Si entre dos visitas surge algo que puede ser importante, es mejor anotarlo en una lista que se llevará a la visita siguiente. (Resulta útil colocar un par de listas en lugares convenientes —la puerta de la nevera, el monedero, la mesa de la oficina, la mesita de noche— para que siempre se encuentre una a mano; haga una lista resumen antes de

Cómo protegerse contra una negligencia

Si se reconoce que la moderna relación entre el obstetra y la paciente es una colaboración, y que cuando los resultados no son perfectos no siempre es culpa del médico, los profesionales ya no serán el blanco de sus clientes, que los atacan acusándoles de negligencia si no hay una causa grave y justificada para ello.

Si la embarazada a su vez desea ser una paciente a la que nadie pueda acusar de negligencia, deberá tomar las siguientes precauciones:

◆ Decir la verdad y nada más que la verdad. No le refiera al médico un historial médico incompleto o falso. Asegúrese de que éste conoce los fármacos o drogas que suele tomar –recetados o no, legales o ilegales– incluyendo alcohol y tabaco, así como todas las enfermedades pasadas y presentes y las operaciones.

◆ No rechace la medicación, pruebas y rayos X necesarios, a menos que posea una segunda opinión autorizada que apoye su decisión.

◆ Siga cuidadosamente las instrucciones al ser objeto de un tratamiento médico. No se puede culpar al radiólogo de una radiografía de mala calidad cuando el paciente se ha movido a pesar de que le han advertido que estuviera quieta.

◆ Siga las recomendaciones del facultativo sobre el calendario de visitas, el aumento de peso, el reposo, el ejercicio, la medicación, las vitaminas, etc. –a menos, que usted tenga otra opinión médica que le aconseje lo contrario.

◆ No permita que la trate nadie que esté claramente bajo la influencia de las drogas o el alcohol. Si consiente, se hará cómplice de un delito.

◆ Informe siempre a su médico sobre un efecto adverso obvio que le haya causado un medicamento o tratamiento, así como de cualesquiera otros síntomas preocupantes que se pudieran presentar durante el embarazo. También deberá hablar con el médico si cree que sus instrucciones pueden ser incorrectas (véase pág. 17).

◆ No amenace nunca ni alarme de cualquier otra manera al médico de forma que ello pudiera interferir en el tratamiento que esté aplicando.

◆ Cuídese mucho, siga la dieta adecuada (véase pág. 97), descanse y haga ejercicio en una medida adecuada, y sea extremadamente prudente con el alcohol, evite el tabaco y las drogas y cualquier medicación no recetada una vez que sepa que está embarazada, o aún mejor, a partir del momento en que se disponga a estarlo.

Si cree que no puede seguir las instrucciones del médico o el tratamiento por él recomendado, ya sea acertado o no, está claro que tiene poca fe en la persona que ha elegido para cuidar de usted y de su bebé durante el embarazo y el parto. En tal caso, será mejor para ambas partes que cambie de facultativo.

cada visita al médico.) Esta es la única manera de estar segura de recordar todas las preguntas y todos los síntomas. Y de no perder el tiempo, ni hacérselo perder al médico, al intentar recordar la pregunta que deseaba hacer.

◆ Junto con la lista de preguntas se llevará a la consulta un bloc de notas y un lápiz, para poder tomar nota de las indicaciones del médi-co. La mayoría de las personas se sienten demasiado nerviosas en presencia de un médico para poder recordar con exactitud las instrucciones. Si el médico no ofrece información voluntariamente, es necesario preguntarle antes de marcharse, para no encontrarse con confusiones una vez en casa. Se debe preguntar los efectos secundarios de un tratamiento, el tiempo que se deberá

No se olvide

Mientras lee este libro, anote periódicamente los cambios que ocurran semana tras semana. De este modo, cuando visite a su médico no se le olvidarán las preguntas que quiera hacerle o los cambios importantes que usted haya notado. Si desea puede utilizar la sección que comienza en la página 552.

tomar el medicamento prescrito, el momento en que se deberá volver para el control de un problema.

◆ Aunque la embarazada no vaya a llamar al médico a cada punzada en la pelvis, ésta no deberá dudar en llamar para manifestarle las preocupaciones que no pueda resolver consultando un libro como éste, y que crea que no puedan esperar hasta la siguiente visita. No tenga miedo de que sus inquietudes parezcan tontas. A menos de que su médico acabe de salir de la facultad, las habrá oído todas antes. Esté preparada a ser muy específica en cuanto a los síntomas. Si sufre dolor, deberá precisar bien su localización, duración, calidad (¿es un dolor agudo, sordo, de tipo retortijón?) e intensidad. Si es posible, explíquele qué es lo que lo mejora o empeora –cambiar de postura, por ejemplo. Si se presenta flujo vaginal, describa el color (rojo brillante, rojo oscuro, marrón, rosado, amarillento), cómo empezó y su intensidad. También deberá informar de los síntomas acompañantes (tales como fiebre, náuseas, vómitos, escalofríos, diarrea). (Véase Cuándo se debe llamar al médico, página 144.)

◆ Cuando lea sobre alguna novedad obstétrica, no hace falta que exhiba el artículo ante su facultativo durante la siguiente visita, diciendo "Quiero esto". Es preferible que le pregunte a su médico si le otorga algún valor al nuevo procedimiento o si está de acuerdo con la nueva teoría. A menudo, los medios de comunicación informan prematuramente sobre los avances médicos antes de que se haya demostrado su inocuidad y eficacia mediante estudios controlados. Si efectivamente se ha dado un auténtico avance, puede que el médico ya esté al corriente de él o que desee informarse más. En todo caso, tanto la paciente como el médico pueden aprender algo mediante un intercambio de opiniones.

◆ Si oye decir algo que no corresponde con lo que ha dicho el médico, pregúntele su opinión acerca de ello. No de un modo provocador, sino tan sólo para obtener más información.

◆ Si sospecha que el médico puede estar equivocado en algún punto (por ejemplo, dando el visto bueno a las relaciones sexuales si la paciente tiene un historial de abortos), lo mejor es decírselo. No se puede asumir que, aún con la ficha en la mano, recuerde siempre todos los aspectos de su historial médico y personal, por lo que la embarazada comparte con el médico la responsabilidad de asegurarse de que no se cometen errores. Lo mejor, en una situación de este tipo, es exponer las inquietudes de una forma no agresiva. Casi siempre descubrirá que el médico se ocupa realmente de su caso y que está satisfecho con sus sinceras intervenciones.

♦ Si tiene usted alguna queja (por haber tenido que esperar demasiado o por no obtener respuesta a sus preguntas), deberá manifestarla. De lo contrario se podría poner en peligro la relación médico-paciente.

♦ Si la relación con el médico se rompe irremediablemente, será necesario pensar en cambiar de médico. Lo más probable es que el médico disfrute tan poco como la paciente del mal entendimiento. De todas maneras, no puede esperarse la obtención de una buena asistencia obstétrica si se cambia continuamente de un médico a otro en un intento de encontrar alguno que siga *nuestras* órdenes. Se deberá considerar en este caso la posibilidad de que el problema puede haber sido provocado por una misma.

Si no está embarazada

Si el resultado del test o prueba de embarazo fue negativo, pero desea quedar embarazada, comience a leer el Capítulo 21. En este capítulo encontrará consejos y medidas que puede seguir para estar preparada cuando quede embarazada.

2
Ahora que estoy embarazada

Ahora que ya no debemos preocuparnos por si el test de embarazo será positivo, aparece toda una serie de nuevas preocupaciones: ¿Qué efecto ejercerá mi edad o la de mi marido en el embarazo y en nuestro hijo? ¿Cómo le afectarán los problemas médicos crónicos o los problemas genéticos familiares? ¿Tienen alguna importancia nuestros modos de vida pasados? ¿Se puede repetir mi anterior historial obstétrico? ¿Qué puedo hacer para disminuir cualquiera de los riesgos que plantea mi historial? ¿Será mi bebé un niño normal?

EL HISTORIAL GINECOLÓGICO

"No le mencioné a mi obstetra un embarazo anterior debido a que tuvo lugar antes de que yo estuviera casada. ¿Existe alguna razón por la que hubiera debido hacerlo?"

El historial ginecológico de la embarazada puede ser tan importante para el facultativo como la información que obtiene durante cada chequeo realizado durante el embarazo. Los embarazos previos, los abortos espontáneos o provocados, las operaciones o infecciones pueden o no pueden tener impacto en lo que suceda en el siguiente embarazo, pero cualquier información que la paciente posea sobre ellos debería pasarla a su obstetra. Será una información confidencial. No se preocupe sobre lo que piense el médico. Su misión es ayudar a madres e hijos, no juzgarlos.

ABORTOS PROVOCADOS PREVIOS

"He sufrido dos abortos provocados. ¿Afectará ello a este embarazo?"

Probablemente no, si fueron efectuados a lo largo de los últimos años y durante el primer trimestre. Aunque los abortos realizados antes de 1973 han sido asociados a un aumento del riesgo de aborto espontáneo durante el segundo trimestre (debido a un debilitamiento de la cérvix, que la hace "incompetente"), parece ser que la mejora de las técnicas de aborto durante el primer trimestre ha eliminado el riesgo de este tipo de lesión.

Parece ser que haber sufrido múltiples abortos durante el segundo trimestre (14 a 26 semanas), no obstante, hace aumentar el riesgo de tener un parto prematuro. Si la paciente sufrió los abortos después del tercer mes, deberá consultar la página 269 para reducir los riesgos de un parto prematuro.

En cualquier caso, deberá asegurarse de que su obstetra sepa sobre los abortos. Cuanto más familiarizado esté éste con el historial obstétrico de la paciente, mejores cuidados recibirá la futura madre.

FIBROMAS

"He tenido fibromas durante varios años, y jamás me causaron problemas. Pero ahora que estoy embarazada, me preacupan."

Los fibromas suelen darse con mayor frecuencia en mujeres de más de 35 años, y dada que cada vez hay más mujeres de esta edad que tienen bebés, los fibromas durante el embarazo se están volviendo, cada vez con más frecuencia, relativamente corrientes (Las estimaciones oscilan de 1 a 2 de cada 100). La gran mayoría de mujeres embarazadas con fibromas pueden esperar que su embarazo llegue a término sin complicaciones relacionadas con ellos. No obstante, a veces, estos pequeños tumores no malignos de las paredes internas del útero causan problemas, aumentando ligeramente el riesgo de un embarazo ectópico, de un aborto espontáneo, de placenta previa (placenta baja), abruptio placentae (la separación prematura de la placenta de la pared uterina), parto prematuro, rotura prematura de las membranas, detención de la dilatación, malformaciones fetales, parto de nalgas y otras posiciones fetales más difíciles. Para minimizar dichos riesgos, la embarazada debería: estar bajo los cuidados de un médico; hablar de los fibromas con él para estar mejor informada sobre el problema en general y de los riesgos en su caso particular; reducir otros riesgos del embarazo (véase pág. 62); y estar particularmente atenta a los síntomas que pudieran señalar que se está presentando un problema en el desarrollo normal del embarazo (véase pág. 144).

A veces, una embarazada con fibromas nota una presión o dolor en el abdomen. Aunque ello se debe notificar al médico, generalmente no hay por qué preocuparse. Por regla general bastará con reposo en cama y analgésicos seguros (véase pág. 395) durante cuatro o cinco días para aliviar el dolor. En ocasiones, los fibromas degeneran o se retuercen, lo que provoca dolor abdominal y fiebre. En algunas raras ocasiones, se precisará de la cirugía para extirpar un fibroma que degenera o que está causando cualquier tipo de problema. Si los médicos sospechan que los fibromas podrían ser un obstáculo para un parto vaginal seguro, puede que opten por practicar una cesárea.

"Me extrajeron un par de fibromas hace unos años. ¿Puede ser un problema ahora que estoy embarazada?"

En la mayoría de los casos, la cirugía para extraer pequeños fibromas uterinos no afecta a los embarazos siguientes. Una operación quirúrgica extensa para los fibromas grandes podría, no obstante, debilitar el útero lo suficiente como para que no pudiera tolerar la fase de dilatación. Si, al revisar el historial quirúrgico, el médico decide que este es su caso, él podría decidir que el parto sea por cesárea. La embarazada deberá familiarizarse con los signos del inicio del parto, por si las contracciones se presentan antes de la fecha señalada para la cesárea (véase pág. 220). Además, debería tener un plan de emergencia para llegar de inmediato al hospital.

CÉRVIX INCOMPETENTE

"Sufrí un aborto espontáneo durante el quinto mes de mi primer embarazo. El médico me dijo que la causa había sido un cérvix incompetente. El test del embarazo acaba de darme un resultado positivo y me aterroriza tener el mismo problema."

Si la embarazada tiene un diagnóstico de cérvix incompetente, el médico debería ser capaz de tomar medidas para prevenir un nuevo aborto. Se estima que existe una cérvix incompetente, la que se abre prematuramente bajo la presión del útero y el feto, que aumentan de tamaño, en un 1 ó 2 por ciento de los embarazos; se cree que ésta es la causa del 20 al 25 % de los abortos espontáneos del segundo trimestre. Una cérvix incompetente puede ser el resultado de un debilitamiento de la cérvix (el cuello uterino) de causa genética; de un útero malformado, la exposición de la mujer al DES (dietilestilbestrol, véase pág. 48) cuando estaba en la matriz de su madre; de una hiperextensión o laceraciones graves del cérvix durante uno o varios partos anteriores; de cirugía cervical o terapia con rayos láser; de partos o abortos provocados traumáticos (particularmente los anteriores a 1973). Ser portadora de más de un feto también puede producir un cérvix incompetente, pero si este fuera el caso, no se suele repetir en embarazos siguientes con un solo feto.

El cérvix incompetente se suele diagnosticar cuando una mujer sufre un aborto espontáneo durante el segundo trimestre tras experimentar un borramiento (adelgazamiento) y dilatación indoloros y progresivos del cuello sin contracciones uterinas aparentes o pérdidas vaginales. Para los médicos sería ideal poder diagnosticar este problema antes de que ocurriera el aborto, para poder tomar las medidas oportunas. Recientemente se han realizado prometedores intentos de diagnosticar mediante ultrasonidos la apertura prematura del cérvix.

Si la mujer perdió un embarazo anterior debido a una cérvix incompetente, deberá notificarlo de inmediato al obstetra, si éste no lo sabe ya. Es probable que se le pueda hacer un cerclaje (sutura de la abertura del cuello uterino) a principios del segundo trimestre (a las 12 ó 16 semanas) para evitar que se repita la tragedia. Este simple procedimiento se practica en el hospital después de que se haya confirmado por ultrasonidos el nuevo embarazo. Tras doce horas de reposo en cama, se suele autorizar a la paciente a que se levante para ir al baño, y 12 horas más tarde puede reanudar su vida normal. Puede que se prohíban las relaciones sexuales durante todo el embarazo y que se precisen frecuentes exámenes por parte del médico. En algunas raras ocasiones, en sustitución del cerclaje se prescribe reposo total en cama y el uso de un dispositivo especial para sostener el útero, denominado pesario. También puede darse el caso de que el tratamiento se inicie cuando, mediante ultrasonidos o por examen vaginal, se detecte que la cérvix se está abriendo, incluso si no existen precedentes de aborto espontáneo tardío.

Quitar las suturas y en qué momento se hará, dependerá en parte de las preferencias del médico y en parte del tipo de suturas. En general se suelen extraer unas pocas semanas antes de la fecha estimada del parto; en algunos casos no se quitan hasta que empieza la dilatación, a menos que exista infección, pérdidas o una rotura prematura de las membranas.

Cualquiera que sea el tratamiento aplicado, las posibilidades de que el embarazo llegue a término son grandes. No obstante, la embarazada deberá estar alerta sobre los signos de un posible problema del segundo trimestre o principios del tercero: presión en la parte inferior del abdomen, flujo vaginal con o sin sangre, orinar con una frecuencia indebida, o la sensación de tener una protuberancia en la vagina. Si experimenta alguno de ellos, la mujer deberá presentarse de inmediato en la consulta del médico o a una sala de emergencias. (Para más detalles sobre el aborto durante el segundo trimestre, véase pág. 218.)

EL HISTORIAL OBSTÉTRICO SE REPITE

"Mi primer embarazo me resultó muy incómodo –debí experimentar todos los síntomas de este libro. ¿Volveré a tener tan mala suerte?"

En general, el primer embarazo resulta una buena forma de predecir los siguientes. Así, la paciente que hace esta pregunta tiene menos probabilidades de disfrutar de un embarazo fácil que una mujer que ya lo ha tenido. No obstante, siempre existe la esperanza de que su suerte cambie para mejorar. Todos los embarazos, al igual que todos los bebés, son diferentes. Si, por ejemplo, el primer embarazo estuvo lleno de mareos matutinos y de caprichos alimentarios, puede que durante el segundo casi ni se noten (o *viceversa,* desde luego). Mientras que antes, tienen la predisposición genética y el hecho de que la mujer haya experimentado ciertos síntomas antes tienen mucho que ver con que su embarazo sea fácil o incómodo. Otros factores, incluyendo algunos que están bajo su propio control, pueden alterar el pronóstico hasta cierto punto. Dichos factores son:

Estado general de salud. Estar en buenas condiciones físicas constituye un buen punto de partida para tener un embarazo fácil. Sería ideal que la mujer cuidara de sus problemas crónicos (alergias, asma, problemas de espalda) y resolviera infecciones persistentes (tales como las del aparato urinario o la vaginitis) antes de la concepción (véase capítulo 15). Una vez que esté embarazada, deberá continuar cuidándose.

Dieta. Aunque no puede garantizarse, el seguimiento de la dieta adecuada proporciona a toda mujer embarazada las mejores posibilidades de tener un embarazo fácil. No sólo puede evitar o minimizar las molestias de los mareos matutinos y la indigestión, sino que puede ayudar a luchar contra una fatiga excesiva, combatir el estreñimiento y hemorroides, prevenir las infecciones del aparato urinario y la anemia por deficiencia de hierro, así como los calambres en las piernas. (E incluso si de todos modos el embarazo se vuelve incómodo, la embarazada habrá dado a su bebé de las mejores posibilidades de desarrollarse bien y de nacer con salud.)

Aumento de peso. Ganar peso de forma escalonada y mantener el aumento dentro de los límites recomendados (entre 25-35 libras) puede aumentar las posibilidades de evitar o bien minimizar inconvenientes como las hemorroides, las venas varicosas, las estrías, el dolor de espalda, la fatiga, la indigestión y las dificultades respiratorias.

Ejercicio. Con el ejercicio adecuado y en cantidad suficiente (véase la página 233 para las instrucciones) se puede contribuir a mejorar el bienestar general de la embarazada. El ejercicio es especialmente importante durante el segundo embarazo y los siguientes, debido a que la musculatura abdominal tiende a estar más laxa, haciendo a la mujer más susceptible a diversos tipos de dolores, sobre todo en la región lumbar.

Ritmo de vida. Llevar un ritmo de vida frenético, como el de muchas mujeres de hoy en día, puede agravar, o a veces incluso provocar, uno de los síntomas de embarazo más incómodos —los mareos matutinos— y exacerbar otros como la fatiga, el dolor de espalda y la indigestión. Tener alguna ayuda para las tareas de la casa, hacer más pausas lejos de todo lo que agote los nervios de la embarazada (incluyendo los demás niños, si los tiene), reducir las responsabilidades del trabajo, o dejar las tareas que no sean prioritarias para después, podría proporcionar algún alivio (véase pág. 125 para más consejos).

Los demás niños. Algunas mujeres embarazadas que tienen otros niños en casa notan que cuidar de sus hijos las mantiene tan ocupadas que apenas tienen tiempo de percibir las molestias del embarazo, más o menos importantes. No obstante, para muchas otras, tener uno o dos niños mayores tiende a agravar los síntomas del embarazo. Por ejemplo, el mareo matinal puede aumentar durante los momentos de tensión (las prisas para ir al colegio o para servir la comida en la mesa, por ejemplo); la fatiga puede aumentar porque no parece que haya tiempo para descansar; los dolores de espalda pueden agravarse si la embarazada debe tener a los niños mucho rato en brazos; incluso el estreñimiento podría agravarse si no tiene oportunidad de ir al baño en el momento en que siente la necesidad. La solución para aliviar el precio que el cuerpo de la embarazada paga por cuidar de los demás niños es a veces difícil, pero vale la pena intentarlo: más tiempo para cuidar de sí misma. Aproveche cualquier ayudante disponible que pueda encontrar (pagado o voluntario) que alivie su carga y le ayude a tener más tiempo libre.

"Mi primer embarazo fue difícil, con diversas complicaciones serias. Ahora que estoy de nuevo embarazada, estoy muy nerviosa."

Que un embarazo haya sido complicado no significa que el siguiente será complicado. A menudo, una mujer que ha tenido un mal embarazo la primera vez, es recompensada la siguiente con una gran calma. Si las complicaciones fueron causadas por un hecho específico tal como una infección o un accidente, no es probable que vuelvan a presentarse. Tampoco lo harán si fueron provocadas por un estilo de vida que la embarazada ha cambiado esta vez (como por ejemplo fumar, beber o consumir drogas), por estar expuesta a un peligro ambiental (tal como el plomo) al que ya no lo está, o por no haber solicitado ayuda médica al inicio del embarazo (si esta vez la mujer sí lo ha hecho).

Si la causa fue un problema de salud crónico, tal como la diabetes o la hipertensión, si se corrige o controla la situación desde antes del embarazo o al iniciarse éste, los riesgos de que se repitan las complicaciones quedarán notablemente reducidos.

Si la embarazada sufrió una complicación específica durante el primer embarazo, que desea evitar la segunda vez, sería una buena idea que discutiera de ello con el médico para ver lo que se puede hacer para prevenirla. No importa cuál fuera el problema o sus causas (incluso si fue tratado como "de causa desconocida"), los consejos que hemos dado en respuesta a la pregunta anterior podrán ayudar a que su embarazo sea más cómodo y seguro, tanto para la madre como para el bebé.

"Con mi primer hijo, tuve un embarazo muy cómodo y sin complicaciones. Por ello, la dilatación, que duró 42 horas y las 5 horas del parto constituyeron una conmoción para mí. Estoy muy satisfecha de estar embarazada de nuevo, pero me da terror pasar por un parto como el anterior."

Relájese, disfrute del embarazo y aparte los pensamientos sobre otro parto difícil. El segundo parto y los siguientes son, a menos que el feto esté en una posición incorrecta o se presente alguna otra complicación imprevista, casi siempre más fáciles que el primero, gracias a que el útero es más experto y el canal del parto está más laxo. Todas las fases del parto tienden a ser más cortas, y las veces que se ha de empujar son muchísimas menos.

REPETICIÓN DE LAS CESÁREAS

"No puedo tener un parto vaginal porque mi pelvis presenta una forma anormal. Deseo tener seis hijos como los tuvo mi madre, pero me han dicho que tres cesáreas son el limite."

Que se lo digan a Ethel Kennedy, la esposa de Robert F. Kennedy, quien sufrió once cesáreas en una época en que este procedimiento no era ni tan seguro ni tan fácil como hoy. Naturalmente, en algunos casos es imposible practicar numerosas cesáreas. En gran parte, las posibilidades dependen del tipo de incisión que se efectuó y del tipo de cicatriz desarrollada. Lo mejor es hablar con el obstetra sobre esta preocupación, puesto que únicamente un médico bien familiarizado con cada caso particular puede decir si su paciente podrá ser o no una "Ethel Kennedy" (o media "Ethel Kennedy"). Es posible que la mujer quede agradablemente sorprendida.

No obstante, si la mujer ha sufrido múltiples cesáreas, debido a las numerosas cicatrices, podría darse un incremento del riesgo de rotura uterina causada por las contracciones. Por ello, debería estar particularmente pendiente de los posibles signos de que se acerca el parto (contracciones, pérdidas, rotura de membranas; véase pág. 332) en los últimos meses del embarazo. Si éstos se dieran, hay que informar al médico o acudir al hospital de inmediato. También le debería comunicar en *cualquier* momento del embarazo la existencia de pérdidas o de dolor abdominal persistente inexplicable.

"Tuve mi último hijo por cesárea. Vuelvo a estar embarazada y me pregunto qué posibilidades tengo de que esta vez sea un parto vaginal."

"Después de una cesárea, siempre será cesárea" fue, hasta hace muy poco un dictamen obstétrico escrito en piedra, o más bien en los úteros de las mujeres que habían tenido uno o más partos quirúrgicos. Hoy en día, el Colegio Americano de Obstetricia y Ginecología ha adoptado una nueva posición: la repetición de las cesáreas no debería ser considerada una rutina; el parto vaginal tras una cesárea (PVTC) debería ser la norma. La experiencia demuestra que entre un 50 y un 80 % de las mujeres que sufrieron una cesárea pueden tener una dilatación normal y un parto vaginal a la siguiente oportunidad. Incluso las mujeres que han sufrido más de una cesárea o tienen un embarazo de gemelos tienen buenas posibilidades de poder dar a luz vaginalmente con éxito.

La mujer podrá tener un PVTC o no dependiendo del tipo de incisión uterina (que puede ser distinta de la incisión abdominal) que sufriera en la cesárea anterior y de la razón por la que ésta se dictaminó. Si la incisión fue transversal baja (atravesando la parte inferior del útero), como la del 95 % de las de hoy en día, las posibilidades de un PVTC son buenas; si la incisión fue la clásica vertical (por el centro del útero), tal como se solía hacer en el pasado, y que hoy en día a veces también es necesaria, no se permitirá que la mujer intente dar a luz vaginalmente a causa del riesgo de rotura uterina. Si las razones para practicar una cesárea no es probable que se repitan (sufrimiento fetal, separación prematura de la placenta, localización inadecuada de ésta, infección, parto de nalgas, toxemia), es muy posible que se pueda producir un parto vaginal esta vez. Si fue una enfermedad crónica (diabetes, hipertensión, enfermedad cardíaca) o un problema incorregible (una pelvis estrecha, por ejemplo), es probable que se requiera una nueva cesárea. La mujer no debe confiar en sus recuerdos sobre el tipo de incisión uterina que sufrió o de las causas que indujeron a una cesárea –deberá comprobar, o hacer que su médico compruebe, su historial médico.

Si la embarazada tiene grandes deseos de un parto vaginal, deberá discutir esta posibilidad con el obstetra. Algunos médicos aún están muy apegados al viejo adagio y no permiten que una mujer que tenga un útero con una cicatriz de cesárea intente una dilatación. Si la mujer quiere tener un PVTC deberá encontrar un facultativo comprensivo que esté dispuesto a estar con ella desde el inicio de la dilatación hasta finalizado el parto. Y para mejor seguridad, la embarazada deberá dar a luz en un hospital totalmente equipado y con personal adecuado para llevar a cabo una cesárea de emergencia, si se diera el caso.

El papel de la embarazada para asegurar un parto vaginal seguro es tan importante como el del médico. Debería:

◆ Acudir a clases de preparación al parto y tomarlas muy en serio, para poder ser capaz de dilatar de una forma lo más eficaz posible para minimizar el estrés de su cuerpo.

◆ Avisar a su médico cuando aparezcan los primeros signos de dilatación (véase pág. 333).

◆ Estar de acuerdo en usar poca o ninguna medicación durante la dilatación y el parto, ya que ésta podría enmascarar los signos de rotura inminente.

◆ Avisar al doctor inmediatamente si *entre* las contracciones normales, se notara algún dolor o alguna sensibilidad abdominal fuera de lo normal.

Aunque las probabilidades de un parto vaginal normal son altos, incluso la mujer que no ha sufrido nunca una cesárea tiene un tanto por ciento de probabilidades de necesitar esta operación. Por consiguiente, no se deberá tener un sentimiento de frustración si al final se debe repetir la cesárea. Lo más importante es tener el parto más seguro posible para ese bebé tan maravilloso.

"La primera vez sufrí una cesárea, tras una dilatación larga y dolorosa. El médico dice que debo intentar tener un parto vaginal; yo preferiría que me practicaran otra cesárea y evitar esa tortura."

Al leer lo que los inquebrantables detractores de la cesárea dicen de ella, se podría concluir que el personal médico es el único responsable de la alta tasa de cesáreas en Estados Unidos. No obstante, existe la otra cara de la moneda, de la que pocas veces se habla, de que muchas repeticiones de cesáreas (y éstas constituyen al menos un tercio del total de cesáreas anuales) se llevan a cabo a requerimiento de la futura madre. Y las razones más comunes que dan las mujeres que prefieren un parto quirúrgico planificado a un PVTC es el deseo de evitar otra fase de dilatación prolongada y dolorosa.

Es normal que los seres humanos no deseen sufrir –se trata de un reflejo automático destinado a protegerse contra las lesiones. Los párpados se cierran cuando se aproxima un objeto agudo; retiramos la mano cuando nos acercan una llama. Estas acciones tienen un sentido. Sin embargo, aunque nos pueda parecer que elegir una cesárea sólo por evitar el dolor de la dilatación también tiene sentido, no es así. La dilatación puede ser más dolorosa que una cesárea, pero no suele provocar lesiones. Ciertamente, los riesgos para la madre aumentan si el parto es quirúrgico, y aunque siguen siendo pequeñísimos (con una probabilidad de morir de parto vaginal de 1 entre 10.000 y de cesárea de 4 entre 10.000), aumentar los riesgos sin razón no es sensato.

También debe recordarse que es muy posible que esta vez la dilatación sea mucho más fácil y corta. Y si el PVTC tiene éxito, la paciente habrá evitado los dos o tres días de dolores abdominales que a menudo siguen a una cesárea. La embarazada debe intentar el parto vaginal.

EL HISTORIAL FAMILIAR

"Hace poco he descubierto que mi madre y una hermana suya perdieron sus bebés poco después del parto. Nadie sabe por qué. ¿Me podría pasar a mí?"

Antiguamente estas historias familiares de enfermedades y muerte infantil se solían ocultar, como si perder un bebé o un niño fuera algo pecaminoso o de lo que avergonzarse. Sin embargo, hoy en día sabemos que explicando la historia de las generaciones pasadas se puede ayudar a que la actual se mantenga sana. Aunque la muerte de los dos bebés bajo circunstancias similares puede ser una simple coincidencia, desde luego tendría mucho sentido visitar a un consejero genético o un especialista en medicina maternofetal en busca de consejo. El médico puede recomendarle uno.

Sería prudente que cualquier pareja que no tuviera información sobre los posibles defectos hereditarios de sus familias hiciera un esfuerzo para saber más, posiblemente preguntando a los miembros de la familia de más edad. Debido a que es posible tener un diagnóstico prenatal de muchos trastornos hereditarios, estar armados con dicha información con antelación hará posible prevenir los problemas antes de que se presenten o tratarlos adecuadamente.

"Existen diversas historias en nuestra familia sobre bebés que parecían estar muy sanos al nacer, pero que luego empezaron a estar más y más enfermos. Finalmente fallecían durante su primera infancia. ¿Debo preocuparme?"

Entre las principales causas de enfermedad y muerte infantil durante los primeros días o semanas de vida se encuentran los llamados errores metabólicos congénitos. Los bebés que nacen con este tipo de defecto genético carecen de un enzima u otra sustancia química, que hace imposible que metabolicen un elemento de la dieta en particular; dependiendo del enzima de que se trate, será un elemento u otro. Irónicamente, la vida del bebé se pone en peligro tan pronto como empieza a alimentarse.

Afortunadamente, la mayoría de trastornos de este tipo pueden ser diagnosticados antes del nacimiento y muchos de ellos pueden ser tratados. Por lo tanto, la mujer que puede disponer de esta información con antelación podrá considerarse afortunada, y deberá actuar en consecuencia.

Analice esta información con el facultativo y si éste lo recomienda, con un consejero genético.

EMBARAZOS DEMASIADO SEGUIDOS

"Quedé embarazada de mi segundo hijo a las 10 semanas justas de haber tenido el primero. Me preocupa el efecto que ello pueda tener sobre mi salud y sobre el bebé que espero."

Una nueva concepción antes de que el cuerpo se haya recuperado totalmente de un embarazo y un parto recientes constituye ya un esfuerzo suficiente para que además se le añadan los efectos debilitantes de la inquietud. Por consiguiente, lo primero de todo es *tranquilizarse.* Aunque la concepción durante los tres primeros meses de posparto es rara (casi un milagro si el bebé es alimentado exclusivamente al pecho), ha tomado por sorpresa a más de una mujer. Y la mayoría han dado a luz a bebés normales y sanos, sin un importante desgaste para ellas.

De todos modos, es necesario tener conciencia del precio que pueden cobrarse dos embarazos demasiado seguidos y hacer todo lo posible para compensarlo. La concepción dentro de los tres primeros meses después de un parto coloca al nuevo embarazo en la categoría de alto riesgo, lo que en este caso no es de tan mal agüero como parece, particularmente si se recibe el cuidado apropiado y se toman las precauciones indicadas. Ello incluye:

◆ La mejor atención prenatal, que deberá empezar tan pronto se sospeche de un embarazo. Al igual que en cualquier embarazo de alto riesgo, probablemente lo mejor es acudir a un obstetra o bien a una enfermera comadrona que ejerza con un obstetra. Se deben seguir escrupulosamente las órdenes del médico y no saltarse ninguna de las visitas.

◆ Seguir la dieta ideal (véase la página 97), si no religiosamente, por lo menos con fidelidad. Es posible que el cuerpo de la embarazada no haya tenido oportunidad de reconstruir sus reservas y que ésta se encuentre, incluso algún tiempo después del parto y particularmente si está amamantando, en desventaja en cuanto a la nutrición. Por lo tanto deberá procurarse una compensación alimentaria para asegurarse de que tanto ella como el bebé no sufran deficiencia. Hay que poner especial atención en las proteínas (ingerir al menos 100 g o cuatro raciones diarias de la dieta ideal) y el hierro (es conveniente tomar un suplemento).

◆ Un aumento de peso suficiente. Al nuevo feto no le interesa en absoluto si su madre ya ha perdido o no los kilos de más que le quedaron tras el parto anterior. Tanto la madre como el futuro hijo necesitan el mismo aumento de peso de 9–14 kilos durante este embarazo. Por consiguiente, no se deberá pensar en perder peso, ni tan siquiera en los primeros meses. Un aumento gradual de peso, cuidadosamente controlado, será relativamente fácil de solucionar de nuevo después del parto, particularmente si se consiguió mediante una dieta de la mejor calidad y especialmente si la mujer debe cuidarse de dos niños.

Además, la madre deberá asegurarse de que la falta de tiempo o energías no le impiden comer lo suficiente. Alimentar y cuidar al niño que ya tiene no deberían evitar que ella alimente y cuide al que aún no ha nacido. Hay que vigilar cuidadosamente el aumento de peso, y si éste no progresa como debiera (véase pág. 182), se deberá controlar más de cerca la ingesta calórica y seguir las sugerencias de la página 98 para ayudar a que el aumento de peso sea mayor.

◆ En caso de que se esté dando el pecho al primer bebé, destetarlo inmediatamente. En este momento se habrá beneficiado ya de muchas de las ventajas de la lactancia materna, y a esta edad el destete no resulta ni difícil ni traumático para el bebé, aunque puede ser incómodo para la mujer. Algunas mujeres continúan amamantando a su bebé, pero el intento de mantener el esfuerzo necesario para la lactancia y el embarazo puede ser una batalla perdida para todos los implicados.

◆ Descansar –más de lo que sea humanamente posible (sobre todo para una madre reciente). Esto exigirá toda la determinación de la mujer, pero también la ayuda del marido y posiblemente incluso de otras personas. Hay que establecer prioridades: dejar sin hacer el trabajo o quehaceres domésticos menos importantes, y la mujer deberá obligarse a descansar entre horas cuando el bebé está durmiendo. Dejaremos que el padre se ocupe de la alimentación del bebé durante la noche, así como de gran parte del trabajo de la cocina, de la casa y de los cuidados del bebé (en particular las tareas que exigen levantar al bebé).

◆ Ejercicio –sólo el necesario– para mantener la línea y relajarse, pero no el suficiente para sobrecargarse. Si la embarazada no tiene tiempo suficiente para practicar los ejercicios para embarazadas con regularidad, deberá integrar la actividad física a las tareas diarias con el bebé. Lo llevará a dar un activo paseo en el cochecito o en una mochila para transportar bebés. O bien se inscribirá en un curso de gimnasia para embarazadas (véase pág. 239 para los consejos para elegir uno) o nadará en un club que ofrezca servicio de guardería. No obstante, deberá evitar el *jogging* o cualquier otro tipo de ejercicio extenuante.

◆ Eliminar o minimizar todos los demás factores de riesgo del embarazo, tales como el alcohol o el tabaco (véase pág. 62). El cuerpo de la embarazada y el bebé no deberían verse sujetos a ningún factor de estrés adicional.

TENTAR LA SUERTE POR SEGUNDA VEZ

"Mi primer hijo fue perfecto. Ahora estoy embarazada de nuevo y no puedo dejar de pensar en que no tendré tanta suerte esta vez."

No es muy probable que el afortunado ganador de un premio de la lotería de diez millones de dólares vuelva a ganar otra vez, aunque sus probabilidades son las mismas que las de otras personas que hayan comprado un billete. Sin embargo, la madre que ha tenido un bebé "perfecto" no sólo es probable que gane de nuevo, sino que sus probabilidades son incluso mejores que antes de haber tenido un primer embarazo con éxito. Además, con cada embarazo tiene la posibilidad de mejorar algo sus probabilidades –eliminando lo negativo (fumar, beber, consumir medicamentos) y acentuando lo positivo (una dieta apropiada, ejercicio, buena asistencia médica).

TENER UNA FAMILIA NUMEROSA

"Estoy embarazada por sexta vez. ¿Constituye esto un riesgo adicional para mi bebé y para mí?"

Una teoría médica consagrada mantenía que la práctica en dar a luz no sólo la hacía perfecta, sino que podía hacerla imperfecta. Durante mucho tiempo se ha creído en los círculos médicos que las mujeres que tenían cinco hijos o más ponían cada vez más en peligro tanto a sus bebés como a sí mismas con cada embarazo. Esto pudo haber sido cierto antes de los avances de los modernos cuidados obstétricos –y probablemente hoy en día también es cierto en el caso de las mujeres que reciben cuidados inadecuados– pero el hecho es que las mujeres que reciben buenos cuidados prenatales tienen excelentes posibilidades de tener bebés normales y sanos incluso en el quinto embarazo y posteriores. En un estudio reciente, el único riesgo que se

descubrió que aumentaba durante el quinto embarazo y los siguientes era un pequeño aumento en la incidencia de nacimientos múltiples (mellizos, trillizos, etc.) y de bebés que presentaban la trisomía 21, un trastorno cromosómico[1]. Por lo tanto, cualquier mujer debe disfrutar de su embarazo y de su gran familia, aunque tomando algunas precauciones:

* Tener en cuenta la posibilidad de hacerse un test prenatal si tiene 30 años de edad o más (mejor que esperar a tener 35), ya que la incidencia de descendientes con problemas cromosómicos parece que aumenta antes en las mujeres con muchos embarazos.

* Asegurarse de tener toda la ayuda de que pueda disponer o que se pueda pagar. Dejar los quehaceres no esenciales durante el embarazo. Enseñar a los niños más mayores a ser autosuficientes (incluso los niños que empiezan a andar pueden vestirse o desnudarse solos, recoger juguetes, etc.). El agotamiento es malo para cualquier embarazada, y especialmente para las que tienen que cuidar de una gran familia.

* Vigilar el peso. No es raro que las mujeres que han pasado por varios embarazos vayan ganando más libras o kilos con cada bebé. Si así fuera, deberá ser particularmente cuidadosa en comer eficientemente

---

[1] Aunque, según este estudio, tener una gran familia no parece ser particularmente peligroso para los bebés, otro estudio ha puesto de manifiesto que con cada bebé aumenta el peligro de que la madre desarrolle una diabetes no dependiente de insulina posteriormente durante su vida.

y en no ganar demasiado peso (véase pág. 182). El sobrepeso hace aumentar algunos riesgos, particularmente el de tener un parto difícil, y podría complicar un parto por cesárea y su recuperación. Por otra parte, la embarazada deberá asegurarse de no estar tan ocupada como para no comer lo suficiente para ganar bastante peso.

◆ Mantener al mínimo todos los demás factores de riesgo del embarazo (véase pág. 62).

◆ Estar particularmente atenta a los signos de que algo podría ir mal durante el embarazo, el parto o el posparto (véanse págs. 144 y 467). Un estudio ha demostrado que aunque no se daba ningún aumento de riesgo para la embarazada ni para su bebé, existía un incremento de la incidencia de complicaciones tales como el parto de nalgas u otras situaciones inusuales, la separación prematura de la placenta, la rotura del útero y la hemorragia puerperal, y de la necesidad de usar fórceps y de practicar cesáreas.

LA MADRE SOLTERA

"Soy soltera, estoy embarazada y muy contenta de estarlo –pero también estoy un poco nerviosa por tener que pasar por esto yo sola."

El mero hecho de no tener un marido no significa que tenga que pasar el embarazo sola. El tipo de apoyo que la mujer precisa puede provenir de otras fuentes aparte del esposo. Un buen amigo o un pariente al que se sienta muy unida y muy cómoda con él (la madre, una tía, hermana o prima) pueden intervenir y echarle una mano, tanto emocional como físicamente, durante todo el embarazo. Esta persona puede hacer el papel del padre de muchas formas durante los nueve meses y más adelante –acompañándola a las visitas prenatales y a las clases de educación para el parto, prestándole oídos cuando precise hablar sobre sus preocupaciones y miedos así como sus jubilosas esperanzas, ayudándola a tener lista tanto su casa como su vida para el recién llegado y haciendo de tutor, y alentándola durante la dilatación y el parto.

Hay algo que las futuras madres solteras deberían tener en cuenta al leer este libro: las numerosas referencias al "marido" o "futuro padre" no se han concebido para excluirlas. Debido a que la mayoría de nuestras lectoras forman parte de una familia tradicional, es más fácil usar estos términos que tratar de incluir todas las demás posibilidades existentes. Esperamos que estas mujeres lo comprendan, y que al leer este libro sientan que está dedicado tanto a ellas como a las futuras madres casadas.

TENER UN BEBÉ DESPUÉS DE LOS 35

"Tengo 38 años y estoy embarazada de mi primer –y probablemente último– bebé. Me parece importantísimo que sea sano, pero he leído muchas cosas acerca de los riesgos de un embarazo después de los 35."

Un embarazo después de los 35 años la pone a una en buena (y creciente) compañía. Mientras que la tasa de embarazos ha descendido entre las mujeres de menos de 30 años, ha aumentado extraordinariamente entre las que tienen más de 35. Hoy en día, no es raro oír hablar de mujeres que tienen su primer hijo o que empiezan a formar su segunda familia tras los 40 e incluso 45 años.

Si una ha vivido durante más de 35 años, sabe que no hay nada en la vida que esté exento de riesgos. Es evidente que el embarazo, a cualquier edad, no lo está. Y aunque hoy en día los riesgos son muy pequeños, aumentan ligeramente al hacerlo la edad. Pero la mayoría de las madres maduras opinan que los beneficios de iniciar una familia en el momento que les resulta apropiado superan los riesgos. Y se sienten animadas por el hecho de que los nuevos descubrimientos médicos han ido reduciendo diariamente estos riesgos.

El principal riesgo reproductivo al que puede enfrentarse una mujer de este grupo de edad es el de no quedarse embarazada debido a un descenso de la fertilidad. Una vez que haya superado este obstáculo y haya concebido, el riesgo más común y notorio es el de tener un bebé con el síndrome de Down. El riesgo aumenta con la edad de la mujer: 1 entre 10.000 para las madres de 20 años, aproximadamente 3 entre 1.000 para las madres de 35 años y 1 entre 100 para las madres de 40 años. Se dice que esta y otras anomalías cromosómicas, aunque bastante raras, son más comunes en las mujeres mayores porque sus óvulos (cada mujer nace con los óvulos para toda la vida) tienen también más edad y han estado más expuestos a los rayos X, los medicamentos, las infecciones, etc.

(Pero actualmente se sabe que el óvulo no es siempre responsable de dichas anomalías cromosómicas. Se calcula que por lo menos un 25 % de los casos de síndrome de Down se deben a un defecto del espermatozoide paterno. Véase la pág. 36.)

Mientras que el síndrome de Down (caracterizado por retraso mental, rostro característico y ojos oblicuos) no puede ser prevenido por el momento, puede ser diagnosticado, al igual que muchas otras enfermedades genéticas, en el útero materno mediante la amniocentesis (pág. 53). Esta prueba de diagnóstico es ahora una medida rutinaria para las madres de más de 35 años y para las que pertenecen a categorías de alto riesgo, incluyendo las que tienen unos valores de AFPSM bajos (véase pág. 58). A menudo es rutinaria también un sonograma (pág. 55). Si se detecta el síndrome de Down o cualquier otra anomalía, los padres deberán decidir, con la ayuda de consejeros genéticos, pediatras, especialistas en medicina materno-fetal y otros profesionales, si continuar con el embarazo o no. Al tomar la decisión sobre si tener un bebé con el síndrome de Down, es importante que los futuros padres tengan en cuenta que estos niños tienen la capacidad de vivir una vida satisfactoria, aunque por debajo del nivel óptimo. Son excepcionalmente cariñosos, y muchos de ellos pueden, mediante una temprana intervención[2], aprender a cuidar de sí mismos, e incluso a leer y escribir.

---

[2] Tales intervenciones, que incluyen el entrenamiento de los padres, así como el seguimiento diario por parte del niño de un programa especialmente diseñado, pueden tener un notable efecto sobre los que sufren este síndrome.

Además de un mayor riesgo de tener un bebé con el síndrome de Down, las madres de más de 35 años tienen más posibilidades de desarrollar una hipertensión (especialmente si su peso está por encima de lo debido), diabetes o una enfermedad cardiovascular –las cuales son más frecuentes en los grupos de mujeres de más edad y suelen ser controlables. Las madres de más edad también son algo más propensas a los abortos espontáneos, a menudo debido a que el embrión era demasiado defectuoso para desarrollarse más. Debido a que los estudios son contradictorios, no ha quedado claro si la dilatación y el parto son como promedio más largos, más dificultosos o más complicados en las madres mayores que en las más jóvenes. Pero si efectivamente lo son, las diferencias probablemente serán pequeñas. En algunas mujeres mayores, un descenso del tono muscular y de la flexibilidad de las articulaciones puede contribuir a crear dificultades de dilatación, pero en muchas otras, gracias a las excelentes condiciones físicas que son el resultado de estilos de vida sanos, no existe este problema.

A pesar de los riesgos –que, tal como hemos visto, son mucho menos amenazadores de los que supone mucha gente– las madres mayores de nuestros días tienen mucho a su favor: la ciencia médica, por ejemplo. Los defectos congénitos pueden detectarse en el útero mediante amniocentesis, biopsia de las vellosidades coriónicas, la ecografía y otros procedimientos más modernos (véase El diagnóstico prenatal, pág. 52) por lo que pueden reducirse los riesgos de ser portadora de un bebé con un defecto congénito grave a niveles comparables a los de las mujeres más jóvenes. Los medicamentos y el seguimiento médico de cerca pueden a veces prevenir un parto prematuro. El control monitorizado del feto durante el parto puede detectar el sufrimiento fetal, lo que permite adoptar medidas de urgencia para protegerlo de traumas posteriores.

Por grandes que hayan sido los éxitos de estos procedimientos en la reducción de los riesgos del embarazo pasados los 35 años, quedan en segundo término frente a las medidas que pueden adoptar las madres mayores para mejorar su suerte y la de su bebé, a través del ejercicio, la dieta y la asistencia prenatal de calidad. La edad avanzada, por sí sola, no coloca a la madre en una categoría de alto riesgo, pero sí lo hace una acumulación de muchos riesgos individuales. Cuando la madre mayor realice un esfuerzo positivo para eliminar o reducir al máximo tantos factores de riesgo como sea posible, puede por decirlo así "quitarse años de encima" en cuanto al embarazo y hacer que sus probabilidades de dar a luz a un bebé sano sean prácticamente iguales a las de una madre más joven. (Véase Reducir los riesgos en cualquier embarazo, pág. 62.)

Además, pueden existir algunas ventajas adicionales. Existe la teoría de que esta nueva categoría de mujeres –mejor educadas (más de la mitad de las madres de mayor edad han recibido educación superior), con una carrera y más asentadas– son mejores madres, dada su madurez y estabilidad. Debido a que son mayores y a que probablemente ya han vivido la parte más agitada de sus vidas, es probable que resientan menos sentirse tan atadas por un bebé. Un estudio

demostró que estas madres generalmente aceptaban mejor la maternidad
y tenían más paciencia y otras virtu-
des que eran beneficiosas para el
desarrollo de sus hijos. Y aunque
puede que tengan menos energía que
cuando eran más jóvenes, que exista
una gran separación generacional
entre ellas y sus hijos, y que a menudo encuentren más fatigoso el cambio
de estilo de vida, debido a que están
más apegadas a sus costumbres, pocas son las que lamentan haber sido
madres. De hecho, a la mayoría les
emociona.

LA EDAD Y EL TEST DEL SÍNDROME DE DOWN

"Tengo 34 años de edad, y voy a dar a luz justo dos meses antes de cumplir 35. ¿Debería someterme al test para detectar el síndrome de Down?"

Las probabilidades de tener un
bebé con el síndrome de Down
no aumentan abruptamente el día
que una mujer cumple 35 años. El
riesgo aumenta gradualmente a partir
de los veinte años, y es más encum-
brado cuando la madre pasa de los
40. Por lo tanto, no existe una
respuesta científica clara sobre si tiene sentido o no recurrir al diagnóstico prenatal cuando la futura madre
está a punto de cumplir los 35 años.
El límite de los 35 es simplemente
una edad arbitraria, seleccionada por
los médicos que intentan detectar la
mayor cantidad posible de fetos con
el síndrome de Down, sin exponer a
más madres y bebés de los necesarios
al pequeño riesgo que suponen ciertos tipos de diagnóstico prenatal. Algunos facultativos aconsejan a las

mujeres que van a cumplir 35 años
durante el embarazo que consideren
la posibilidad del diagnóstico prenatal; otros, no.

En muchos casos, el facultativo su-
gerirá que la mujer de menos de 35
años se someta en primer lugar a un
test de AFPSM (véase pág. 58), antes
de efectuarse la amniocentesis. Si de
este simple análisis sanguíneo resultan unos niveles bajos, existirá la posibilidad, pero no la probabilidad,
de que el feto sufra el síndrome de
Down, por lo que la realización de
una amniocentesis será una buena
idea. Y aunque dicho test no detecta
todos los casos del síndrome, constituye una valiosa herramienta de evaluación. Si los valores de AFPSM son
normales, por otra parte, la amniocentesis se vuelve menos necesaria
–asumiendo que no existan otras causas para realizarla, además de la edad
avanzada. La mujer deberá discutir
estas opciones, y sus preocupaciones,
con su médico o consejero genético.

LA EDAD DEL PADRE

"Tengo sólo 31 años, pero mi marido ha pasado ya de los 50. ¿Puede la edad avanzada del padre significar un riesgo para el bebé?"

A lo largo de la historia se ha creído que la responsabilidad del padre en el proceso reproductivo se
limitaba a la fecundación. Tan sólo en
el presente siglo (demasiado tarde
para aquellas reinas que perdieron la
cabeza por no conseguir dar a luz un
heredero varón) se descubrió que el
espermatozoide del padre ostentaba
el voto genético decisivo en la determinación del sexo del bebé. Y única-

mente en los últimos años se ha empezado a pensar que el espermatozoide de un padre de edad avanzada podría contribuir a defectos congénitos como el síndrome de Down. Al igual que los óvulos de la madre mayor, los espermatocitos primarios (espermatozoides inmaduros) del padre de edad avanzada han envejecido y estado expuestos durante más tiempo a los peligros ambientales y es posible que contengan genes o cromosomas lesionados o alterados. Unos pocos estudios realizados sobre este tema permiten deducir que un 25 ó 30 % de los casos de síndrome de Down se atribuyen a un cromosoma defectuoso del espermatozoide. Parece también que existe un mayor riesgo de síndrome de Down cuando el padre tiene más de 50 años (o de 55, según el estudio de que se trate), aunque la relación es más débil que en el caso de la edad de la madre.

Pero las pruebas no son aún concluyentes – sobre todo a causa de la insuficiencia de la investigación realizada hasta el momento. El establecimiento de los estudios a gran escala necesarios para llegar a resultados concluyentes ha sido difícil por el momento debido a dos causas. En primer lugar, el síndrome de Down es relativamente raro (aproximadamente 1 ó 2 casos en cada 1.000 nacimientos). En segundo lugar, un padre de avanzada edad está casado en la mayoría de los casos con una madre también mayor, lo que dificulta precisar el papel que desempeña entonces la edad del padre.

Así pues, la pregunta de si la edad paterna avanzada está relacionada o no con el síndrome de Down y con otros defectos congénitos queda aún por contestar. Los expertos creen que probablemente existe una conexión (aunque no está claro aún a qué edad comienza), pero que es casi cierto que el riesgo es muy reducido. Por el momento, los especialistas en asesoramiento genético no recomiendan una amniocentesis por la única razón de que el padre sea de edad avanzada. Pero si la futura madre va a pasarse todo el embarazo preocupada por los posibles –aunque improbables– efectos de la edad del esposo sobre la salud del bebé, lo mejor es que hable de sus temores con el médico, para determinar si está justificada una amniocentesis.

FECUNDACIÓN IN VITRO (FIV)

"Mi hijo fue concebido mediante fecundación in vitro. ¿Tengo las mismas posibilidades de tener un hijo sano que las demás?"

El hecho de que el bebé haya sido concebido en un laboratorio en vez de en una cama aparentemente no afecta a las posibilidades de que sea sano[3]. Los estudios más recientes han demostrado que, siendo iguales las demás condiciones (edad, exposición al DES, las condiciones del útero y el número de fetos, por ejemplo), no existe un aumento significativo de complicaciones tales como bebés prematuros, hipertensión provocada por el embarazo, dilatación prolongada, complicaciones del parto o necesidad

---

[3] Aunque se dispone de menos información sobre la transferencia gamética intrafalópica (TGIF) y la inseminación intratubárica, se cree que la situación es más o menos la misma que la de la FIV.

de practicar una cesárea, en las madres FIV. Tampoco parece que existan más riesgos de que el bebé sufra de alguna anormalidad. Existe una tasa ligeramente más elevada de abortos espontáneos, pero ello se debe probablemente al hecho de que las mujeres con FIV son controladas tan de cerca, que se les diagnostica todo embarazo, y todos los abortos quedan registrados. Desde luego, éste no es el caso en los embarazos naturales, en la que muchos abortos suceden antes de ser diagnosticado el embarazo, y tienen lugar inadvertidamente o no se informa de ellos.

No obstante, existen algunas diferencias, al menos en los inicios. Debido a que un resultado positivo del test no significa necesariamente que haya embarazo, a que volver a intentarlo puede ser tan costoso, emocional y financieramente, y debido a que no se sabe en seguida cuántos de los embriones del tubo de ensayo se van a desarrollar dando lugar a fetos, durante las seis primeras semanas de un embarazo por FIV generalmente existe más tensión. Además, si la mujer que es sujeto de FIV ha sufrido abortos en intentos anteriores, se le podrán restringir las relaciones sexuales y otras actividades físicas, e incluso se le podría prescribir reposo absoluto en cama. También puede que se le recete la hormona progestarona para ayudar a mantener el embarazo durante los dos primeros meses. No obstante, una vez transcurrido este período, la mujer puede esperar que su embarazo sea parecido al de cualquier otra –a menos que sea portadora de más de un feto, como en el 5 al 25 % de las madres por FIV. Si así fuera, véase la pág. 177.

Y como sucede con todas las demás, las posibilidades de tener un bebé sano pueden aumentarse significativamente mediante buenos cuidados médicos, una dieta excelente, un aumento de peso moderado, una proporción sana entre reposo y ejercicio y evitar el alcohol, el tabaco y los fármacos no prescritos por un médico. Véase la página 62 para más consejos para reducir los riesgos del embarazo.

VIVIR A UNA GRAN ALTITUD

"Estoy preocupada porque vivimos a gran altitud y he oído decir que ello puede provocar problemas durante el embarazo."

Dado que esta mujer está habituada a respirar el aire de su lugar de residencia, que es menos denso, es mucho menos probable que sufra un problema inducido por la altitud que si se acabara de trasladar allí después de pasar treinta años al nivel del mar. Aunque las embarazadas que viven a grandes alturas tienen unas probabilidades *muy ligeramente* más elevadas de desarrollar complicaciones tales como la hipertensión y retención de líquidos, y de dar a luz a bebés algo menores que el promedio, unos buenos cuidados prenatales, acompañados de otras medidas llenas de sentido común (una dieta de la mejor calidad, ganar el peso adecuado, abstenerse de tomar alcohol y otras drogas) pueden minimizar en gran medida estos riesgos. Así sucede si la mujer evita el humo del tabaco –el suyo y el de otras personas. Fumar, que priva al bebé del oxígeno y del grado de desarrollo óptimo a cualquier altitud, parece que es todavía más perjudicial a grandes altitudes, siendo el descenso del peso del bebé con respecto al promedio de más del doble. El ejercicio extenuante a grandes altitudes también puede robarle al bebé el oxígeno, así que la mujer preferirá un paseo enérgico al *jogging,* por ejemplo, y (desde luego esto es válido para todas las embarazadas) se detendrá antes de quedar exhausta.

Aunque la mujer que vive a gran altitud no debería tener problemas, las que acostumbran vivir a baja altura pueden tener dificultades durante su embarazo si éste tiene que desarrollarse muy por encima del nivel del mar. Algunos médicos sugieren que la embarazada posponga un traslado o visita planeados (véase pág. 223) a una localidad a gran altitud hasta después del parto. Y desde luego, intentar escalar una colina está totalmente fuera de lugar.

OBJECIONES RELIGIOSAS A LOS CUIDADOS MÉDICOS

"Debido a mis creencias religiosas, soy contraria a buscar ayuda médica, y especialmente en el caso del embarazo, que después de todo es un proceso natural. La familia de mi marido insiste en que esto es peligroso."

Tienen razón. Un estudio ha demostrado que las mujeres que rehúsan los cuidados prenatales por motivos religiosos tienen una probabilidad 100 veces mayor de morir durante el parto que las mujeres que no lo hacen, y que sus bebés tienen el triple de probabilidades de morir al nacer. La mujer debe decidir si desea correr estos riesgos tanto para sí misma como para su futuro hijo. Y más

allá de los riesgos personales, deberá considerar el someterse a problemas legales si su bebé sufre daños que ella hubiera podido evitar. En Estados Unidos, algunos tribunales consideran a las madres responsables de los comportamientos que son potencialmente peligrosos para los fetos que llevan en su seno.

No es probable que la familia política de esta mujer esté diciendo que sus principios religiosos no son importantes, lo que está en juego en este caso es la vida humana y no los principios religiosos. No sólo la de ella, sino también la de su querido bebé.

Finalmente, podrá serle de gran ayuda saber que casi todas las convicciones religiosas son totalmente compatibles con unos buenos y seguros cuidados obstétricos. La embarazada debería discutir sobre sus convicciones con dos o tres profesionales. Es muy posible que pueda encontrar un médico o enfermera comadrona que sea capaz de encontrar la forma de adaptar de manera segura sus cuidados prenatales con los preceptos de su religión.

INCOMPATIBILIDAD DE RH

"El médico me ha dicho que el análisis de sangre ha demostrado que soy Rh negativo y que mi marido es Rh positivo. Me dijo que no me preacupara, pero mi madre perdió a su segundo bebé a causa de la incompatibilidad del Rh."

A toda mujer embarazada se le hace un análisis de sangre para determinar si es Rh positivo (tiene el factor Rh dominante) o negativo (carece de dicho factor). Estos factores sanguíneos son heredados y si una mujer es Rh positivo (como el 85 % de las personas) o si tanto ella como su esposo son Rh negativos, no hay razón para preocuparse. Pero si una mujer es Rh negativo y su esposo es Rh positivo, ésta será candidata a sufrir problemas por causa de la incompatibilidad de Rh, y su embarazo deberá estar sometido a una estricta vigilancia obstétrica.

Cuando nuestras madres tuvieron sus hijos, el problema de la incompatibilidad del Rh era muy grave, pero gracias a distintos progresos médicos, en la actualidad la preocupación de las futuras madres por perder un hijo debido a este problema es del todo innecesaria.

En primer lugar, si se trata del primer embarazo hay muy poco riesgo para el bebé. Los problemas no empiezan hasta que el factor Rh penetra en el sistema circulatorio de la madre durante el nacimiento (o durante un aborto provocado o espontáneo) de un bebé que ha heredado el factor Rh de su padre. En una reacción inmunitaria de protección contra la sustancia "extraña", el cuerpo de la madre desarrolla anticuerpos. Estos anticuerpos son inofensivos hasta que la mujer queda de nuevo embarazada. Si el bebé siguiente es Rh positivo, los anticuerpos de la madre pueden atravesar la placenta y llegar hasta el sistema circulatorio del feto, atacando a los glóbulos rojos de éste. Esto puede provocar una anemia, desde muy leve (si los niveles de los anticuerpos maternos son bajos) o muy grave (si éstos son altos), en el feto. En muy raras ocasiones, estos anticuerpos se forman durante el primer embarazo, como reacción a que la sangre fetal se filtra a través de la placenta hasta el sistema circulatorio de la madre.

Actualmente, la clave de la protección del feto en los casos de incompatibilidad del Rh está en evitar el desarrollo de los anticuerpos anti-Rh. La mayoría de los médicos emplean un tratamiento en dos fases. A las 28 semanas se administra una dosis de inmunoglobulina anti D a la mujer embarazada que es Rh negativo y su test de Coombs es negativo, o sea que no tiene anticuerpos. Se le administra otra dosis antes de las 72 horas del parto si el bebé es Rh positivo. (También se suministra una dosis de vacuna tras un aborto, una amniocentesis, o si sangra durante el embarazo.) Recetando una inmunoglobulina en el momento adecuado se pueden evitar graves problemas en futuros embarazos.

Si los análisis determinan que la mujer ha desarrollado anticuerpos anti-Rh con anterioridad, se utiliza la amniocentesis (véase la pág. 53) para establecer el tipo de sangre del feto. Si es Rh positivo, y por consiguiente incompatible con la sangre de la madre, los niveles de anticuerpos de la madre se controlan con regularidad. Si éstos suben a un nivel peligroso, se realizarán pruebas para evaluar las condiciones del feto. Si en algún momento su seguridad se ve amenazada al desarrollarse una eritroblastosis fetal (llamada también enfermedad hemolítica fetal), podría ser necesaria una transfusión de sangre Rh negativo. Cuando la incompatibilidad es grave, cosa que no es muy frecuente, la transfusión fetal puede ser realizada mientras el feto se halla aún en el útero. Pero es más frecuente que esta transfusión pueda esperar a después del parto. En los casos benignos, cuando los niveles de anticuerpos son bajos, es posible que no sea necesaria una transfusión. Pero los médicos estarán preparados para efectuarla después del parto si es necesario.

La utilización de las inmunoglobulinas anti Rh ha reducido la necesidad de las transfusiones hasta menos de un 1 % en los embarazos con incompatibilidad del Rh, y es posible que en los próximos años este procedimiento de las transfusiones, que ha salvado tantas vidas, se convierta en un milagro médico del pasado.

OBESIDAD

"Peso 60 libras (25 kilos) de más. ¿Correremos mi bebé y yo más riesgos durante el embarazo?"

La mayoría de madres con sobrepeso y sus bebés pasan por el embarazo y el parto sanos y salvos. Sin embargo, los riesgos para la salud se multiplican al mismo tiempo que las libras, ya sea durante el embarazo o fuera de él. El riesgo de hipertensión y de diabetes, por ejemplo, aumenta cuando el peso es excesivo, y ambas pueden complicar el embarazo (en forma de preeclampsia y diabetes gestacional). Determinar con exactitud la edad del feto puede ser dificultoso, debido a que en las mujeres obesas la ovulación suele ser errática y a que uno de los criterios que tradicionalmente usan los médicos para estimar la fecha de la concepción (la altura del fondo del útero, el tamaño de éste) pueden quedar enmascarados por las capas de grasa. Un abdomen con demasiada grasa también puede hacer imposible que el médico determine manualmente el tamaño y posi-

ción del feto, por lo que podría ser necesario aplicar procedimientos tecnológicos para evitar sorpresas durante el parto. Y pueden presentarse complicaciones en éste si el feto es mucho mayor que el tamaño promedio, lo que a menudo sucede cuando la embarazada es una obesa (aunque no haya comido demasiado durante el embarazo). Finalmente, si se precisara una cesárea, el gran volumen abdominal podría complicar tanto el proceso quirúrgico como la recuperación.

Al igual que en otros embarazos de alto riesgo, unos cuidados médicos de la mejor calidad pueden aumentar en gran medida las posibilidades a favor de la madre y el bebé. Desde un buen principio la embarazada obesa tendrá que pasar más pruebas que las embarazadas de bajo riesgo: una sonografía al principio para datar el embarazo con mayor exactitud, y más tarde para determinar el tamaño y la posición del feto; al menos un test de tolerancia a la glucosa o para eliminar la posibilidad de una diabetes gestacional, probablemente al final del segundo trimestre; y hacia el final del embarazo, un test para eliminar la posibilidad de sufrimiento fetal u otros problemas que pudiera presentar el bebé.

Los cuidados que tendrá la propia madre también son importantes. Su médico probablemente le habrá advertido que no fume y que reduzca todos los demás riesgos para el embarazo que ella misma pueda controlar (véase pág. 62). Se le habrá avisado que no se ponga a dieta, pero que tampoco gane demasiado peso. La mayoría de las veces, las mujeres obesas pueden ganar menos que las 25 a 35 libras (11 a 15 kilos) recomendados sin que ello tenga efectos adversos sobre el peso o la salud de sus fetos[4]. Pero su dieta más baja en calorías debe contener por lo menos 1.800 y estar dotada de alimentos con gran cantidad de vitaminas, minerales y proteínas (véase La dieta ideal, pág. 97). En este caso es especialmente importante tener en cuenta todo lo que se come, y tomar un suplemento de vitaminas y minerales para embarazadas. Hacer ejercicio con regularidad, dentro de las líneas dictadas por el médico, también ayudará a mantener el aumento de peso controlado, sin tener que reducir drásticamente la ingestión de alimentos.

Para el siguiente embarazo, si es que desea otro hijo, la mujer obesa deberá intentar estar lo más cerca posible del peso ideal *antes* de la concepción. Con ello su embarazo será más fácil.

HERPES

"Estaba deseando que la prueba de embarazo resultara positiva. Pero ahora sé definitivamente que estoy embarazada y me siento muy preocupada ya que sufro de herpes genital."

Con la notable excepción del SIDA (síndrome de inmunodeficiencia adquirida), el herpes tiene el dudoso honor de haber producido durante los últimos años titulares más espantosos que cualquier otra enfermedad de transmisión sexual (ETS). Y muchos de los textos que los acompañan ponen de manifiesto que no sólo los adultos pueden contraer esta enfermedad por contacto sexual, sino también los bebés al pasar por un canal del parto infectado. Aunque esta enfermedad sólo es molesta para los adultos, puede ser grave para los recién nacidos, cuyos sistemas inmunológicos están inmaduros.

Desde luego queda justificado un cierto grado de preocupación, pero no la histeria, digan lo que digan los titulares alarmistas. En primer lugar, las infecciones neonatales son bastante raras, ya que se estima que se dan de 1 entre 3.000 a 1 entre 20.000 partos. En segundo lugar, aunque aún es muy grave, parece que esta enfermedad es algo más benigna en los recién nacidos de lo que era en el pasado. En tercer lugar, el bebé sólo tiene una probabilidad del 2 al 3 % de contraer la infección si la madre tiene una infección de herpes recurrente durante el embarazo –y las infecciones recurrentes son mucho más comunes que las primarias. Incluso entre los bebés de más alto riesgo, aquellos cuyas madres tienen su primera erupción de herpes al acercarse el parto, de un 60 a un 75 % escaparán a la enfermedad. Y aunque una infección primaria a principios del embarazo aumenta el riesgo de aborto espontáneo y de parto prematuro, ésta es relativamente rara.

Por lo tanto, si la mujer contrajo el herpes antes del embarazo, que es lo más probable, el riesgo para el bebé será bajo. Y con un diagnóstico apropiado y buenos cuidados médicos, aún puede disminuir más.

La mejor forma de prevenir la mayoría de las infecciones de herpes en

---

[4] Las definiciones varían, pero en general se considera que una mujer es obesa si supera en un 20 % su peso ideal, y como muy obesa si un 50 % Así, una mujer que debería pesar 100 libras (60 kilos) es obesa si pesa 120 (72), y muy obesa si pesa 150 (90).

Signos y síntomas del herpes genital

Dado que es durante un episodio primario cuando es más probable que el herpes genital pase al feto, el médico debería ser informado si la paciente sufre los siguientes síntomas: fiebre, jaqueca, malestar e incomodidad durante dos o tres días, acompañadas de dolor y prurito genital, dolor durante la micción, flujo vaginal y uretral, y sensibilidad en la ingle (adenopatía inguinal), así como lesiones que forman ampollas y luego una costra. La curación se produce generalmente al cabo de dos o tres semanas, durante las cuales puede producirse la transmisión de la enfermedad.

Si la mujer padece de herpes genital, deberá tener cuidado de no transmitírselo a su pareja (y él también debería tener precaución si está infectado) Se evitarán las relaciones sexuales cuando uno de los dos tenga las lesiones; se lavarán las manos concienzudamente con agua y un jabón suave tras usar el baño o tener relación sexual; se tomará una ducha o baño diario; las lesiones se mantendrán limpias, secas y empolvadas; se recomiendan braguitas de algodón y evitar aquella ropa que constriña la zona de la entrepierna.

recién nacidos sería examinar rutinariamente a todas las madres antes del parto, y practicarles una cesárea a todas las que tuvieran un resultado positivo de los tests, lo que reduce en gran medida las posibilidades de que la infección pase al bebé. Pero debido a que aún no existe una prueba de bajo costo, se suele reservar el test para aquellas mujeres con precedentes de herpes genital.

Muchos médicos sólo prescriben análisis cuando una mujer presenta lesiones genitales cerca de la fecha de parto. Si el cultivo da un resultado positivo, se suele repetir cada semana, de forma que cuando empiece la dilatación se sepa con certeza si aún existe la infección[5].

Si el cultivo más reciente fue positivo o, lo que es más importante, si existen lesiones genitales al iniciarse la dilatación o romper aguas, se suele efectuar una cesárea. Debido a las escasas posibilidades de que la infección pase al feto una vez desprovisto de la protección de la bolsa amniótica, la cesárea suele llevarse a cabo de cuatro a seis horas después de la rotura de aguas, a menos que el feto no esté maduro para un parto inmediato.

Los recién nacidos con un riesgo de presentar herpes suelen ser aislados de otros recién nacidos para evitar un posible contagio. Si se diera la infección, se administraría un fármaco antivírico para reducir el riesgo de daños permanentes. Si la madre padece una infección en fase activa, podrá cuidar del bebé y amamantarle si toma precauciones especiales.

OTRAS ETS (ENFERMEDADES DE TRANSMISIÓN SEXUAL)

"He oído decir que el herpes puede ser peligroso para el feto. ¿Sucede lo mismo con otras enfermedades de transmisión sexual?"

Una mala noticia: sí, existen otras ETS que representan un peligro para el feto. Una buena noticia: son fáciles de detectar y de tratar.

---

[5] Dado que aún no se ha aprobado el uso de fármacos antivíricos durante el embarazo, su uso se reserva a las situaciones de vida o muerte.

Gonorrea. Se sabe desde hace tiempo que la gonorrea provoca conjuntivitis, ceguera e infección generalizada grave en el feto que nace a través de un canal del parto infectado. Por esta razón, todas las mujeres embarazadas son examinadas rutinariamente sobre esta enfermedad durante su primera visita prenatal (véase la pág. 123). A veces, particularmente en el caso de mujeres con un alto riesgo de padecer ETS, el test se repite más tarde durante el embarazo. Si se encuentra una infección por gonorrea, se prescribe de inmediato un tratamiento con antibióticos. Éste se sigue de otro cultivo, para asegurarse de que la mujer está sana de la enfermedad. Como protección suplementaria, al recién nacido se le aplican gotas de nitrato de plata o una pomada antibiótica en los ojos. (Este tratamiento puede retrasarse una hora, pero no más, si la madre desea tener contacto con su bebé.)

Sífilis. Las malformaciones de huesos y dientes, la lesión progresiva del sistema nervioso, los abortos y la lesión cerebral posterior causadas por la sífilis se conocen también desde hace tiempo. Y la detección de esta enfermedad forma parte también de la rutina de la primera visita prenatal. El tratamiento con antibióticos antes del cuarto mes, momento en que la infección suele empezar a atravesar la barrera placentaria, impedirá que el feto resulte dañado.

Infección por clamidia. Esta enfermedad ha sido reconocida más recientemente como un riesgo potencial para el feto, y hoy en día se notifica al Centro para el Control de las Enfermedades más a menudo que la gonorrea. Es la infección más común que pasa de la madre al feto –por lo que es una buena idea realizar un test para descartarla durante el embarazo, particularmente si la mujer ha tenido múltiples parejas sexuales en el pasado (lo que aumenta las probabilidades de infección). Debido a que aproximadamente la mitad de las mujeres con infección por clamidias no experimentan sus síntomas, a menudo esta enfermedad no es diagnosticada.

El tratamiento rápido de la clamidiasis antes o durante el embarazo puede evitar que la enfermedad (neumonía, que afortunadamente suele ser benigna, e infección ocular, que a veces puede ser grave) sea transmitida de la madre al bebé durante el parto. Aunque el mejor momento para el tratamiento es antes de la concepción, la administración de antibióticos a la embarazada infectada también puede prevenir eficazmente la infección infantil. El uso de una pomada antibiótica tras el nacimiento protege al recién nacido de una infección ocular por clamidia.

Vaginitis no específica (VNE). La VNE, también conocida como vaginitis bacteriana o por *Gardnerella* puede causar complicaciones en el embarazo tales como la rotura prematura de la membrana y la infección intraamniótica, que pueden conducir a un parto prematuro. Algunos expertos creen que las mujeres embarazadas deberían pasar el test de la VNE, por lo que es posible que dicho test sea uno de los que la mujer deberá pasar en la primera visita.

Verrugas venéreas o genitales. Estas verrugas de transmisión sexual pueden aparecer por toda el área genital y son causadas por el virus del papiloma humano. Su apariencia puede variar desde una lesión apenas visible a un bulto blando y aterciopelado o una excrecencia parecida a una coliflor. El color de las verrugas es de rosa pálido a rosa oscuro. Siendo muy contagiosas, es muy importante tratarlas, no sólo porque pueden ser transmitidas al bebé o incluso bloquear el parto, sino porque de un 5 al 15 % de los casos producen inflamación del cuello uterino, que puede derivar a cáncer de cérvix. El tratamiento suele incluir una medicación tópica prescrita –no se debe usar cualquier medicamento para las verrugas que se pueda comprar en la farmacia. Si el médico lo considera necesario, las verrugas de gran tamaño se suprimirán más adelante, bien por congelación, por electrocauterización o mediante rayos láser.

Síndrome de inmunodeficiencia adquirida (SIDA).

La infección durante el embarazo con el virus VIH, que causa el SIDA, constituye una amenaza no sólo para la futura madre, sino también para su bebé. Una gran proporción (del 20 al 65 %) de los bebés de las madres VIH positivas desarrollan la infección en el plazo de seis meses, y se sospecha que el embarazo mismo podría acelerar el progreso de la enfermedad en la madre. Por estas razones, algunas mujeres infectadas deciden poner fin a su embarazo. Antes de tomar cualquier medida, cualquier mujer cuya prueba del VIH haya resultado positiva debería volvérsela a hacer (los test no siempre son precisos, y a veces pueden resultar positivas en individuos que no son portadores del virus)[6]. Si el segundo test da positivo, es absolutamente imprescindible recibir consejo médico sobre el SIDA y sus opciones de tratamiento. Aunque no se sabe si tratar a la madre contra el SIDA previene el desarrollo de la enfermedad en el feto, podría ser prudente preguntar sobre los tratamientos experimentales para mujeres embarazadas.

Si la embarazada sospecha que ha sido contagiada con una infección de transmisión sexual, deberá hablar con su médico para saber si se le han practicado las pruebas; si no fuera así, deberá solicitar que se las hagan. Si un test da un resultado positivo, deberá asegurarse de recibir –al igual que su pareja– el tratamiento. Éste no sólo protegerá su salud, sino también la del bebé.

MIEDO AL SIDA

"Tanto mi marido como yo hemos tenido muchos compañeros sexuales antes de encontrarnos. Dado que he oído que el SIDA a veces pasa inadvertido durante años, no puedo librarme del temor de que podría tenerlo y contagiar a mi bebé."

Las posibilidades de que esta mujer y su marido hayan contraído el SIDA antes de encontrarse son escasas si ninguno de los dos pertenece a un grupo de alto riesgo (hemofílicos, usuarios de drogas intravenosas,

---

[6] A veces, una mujer que ha tenido varios hijos da un falso resultado positivo en los test del VIH. Si la paciente es madre de una familia numerosa y el resultado es positivo, debe discutir esta posibilidad con el médico.

los que han tenido relaciones sexuales con hombres homo o bisexuales o usuarios de drogas intravenosas), incluso si han tenido numerosas parejas sexuales. Pero si esto no es suficiente para alejar los punzantes miedos, o si el temor se está convirtiendo en un problema para el embarazo, la mujer deberá discutir con su médico la posibilidad de hacerse un análisis sanguíneo para descartar la presencia del virus VIH.

"Me sorprendí cuando el médico me preguntó si deseaba hacerme el test del VIH —no creo que pertenezca a una de las categorías de alto riesgo."

Cada vez es más corriente que las mujeres embarazadas reciban este ofrecimiento, especialmente si han tenido un comportamiento anterior de alto riesgo. Por lo tanto, no hay que ofenderse; hay que estar satisfecha de que el médico se preocupe de ofrecer esta oportunidad.

HEPATITIS B

"Soy portadora de hepatitis B, y acabo de saber que estoy embarazada. ¿Será esta circunstancia perjudicial para mi bebé?"

Saber que la mujer es portadora de la hepatitis B es el primer paso para asegurarse de que ello no afectará al bebé. A pesar de que los hijos de algunas portadoras (las que con toda seguridad poseen el antígeno) tienen grandes probabilidades de infectarse, si se les trata durante las primeras 12 horas de vida con la vacuna de la

hepatitis B e inmunoglobulinas, casi siempre se puede prevenir la infección. Por lo tanto, la mujer deberá asegurarse de que el médico sabe que es portadora, de que se realice una prueba para saber cuán contagiosa es, y de que el bebé recibe el tratamiento necesario. Para más información sobre las hepatitis, véase la página 392.

UN DISPOSITIVO INTRAUTERINO EN LA MATRIZ

"Llevo un DIU desde hace dos años y ahora he descubierto que estoy embarazada. Deseamos tener este hijo, ¿es posible?"

Quedar embarazada mientras se utiliza un método de control de la natalidad es siempre algo inquietante, pero puede suceder. Las probabilidades de que ello suceda mientras se está usando un DIU son de 1-2 casos de cada 100, según el tipo de dispositivo empleado y según si fue introducido correctamente. Una mujer que queda embarazada mientras lleva el DIU y no desea interrumpir su embarazo tiene dos caminos posibles, de los que deberá hablar tan pronto como sea posible con su médico: dejar el DIU donde está o quitarlo. La elección suele depender de si durante el examen se ve el cordón de tracción sobresalir visiblemente del cuello uterino o no. Si no es visible, existen muchas posibilidades de que el embarazo prosiga sin incidentes con el DIU situado en su lugar. Éste será empujado hacia arriba contra las paredes del útero al expandirse el saco amniótico que rodea al bebé y durante el parto, lo más probable es que sea expulsado junto con la placenta. Si, no obstante, el cordón del DIU es visible al principio del embarazo, la seguridad será mayor si el dispositivo es extraído lo más pronto posible tras confirmarse la concepción. Si no fuera así existen probabilidades significativas de que se produzca un aborto espontáneo, en cambio, si se elimina el DIU, el riesgo es de sólo un 20 %. Esto no parece muy tranquilizador, pero se debe tener en cuenta que la tasa de aborto en todos los embarazos conocidos se calcula en un 15 o un 20 %.

Si se continúa el embarazo con el DIU colocado, se deberá prestar una atención especial, durante el primer trimestre, a los signos como hemorragias, calambres o fiebre, ya que el DIU significa un mayor riesgo de complicaciones en los primeros tiempos del embarazo.

(Véase el embarazo ectópico, página 134 y el aborto, págs. 136–139.) Se avisará inmediatamente al médico si se presentan estos síntomas.

PASTILLAS DE CONTROL DE LA NATALIDAD EN EL EMBARAZO

"Quedé embarazada mientras tomaba pastillas anticonceptivas. Continué tomándolas porque no tenía ni idea de que estaba esperando. Ahora me siento preacupada por los efectos que ello haya podido tener en mi bebé."

En el caso ideal, se debería dejar de tomar anticonceptivos orales tres meses antes de quedar embarazada o por lo menos permitir que se produjeran dos ciclos menstruates

normales antes de la concepción. Pero la concepción no siempre espera a que se den las condiciones ideales, y a veces una mujer queda embarazada mientras está tomando la pastilla. A pesar de lo que se haya podido leer en el prospecto que acompaña a estas pastillas, no hay motivo de alarma. Desde el punto de vista estadístico, existe un aumento muy pequeño del riesgo de ciertas malformaciones fetales cuando la madre ha quedado embarazada mientras tomaba contraceptivos orales. Una charla con el médico acerca de este problema aliviará toda ansiedad.

ESPERMICIDAS

"Quedé embarazada cuando utilizaba un espermicida junto con el diafragma, y lo utilicé varias veces antes de saber que estaba en estado. ¿Puede este producto químico haber dañado a los espermatozoides antes de la concepción o más tarde, al embrión?"

Se calcula que entre 300.000 y 600.000 mujeres que quedaron embarazadas cada año utilizaron espermicidas en la época de la concepción y en las primeras semanas del embarazo, antes de darse cuenta de que estaban en estado. Por consiguiente, la pregunta acerca de los efectos que pueden ejercer los espermicidas durante la concepción y el embarazo tiene una gran importancia para un número muy elevado de parejas que esperan un bebé –y para aquéllas que eligen este método de control de la natalidad.

Afortunadamente, hasta el momento las respuestas han sido tranquilizadoras. Por ahora no existe más que una débil hipótesis acerca de una posible relación entre el uso de los espermicidas y la incidencia de ciertos defectos congénitos, específicamente el síndrome de Down y las deformaciones de las extremidades. Y los estudios más recientes y convincentes indican que no existe incremento en la incidencia de dichos defectos incluso con el uso reiterado de espermicidas a principios del embarazo. Por consiguiente, y de acuerdo con la mejor información de que se dispone, tanto esta embarazada como las otras 299.999 a 599.999 futuras madres pueden tranquilizarse ya que parece que no hay razón para preocuparse.

Sin embargo, es posible que esta mujer se sienta más cómoda con un método diferente y quizás más fiable de control de la natalidad en el futuro. Y puesto que cualquier agente químico puede ser perjudicial para el embrión o el feto, lo mejor es pensar en dejar de usar el espermicida antes de decidirse por el embarazo —siempre y cuando este último embarazo haya sido planificado.

PROVERA

"El mes pasado, mi médico me recetó Provera para provocar una menstruación que se retrasaba. El prospecto que acompaña al medicamento advierte que las mujeres embarazadas no deben tomar nunca este fármaco. ¿Puedo tener un bebé con malformaciones? ¿Debo pensar en un aborto?"

La ingestión de Provera durante el embarazo, aunque no es recomendable, no constituye una razón para pensar en el aborto —tal como dirá también el obstetra. Ni tan sólo

es una razón para preocuparse. Las advertencias de la empresa farmacéutica no son sólo para proteger a las clientes, sino también para proteger a dicha empresa en caso de juicio. Es verdad que ciertos estudios demuestran un riesgo de 1 entre 1.000 de que se produzcan determinados defectos congénitos en el embrión o el feto que ha quedado expuesto a la Provera, pero este riesgo es sólo más al que existe en cualquier embarazo.

Ni siquiera es seguro aún que la ingestión de este gestágeno provoque o no defectos congénitos. Algunos médicos que prescriben Provera para prevenir el aborto creen que sólo produce defectos *aparentemente,* permitiendo que la mujer mantenga un embarazo con un embrión defectuoso, que de otro modo hubiera terminado espontáneamente. Probablemente se necesitarán años de estudio de cientos de miles de mujeres embarazadas para poder determinar de modo categórico los efectos —si existen— que ejercen los gestágenos en el feto. Pero por lo que se sabe hasta ahora, se cree que si Provera es realmente un teratógeno (una substancia que puede dañar al embrión o al feto) sus efectos son muy débiles. (Véase Jugar a la ruleta del bebé, página 92.) Ésta es una preocupación que puede ser borrada de la lista de ansiedades del embarazo.

DIETILESTILBESTROL (DES)

"Mi madre tomó DES cuando me estaba esperando. ¿Puede esto afectar de alguna manera a mi embarazo o a mi bebé?"

Antes de que se conocieran los peligros de la utilización del estrógeno sintético dietilestilbestrol (DES) para evitar el aborto, llegaron a tomarlo más de un millón de mujeres embarazadas. Sus hijas, muchas de las cuales nacieron con anomalías estructurales del tracto reproductor (casi siempre anomalías tan ligeras que carecen de importancia ginecológica u obstétrica), han llegado ahora a la edad de tener hijos y se preocupan por los efectos que el DES pueda ejercer sobre sus propios embarazos. Afortunadamente, estos efectos parecen ser mínimos –se ha calculado que por lo menos un 80 % de las mujeres expuestas al DES han sido capaces de tener hijos.

Sin embargo, cuando las anomalías son graves, parece que existe un mayor riesgo de embarazo ectópico (probablemente debido a una malformación de las trompas de Falopio), aborto durante el segundo trimestre o parto prematuro (generalmente debido a la debilidad o incompetencia de la cérvix, que bajo el peso de un feto que va creciendo puede abrirse prematuramente). Debido a los riesgos implicados en todas estas complicaciones, es importante que la mujer advierta a su médico si ha sido expuesta al DES[7]. También es importante que esté alerta en cuanto a los síntomas de estos accidentes del embarazo, para poder notificarlos de inmediato en caso de que se presentaran. Si se sospecha de un cuello uterino incompetente, probablemente se aplicará uno de los dos trata-

mientos: bien se realizará una sutura preventiva alrededor de la cérvix entre las semanas 12 y 16 del embarazo, o bien se examinará ésta con regularidad para detectar los signos de una apertura prematura; si se detectan éstos, se tomarán medidas para prevenir que el fenómeno progrese desembocando en un parto prematuro.

PROBLEMAS GENÉTICOS

"Me pregunto si soy portadora de un problema genético sin saberlo. ¿Debo acudir a una consulta genética?"

Probablemente todas nosotras llevamos uno o varios genes deletéreos de trastornos genéticos benignos o graves. Pero afortunadamente, la mayoría de estos trastornos (por ejemplo, la enfermedad de Tay-Sachs o la fibrosis quística[8]) requieren la presencia de un gen defectuoso de la madre y también de uno defectuoso del padre, por lo que rara vez se manifiestan en nuestros hijos. El padre o la madre, o ambos, pueden ser sometidos a un análisis para detectar estos trastornos antes del embarazo o durante éste. Pero estos exámenes sólo tienen sentido cuando existe una posibilidad más elevada de lo normal de que tanto el padre como la madre sean portadores de un trastorno en especial. La clave es a menudo de origen étnico o geográfico. Así, por

---

[7] Debido a un ligero aumento de las posibilidades de complicación, las mujeres que estuvieron expuestas al DES harán bien en acudir a un obstetra para que supervise todo el embarazo.

[8] Enfermedad de herencia recesiva, o sea que deben llevar el gen padre y madre, siendo sanos. Es rarísima aunque en la raza judía se ve con algo más de frecuencia. Se trata de un trastorno en el que la grasas afectan a las neuronas centrales provocando la muerte antes de los tres meses. (*Nota del editor.*)

ejemplo, las parejas judías cuyas familias proceden originariamente de Europa oriental deberían someterse a un examen para detectar la enfermedad de Tay-Sachs. (En la mayoría de los casos, el médico recomendará efectuar el análisis en el padre o en la madre; el segundo análisis sólo es necesario si el primero ha resultado positivo.) Las parejas negras pueden ser examinadas para detectar si son portadoras de la anemia falciforme.

Las enfermedades que pueden ser transmitidas por un portador (hemofilia) o por el padre o la madre afectados (corea de Huntington) generalmente se habrán ya manifestado con anterioridad en la familia, pero puede que no sean conocidas por todos los miembros. Esta es la razón de la importancia de llevar un historial de salud de la familia.

Afortunadamente, la mayoría de las parejas que están esperando un hijo presentan un riesgo bajo en lo referente a los problemas genéticos y no necesitan acudir a una consulta genética. En muchos casos, el obstetra hablará con la pareja acerca de los temas más comunes, remitiéndola a una consulta genética si es necesario un mayor asesoramiento:

◆ Parejas cuyo análisis de sangre muestra que ambos son portadores de un trastorno genético.

◆ Parejas que ya han tenido hijos con algún defecto genético.

◆ Parejas que conocen la existencia, en una o en ambas familias, de defectos hereditarios. En algunos casos, como sucede con ciertas talasemias (anemias hereditarias comunes en los pueblos mediterráneos), la realización de tests de DNA a los padres antes del embarazo hace que la interpretación de las pruebas que posteriormente se realizan al feto sea más fácil.

◆ Parejas con uno de sus miembros con un defecto congénito (tal como una enfermedad cardíaca congénita).

◆ Mujeres embarazadas que han dado un resultado positivo en los tests sobre la presencia de un defecto fetal.

◆ Parejas en que el padre y la madre están estrechamente emparentados, ya que el riesgo de enfermedades heredadas en la descendencia es más elevado cuando los padres están emparentados (por ejemplo, en 1 caso de cada 8 cuando se trata de primos hermanos).

◆ Mujeres de más de 35 años.

◆ Parejas en las que han tenido lugar varios abortos.

Un consejero genético es una especie de corredor de apuestas de la herencia, especializado en calcular las probabilidades que tienen estas parejas de dar a luz a un bebé sano, y en ayudarles a tomar la decisión de tener o no hijos. Si la mujer está ya esperando un bebé, este especialista puede sugerir los exámenes prenatales apropiados.

El asesoramiento genético ha salvado a cientos de miles de parejas de alto riesgo de la tragedia de dar a luz a niños con problemas graves. El mejor momento para acudir a esta consulta es antes de quedar embarazada o en el caso de parientes próximos, antes de casarse. Pero no es demasiado tarde una vez confirmado el embarazo.

Si los exámenes revelan la existencia de un defecto grave en el feto, los futuros padres se ven enfrentados con la decisión de llevar o no adelante el embarazo. Aunque la decisión deberá tomarla la pareja, el consejero genético puede proporcionarles importante información.

LA OPOSICIÓN AL ABORTO PROVOCADO

"Mi marido y yo no somos partidarios del aborto. ¿Por qué tengo que pasar por una amniocentesis?"

La amniocentesis no sólo está indicada para aquellas parejas que tendrían en consideración la posibilidad de abortar si se detectara un defecto fetal grave mediante este procedimiento. Para la gran mayoría de los futuros padres, la mejor razón del diagnóstico prenatal es la tranquilidad que casi siempre les aporta.

Y aunque muchas parejas optan por acabar con el embarazo cuando hay malas noticias, el test también puede ser valioso cuando no se considera la posibilidad de abortar. Si el defecto descubierto ha de resultar fatal, los padres tendrán tiempo de lamentarse antes del nacimiento y se eliminará la conmoción de más adelante. Cuando existe otro tipo de defectos, les proporciona a los padres un buen comienzo para preparar su vida con un niño enfermo o imposibilitado. Mejor que tener que enfrentarse con las inevitables reacciones que se presentan al descubrir que el bebé tiene un defecto (tales como negación, resentimiento o culpabilidad) después del parto, cuando dichos sentimientos pueden comprometer seriamente la formación de los lazos padres-bebé, los progenitores podrán empezar a enfrentarse a ellas durante el embarazo. En vez de empezar a aprender tras el parto sobre los niños con un defecto en particular, los padres podrán investigar con adelanto y estar preparados para tomar medidas que aseguren una vida lo mejor posible para el nuevo bebé. Incluso es posible que descubrir un defecto durante el embarazo permita el tratamiento intrauterino o tomar precauciones especiales en el momento del parto o tras él, que mejoren las posibilidades de que el bebé esté bien.

Así, si el diagnóstico prenatal está indicado, no se deberá rechazar sin meditarlo. Se debería hablar con el médico, un consejero genético o un especialista en medicina maternofetal que ayude a clarificar las opciones antes de tomar la decisión. No se deberá dejar que la oposición al aborto prive a los padres y al médico de una información potencialmente valiosa y necesaria.

Qué Es Importante Saber:
El Diagnóstico Prenatal

¿Será un niño o una niña? ¿Tendrá el cabello rubio como la abuela, los ojos verdes como el abuelo? ¿Tendrá la voz del papá y la habilidad para los números de mamá o, el cielo no lo permita, al revés? Las preguntas que surgen durante el embarazo son mucho más numerosas que las respuestas y proporcionan un interesante tema de conversación durante nueve meses, para las charlas de después de cenar, y las habladurías en el trabajo.

Pero hay una pregunta que no es tema para las charlas superficiales. Una de las que la mayoría de las parejas casi ni se atreve a hablar: "¿Está sano mi bebé?"

Hasta hace poco, esta pregunta no podía ser contestada hasta el momento del nacimiento. Actualmente puede ser contestada hasta cierto punto ya a las seis semanas de la concepción mediante el diagnóstico prenatal.

Debido a sus riesgos inherentes, por pequeños que sean, el diagnóstico prenatal no se efectúa a todas las mujeres embarazadas. La mayor parte de las parejas continuarán esperando con la feliz seguridad de que tienen la abrumadora probabilidad de que el bebé esté realmente bien. Pero para aquellas parejas cuya preocupación va más allá del suspenso prenatal normal, los beneficios del diagnóstico prenatal pueden superar sus riesgos. Las mujeres que son buenas candidatas para un diagnóstico prenatal son aquéllas que:

◆ Tienen más de 35 años.

◆ Tienen un historial familiar de enfermedad genética y/o se ha demostrado que son portadoras de una de dichas enfermedades.

◆ Se han visto expuestas a infecciones (tales como la rubéola o la toxoplasmosis) que podrían causar un defecto congénito.

◆ Desde la concepción se han visto expuestas a una sustancia o sustancias y temen que puedan haber sido dañinas para el bebé. (Consultar con el médico puede ayudar a determinar si el diagnóstico prenatal está justificado en cada caso en particular.)

◆ Anteriormente han tenido embarazos que no han llegado a buen término, o han tenido hijos con defectos congénitos.

En más de un 95 % de los casos, el diagnóstico prenatal no revela ninguna anomalía aparente. En los restantes casos, el descubrimiento de que algo no va bien no resulta agradable para la pareja. Pero esta información, analizada con la ayuda de un consejero genético experimentado, puede ayudar a tomar decisiones vitales sobre este embarazo y sobre los embarazos futuros. Entre las opciones se cuentan:

Continuar con el embarazo. A menudo se elige esta opción cuando el defecto descubierto es tal que la familia cree que tanto ellos como el bebé que están esperando podrán vivir con él, o cuando los padres son contrarios al aborto bajo cualquier circunstancia. Tener idea sobre lo que les espera permite que la familia haga los preparativos (tanto emocionales como de orden práctico) tanto para recibir en la familia a un niño con necesidades especiales como para enfrentarse al nacimiento de un niño que es poco probable que sobreviva.

Terminar con el embarazo. Si las pruebas sugieren la existencia de un defecto que será fatal o extremadamente incapacitante, y un nuevo test y/o la interpretación de un consejero genético confirman el diagnóstico, muchos padres optan por acabar con el embarazo. En tal caso, es obligatorio un cuidadoso examen de los productos del embarazo, que podría ayudar a determinar las posibilidades de que la anormalidad se repita en futuros embarazos. La mayoría de las parejas, armadas con esta información y con la guía de un médico o un consejero genético, hacen un nuevo intento, con la esperanza de que los resultados de los tests prenatales –y por lo tanto las consecuencias del embarazo– serán favorables. Y lo más probable es que lo sean.

Tratamiento prenatal del feto. Esta opción sólo es posible en unos pocos casos, aunque cabe esperar que en el futuro sea más y más frecuente. El tratamiento puede consistir en una transfusión sanguínea (como en la enfermedad del Rh), en una operación quirúrgica (para limpiar una vejiga obstruida, por ejemplo) o en la administración de enzimas o medicamentos (tales como esteroides para acelerar el desarrollo pulmonar en el feto que debe nacer antes de tiempo).

Con los avances tecnológicos también podrán ser de uso común más tipos de cirugía prenatal, manipulación genética y otros tratamientos fetales.

Donación de órganos. Si el diagnóstico indica que los defectos fetales no son compatibles con la vida, como cuando falta la mayor parte o todo el cerebro, será posible donar uno o más de los órganos a un recién nacido que los necesite. Con ello, algunos progenitores encuentran al menos un poco de consuelo por su propia pérdida. Un especialista en pediatría neonatal de un centro médico local podría proporcionar la información necesaria en esta situación.

Desde luego es importante recordar que nada es perfecto, ni siquiera el diagnóstico prenatal de alta tecnología. Por ello, todos los resultados que indiquen que algo va mal en el feto, deberían ser confirmados por otras pruebas o mediante consulta con otros profesionales. Actuar demasiado deprisa al poner fin a un embarazo a veces ha tenido como consecuencia el aborto de un feto normal.

A continuación enumeramos los métodos más habituales utilizados en el diagnóstico prenatal.

AMNIOCENTESIS

Las células fetales, los compuestos químicos y los microorganismos del fluido amniótico que rodea al feto proporcionan una gran cantidad de información –composición genética, estado actual, nivel de madurez– del nuevo ser humano. Así, al poderse extraer y examinar algo de fluido mediante la amniocentesis, se ha realizado uno de los avances más importantes del diagnóstico prenatal. Se recomienda cuando:

- La madre tiene más de 35 años. Entre un 80 y un 90 % de todas las amniocentesis se practican debido únicamente a la avanzada edad de la madre, especialmente para determinar si el feto sufre el síndrome de Down, que es más frecuente entre los hijos de madres mayores.

- La pareja ha tenido un bebé con una anomalía cromosómica, como el síndrome de Down, o con un trastorno metabólico, como por ejemplo el síndrome de Hunter.

- La pareja tiene un bebé o un pariente con un defecto del tubo neural. (Quizá se realizará primero un análisis para determinar los niveles de alfa-fetoproteína, o AFP, en la sangre de la madre.)

- La madre es portadora de un trastorno genético ligado al cromosoma X, como por ejemplo la hemofilia, que transmitirá en el 50 % de los casos al bebé que está esperando. La amniocentesis puede identificar el sexo del feto, aunque no puede determinar si éste ha heredado el gen.

- Ambos padres son portadores de trastornos hereditarios autosómicos recesivos, tales como la enfermedad de Tay-Sachs o la anemia falciforme, y así tienen una probabilidad de 1 entre 4 de que el bebé sufra estas enfermedades.

- Es necesario determinar la madurez de los pulmones fetales (ya que se cuentan entre los últimos órganos que están preparados para funcionar por sí mismos).

- Se sabe que uno de los progenitores tiene una enfermedad tal como la corea de Huntington, que se transmite por herencia autosómica dominante, con lo que el bebé tendrá una probabilidad de 1 entre 2 de heredarla.

- Los resultados de los tests de criba (generalmente AFPSM, sonografía, estriol y/o GCh) resultan ser anormales y la evaluación del fluido amniótico es necesaria para determinar si se trata en realidad de una anormalidad fetal o no.

¿Cuándo se efectúa?

La amniocentesis de diagnóstico del segundo trimestre se suele realizar entre las 16 y las 18 semanas de embarazo, aunque ocasionalmente se efectúa ya a las 14 semanas o se retrasa hasta las 20 semanas. Actualmente se está investigando la posibilidad de realizar una amniocentesis más temprana –entre las semanas 10 y 14. Las células deben ser cultivadas en el laboratorio, y por ello la mayoría de las pruebas tardan entre 24 y 35 días, aunque algunas de ellas, como por ejemplo la de la enfermedad de Tay-Sachs, el síndrome de Hunter y los defectos del tubo neural, pueden ser efectuadas inmediatamente.

La amniocentesis se realiza también en el último trimestre para determinar la madurez de los pulmones fetales.

¿Cómo se efectúa?

Después de cambiar su ropa por una bata de hospital y de vaciar su vejiga, la futura madre se coloca, acostada de espaldas, sobre la mesa de exámenes, con el cuerpo envuelto de tal modo que sólo su abdomen quede al descubierto. A continuación se localizan el feto y la placenta mediante ultrasonidos, para que el médico pueda evitarlos durante la intervención. (Anteriormente se habrá realizado una sonografía más detallada para identificar cualquier anormalidad fetal fácilmente visible.) El abdomen es tratado con una solución antiséptica y en algunos casos anestesiado con una inyección de anestésico local, parecido a la novocaína utilizada por los dentistas. (Dado que esta inyección es tan dolorosa como el paso de la misma aguja de la amniocentesis, muchos médicos no la aplican.) A continuación se inserta una larga aguja hueca a través de la pared abdominal hasta penetrar en el útero y se extrae una pequeña cantidad de líquido amniótico. El ligero riesgo de pinchar accidentalmente al feto durante esta parte del proceso se reduce mucho con el uso simultáneo de la sonografía. Los signos vitales de la madre y los latidos cardíacos del feto son examinados antes y después de la intervención que, en total no debería durar más de 30 minutos. Las mujeres Rh negativo suelen recibir una inyección de Rh-inmunoglobulina tras la amniocentesis, para asegurar que el proceso no producirá problemas de Rh.

A menos de que sea una parte necesaria del diagnóstico, los futuros padres tienen la opción de no ser informados sobre el sexo del niño una vez obtenidos los resultados, y de saberlo más tarde, al modo antiguo, en la sala de partos. (Téngase en cuenta que, aunque poco frecuentes, los errores pueden ocurrir.)

¿Es peligrosa? La mayoría de las mujeres no sufren otra cosa que unas pocas horas de calambres después de la intervención; en algunos pocos casos se produce una ligera hemorragia vaginal o una pérdida de líquido amniótico. Aunque menos de una entre 200 mujeres sufre una infección y otras complicaciones que conducen al aborto, la amniocentesis, al igual que la mayoría de las pruebas para el diagnóstico prenatal, debería ser aplicada únicamente cuando sus beneficios son mayores que sus riesgos.

ULTRASONIDOS

La aplicación de la ultrasonografía ha convertido a la obstetricia en una ciencia mucho más exacta y al embarazo en una experiencia mucho menos preocupante para muchas parejas. Mediante el uso de ondas sonoras que rebotan en las estructuras internas, permite la visualización del feto sin los peligros de los rayos X. Si el aparato utilizado dispone de una pantalla parecida a la de TV, proporciona la oportunidad de "ver" al bebé

Complicaciones de la amniocentesis

A pesar de que dichas complicaciones son raras, se estima que tras aproximadamente un 1% de las amniocentesis existe algo de pérdida de fluido amniótico. Si la mujer nota dicho flujo vaginal, deberá informar a su médico de inmediato. Existen muchas probabilidades de que el flujo se detenga al cabo de pocos días, pero en general se recomienda reposo en cama y una observación cuidadosa hasta que cese.

–y quizás incluso de tomar una fotografía ultrasónica del bebé para enseñarla a la familia y a los amigos – aunque se necesita la experiencia del especialista para sacar algo en claro de la imagen borrosa que se observe.

Para datar el embarazo se suele realizar una sonografía de nivel 1. La sonografía de nivel 2, más detallada, se utiliza con propósitos diagnósticos más sofisticados. Los ultrasonidos se pueden recomendar cuando la madre tiene un historial obstétrico malo; por ejemplo, cuando ha tenido un embarazo ectópico (tubárico), una mola hidatiforme (la placenta se desarrolla formando una masa arracimada de quistes, que no puede mantener al embrión en desarrollo), una cesárea o un bebé con un defecto congénito o una enfermedad genética. También se pueden usar para:

- Verificar la fecha de término de embarazo comprobando si se correlaciona con el tamaño del bebé[9].

- Determinar el estado del feto cuando existe un riesgo mayor que el promedio de que se dé una anormalidad, o cuando la inquietud es mayor de lo normal. Esto puede llevarse a cabo más pronto y a menudo con mayor precisión mediante una ecografía transvaginal (a través de la vagina).

- Descartar un embarazo en la séptima semana si se ha producido un resultado positivo del que se sospecha que es falso.

- Determinar las causas de una hemorragia o unas pérdidas durante los primeros tiempos del embarazo, tales como un embarazo tubárico o un huevo malogrado (embrión que ha dejado de desarrollarse y que ya no es viable).

- Localizar un DIU que estaba colocado en el momento de la concepción.

- Localizar el feto antes de proceder a una amniocentesis y durante la biopsia de las vellosidades coriónicas.

- Determinar el estado del bebé si no se ha oído su latido cardíaco a las 14 semanas del embarazo mediante el aparato de Doppler o si no se han detectado movimientos fetales a las 22 semanas.

- Diagnosticar la existencia de fetos múltiples, especialmente cuando la madre ha tomado fármacos contra la esterilidad y/o cuando el útero tiene un tamaño bastante mayor del esperado.

- Determinar si un crecimiento uterino anormalmente rápido es debido a un exceso de líquido amniótico.

- Determinar el estado de la placenta, cuyo deterioro puede ser responsable del retraso del desarrollo o de sufrimiento fetal.

- Visualizar la placenta para determinar si las pérdidas sanguíneas al final del embarazo se deben a que la placenta está baja en el útero (placenta previa), o si se está separando prematuramente (*abruptio*

---

[9] Algunos médicos creen que éste debería ser un procedimiento rutinario, dado que verificar pronto la fecha reduce la posibilidad de que se induzca el parto innecesariamente cuando se cree (incorrectamente) que el bebé llega con retraso; esto a su vez reduce la necesidad de realizar cesáreas cuando el parto no se ha podido inducir.

placentae). También se pueden visualizar coágulos de sangre situados detrás de la placenta.

◆ Para determinar el tamaño del feto cuando se contempla la posibilidad de un parto prematuro o cuando se cree que el bebé es tardío.

◆ Evaluar el estado del feto por observación de la actividad fetal, los movimientos respiratorios y el volumen del fluido amniótico (véase perfil biofísico, pág. 325).

◆ Verificar la presentación de nalgas o cualquier otra posición no habitual del feto antes del parto.

¿Cuándo se efectúa? En función de su indicación, los ultrasonidos se aplican en cualquier momento desde la quinta semana del embarazo hasta el parto. La sonografía transvaginal puede utilizarse más pronto que la transabdominal (a través del abdomen) para determinar si existe una gestación múltiple o un desarrollo fetal anormal.

¿Cómo se realiza? El examen ultrasónico puede llevarse a cabo a través del abdomen o de la vagina; a veces, cuando existen requerimientos especiales, el médico puede utilizar ambas técnicas. Estos procedimientos son rápidos (de cinco a diez minutos) e indoloros, a excepción de la necesidad de tener la vejiga llena para el examen transabdominal (que al parecer es la causa de que la mayoría de las mujeres prefieran la sonografía transvaginal). Durante ellos, la futura madre permanece acostada de espaldas. Para la sonografía transabdominal, su abdomen desnudo es untado con una capa de aceite o gel que me-

jorará la propagación del sonido. Luego, un transductor se desplaza lentamente por encima del abdomen. Para la sonografía transvaginal, se inserta una sonda en la vagina. Los instrumentos registran los ecos de las ondas sonoras que rebotan contra los órganos del bebé. Con la ayuda de un técnico o un médico, la madre podrá identificar el corazón que late, la curva de la espina dorsal, la cabeza, los brazos y las piernas. Incluso podrá ver cómo el bebé se chupa el pulgar. A veces incluso se distinguen los órganos genitales y puede predecirse el sexo, aunque con menos de un 100 % de fiabilidad. (Si la futura madre no desea saber aún el sexo de su hijo, deberá informar al médico con anticipación.)

¿Es peligrosa? En los 25 años de utilización y estudio, no existen riesgos conocidos y en cambio se han obtenido numerosos beneficios del uso de la fetografía ultrasónica. Sin embargo, debido a la pequeña posibilidad de que aparezcan efectos secundarios en el futuro, los expertos de Estados Unidos suelen recomendar que los ultrasonidos se usen en el embarazo sólo cuando existan indicaciones válidas. Recientes investigaciones en Gran Bretaña, no obstante, sugieren que los beneficios de un examen rutinario mediante ultrasonidos pueden ser lo bastante grandes para compensar cualquier riesgo potencial.

FETOSCOPIA

La fetoscopia es ciencia ficción convertida casi en un hecho médico. En un viaje tan fantástico como cualquiera de los descritos por Isaac Asimov, un instrumento parecido a un telescopio en miniatura, provisto de luces y lentes, es insertado a través de una pequeña incisión practicada a través de la pared abdominal en el saco amniótico, con lo que se puede visualizar y fotografiar el feto. Al mismo tiempo, la fetoscopia permite el diagnóstico, mediante toma de muestras de tejido y sangre, de diversas enfermedades que la amniocentesis no puede detectar. No obstante, debido a que es un procedimiento de un riesgo relativamente alto, y debido a que se están empezando a usar otras técnicas más seguras para detectar los mismos trastornos, la fetoscopia ya no se usa mucho.

¿Cuándo se efectúa?   Habitualmente después de las 16 semanas.

¿Cómo se efectúa?   Después de untar el abdomen con un antiséptico y de anestesiarlo con un anestésico local, se practican en él diminutas incisiones. Con control ultrasónico para guiar al instrumento, se pasa un endoscopio de fibra óptica a través de las incisiones hasta el interior del útero. Con este telescopio en miniatura se pueden observar el feto, la placenta y el líquido amniótico, se pueden tomar muestras de sangre en el punto de unión entre el cordón umbilical y la placenta, y/o se puede tomar un fragmento diminuto de tejido fetal o placentario para su examen.

¿Es peligrosa?   En este momento, la fetoscopia es un procedimiento aún relativamente arriesgado, con una probabilidad que oscila entre el 3 y el 5 % de provocar la pérdida del feto. Aunque este riesgo es más elevado

que el de otros tests de diagnóstico, es superado, para algunas mujeres que lo necesitan, por el beneficio de descubrir, y posiblemente tratar, un defecto del feto.

ANÁLISIS DE LA ALFA-FETOPROTEÍNA SEROLÓGICA MATERNA

Un nivel elevado en la sangre de la madre de la alfa-fetoproteína (AFP), sustancia producida por el feto, puede indicar un defecto del tubo neural, como por ejemplo espina bífida (una deformación de la columna vertebral) o anencefalia (ausencia de todo el encéfalo o parte del mismo). Los niveles anormalmente bajos sugieren un mayor riesgo de un síndrome de Down o de otro defecto cromosómico. Se trata únicamente de un test de criba, y cualquier resultado anormal requiere más pruebas para confirmar la existencia de un problema.

¿Cuándo se efectúa?   Entre las 16 y las 18 semanas del embarazo.

¿Cómo se realiza?   Este simple test requiere únicamente una muestra de la sangre materna. Si se encuentra que los niveles de AFPSM son anormalmente altos, se realiza una segunda prueba. Si ésta ratifica los resultados de la primera, se utilizarán diversos procedimientos –incluyendo el consejo genético, los ultrasonidos para datar el embarazo, comprobar si existe más de un feto, o buscar anormalidades del feto, y/o la amniocentesis para determinar los niveles de AFPSM y acetilcolinesterasa del fluido amniótico– para confirmar o descartar la presencia de un defecto en el tubo neural. En cualquier caso, sólo 1 ó 2 mujeres de cada 50 con lecturas inicialmente altas tendrán un feto afectado. En las otras 48, Los siguientes tests revelarán que la razón de los altos niveles de AFPSM es que existe más de un feto, que el embarazo está más avanzado de lo que se había creído, o que las lecturas originales eran poco exactas. No obstante, a pesar de que los niveles altos de AFPSM no suelen ser causa de alarma, el médico podrá recomendar descanso y vigilancia suplementarios para la mujer que tenga estos niveles, dada que podría existir un riesgo ligeramente mayor de tener bebés prematuros o de menor peso.

Si los niveles de AFPSM son anormalmente bajos, se le ofrecerá a la paciente practicar una sonografía, el consejo genético y/o la amniocentesis para determiner si el feto sufre o no el síndrome de Down u otro defecto cromosómico.

¿Es peligroso? La prueba inicial no significa un mayor riesgo para la madre o para el bebé que cualquier otro análisis de sangre. El principal riesgo de este test estriba en que un resultado positivo falso puede inducir a efectuar otras pruebas de seguimiento que sí presenten mayor riesgo –y en algunos casos puede inducir a abortos terapéuticos o accidentales en fetos perfectamente normales. Antes de que la mujer tome cualquier decisión en base a un test prenatal, deberá asegurarse de que los resultados han sido evaluados por un médico con experiencia en el tema o por un consejero genético. Si tiene alguna duda buscará una segunda opinión.

Sería de particular utilidad consultar con un especialista en medicina materno-fetal.

ANÁLISIS DE LAS VELLOSIDADES CORIÓNICAS (AVC)

A diferencia de la amniocentesis, el análisis de las vellosidades coriónicas puede detectar los defectos fetales en una etapa más temprana del embarazo, cuando el aborto resulta un proceso menos complicado y menos traumático. Aunque aún menos común que la amniocentesis, el AVC está ganando aceptación. También se está usando experimentalmente durante el segundo trimestre en lugar de la amniocentesis, ya que puede dar resultados más rápidamente, y porque es útil cuando ésta no es posible, como cuando existe muy poco líquido amniótico (oligohidramnios).

Se cree que con el tiempo el análisis de las vellosidades coriónicas será capaz de detectar prácticamente la totalidad de los aproximadamente 3.800 trastornos de los que son responsables los genes o los cromosomas. Y en el futuro hará posible el tratamiento y la corrección *in utero* de muchos de estos trastornos. Actualmente, el AVC es útil sólo en la detección de los desórdenes para los cuales ya existe tecnología, tales como la enfermedad de Tay-Sachs, la anemia falciforme, la mayoría de los tipos de fibrosis cística, las talasemias y el síndrome de Down. Generalmente sólo se suele realizar la prueba para enfermedades específicas (distintas del síndrome de Down) cuando existe un historial familiar de la enfermedad o se sabe que los progenitores son portadores. Las indicaciones para realizar este test son las mismas que para la amniocentesis, aunque el AVC no se usa para saber la madurez pulmonar del feto. A veces se precisa de la amniocentesis y el AVC.

¿Cuándo se efectúa?

Generalmente entre las semanas 10 y 13 para la técnica transvaginal, y entre la 9 y la 11 para el AVC transabdominal. Este último también se usa experimentalmente durante el segundo y tercer trimestres.

¿Cómo se efectúa?

Es posible que algún día el AVC llegue a practicarse en las consultas de los ginecólogos, pero por el momento se lleva a cabo sólo en los centros médicos. Aunque en un principio la muestra de células se tomaba siempre por la vagina y la cérvix (AVC transcervical), hoy en día a veces se hace a través de una incisión en la pared abdominal (AVC transabdominal). Ninguno de los dos procedimientos es totalmente indoloro; las molestias pueden ser de muy ligeras a fuertes.

En el AVC transcervical, la futura madre se acuesta sobre la mesa de examen, y se le inserta un tubo delgado y largo a través de la vagina hasta el útero. Guiado por las imágenes ultrasónicas, el médico coloca el tubo entre el revestimiento del útero y el corion, la membrana fetal que con el tiempo formará la parte fetal de la placenta. Entonces se recorta o se succiona una muestra de las vellosidades coriónicas (proyecciones digitiformes del corion) para su estudio diagnóstico.

En el AVC transabdominal, la paciente también se acuesta boca arriba

sobre la mesa. Se utilizan ultrasonidos para determinar la localización de la placenta y para poder ver las paredes uterinas[10]. Éstos también ayudan al médico a encontrar una zona segura en la que insertar la aguja. Dicha zona es lavada y desinfectada, y luego se le inyecta un anestésico local. También con la guía de los ultrasonidos, se inserta una aguja guía a través del abdomen y de la pared uterina hasta el borde de la placenta. Luego, por el interior de la aguja guía se inserta una aguja más fina, que extraerá las células. Se hace girar la aguja fina y se desplaza hacia dentro y hacia fuera 15 ó 20 veces por muestreo, y luego se retira con la muestra de células a estudiar.

Dado que las vellosidades coriónicas son de origen fetal, examinándolas se puede obtener un cuadro completo de la dotación genética del feto en desarrollo. Debido a que mediante este procedimiento se recogen muchas células, el estudio diagnóstico puede empezar casi de inmediato, sin tener que esperar semanas a que éstas se cultiven en el laboratorio, como sucede en el caso de la amniocentesis. Dependiendo de las células que se hayan recogido, se obtienen resultados al cabo de un día o dos (cuando se usan células del centro del corion), o de hasta una semana (cuando se usan células internas).

¿Qué margen de seguridad tiene?

Aunque la mayoría de los estudios han sacado la conclusión de que el

---

[10] Las mujeres cuya placenta está localizada muy profundamente en la parte posterior del útero o que tienen fibromas en las paredes uterinas no son unas buenas candidatas para este tipo de sonografía.

AVC es seguro y fiable, existen informes de al menos un centro de análisis que lo relaciona con deformidades de las extremidades del feto. Este procedimiento también aumenta ligeramente el riesgo de aborto espontáneo (más que la amniocentesis). Y existe un pequeño riesgo de que se acabe con el embarazo basándose en una información incorrecta, ya que puede detectarse una anormalidad llamada mosaicismo en las vellosidades, que no exista en el feto. Este problema se puede eliminar volviendo a comprobar un diagnóstico de este tipo mediante amniocentesis. Estos riesgos deben compararse frente a los beneficios del diagnóstico temprano mediante AVC. Los peligros pueden reducirse eligiendo un centro de diagnóstico con buenos porcentajes de seguridad.

Tras el AVC pueden darse pérdidas sanguíneas vaginales, que no debieran ser causa de preocupación, aunque se debiera informar al médico de ellas. Éste también debería ser informado si las pérdidas duran tres días o más. Como existe un ligero riesgo de infección, la mujer deberá notificar si tiene fiebre durante los primeros días que siguen a la prueba[11].

Dado que muchas mujeres se sienten agotadas tanto física como emocionalmente tras un AVC (no es rara que caigan en la cama y duerman doce horas seguidas), se suele recomendar que busquen la ayuda de alguien que las lleve de vuelta a casa y que no hagan ningún otro plan para el resto del día.

---

[11] Debido a que los eritrocitos fetales podrían pasar al torrente circulatorio materno, algunos médicos creen que todas las mujeres Rh-negativo deberían recibir una inmunoglobulina denominada anti-D-globulina antes del AVC.

OTROS TIPOS DE DIAGNÓSTICO PRENATAL

El campo del diagnóstico prenatal está creciendo tan rápidamente que constantemente se están evaluando nuevos métodos. Además de los más comunes mencionados anteriormente, existen otros que están siendo usados experimentalmente o sólo en ciertas ocasiones. Éstos incluyen:

◆ **Análisis sanguíneo materno para la GCh** (gonadotropina coriónica humana), que probablemente pasará a la historia como el criterio más importante para determinar qué mujeres deben sufrir la amniocentesis para detectar el síndrome de Down. Los investigadores han descubierto que un nivel alto de GCh en la sangre de una embarazada significa que ésta tiene unas probabilidades mayores que las normales de tener un bebé con el síndrome de Down. Esto la convierte en una buena candidata para la amniocentesis.

Incluso es posible un test más preciso, combinando esta prueba con la de la alfa-fetoproteína (véase pág. 58) y la del estriol (los niveles bajos de estriol pueden predecir la existencia de un síndrome de Down), y luego multiplicando por la edad de la madre.

◆ **Análisis de sangre fetal,** o cordocentesis, en el que se extrae sangre del cordón umbilical o de la vena hepática fetal para su estudio. Es algo más seguro que la fetoscopia cuando se hace bajo la guía de ultrasonidos, y puede detectar las mismas enfermedades.

◆ **Muestreo de piel fetal,** en el que se

Reducir el riesgo en cualquier embarazo

Buena asistencia médica. Incluso un embarazo de bajo riesgo puede estar en peligro si la atención médica es inexistente o defectuosa. Para todas las futuras madres es de vital importancia la visita regular a un médico cualificado, iniciando las visitas tan pronto como se sospecha de un embarazo. (Se escogerá un obstetra con experiencia en el problema particular que afecta a una mujer con un embarazo de alto riesgo.) Pero tan importante como tener un buen médico es ser una buena paciente. Se debe participar activamente en los cuidados médicos –hacer preguntas, informar de los síntomas– pero no se intentará ser el médico de una misma. (Véase pág. 17.)

Buena dieta. La dieta ideal (véase la pág. 97) proporciona a toda mujer embarazada las mejores probabilidades de tener un buen embarazo y un bebé sano.

Buena condición física. Es mejor empezar un embarazo con un cuerpo sano y resistente, pero nunca es demasiado tarde para empezar a beneficiarse de una buena forma física. El ejercicio regular previene el estreñimiento y mejora la respiración, la circulación, el tono muscular y la elasticidad de la piel, todo lo cual contribuye a un embarazo más cómodo y a un parto más fácil y seguro. (Véase la pág. 233.)

Aumento razonable de peso. Un aumento de peso gradual, constante y moderado puede ayudar a prevenir diversas complicaciones, entre ellas la diabetes, la hipertensión, las varices, las hemorroides, el bajo peso del bebé al nacer o el parto difícil a causa de un feto demasiado grande. (Véase la pág. 182.)

No fumar. Dejar de fumar tan pronto como sea posible durante el embarazo reduce numerosos riesgos que afectan a la madre y al bebé, como por ejemplo el parto prematuro y el bajo peso al nacer. (Véase la pág. 66.)

No tomar alcohol. Tomar alcohol muy de vez en cuando o el abstenerse en absoluto de las bebidas alcohólicas reducirá el riesgo de los defectos congénitos, particularmente del síndrome alcohólico fetal, que es el resultado de una ingestión elevada de alcohol y el efecto alcohólico fetal, el resultado de una ingestión moderada. (Véase pág. 64.)

Evitar drogas y fármacos. Todas las drogas son peligrosas para el feto y deberían evitarse durante el embarazo. La medicación sólo debería usarse cuando sus beneficios compensen sobradamente los riesgos, y sólo cuando haya sido aprobada o prescrita por un médico que sepa que la mujer está embarazada. (Véase pág. 72.)

Evitar las toxinas del medio ambiente general y laboral. Aunque todo lo que tocamos, respiramos, comemos y bebemos no es tan peligroso como los titulares de los periódicos nos quieren hacer creer, sería prudente evitar los peligros reconocidos (tales como los rayos X, el plomo, etc.; véanse los temas en particular).

Prevención y rápido tratamiento de una infección. Todas las infecciones –desde un resfrío común hasta las infecciones del tracto urinario y de la vagina, y hasta las enfermedades de transmisión sexual más frecuentes– deben prevenirse en lo posible. Sin embargo, una vez contraída, una infección deberá ser tratada rápidamente por un médico que sepa que la paciente se encuentra embarazada.

Precaverse contra el síndrome de la supermujer. A menudo bien establecida en su carrera profesional y altamente motivada en todo lo que emprende, la madre de hoy en día tiende a exagerar en lo que consigue y hace. El descanso suficiente durante el embarazo es mucho más importante que conseguir hacerlo todo, especialmente en los embarazos de alto riesgo. La futura madre no deberá esperar a que su cuerpo no pueda más antes de concederse un descanso. Si el médico le recomienda que solicite una licencia de maternidad antes de lo que ella había planeado, es mejor que siga su consejo. Algunos estudios han sugerido una mayor incidencia de partos prematuros entre las mujeres que trabajan hasta poco antes del parto, y si su profesión exige un trabajo físico o una prolongada estancia de pie.

toma una diminuta muestra de piel fetal para ser estudiada. Este método es particularmente útil para detectar ciertas enfermedades de la piel.

- **Resonancia magnética,** un método que está aún en investigación pero que ofrece algunas esperanzas de ser capaz de proporcionar una imagen más clara que la ultrasónica del aspecto que tendrá el recién nacido, por dentro y por fuera.

- **Radiografía (rayos X),** que hace tiempo fue la forma predominante de visualizar un bebé antes de nacer, y que en la actualidad se ha reemplazado casi por completo por la sonografía.

- **Ecocardiografía,** con la que pueden detectarse defectos del corazón fetal.

- **Análisis sanguíneo materno para determinar el sexo** del feto, que aunque se halla en experimentación, podría ser valioso en la detección de ciertas enfermedades hereditarias que sólo afectan a la descendencia masculina.

3
A lo largo de todo el embarazo

QUÉ PUEDE PREOCUPAR

Las mujeres embarazadas se han preocupado siempre. Pero los motivos de preocupación han cambiado considerablemente a lo largo de las generaciones, a medida que la ciencia obstétrica –y los futuros padres– van descubriendo más y más detalles acerca de lo que afecta y lo que no afecta a la salud del futuro bebé. Nuestras abuelas, influidas por diversos cuentos de viejas, temían que si veían a un mono durante el embarazo tendrían hijos con aspecto de monos, o que si se colocaban las manos sobre el vientre como reacción ante un susto, sus hijos poseerían manchas de nacimiento en forma de mano. Nosotras nos encontramos influidas por toda una serie de cuentos de los medios modernos de información (por lo general igualmente alarmantes y a veces infundados) y tenemos otros temores: ¿estoy respirando un aire demasiado contaminado o bebiendo agua poco saludable? ¿Será un peligro para la salud de mi bebé

el que mi marido fume, la taza de café que he bebido esta mañana o el ajetreo de mi profesión? ¿Y qué pasa con la radiografía que me han hecho en la consulta del dentista? Como razones de preocupación, estas preguntas pueden convertir el embarazo en un proceso innecesariamente exasperante. Como razones para actuar nos pueden proporcionar un mejor sentido de control y pueden aumentar en gran medida las probabilidades de tener un bebé sano.

ALCOHOL

"Tomé un par de bebidas alcohólicas en diversas ocasiones antes de saber que estaba embarazada. Tengo miedo de que el alcohol haya podido dañar a mi bebé."

"He aquí que concebirás y darás a luz un hijo, y ahora no bebas vino ni licor", le dice el ángel a la madre de Sansón en el libro bíblico de los Jueces. ¡Afortunada mujer! Pudo empezar a pedir agua mineral cuando Sansón era aún una ilusión en la mente de su padre. Pero no son muchas las mujeres que reciben tales noticias adelantadas acerca de su embarazo. Y puesto que generalmente no sabemos que estamos embarazadas hasta el segundo mes de gestación, es posible que hayamos hecho cosas que no hubiésemos hecho de haberlo sabido. Como por ejemplo beber un poco en demasiadas ocasiones. De ahí que esta preocupación es una de las que surgen con mayor frecuencia durante la primera visita prenatal.

Afortunadamente es también una de las preocupaciones que puede ser descartada con más facilidad. No existen pruebas de que un poco de bebida en algunas ocasiones durante las primeras semanas de embarazo resulte perjudicial para el bebé. Y un reciente estudio ha demostrado que las mujeres que han caído en la tentación de dos o tres fiestas con demasiada bebida en los primeros tiempos del embarazo no tenían más probabilidades que las partidarias de la templanza de dar a luz a un bebé con defectos anatómicos o con un retraso del crecimiento.

Continuar bebiendo mucho durante el embarazo, no obstante, se asocia con una gran variedad de problemas de la descendencia. No es sorprendente, si consideramos que el alcohol penetra en el torrente sanguíneo fetal aproximadamente en las mismas concentraciones que se halla en la sangre materna; cada bebida que toma la madre, la comparte con el bebé. Dado que el feto tarda el doble que su madre en eliminar el alcohol de su sangre, el bebé puede estar a punto de morir cuando la madre sólo está un poco alegre.

Beber en exceso (generalmente se considera que es consumir diariamente cinco o seis raciones de vino, cerveza o bebidas destiladas) durante el embarazo puede tener como resultado, además de muchas complicaciones obstétricas serias, lo que se conoce como síndrome alcohólico fetal (SAF). Descrita como una resaca que dura toda la vida, esta enfermedad produce bebés que nacen con un tamaño menor al normal, generalmente con deficiencias mentales, con múltiples deformidades (particularmente de la cabeza y la cara, las extremidades, el corazón y el sistema nervioso central), y una alta tasa de mortalidad neonatal. Más adelante, los afectados por el SAF tienen dificultades de aprendizaje, problemas sociales y falta de juicio.

Los riesgos de beber alcohol continuamente están por supuesto relacionados con la dosis: cuanto más beba la madre, mayor será el riesgo potencial para el bebé. Pero incluso el consumo moderado (tres o cuatro tragos diarios o en ocasiones cinco o más) durante el embarazo se relacionan con una serie de problemas serios, incluyendo un mayor riesgo de aborto espontáneo, parto prematuro, peso escaso al nacer, y complicaciones del parto. También se ha asociado a un efecto alcohólico fetal (EAF) algo más sutil, que se caracteriza por numerosos problemas del desarrollo y la conducta. Incluso parece que uno o dos tragos diarios aumentan el riesgo de aborto espontáneo, de dar a luz un bebé muerto, de anormalidades del crecimiento y de problemas del desarrollo.

Aunque algunas mujeres beben un poco durante el embarazo –un vaso de vino por la noche, por ejemplo– y tienen bebés aparentemente sanos, no se puede estar seguro de que ésta sea una práctica sensata. La dosis alcohólica diaria segura durante el embarazo, si es que hay alguna, se desconoce.

Todo lo que se sabe sobre el alcohol y el embarazo nos lleva a sugerir que aunque la mujer no debe preocuparse de lo que haya bebido antes de saber que estaba embarazada, sería prudente que dejara de beber durante el resto del embarazo –a excepción quizá de un vasito de vino para celebrar un cumpleaños o aniversario (tomado *con* la comida, dado que ésta reduce la absorción del alcohol).

Para ciertas mujeres, esto resulta tan fácil de hacer como de decir: para aquéllas que sienten aversión por el alcohol desde los primeros días del embarazo hasta después del parto. Para otras, en especial aquéllas que se "relajan" con un coctail al final del día o que toman vino con la cena, la abstinencia puede exigir un esfuerzo continuado, posiblemente incluso en combinación con un cambio en la forma de vivir. Si una mujer bebe para relajarse, por ejemplo, puede intentar sustituir el alcohol por otros métodos de relajación: la música, un baño caliente, un masaje, ejercicio, lectura. Si la bebida forma parte de un ritual diario que no se desea abandonar, se puede probar una copa sin alcohol en el aperitivo, un vaso de sidra burbujeante o una bebida de malta no alcohólica durante la cena, etc. (véanse ideas de bebidas no alcohólicas en la pág. 120) – sirviendo estas bebidas en el momento acostumbrado, en las copas habituales y

con el ceremonial de costumbre[1]. Si el marido se une también a esta campaña (por lo menos en presencia de la esposa embarazada), el esfuerzo resultará considerablemente más llevadero.

En Estados Unidos, el uso del alcohol durante el embarazo es la principal causa de retraso mental y la causa subyacente de muchos defectos congénitos en general; pero dichos defectos se pueden prevenir. Cuanto más pronto deje de beber la embarazada que es bebedora empedernida, menor será el riesgo para el bebé. La bebedora que rehúse abstenerse o buscar ayuda en Alcohólicos Anónimos, en un consejero titulado sobre estos problemas o en un médico, o en un programa de tratamiento para alcohólicos, debería considerar la posibilidad de abortar y posponer tener una familia hasta que su enfermedad esté bajo control.

FUMAR CIGARRILLOS

"Fumo desde hace 10 años. ¿Perjudicará esto a mi bebé?"

Afortunadamente no existe una evidencia clara de que el fumar antes del embarazo –incluso durante 10 ó 20 años– pueda perjudicar al feto en desarrollo. Pero está bien probado que si se continúa fumando durante el embarazo –particularmentete

---

[1] Aunque a la bebedora ocasional le pueden ser de utilidad los sustitutivos no alcohólicos de sus bebidas favoritas, quizá la que bebe en exceso encuentre que dichas bebidas estimulan su deseo de alcohol. En tal caso, hay que evitar cualquier bebida, o incluso cualquier escenario, que le recuerde el alcohol.

Para vencer el hábito de fumar

Identificar la motivación de fumar. Por ejemplo, ¿fumamos por el placer, como estimulación o para relajarnos? ¿Para reducir la tensión o la frustración, para tener algo en las manos o en los labios, para satisfacer las ansias? Quizá fumamos de modo rutinario, encendiendo los cigarrillos sin darnos cuenta. Una vez comprendidas las motivaciones, será más fácil sustituir los cigarrillos por otras satisfacciones.

Identificar la motivación para dejarlo. Cuando se está embarazada, la motivación es evidente.

Escoger el método de dejarlo. ¿Quiero dejarlo de un modo brusco o bien de un modo gradual? En todo caso, señalaremos un "último día" no demasiado lejano. Para dicha fecha estableceremos un día lleno de actividades, de cosas que no vayan asociadas con el hecho de fumar.

Intentar sublimar el deseo de fumar. Se pueden aplicar uno o todos los trucos siguientes, si pensamos que pueden servirnos:

◆ Si fumamos principalmente para mantener las manos ocupadas, podemos jugar con un lápiz, con unas cuentas, con un palito; podemos hacer punto, crear una nueva y sabrosa receta, escribir una carta, tocar el piano, aprender a dibujar, hacer crucigramas o rompecabezas, desafiar a otra persona a una partida de ajedrez o de damas – cualquier cosa que nos haga olvidarnos de encender un cigarrillo.

◆ Si fumamos como gratificación oral, podríamos sustituir los cigarrillos por: verduras crudas, palomitas de maíz, un pedazo de pan integral, una goma de mascar sin azúcar, un palillo, una boquilla vacía. Evitaremos en lo posible los bocaditos que sólo tienen calorías.

◆ Si fumamos como estimulación, podemos intentar animarnos con un paseo a buena marcha, un libro interesante, una conversación interesante. Debemos asegurarnos de que nuestra dieta contenga todos los nutrientes esenciales y debemos comer con frecuencia para evitar la sensación de cansancio que provoca un nivel bajo de azúcar en la sangre.

◆ Si fumamos para reducir la tensión o relajarnos, podemos sustituir los cigarrillos por el ejercicio. O por técnicas de relajación. O por escuchar una música que nos sea agradable. O por un largo paseo. O por un masaje. O por hacer el amor.

◆ Si fumamos por el placer, buscaremos el placer en otras cosas: iremos al cine, recorreremos tiendas de artículos para el bebé, visitaremos nuestro museo favorito, iremos a un concierto o al teatro, cenaremos con una amiga que sea alérgica al humo. O bien podemos probar algo más activo, como una partida de tenis.

◆ Si fumamos por hábito, se evitarán los lugares en los que se fumaba habitualmente y los amigos fumadores; en vez de ello, se frecuentarán lugares en que no se permita fumar.

◆ Si para nosotras el fumar está relacionado con una bebida, o un alimento en particular, procuraremos evitar estas bebidas y comidas. Si fuma por una circunstancia especial, evitaremos esta circunstancia. (Pongamos por caso que acostumbramos a fumar dos cigarrillos con el desayuno, pero que nunca fumamos en la cama. La solución será tomar el desayuno en la cama durante algunos días.)

◆ Cuando notemos un gran afán de fumar, respiraremos profundamente varias veces, con una pausa entre cada respiración. Aguantaremos el aliento mientras encendemos un fósforo. Pensaremos que se trataba de un cigarrillo y lo apagaremos.

Si nos dejamos tentar y encendemos un cigarrillo, no debemos desesperarnos. En vez de ello procuraremos continuar con nuestro programa de abstinencia, sabiendo que cada cigarrillo que *no* fumamos ayuda a nuestro bebé.

Considerar el tabaco como un tema no negociable. Cuando fumábamos, no podíamos hacerlo en el teatro, o en el metro, o en una tienda o incluso en ciertos restaurantes. Era un hecho aceptado. Ahora debemos decirnos que no podemos fumar y punto. Debe ser un hecho aceptado.

después del cuarto mes– se pueden provocar diversas complicaciones prenatales. De hecho, el uso del tabaco es una de las causas subyacentes de problemas prenatales. Entre los más serios se encuentran las pérdidas vaginales sanguíneas, el aborto espontáneo, la implantación anormal de la placenta, el desprendimiento prematuro de ésta, la rotura prematura de las membranas y el parto prematuro. Se ha sugerido que hasta un 14 % de los partos prematuros en Estados Unidos están relacionados con el hábito de fumar cigarrillos.

También existen pruebas consistentes de que una futura madre que fuma afecta adversa y muy directamente al desarrollo intrauterino de su bebé. El riesgo más extendido es el del bajo peso al nacer. En las naciones industrializadas, tales como los Estados Unidos y Gran Bretaña, se culpa al tabaco de la tercera parte de todos los bebés que han nacido con un peso inferior al normal. Y haber nacido demasiado pequeño es la principal causa de enfermedad infantil y muerte perinatal (la que sucede justo antes, durante o después del parto).

Sin embargo, también existen otros riesgos potenciales. Los bebés de madres fumadoras tienen más probabilidades de sufrir de apnea (suspensión transitoria de la respiración) y tienen una probabilidad doble de morir del síndrome de la muerte súbita del recién nacido (SMSRN, o muerte en la cuna), que los hijos de las no fumadoras. En general, los bebés de las fumadoras no son tan sanos al nacer como los de las no fumadoras. Las de "tres paquetes al día" presentan también un riesgo cuatro veces superior de un resultado poco favorable en la valoración de Apgar (escala estándar utilizada al evaluar el tono muscular, el lloro y la respiración a los recién nacidos). Y existe evidencia de que, por término medio, no llegan nunca a alcanzar a los hijos de las no fumadoras, de que presentan déficits físicos e intelectuales a largo plazo y de que a menudo son hiperactivos. Un estudio ha demostrado que a la edad de 14 años, los hijos de las fumadoras tenían tendencia a ser más propensos a las enfermedades respiratorias, a ser más bajos que los hijos de las no fumadoras y a tener notas menos buenas en la escuela.

Se creía que la razón de las dificultades de estos niños se hallaba en una mala nutrición prenatal: sus madres fumaban en lugar de comer. Pero unos recientes estudios han demostrado que esto no es así: las madres fumadoras que comen igual y aumentan igual de peso que las no fumadoras dan a luz a bebés más pequeños. Parece que la causa estriba en el envenenamiento con monóxido de carbono y en la reducción del oxígeno que pasa hasta el feto a través de la placenta. Un aumento mayor de peso –40 libras o más– puede reducir hasta cierto punto el riesgo de tener hijos de pequeño tamaño, pero este peso excesivo acarrea otros riesgos para la madre y el hijo.

En efecto, cuando una mujer embarazada fuma, su bebé vive en una matriz llena de humo. Su latido cardíaco se acelera, tose y, lo que es peor, no puede crecer como debería hacerlo debido a la insuficiencia de oxígeno.

Los estudios demuestran que los efectos del tabaco, como los del alcohol, están relacionados con la dosis: el tabaco reduce el peso de los bebés al nacer en proporción directa al número de cigarrillos fumados. La fumadora de un paquete al día tiene 130 % de probabilidades de dar a luz un bebé con un peso inferior. Así, reducir el número de cigarrillos que se fuman puede ser de alguna ayuda. Pero dicha reducción puede ser aparente, debido a que la fumadora a menudo la compensa con pitadas más profundas y frecuentes y fumando más de cada cigarrillo. Esto también puede suceder cuando la mujer intenta reducir los riesgos consumiendo cigarrillos bajos en nicotina o en alquitrán.

Pero no todas las noticias son malas. Algunos estudios demuestran que las mujeres que dejan de fumar en los primeros tiempos del embarazo —antes de los cuatro meses— pueden reducir el riesgo de dañar al feto hasta el nivel de riesgo de las madres no fumadoras. Cuanto más pronto mejor, pero dejar de fumar incluso en el último mes puede ayudar a preservar el abastecimiento de oxígeno del feto durante el parto. Para algunas mujeres fumadoras, dejar este hábito no será nunca tan fácil como al principio de un embarazo, ya que experimentan una súbita aversión por los cigarrillos —probablemente se trata de un aviso de la intuición del propio cuerpo. Si la embarazada no tiene la suerte de notar esta aversión natural, puede intentar dejar el tabaco con ayuda de algún psicólogo o asociación dedicada a ello. O puede pedirle a su médico que le recomiende otros recursos. Quizás incluso desee probar la hipnosis.

La mayoría de los que dejan de fumar, experimentan síntomas de privación, aunque éstos y su intensidad varían de una persona a otra. Algunos de los más comunes incluyen ansia de fumar, irritabilidad, ansiedad, inquietud, hormigueo o entumecimiento de las extremidades, mareos y fatiga y trastornos gastrointestinales y del sueño. Algunas personas también sienten al principio que su rendimiento físico y mental se ve perjudicado. Muchos experimentan que durante un tiempo tosen más, debido a que súbitamente sus cuerpos son más capaces de expectorar todas las secreciones que se han acumulado en los pulmones.

Para intentar reducir la liberación de la nicotina y el nerviosismo que puede resultar de ello, se deberá aumentar la ingestión de fruta, jugos de fruta, leche y verduras variadas, y reducir durante un tiempo la carne, las aves, el pescado y el queso; habrá que evitar la cafeína, que añadiría más nerviosismo. Se descansará mucho (para combatir la fatiga) y se hará mucho ejercicio (para reemplazar la energía que se obtenía de la nicotina). Hay que dejar relajar la mente durante unos pocos días, si fuera necesario y posible, llevando a cabo tareas que requieran poca concentración; también es buena idea ir al cine o a otros lugares donde esté prohibido fumar.

Los peores efectos de la privación durarán de unos pocos días a unas pocas semanas. Los beneficios, sin embargo, durarán toda la vida —tanto para la madre como para el bebé. (Para más consejos de cómo mejorar el estilo de vida durante el embarazo, véase pág. 76.)

"Mi cuñada fumó dos paquetes diarios durante sus tres embarazos y no tuvo complicaciones y sus bebés fue-

ron grandes y sanos. ¿Debo dejar de fumar?"

Todos hemos oído sugerentes historias de alguien que ha vencido la adversidad –un paciente de cáncer con unas esperanzas de supervivencia del 10% que ha vivido hasta una edad avanzada, o la víctima de un terremoto que fue encontrada viva tras haber estado atrapada bajo los escombros durante días sin nada que comer ni beber. Pero es mucho menos sugerente la historia de una embarazada que conscientemente acumula probabilidades en contra de sus futuros hijos al seguir fumando, y que consigue vencer la adversidad y producir de todos modos una descendencia sana.

No hay nada seguro cuando se trata de hacer un bebé, pero existen muchas maneras de mejorar sus posibilidades. Y dejar de fumar es una de las formas más tangibles de que la futura madre pueda aumentar las probabilidades de tener un embarazo y parto sin complicaciones y un hijo sano. Aunque también es posible que esta mujer que nos consulta pueda tener vigorosos bebés que nazcan a término incluso fumando durante todo el embarazo, también existe un riesgo significativo de que el bebé sufra alguno o todos los efectos detallados en la página 66. La cuñada de esta mujer tuvo mucha suerte (y hasta cierto punto, esta suerte pudo haberse basado en factores hereditarios o de otro tipo de los que quizá la que nos ha escrito no se beneficie)[2]; ¿realmente vale la pena apostar a que se tendrá tanta suerte? Y, de nuevo, puede que no haya tenido tanta suerte como parece a simple vista. Algunas de las deficiencias –físicas e intelectuales–

que afligen a los hijos de las fumadoras no se manifiestan de inmediato. El bebé aparentemente sano puede dar lugar a un niño que esté con frecuencia enfermo, que sea hiperactivo o que tenga problemas de aprendizaje.

Además de los efectos que fumar durante el embarazo puede tener en el bebé, existen las consecuencias que tendrá una vez éste haya salido del abdomen lleno de humo para pasar a las habitaciones también llenas de humo. Los hijos de progenitores (madres y/o padres) que fuman están enfermos más a menudo que los bebés de los no fumadores y es más probable que sean hospitalizados durante su infancia.

De todo ello se deduce, que la mejor apuesta que se puede hacer es dejar de fumar.

CUANDO OTRAS PERSONAS FUMAN

"He dejado de fumar, pero mi marido continúa fumando sus dos paquetes diarios y algunos de mis colaboradores fuman como chimeneas. Me preocupa que ello pueda dañar de algún modo a nuestro bebé."

Cada vez resulta más evidente que el fumar no afecta únicamente a la persona que se lleva el cigarrillo a los labios, sino a toda persona que se encuentre cerca de ella, incluido el

---

[2] Es posible que la razón de que sus bebés no fueran más pequeños sea que ganó demasiado peso a base de consumir demasiadas calorías. Ingerir más calorías de las requeridas puede, en algunos casos, reducir el riesgo de que el bebé de una fumadora sea más pequeño que el promedio –pero puede presentar otros problemas.

feto en desarrollo cuya madre se encuentre cerca de la persona que fuma. Por consiguiente, si el marido (o cualquier otra persona que viva en la casa o que trabaje en la mesa de al lado) fuma, el cuerpo del bebé absorberá casi tanta contaminación de los productos secundarios del humo del tabaco como si la madre hubiera encendido el cigarrillo.

Si el marido opina que no puede dejar de fumar, la mujer embarazada puede pedirle que por lo menos fume siempre fuera de casa o en una habitación diferente. Evidentemente sería mejor que dejara de fumar, no sólo en beneficio de su propia salud, sino también del bienestar del bebé a largo plazo. Los estudios realizados sobre el tema han demostrado que el hábito de fumar, del padre o de la madre, puede provocar problemas respiratorios en el bebé y el niño y perjudicar más tarde el desarrollo de sus pulmones. También puede aumentar las probabilidades de que los mismos niños acaben siendo fumadores.

Posiblemente la embarazada no podrá hacer que sus amigos y colaboradores dejen el hábito, pero quizá consiga que fumen menos en su presencia. Si donde vive o trabaja hay leyes que protegen a los no fumadores, será relativamente fácil conseguirlo. Si no las hubiera, deberá intentar persuadirles con tacto –quizá mostrándoles el material de este libro sobre el peligro que el tabaco representa para un feto. Si esto fallara, se intentará que en el lugar de trabajo se establezca una regulación que limite unas áreas donde se pueda fumar, tales como un salón y prohíba fumar cerca de los no fumadores. Si todo esto fracasara, la mujer intentará mudarse de oficina durante el embarazo.

Peligros en perspectiva

Al abrir un periódico o sintonizar la radio o el televisor, con toda probabilidad nos encontraremos con un informe más sobre los peligros de estar embarazada en los tiempos modernos. Si hacemos caso de los medios de comunicación, una embarazada no puede comer, beber, respirar o trabajar sin exponer a su futuro hijo. No obstante, la tranquilizadora realidad es que el embarazo nunca antes ha sido tan seguro; jamás en la historia de la reproducción han tenido los bebés mejores probabilidades de nacer vivos y sanos. La mayoría de los riesgos ambientales son teóricos, y los que son justificados son responsables únicamente de una pequeñísima parte de todos los defectos congénitos y complicaciones del embarazo.

¿Qué debe hacer la futura madre? Leer sobre los riesgos ambientales de este capítulo, eliminar una parte de ellos, minimizar otros, aprender a vivir con algunos, y lo que es más importante, ponerlos todos bajo la perspectiva del sentido común. El hecho es que todos los factores ambientales que no estén bajo el control de la embarazada –un empleo en el que debe estar sentada ante una terminal de vídeo, una ciudad de residencia con polución con monóxido de carbono, breves exposiciones imprevistas a humos de pinturas, tintes de cabello, insecticidas– tienen mucho menos impacto sobre el embarazo y el bebé, que los factores sobre los que tiene un control absoluto, tales como unos buenos cuidados médicos regulares, una dieta excelente, y abstenerse de beber, fumar o tomar drogas o fármacos no recetados una vez que conoce su estado. La mujer que se preocupa por haberse hecho la permanente antes de saber que estaba embarazada, pero que continúa fumando un paquete diario, está enfocando mal sus preocupaciones. Sería mucho más prudente si se concentrara en los factores que es casi seguro que tendrán efecto sobre el bienestar de su bebé, en vez de preocuparse sobre los que casi seguro que no lo tendrán.

MARIHUANA

"Durante unos 10 años he sido una fumadora casual de marihuana, ya que sólo fumaba en las fiestas y reuniones de amigos. ¿Es posible que esta costumbre haya afectado al bebé que estoy esperando? ¿Es peligroso fumar hierba durante el embarazo?"

Continuar fumando marihuana cuando ya se sabe que se está embarazada, no obstante, podría provocar una historia con un final menos feliz. Algunos estudios, aunque no todos, indican que las mujeres que consumen marihuana durante el embarazo, incluso tan poco frecuentemente como una vez al mes, tienen mayores probabilidades de: que el aumento de peso sea inadecuado; sufrir de hiperemesis (fuertes vómitos crónicos), que puede afectar seriamente a la nutrición prenatal si no es tratada; tener una dilatación peligrosamente rápida, o bien demasiado prolongada o interrumpida, o tener que pasar por una cesárea; tener un bebé de poco peso (aunque el aumento del riesgo es pequeño); sufrimiento fetal durante la dilatación y tener un bebé que precise reanimación tras el parto. Aunque no existen pruebas definitivas de un aumento en la incidencia de malformaciones en los bebés de las consumidoras de marihuana, existen informes sobre características similares a las del síndrome alcohólico fetal (véase pág. 65), así como temblores, anormalidades de la visión y un llanto parecido al del síndrome de abstinencia durante el período postnatal. También se ha visto que la marihuana afecta adversamente a la función de la placenta y al sistema endocrino fetal, pudiendo obstaculizar el curso normal del embarazo. Las pruebas de que se dispone actualmente obligan al médico a advertir que el consumo de marihuana durante el embarazo puede ser peligroso para la salud del bebé.

CONSUMO DE COCAÍNA Y OTRAS DROGAS

"Tomé algo de cocaína una semana antes de saber que estaba embarazada. Ahora me preocupan los efectos que ello pueda tener sobre mi bebé."

Esta mujer no debe preocuparse de la cocaína que ya ha consumido; se limitará a asegurarse de que haya sido la última. Mientras que las buenas noticias son que no es probable que la droga que se ha tomado antes de saber que se está embarazada afecte al feto, las malas noticias son que continuar consumiéndola podría ser catastrófico. La cocaína no sólo atraviesa la placenta, la puede dañar, reduciendo el flujo sanguíneo hacia el feto y retardando su crecimiento. También puede provocar diversas complicaciones de gravedad, incluyendo el aborto, un parto prematuro y el nacimiento de un bebé muerto. En el bebé que logra sobrevivir, existe el peligro de una apoplejía y de numerosos efectos a largo plazo. Entre ellos se encuentran la diarrea crónica, irritabilidad, un llanto excesivo y otros problemas de conducta, y pautas respiratorias y encefalogramas anormales. También se sospecha, aunque no se ha confirmado todavía, que los bebés nacidos de consumidoras de cocaína tienen mayores probabilidades de padecer un síndrome de inmunodeficiencia.

Desde luego, cuanto más frecuente sea el consumo de cocaína por parte de la embarazada, mayor será el riesgo para el bebé. Pero incluso un consumo muy ocasional a finales del embarazo puede ser peligroso. Por ejemplo, tomar la droga una sola vez durante el tercer trimestre puede provocar las contracciones y un latido anormal del corazón fetal.

La embarazada deberá notificarle a su médico que ha estado consumiendo cocaína desde la concepción. Como sucede con cualquier aspecto de su historial médico, cuanto más sepa el doctor, mejores cuidados recibirán la mujer y su bebé. Si ésta tiene dificultades en dejar la cocaína por completo, deberá buscar ayuda profesional de inmediato.

Las embarazadas que consumen drogas o fármacos de cualquier tipo –que no sean los prescritos por un médico que sabe de su estado– también están poniendo en juego la salud de sus bebés. Todas las drogas conocidas (incluyendo la heroína, la metadona, el crack, el "ice", el LSD y el PCP), y el uso indebido de cualquier fármaco (incluyendo los narcóticos, tranquilizantes, sedantes y píldoras adelgazantes) pueden causar serios daños al feto y/o al embarazo. La mujer deberá consultar con su facultativo u otro médico bien informado sobre los fármacos o drogas que ha estado tomando durante el embarazo, o llamar a algunos de los teléfonos de urgencias que aparecen en el Apéndice para saber el efecto que pueden haber tenido. Luego, si aún los sigue consumiendo, buscará ayuda calificada (en los profesionales que tratan adicciones o en un centro de tratamiento) para poder dejarlos de inmediato.

CAFEÍNA

"Me resulta difícil llegar al final del día sin mis dos tazas de café. Pero he leído que la cafeína puede provocar defectos congénitos y también una disminución del peso del bebé al nacer. ¿Es verdad?"

Según los estudios científicos más recientes, probablemente no. La cafeína (que se encuentra en el café, el té, las sodas y otras bebidas refrescantes) y su prima hermana la theobromina (que se encuentra en el chocolate) cruzan la placenta y entran en la circulación sanguínea fetal. Pero, aunque los primeros estudios pusieron de manifiesto numerosos efectos dañinos de la cafeína en el desarrollo de fetos de animales, los estudios actuales sobre seres humanos no muestran ningún efecto dañino derivado del consumo moderado –hasta tres tazas diarias de café o el equivalente en otras bebidas cafeinadas– durante el embarazo.

Sin embargo, existen algunas razones válidas para dejar de tomar café cafeinado (y té y sodas) durante el embarazo, o al menos para reducir su consumo. En primer lugar, la cafeína tiene un efecto diurético, haciendo que se liberen fluidos y calcio –ambos vitales para la salud materna y fetal. Si la mujer ya tiene el problema de orinar frecuentemente, la ingestión de cafeína lo agravará. En segundo lugar, el café y el té, especialmente cuando se toman con leche y azúcar, llenan y satisfacen sin ser nutritivos y pueden agotar el apetito de la embarazada, que se debería destinar a alimentos nutritivos. Las sodas no sólo llenan, también pueden contener productos químicos dudosos además de azúcar innecesario. En tercer lugar, la cafeína puede exacerbar los cambios de humor normales de la embarazada, y también impedir el reposo adecuado. Cuarto, la cafeína puede impedir la absorción de hierro que tanto la madre como el bebé necesitan. Quinto, recientemente los investigadores han sugerido que el consumo de cafeína durante el embarazo podría conducir a que con el tiempo el bebé desarrollara una diabetes[3]. Finalmente, el hecho de que muchas mujeres pierdan el gusto por el café a principios de su embarazo sugiere que la misma madre naturaleza considera que esta sustancia no es adecuada para las embarazadas.

¿Cómo romper la costumbre de tomar café?

El primer paso, consistente en encontrar la motivación, es fácil durante el embarazo: el motivo estriba aquí en proporcionar al bebé un comienzo lo más sano posible. El segundo paso consiste en determinar la razón que nos impulsa a beber café, y qué bebida puede sustituirlo. Si se trata simplemente del sabor o de la agradable sensación de una bebida caliente, podemos sustituir el café o el té por una bebida sin cafeína (pero no debemos dejar que tome el lugar del vaso de leche, la naranjada o de otras bebidas nutritivas)[4]. Si la mujer bebe soda por su gusto, podrá sustituirla de vez en cuando por bebidas refrescantes descafeinadas, pero dichas bebidas no deben tener un lugar asegurado en la dieta de la embarazada. En vez de ello, ésta podrá explorar los diversos aromas de los jugos de fruta al 100 % no azucarados (de papaya, fruto de la pasión, mango, cereza, frutos del bosque, etc., en sus innumerables combinaciones) y las aguas de seltzer aromatizadas. Si se desea una bebida refrescante, los jugos y el agua natural o con gas apagan mucho mejor la sed que las sodas. Si lo que se busca es el estímulo de la cafeína, se obtendrá un estímulo más natural y duradero haciendo ejercicio y alimentándose bien, sobre todo ingiriendo carbohidratos complejos y proteínas, o bien dedicándose a algo que resulte divertido: bailar, pasear o hacer el amor. Aunque es muy probable que la mujer embarazada se note un poco decaída durante los primeros días de no tomar cafeína, pronto se encontrará mejor que nunca. (Naturalmente, no por ello dejará de experimentar el cansancio normal de los primeros tiempos del embarazo.)

Si bebemos café, té o sodas por hacer algo, lo mejor es hacer algo diferente – algo que sea bueno para el bebé: tejer una chaqueta para el futuro bebé, ir de paseo o preparar una buena cena. Si la bebida con cafeína forma parte del ritual diario (la pausa para el café en la oficina, el café durante la lectura del periódico o cuando se mira la TV), lo mejor es cambiar el momento y el lugar de dicho ritual, y cambiar también la bebida que le acompaña.

Minimizar los síntomas de privación de cafeína.

Pero, como sabe muy bien cualquier adicto al café, al té o a la soda, una cosa es querer dejar la

[3] Los investigadores encontraron que los países en los que se consume más café tienen la más alto incidencia de diabetes; tienen la teoría de que la cafeína atraviesa la placenta, se concentra en el páncreas fetal, y finalmente daña las células que más tarde producirán insulina.

[4] Aunque se puede tomar té descafeinado, hay que tener cuidado con las infusiones medicinales o de hierbas; véase pág. 398.

cafeína y otra conseguirlo. La cafeína es una sustancia que produce adicción; los grandes consumidores que cortan su consumo de golpe deben soportar los síntomas de abstinencia, incluyendo dolores de cabeza, irritabilidad, fatiga y letargo. Esta es la razón por la que probablemente sea más sensato dejar la cafeína gradualmente –empezando por reducirla hasta el nivel seguro de dos tazas (tomadas con la comida para amortiguar sus efectos) durante unos días. Luego, una vez que el cuerpo se ha habituado a las dos tazas, se irá reduciendo gradualmente la dosis diaria, cada vez en un cuarto de taza, hasta llegar a una sola taza, y finalmente, cuando la necesidad de cafeína haya bajado, a ninguna. También se puede cambiar durante un tiempo a una bebida mitad cafeinada mitad descafeinada durante el período de habituación, aumentando gradualmente la proporción de bebida descafeinada hasta que la taza esté completamente vacía de cafeína. (Si las papilas gustativas echan de menos el aroma del café, se podrá continuar satisfaciéndolas tomando café descafeinado. No es necesario optar por las variedades más caras procesadas al agua –parece que los cafés procesados químicamente no ofrecen riesgos para la salud. Incluso los amantes del *espresso* pueden apaciguarse con *espressos* descafeinados, que son casi tan ricos y aromáticos como los que contienen cafeína.)

La abstinencia será menos incómoda y más fácil de manejar si la mujer adopta estas sugerencias:

◆ Mantener alto el nivel de azúcar en la sangre, y con ello el nivel de energía. Hay que comer con frecuencia pequeñas raciones que sean ricas en proteínas e hidratos de carbono. Además, hay que asegurarse de tomar los suplementos de vitaminas y minerales del embarazo recetados.

◆ Hacer un poco de ejercicio al aire libre cada día.

◆ Dormir lo suficiente –cosa que probablemente será más fácil si se ha prescindido de la cafeína.

Si la embarazada decide que una vida exenta por completo de cafeína no está hecha para ella, no deberá desesperar. Según las pruebas, una taza o dos de bebida cafeinada al día no deberían crear problemas.

SUSTITUTIVOS DEL AZÚCAR

"Estoy intentando no ganar demasiado peso. ¿Puedo utilizar sustitutivos del azúcar?"

A menudo constituye una sorpresa desagradable para los esperanzados seguidores de los regímenes, pero el uso de los sustitutivos del azúcar raras veces ayuda a controlar el peso. Ello quizá se deba a que el que utiliza un sustitutivo en el té, imagina que ha dejado de ingerir suficientes calorías como para tomarse unas galletas con él. Incluso si los sustitutivos del azúcar pudieran garantizar el control del peso, las futuras madres deberían tomarlos con precaución.

Por desgracia, no se han realizado muchas investigaciones sobre el uso de la sacarina en mujeres embarazadas. Los estudios con animales, sin embargo, ponen de manifiesto un aumento de cáncer en la descendencia.

El estilo de vida de la embarazada

Mientras que la mayoría de los hábitos de la mujer sólo afectaban a su cuerpo, ahora muchos de ellos pueden afectar también al bebé. Las antiguas costumbres pueden ser ahora perjudiciales, y la embarazada deseará romperlos de inmediato.

Afortunadamente, existen algunas estrategias que la pueden ayudar.

Eliminar la tentación. Ello significa mantener fuera del alcance todo lo que no sea aconsejable. Nada de vino en la nevera, ni licores sobre el mueble bar. Nada de pastelitos en el armario de la cocina ni pan blanco en el cajón del pan.

Abastecerse de sustitutivos. Jugo espumoso en el vaso de vino durante las comidas y un falso daiquiri de fresas (pág. 120) a la hora del aperitivo (a menos que las imitaciones hagan anhelar las bebidas auténticas). Pastelitos y tartas endulzados con frutas en la alacena; deliciosos panes y panecillos integrales en el congelador.

Utilizar indicaciones. Uno de los mayores obstáculos para cambiar los hábitos es olvidar los objetivos; éstos pueden desvanecerse fácilmente de la mente cuando la tentación está cerca. Se pueden colocar fotografías de bebés (bebés guapos y sanos) en la puerta de la nevera, dentro de los armarios de la cocina, en la puerta del mueble bar, sobre la mesa de trabajo. Si la embarazada tiene la mala costumbre de saltarse el desayuno, puede poner una nota en la parte interior de la puerta de casa que pregunte, "¿Le has dado el desayuno al bebé hoy?"

Perdonarse a sí misma. Si la mujer ha tenido un desliz y ha comido algo que no es muy bueno para el bebé, o incluso si ha bebido un vaso de vino o cerveza, no debe tirar la toalla y volver a las viejas costumbres. Deberá reencauzar su estilo de vida. Intentará analizar la causa del error y evitar durante todo el embarazo las circunstancias que lo propiciaron.

Identificar, y luego sofocar, las sensaciones que debilitaron su fuerza de voluntad. Mucha gente encuentra dificultades para seguir una dieta, evitar el alcohol, el tabaco o las drogas, o atribuye otros hábitos negativos al apetito, el enojo, el aburrimiento, la fatiga o la soledad. Por lo tanto, la embarazada deberá combatir estos saboteadores. Ingerirá pequeñas raciones a menudo para mantener el apetito a raya. Hará desaparecer los sentimientos de enfado o resentimiento de inmediato, antes de que se apoderen de alla. Descansará mucho –cuando su cuerpo le diga "baja el ritmo", le escuchará. Y si se siente aislada o aburrida durante una gran parte del tiempo, se unirá a un grupo de preparación para embarazadas, hará algún trabajo voluntario o tomará algunas clases estimulantes. Se asegurará de que su esposo sepa que necesita atención especial –y las importantes razones por las que la precisa más que nunca.

Confiar en la relajación. A menudo es la tensión la que nos hace susceptibles de olvidar nuestras buenas intenciones, así que la embarazada se tomará momentos libres durante el día para hacer ejercicios de relajación (véase pág. 140).

Aprender a decir no... a esa segunda taza de café, a ese cigarrillo al que le invitan, a ese vaso de vino que se cruza en su camino, a un bizcocho de chocolate. Hay que ser educada pero firme: "Ya sabes que me gustan tus bizcochos, abuela, pero mi bebé es demasiado joven para tomarlos" o "Gracias, pero voy a celebrar tu cumpleaños con un jugo de naranja –mi bebé aún no tiene edad."

Reclutar un aliado. El marido sería el más lógico, pero también puede ser un amigo del trabajo, una hermana o alguien con el que la embarazada pase mucho tiempo. El aliado debería estar de acuerdo en adherirse a las normas cuando ambos estén juntos; ello ayudaría a fortalecer la fuerza de voluntad de la futura madre y a suprimir gran cantidad de tentaciones.

Si la mujer no puede hacerlo sola, buscará ayuda. Algunos hábitos son más duros de romper que otros. Si la embarazada tiene dificultades para deshacerse de un hábito potencialmente peligroso, ya sea el de fumar, beber o tomar drogas, deberá hablar con su médico o buscar ayuda profesional.

Ello, añadido a la evidencia que este producto atraviesa la placenta de los seres humanos y se elimina muy lentamente de los tejidos fetales, sugiere que lo más sensato sería no utilizar la sacarina cuando se planea un embarazo, alrededor del momento de la concepción, o durante el embarazo mismo. No obstante, la mujer no deberá preocuparse de la sacarina que haya ingerido antes de saber que estaba embarazada, dado que los riesgos, si es que los hay, son desde luego extremadamente pequeños.

Por otra parte, los estudios no han indicado que la ingestión de las cantidades normales del compuesto endulzante aspartame durante el embarazo tengan efectos dañinos[5]. El aspartame está compuesto de dos aminoácidos comunes (fenilalanina y ácido aspártico) más metanol y la mayoría de los médicos permitirán el uso *moderado* de este endulzante a las embarazadas. Pero debido a que tantos de los productos endulzados con aspartame son de escaso valor nutritivo para la embarazada que sigue la dieta especial –a menudo están sobrecargados de aditivos artificiales y son deficitarios en nutrientes– la mujer debería ser muy selectiva al elegir uno de ellos. Añadir aspartame a un helado hecho en casa o al chocolate caliente o tomar un yogur endulzado con aspartame no debería ser malo. Saciarse de

sodas dietéticas en lugar de productos más nutritivos, *sí lo es.*

Durante el embarazo, los mejores endulzantes en los que se puede confiar son los frutos y jugos de frutas naturales y nutritivos. Durante los últimos años, los productos endulzados enteramente con frutas o concentrados de jugos de frutas han proliferado en los supermercados y tiendas de productos dietéticos. Además de los platos de la dieta para embarazadas que pueden cocinar ellas mismas (véanse las recetas de la página 117 o modifiquense algunas de ellas), existen docenas de productos que se pueden comprar, incluyendo las mermeladas y las jaleas, las galletas y los panecillos, los helados y los sorbetes, los bombones y caramelos. Y a diferencia de la mayoría de los productos endulzados con azúcar o sustitutivos del azúcar, la mayoría son nutritivos, combinando harinas integrales con otros ingredientes sanos. Hay que evitar aquellos que, al igual que la mayoría de los productos endulzados con azúcar, están hechos de harinas refinadas, grasas "malas" o con una larga lista de productos químicos.

EL GATO DE LA FAMILIA

"Tengo dos gatos en casa. He oído que los gatos son portadores de enfermedades que pueden dañar el feto. ¿Tengo que deshacerme de ellos?"

Probablemente no. Dado que esta mujer ha vivido con gatos durante bastante tiempo, tiene muchas posibilidades de haber contraído ya la enfermedad, la toxoplasmosis (véase pág. 386), y de estar inmunizada con-

---

[5] Las mujeres con FCU (fenilcetonuria), no obstante, deben limitar su ingestión de fenilalanina y se les suele advertir que no tomen aspartame. Se ha sugerido que algunas mujeres –entre un 1 a un 2 %– no metabolizan la fenilalanina apropiadamente, aunque no presentan FCU. La teoría de que estas mujeres podrían llegar a dañar el cerebro de sus bebés ingiriendo grandes cantidades de aspartame aun no ha sido probada.

tra ella. Se ha calculado que aproximadamente la mitad de la población americana ha sido infectada (en algunos países –por ejemplo, Francia– son muy altas, de hasta el 90 %), y las tasas de infección son mucho mayores entre la gente que tiene gatos o que a menudo come carne cruda o bebe leche no pasteurizada (ambas pueden albergar y transmitir la infección). Si a esta mujer no se le hizo la prueba de la toxoplasmosis antes del embarazo, es muy poco probable que se le haga ya, a menos que presente síntomas de la enfermedad (hay médicos que realizan tests de rutina a las mujeres embarazadas que viven con muchos gatos).

Si a esta mujer se le hizo la prueba antes de quedar embarazada y no era inmune, o si no está segura de si lo es o no, deberá tomar las siguientes precauciones:

- Hacer que el veterinario le haga una prueba a los gatos para saber si tienen activa la infección. Si uno o ambos animales se hallan en dicha situación, habrá que buscarles una plaza en un resguardo para animales de compañía o pedirle a un amigo que los cuide al menos durante seis semanas –el período durante el cual se puede transmitir la infección. Si los gatos no tuvieran la enfermedad, hacer que sigan así no permitiéndoles comer carne cruda, pasear fuera de casa o cazar ratones o pájaros (que les podrían transmitir la toxoplasmosis), o confraternizar con otros gatos. No se deberá tocar el cajón donde los animales hacen sus necesidades y, si no queda otro remedio, se hará con las manos enfundadas en unos guantes, y éstas se lavarán cuando

haya terminado la limpieza. El cajón se deberá cambiar a diario, ya que los oocitos que transmiten la enfermedad se hacen más infecciosos con el tiempo.

- Llevar guantes al cuidar el jardín. No trabajar el suelo, ni dejar que los niños jueguen en la arena, donde haya posibilidades de que los gatos hayan depositado sus heces. Lavar la fruta y la verdura, especialmente la cultivada en el jardín de casa, con un poco de detergente y/o pelarla o cocerla.

- No comer carne cruda o poco cocinada o leche no pasteurizada; un termómetro insertado en el centro de la carne cuando sale del horno debería registrar al menos 140°F (60°C). En los restaurantes, se pedirá la carne bien cocinada.

Algunos médicos abogan por la realización de tests de rutina antes de la concepción o muy al principio del embarazo, de forma que las mujeres que den un resultado positivo puedan quedar tranquilas sabiendo que son inmunes, y las que den negativo puedan tomar las precauciones necesarias para prevenir la infección. Otros médicos creen que los costos de tales tests no compensan los beneficios que pueden proporcionar.

BAÑOS MUY CALIENTES Y SAUNAS

"¿Es seguro tomar un baño muy caliente durante el embarazo?"

Esta mujer no deberá cambiar a las duchas frías, pero probablemente sea una buena idea evitar los baños calientes largos. Todo lo que haga subir la temperatura corporal por encima de los 102°F (38.9°C) y la mantenga a ese nivel durante un tiempo —ya sea darse un baño muy caliente, una sesión de sauna o de baño de vapor demasiado prolongados, una sesión de gimnasia demasiado entusiástica en tiempo caluroso, o un virus— es potencialmente dañino para el desarrollo del embrión o del feto, particularmente durante los primeros meses. Algunos estudios han demostrado que los baños muy calientes no hacen subir la temperatura corporal de la mujer a niveles peligrosos de inmediato —se tarda al menos 10 minutos (más si no se sumergen los hombros y los brazos o si el agua está a una temperatura de 102°F (38.9°C) o menos)— pero debido a que las respuestas individuales y las circunstancias varían, esta mujer tendrá que guardar un buen margen de seguridad manteniendo el vientre fuera de la bañera. Pero podrá mojarse libremente los pies.

Si la embarazada ya ha tenido algunas breves sesiones en la bañera muy caliente, probablemente no habrá motivo de alarma. Los estudios indican que la mayoría de las mujeres salen espontáneamente de la bañera antes de que su temperatura corporal alcance los 102°F (98.9°C), ya que se encuentran muy incómodas. Es probable que la mujer que nos consulta también lo haya hecho. No obstante, si está preocupada, deberá hablar con el médico sobre la posibilidad de que se le haga una ecografía u otro test prenatal para quedarse tranquila.

Las estancias prolongadas en la sauna quizá tampoco sean muy sensatas, aunque las pruebas no son claras. La sauna semanal es costumbre en Finlandia, incluso para las embarazadas, y el tipo de defectos del sistema nervioso central que se cree que puede causar la hipertermia (un aumento peligroso de la temperatura corporal) no son comunes allí. No obstante, algunos expertos estadounidenses recomiendan evitar la sauna.

EXPOSICIÓN A LAS MICROONDAS

"He leído que la exposición a los hornos de microondas resulta peligrosa para el feto en desarrollo. ¿Debo dejar de utilizar el horno hasta que el bebé haya nacido?"

El horno de microondas puede ser el mejor amigo de la futura madre que trabaja, ya que le ayuda a preparar rápidamente comidas nutritivas. Pero como muchos de nuestros milagros modernos, se dice que podría ser también una amenaza moderna. Los posibles peligros de las microondas son aún un tema muy controvertido. Antes de conocer la respuesta se deberán efectuar muchas investigaciones. De todos modos, se cree que dos tipos de tejidos humanos —el feto en desarrollo y el ojo— son particularmente vulnerables a los efectos de las microondas porque tienen una capacidad muy reducida para disipar el calor que generan dichas ondas. Por lo tanto, en lugar de dejar de usar el horno de microondas, es mejor tomar ciertas precauciones.

En primer lugar, asegurarse de que el horno no tiene fugas. No se deberá manejar si la junta de alrededor de la puerta está dañada, si el horno no cierra bien o si algo ha quedado atrapado en la puerta. Debido a que los baratos dispositivos caseros para medir la radiación no son fiables, la embarazada no intentará medir las posibles fugas ella misma. Deberá consultar en un centro de servicios para electrodomésticos, la oficina de protección del consumidor de su ciudad o estado, o el departamento de salud pública local. Quizás ellos puedan realizar la prueba, o recomendar a alguien que lo haga. En segundo lugar, nunca deberá estar delante del horno cuando éste esté funcionando. Finalmente, seguirá las recomendaciones del fabricante al pie de la letra.

MANTAS ELÉCTRICAS Y ALMOHADILLAS DE CALOR

"Utilizamos una manta eléctrica durante todo el invierno. ¿Es seguro para el bebé que estamos esperando?"

En vez de ello, la embarazada deberá abrazarse a su pareja, o si sus pies están tan fríos como los de ella, deberá adquirir un edredón de plumón, subir el termostato o calentar la cama con la manta eléctrica y desenchufarla antes de acostarse. Las mantes eléctricas pueden elevar demasiado la temperatura corporal, y aunque su uso no se ha asociado claramente con daños al feto, la teoría sigue estando ahí. Además, aunque los estudios han sido contradictorios, algunos investigadores han sugerido que existen algunos riesgos potenciales debidos al campo electromagnético. Por lo tanto, lo más prudente sería encontrar formas alternativas de calentarse. No obstante, la embarazada no deberá preocuparse por las noches que ya haya pasado bajo la man-

ta eléctrica –las probabilidades de que su bebé se pejudique son muy remotas.

También se deberá tener cuidado al usar la almohadilla de calor. Si el médico la ha recomendado para tratar algún problema, ésta se envolverá en una toalla para reducir el calor, se limitará la aplicación a 15 minutos, y no se dormirá con ella.

Las camas de agua calentadas eléctricamente también se han asociado con problemas del embarazo. Parece que las embarazadas que duermen en ellas tienen un riesgo mayor de sufrir un aborto espontáneo. Los científicos sugieren que ello se podría deber a su campo electromagnético. Aunque el aumento de riesgo probablemente sea muy pequeño, si la mujer ha estado durmiendo en una cama de agua caliente, lo sensato sería que cambiara a otro tipo de cama o durmiera en el sofá hasta la llegada del bebé.

RAYOS X

"Antes de saber que estaba embarazada, me hicieron una serie de radiografías en el dentista. ¿Es posible que esto haya perjudicado a mi bebé?"

No hay razón para preocuparse. En primer lugar, el aparato de rayos X del dentista va dirigido a una zona muy alejada del útero. En segundo lugar, un delantal de plomo protege con gran eficacia al útero y al bebé contra cualquier radiación.

La determinación de la inocuidad de otros tipos de rayos X durante el embarazo es más complicada, pero está claro que los rayos X usados para diagnosticar raras veces representan una amenaza para el embrión o el feto. Tres son los factores que determinan si los rayos X pueden ser dañinos.

- **La cantidad de radiación.** Los daños graves al embrión o el feto sólo se dan cuando las dosis son muy altas (de 50 a 250 rads). Parece que son inocuos a dosis inferiores a 10 rads. Dado que los modernos equipos de rayos X raras veces producen más de 5 rads durante un examen de diagnóstico típico, dichos exámenes no deberían representar ningún problema durante el embarazo.

- **Cuándo tiene lugar la exposición.** Incluso a grandes dosis, parece que no existen riesgos teratogénicos para el embrión antes de la implantación (del sexto al octavo día después de la concepción). Existe un riesgo algo mayor durante el período temprano del desarrollo de los órganos del bebé (las semanas tercera y cuarta después de la concepción), y un cierto riesgo continuo de daño del sistema nervioso central durante todo el embarazo. Pero sólo cuando las dosis son altas.

- **Si existe una exposición real del feto.** Los equipos de rayos X de hoy en día son capaces de apuntar con gran precisión a la zona que debe examinarse, lo que protege el resto del cuerpo. La mayoría de las veces la exploración se puede realizar con el abdomen y la pelvis de la madre, y por lo tanto el útero, protegidos por un delantal de plomo. Pero incluso una exploración abdominal tiene pocas probabilidades de ser nociva, dada que prácticamente nunca es de más de 10 rads.

Desde luego sigue siendo poco aconsejable correr riesgos innecesarios, por pequeños que éstos sean, por lo que generalmente se recomienda que las exploraciones con rayos X se pospongan si ello es posible hasta después del parto. Los riesgos necesarios ya son otra cuestión. Dado que las probabilidades de dañar al feto por exposición a los rayos X son pequeñas, la salud de la futura madre no deberá ponerse en peligro descartando una exploración que generalmente es precisa. Y los riesgos ya mínimos de los rayos X durante el embarazo pueden reducirse si observamos las siguientes reglas:

- Infórmar siempre del estado de gestación al médico que prescribe la radiografía y al especialista que la lleva a cabo.

- No hacerse una radiografia, ni tan siquiera de los dientes, durante el embarazo, si los beneficios no son superiores a los riesgos. (Véase la evaluación de riesgos y beneficios, pág. 94.)

- No hacerse una radiográfía si se puede utilizar otro método más seguro de diagnóstico.

- Si es necesaria una radiografía, asegurarse de que la realiza un especialista competente. El equipo deberá ser moderno, estar en buenas condiciones y ser manejado por un técnico cuidadoso, bajo la supervisión de un radiólogo. El haz de rayos X deberá ser ajustado de modo que, en lo posible, sólo afecte al área necesaria; el útero deberá ser protegido con un delantal de plomo.

- Seguir atentamente las indicaciones del especialista, cuidando sobre todo de no moverse en el momento de ser tomada la radiografia, pára que no sea necesario repetir el proceso.

- Y finalmente, algo muy importante: si la mujer embarazada fue sometida a una radiografía o necesita una radiografía, no vale la pena que se preocupe por las posibles consecuencias. El futuro bebé corre un peligro mayor cada vez que su madre se olvida de abrocharse el cinturón de seguridad del automóvil.

PELIGROS EN EL HOGAR

"Cuantas más cosas leo, tanto más me convenzo de que la única manera de proteger a mi bebé en este momento consiste en pasar los próximos nueve meses encerrada en una habitación esterilizada. Incluso dentro de mi casa no estoy segura."

Las amenazas a las que deben enfrentarse la futura madre y su bebé en la actualidad, procedentes del medio ambiente e incluso del propio hogar, no son nada en comparación con las que debieron afrontar nuestras bisabuelas cuando la obstetricia moderna se hallaba aún en la infancia. Todos los actuales peligros ambientales juntos (excluyendo el alcohol, el tabaco y las otras drogas) resultan mucho menos amenazantes para la madre y el hijo que lo que representaba para nuestras antepasadas una comadrona inexperimentada con las manos sin lavar. Por ello, a pesar de todo lo que se dice acerca de los peligros que nos rodean, repetimos aquí: el embarazo y el nacimien-

to no habían sido nunca tan seguros como ahora.

De todos modos, si bien no es necesario abandonar el hogar y trasladarse a una sala esterilizada, vale la pena tomar algunas precauciones en cuanto a los peligros domésticos.

Productos de limpieza. Puesto que muchos de los productos de limpieza se han venido utilizando desde hace mucho tiempo y nunca se ha podido establecer una relación entre los hogares limpios y los defectos congénitos, es poco probable que el hecho de desinfectar el baño o de abrillantar la mesa del comedor pueda comprometer de algún modo la salud del bebé. De hecho, es probable que sea cierta la afirmación contraria: la eliminación de las bacterias con cloro, amoníaco y otros productos de limpieza puede proteger al bebé al prevenir las posibles infecciones.

No hay ningún estudio que demuestre que la inhalación ocasional de los productos de limpieza habituales en un hogar ejerza un efecto perjudicial sobre el feto en desarrollo; por otro lado, ningún estudio ha demostrado que la inhalación frecuente de dichos productos sea totalmente inofensiva. Si la futura madre ha estado ya "expuesta" a los productos de limpieza, no hay razón para preocuparse. Pero durante el resto del embarazo es mejor que limpie su hogar con prudencia. Su propia nariz y los siguientes trucos, podrán guiarla en la detección de los productos químicos potencialmente peligrosos:

- Si el producto tiene un olor intenso o desprende humo, se evitará respirarlo directamente. Se utilizará en un lugar bien ventilado, o se evitará por completo su uso durante el embarazo.

◆ Es mejor utilizar vaporizadores de bombeo en lugar de aerosoles.

◆ Nunca (incluso cuando no se está embarazada) se mezclará amoníaco con productos a base de cloro: la combinación desprende unos vapores muy peligrosos.

◆ Se procurará evitar el uso de productos tales como los limpiadores del horno y los productos de limpieza en seco cuyas etiquetas llevan un aviso sobre su toxicidad.

◆ Llevar guantes durante las tareas de limpieza. No sólo protegen la piel de las manos, sino que además impedirán que los productos químicos potencialmente peligrosos sean absorbidos a través de la piel.

Plomo. No pretendemos que las futura madres tengan algo más de que preocuparse, pero durante los últimos años se ha descubierto que el plomo reduce el coeficiente de inteligencia de los niños que ingieren con la pintura que salta de los objetos– también puede afectar a las mujeres embarazadas y a sus fetos. Una fuerte exposición a este mineral puede poner a la mujer en un mayor peligro de desarrollar una hipertensión gestacional, e incluso de aborto. Representa para el bebé el riesgo de sufrir diversos trastornos, que van desde serios problemas de comportamiento y neurológicos a defectos congénitos relativamente leves. Los peligros se multiplican cuando el bebé es expuesto al plomo en el útero y continúa siéndolo después de nacer.

Por fortuna, es bastante fácil evitar la exposición al plomo, junto con to-

dos los problemas que puede causar. Así se hace: dado que beber agua es una forma común de ingerir plomo, la mujer deberá asegurarse de que la suya no lo contiene (véase más abajo). Si su casa data de 1955 o es anterior, y por cualquier razón se tiene que rascar la pintura, la mujer deberá alejarse de la casa mientras se realizan los trabajos. Otra fuente común de plomo son los alimentos o bebidas contaminados por plomo que se ha desprendido de los objetos de barro, loza o porcelana. Si la mujer tiene platos o jarros de confección casera, importados, antiguos o sólo viejos, o de inocuidad cuestionable por otros motivos, no deberá usarlos para servir ni para almacenar, particularmente los alimentos o bebidas ácidos (limón, vinagre, tomate, vino, bebidas refrescantes).

Agua del grifo. Entre las cosas esenciales para la vida, el agua se halla en segundo lugar, después del oxígeno. Aunque morirse de hambre no está médicamente recomendado, desde luego, los seres humanos pueden sobrevivir por lo menos una semana sin comer, pero sólo unos pocos días sin beber. En otras palabras, es más preocupante que la madre *no* beba el agua del grifo.

Es cierto que antiguamente el agua suponía una grave amenaza para las mismas vidas que sustentaba, ya que transmitía la fiebre tifoidea y otras enfermedades mortales. Pero el tratamiento moderno de las aguas ha eliminado esta amenaza, por lo menos en los países desarrollados del mundo. Aunque algunas personas sospechan que se esconde una nueva amenaza para el futuro bebé en los mismos productos químicos que se emplean para purificar el agua, lo cierto es que no existen pruebas concluyentes de la veracidad de esta suposición. Cualquier posible peligro se encuentra eliminado en las ciudades que utilizan filtros en lugar de productos químicos en los procesos de purificación del agua potable.

La mayor parte del agua corriente es inocua y potable. Pero existen excepciones. En algunos lugares está contaminada con plomo al pasar por cañerías viejas o por cañerías más nuevas que han sido soldadas con plomo. Y en unas pocas zonas, la filtración de los desechos de las alcantarillas y de los productos químicos de las fábricas, los vertederos de productos tóxicos, los vertederos de basuras, los tanques de almacenamiento subterráneos y las granjas también ha conducido a una contaminación potencialmente peligrosa. El agua que proviene de una fuente subterránea está al menos tan sujeta a una contaminación de este tipo como el agua de ríos, lagos y arroyos. Para asegurarse de que cuando se llena un vaso de agua ésta será potable, se hará lo siguiente:

◆ Preguntaremos en la oficina local de protección del medio ambiente, o en la oficina de sanidad acerca de la pureza del agua potable de la comunidad. Si no tenemos confianza en las respuestas, también podremos consultar con un grupo local de ecologistas. Si existe la posibilidad de que la calidad del agua de nuestro hogar sea diferente que la del resto de la comunidad (a causa del deterioro de las conducciones, debido a que la casa se halla cerca de un vertedero, o debido a su sabor o color extraño).

◆ Si el agua del grifo parece sospechosa o tiene un sabor "raro", es aconsejable adquirir un filtro de carbón para el grifo de la cocina. (Durará más si sólo lo usamos para el agua de beber y cocinar, y no para el agua de lavar los platos, por ejemplo.) O emplearemos agua embotellada para beber y cocinar.

No obstante, hay que tener en cuenta que no toda el agua embotellada que se anuncia como "pura" está libre de impurezas automáticamente. Algunas aguas embotelladas están tan contaminadas como el agua del grifo, y la mayoría no contiene fluoruros, que podrían ser importantes para los huesos y dientes de la madre, y más tarde los del bebé.

◆ Si sospechamos que hay plomo en el agua de casa, o si los análisis revelan la existencia de niveles altos, cambiar las cañerías sería la solución ideal, pero esto no siempre es factible. Para reducir los niveles de plomo en el agua que bebemos es recomendable usar tan sólo el agua fría para beber y cocinar (con el calor se libera más plomo de las cañerías) y dejar correr el agua fría durante unos cinco minutos por la mañana (así como cada vez que el agua haya estado cerrada durante seis horas o más) antes de usarla. Puede decirse que el agua fresca de la calle ha alcanzado nuestro grifo cuando ha pasado de fría a más caliente y de nuevo a fría.

◆ Si el agua de la casa huele y/o tiene sabor a cloro, se conseguirá que este producto se evapore en gran parte hirviéndola o dejándola reposar durante 24 horas:

Insecticidas. Aunque algunos insectos, como por ejemplo las polillas, constituyen un peligro considerable para los árboles y las plantas, y otros, tales como las cucarachas y las hormigas, lo son para nuestra sensibilidad estética, rara vez representan una amenaza para la salud de los seres humanos – incluso de las mujeres embarazadas. Y por lo general es menos peligroso vivir con ellos que eliminarlos mediante el uso de insecticidas químicos, algunos de los cuales han sido relacionados con defectos congénitos.

Evidentemente, los vecinos y/o el arrendatario (a menos que se trate de una mujer embarazada o con niños pequeños) pueden no estar de acuerdo. Cuando se pulvericen insecticidas en el vecindario, se evitará en lo posible permanecer fuera de la casa hasta que los olores químicos se hayan disipado, al cabo de dos o tres días. Dentro de casa se mantendrán las ventanas cerradas. Si el arrendatario está tratando los apartamentos con insecticidas, para eliminar las cucarachas u otros insectos, se le puede pedir que omita hacerlo en el nuestro. Si no fuera posible, nos aseguraremos de que todos los roperos y armarios de la cocina estén cerrados herméticamente para prevenir que se contamine su contenido, y que todas las superficies donde se prepare la comida estén cubiertas. La embarazada se mantendrá fuera del apartamento durante un día o dos si es posible, y se mantendrán las ventanas abiertas tanto tiempo como se pueda. Los productos químicos son potencialmente peligrosos sólo mientras duran sus emanaciones. Una vez que la pulverización se haya asentado, una persona distinta de la futura madre limpiará todas las superficies donde se prepara la comida que estén cercanas o dentro de la zona pulverizada.

Cuando sea posible, intentaremos controlar las plagas de forma natural. Arrancaremos las hierbas en vez de pulverizarlas. La embarazada hará que otra persona quite a mano las larvas de la lagarta u otros insectos de los árboles y plantas, y que las deposite en un bate con querosene. Algunas plagas pueden eliminarse del jardín y de las plantas de la casa pulverizándolas con la manguera a toda presión o con una mezcla de jabón insecticida biodegradable, aunque quizá se deba repetir este procedimiento varias veces. También es posible adquirir (en algunas tiendas especializadas en jardinería) un ejército de mariquitas u otros depredadores beneficiosos que combaten algunas plagas.

En el interior de la casa pueden usarse trampas, que hay que situar estratégicamente en los lugares donde haya un denso tráfico de hormigas o cucarachas; en los armarios roperos se usarán bloques de cedro en vez de bolas de naftalina; también se usarán otros tipos de control de plagas que no sean tóxicos. Si la embarazada tiene hijos pequeños o animales de compañía, evitará el ácido bórico, que puede ser tóxico al ser ingerido. Para más información sobre el control natural de las plagas, se consultará a un grupo ecologista local.

Si una mujer embarazada ha estado expuesta accidentalmente a insecticidas o herbicidas, no es necesario que se alarme. Una exposición breve e indirecta no es probable que haya perjudicado a su futuro hijo. Lo que incrementa el riesgo son las exposiciones frecuentes a largo plazo que comportaría el trabajar durante todo el día con estos productos químicos (como sucede en las fábricas o los campos que han sido pulverizados a fondo).

Emanaciones de pintura. En todo el reino animal, el período que precede al nacimiento (o la puesta de los huevos) transcurre en una febril preparación de la llegada de los retoños. Las aves cubren con plumas el interior de sus nidos, las ardillas revisten sus hogares en los troncos de los árboles con hojas y ramitas, y los padres y madres humanos se mueven delirantemente a través de grandes cantidades de muestras de papel de empapelar y de tapicerías.

Y casi invariablemente se procede a pintar la habitación del bebé. En la época de las pinturas a base de arsénico o plomo, esto podría haber supuesto un cierto peligro para la salud del futuro bebé. Durante mucho tiempo se creyó que las modernas pinturas de látex eran mucho más seguras, pero hace poco se ha sabido que contienen cantidades de mercurio poco recomendables. Hoy en día, las normativas en muchos países instan a que en las fórmulas de las pinturas no se incluya el mercurio. Pero debido a que no sabemos qué nuevos peligros aparecerán en las pinturas, lo mejor es considerar que la vocación de pintora no es la más apropiada para una embarazada–incluso la que está tratando desesperadamente de distraerse durante sus últimas semanas de espera. Además, subirse a la escalera y mantener allí el equilibrio es siempre inseguro, como mínimo, y el olor de la pintura puede provocar náuseas. En vez de ello, intentaremos que el futuro padre, u otra persona, se ocupe de este aspecto de los preparativos.

Mientras se está pintando la habitación, es mejor que la mujer embarazada permanezca fuera de la casa. Tanto si se queda allí como si no, se asegurará de que las ventanas se dejan abiertas para una rápida ventilación (por ello, lo mejor es que las renovaciones en el nido humano, como también sucede en gran parte del reino animal, tengan lugar durante los cálidos días de primavera). Evitaremos por completo exponernos a los productos destinados a hacer saltar la pintura, que son muy tóxicos, y nos alejaremos cuando este proceso tenga lugar (ya sea mediante productos químicos o con papel de lija), particularmente si la pintura que vamos a quitar tiene mercurio o plomo en su composición.

CONTAMINACIÓN DEL AIRE

"Parece que ni tan sólo respirar es prudente cuando se está embarazada. ¿Perjudicará la contaminación del aire a mi bebé?"

Dejar respirar la casa

Aunque hacer que la casa sea lo más hermética posible hará bajar la factura del combustible, también aumentará el peligro de que el aire de su interior esté contaminado. Por lo tanto, será mejor no tapar todas las grietas ni poner burlete en todas las puertas. Hay que permitir la entrada de algo de aire fresco y la salida de algo del aire del interior. Si el tiempo lo permite, dejaremos alguna ventana abierta.

La solución verde

No existe forma de eliminar por completo la polución del intenor de nuestras casas. Los muebles, pinturas, alfombras y los revestimientos pueden emitir emanaciones invisibles y polucionar el aire que respiramos en casa. Aunque no existen pruebas de que los niveles normales de dicha polución sean dañinos para la embarazada y su bebé, estaremos más tranquilos si sabemos que estamos haciendo algo para reducirlos. Esto se consigue de forma muy fácil y efectiva llenando la casa de plantas. Éstas tienen la capacidad de absorber las emanaciones nocivas del aire y de producir oxígeno, y además embellecen el entorno.

Evidentemente, vivir en una terminal de autobuses o dormir cada noche en la caseta de peaje de una autopista congestionada significaría exponer al feto a un exceso de contaminantes y privarle del oxígeno necesario. Pero respirar en una zona normal de una gran ciudad no es tan arriesgado como se podría pensar, sobre todo si se piensa en la alternativa. Millones de mujeres viven y respiran en las grandes ciudades del mundo y dan a luz a millones de bebés sanos. Incluso en los años 60, en que la contaminación alcanzó sus niveles más altos en ciudades como Los Ángeles y Nueva York, no se registraron daños en los recién nacidos por ninguna de estas causas.

Por lo tanto, el aire que respiramos normalmente no ejerce efectos perjudiciales en el futuro bebé. Incluso una cantidad de monóxido de carbono suficiente para hacer enfermar a la madre parece no tener efectos negativos sobre el feto en los primeros tiempos del embarazo (aunque sí puede tenerlo una intoxicación con monóxido de carbono en una fase posterior del embarazo). De todos modos, es de sentido común que la mujer embarazada hará bien en evitar exponerse a dosis elevadas de los elementos contaminantes. Para ello seguirá los siguientes consejos:

♦ Evitar los lugares cerrados, llenos de humo, durante períodos prolongados y repetidos. Se debe recordar que los cigarros, puros y las pipas, al no ser inhalados, emiten incluso más humo que los cigarrillos. La mujer podrá pedir a la familia, a sus invitados y a sus compañeros de trabajo que se abstengan de fumar en su presencia.

♦ Hacer revisar el tubo de escape del auto, para asegurarse de que no tiene fugas de vapores tóxicos. No poner nunca en marcha el coche dentro del garaje con la puerta cerrada; mantener cerrada la puerta trasera de una camioneta cuando ésta se halla en marcha; evitar las esperas en la cola de la gasolina, ya que los otros autos emiten monóxido de carbono; mantener cerrada la ventilación del auto cuando se conduce entre un tráfico denso.

♦ Si se produce una alerta de contaminación en la ciudad, se permanecerá dentro de casa todo lo posible, manteniendo cerradas las ventanas y con el aparato de aire acondicionado, si se tiene, en marcha. Seguir las instrucciones para los residentes que tienen un riesgo especial.

♦ No se debe andar, correr ni ir en bicicleta por las carreteras congestionadas, ni hacer ejercicio al aire libre cuando hay un alerta de contaminación, ya que se inspira más aire –y más contaminación– cuando se hace ejercicio.

◆ Asegurarse de que las estufas de gas o de leña y las chimeneas de la casa tiren bien. Si no fuera así, podrían llenar el aire de monóxido de carbono u otros gases posiblemente nocivos.

◆ Mantener el aire que nos rodea más limpio con la ayuda de las plantas. Éstas mejoran la calidad del aire que rodea la casa y de su interior.

◆ Si la embarazada trabaja en una terminal de autobuses o en el peaje de una autopista muy concurrida, debiera considerar la posibilidad de pedir una transferencia temporal a un puesto en una oficina para eliminar incluso los hipotéticos riesgos que la polución podría significar para el bebé.

PELIGROS EN EL LUGAR DE TRABAJO

"Se habla mucho acerca de los peligros existentes en el trabajo, pero ¿cómo se puede saber si el lugar en que se trabaja es seguro?"

Los peligros del lugar de trabajo y la amenaza que pueden representar para la capacidad reproductora de los hombres y las mujeres y para la salud de los futuros bebés, constituyen un tema que sólo ha empezado a ser estudiado. Las respuestas no han sido concluyentes, como sucede siempre que se busca una relación de cau-

sa a efecto entre los factores ambientales y los problemas del embarazo. En primer lugar, resulta difícil diferenciar todos los posibles factores de riesgo que se presentan en la vida de una mujer, o demostrar que un determinado problema no estuvo originado por un accidente genético. En segundo lugar, aunque los estudios con animales proporcionan a menudo resultados interesantes, no hay modo de afirmar que dichos resultados son aplicables también al ser humano, puesto que, evidentemente, los experimentos no se pueden realizar con personas.

Por consiguiente, los efectos sobre los seres humanos sólo pueden ser determinados mediante estudios epidemiológicos. Hay dos modos de realizar estos estudios: se pueden observar grupos numerosos de mujeres que se hallan expuestas a ciertas sustancias, determinando si muestran un aumento en cierto tipo de problemas del embarazo (abortos espontáneos, defectos de nacimiento, etc.). O bien se pueden estudiar grupos numerosos de mujeres que han tenido problemas gestacionales, para ver si todas ellas tienen en común un determinado factor de riesgo. En cualquier caso, estos estudios nos proporcionan indicios, pero no respuestas definitivas.

Por lo que se sabe hasta el momento, queda claro que determinados lugares de trabajo significan un peligro para la mujer embarazada (como por ejemplo, fábricas de productos químicos, quirófanos, departamento de rayos X). Existen otros lugares de trabajo de los que por el momento no se tienen datos fidelignos, ya que aún no han sido investigados a fondo –o no han sido investigados en absoluto. En la mayoría de los puestos de trabajo, gran parte de las preocupaciones sobre los posibles riesgos no son justificadas.

A continuación consignaremos un breve informe sobre lo que se sabe (y lo que no se sabe) sobre la seguridad de ciertos trabajos durante el embarazo:

Trabajo en una oficina. Con mucho, el más controvertido riesgo ocupacional en potencia se encuentra en el escritorio de más de 10 millones de mujeres americanas en edad reproductiva: las pantallas de computadoras y los monitores de vídeo. Dichas pantallas se han convertido en un foco de atención intensamente vigilado por los medios de comunicación y el público en general desde principios de los años ochenta, cuando los informes empezaron a vincularlas con problemas en el embarazo. Desde entonces se han realizado diversos estudios, y se han descubierto muy pocas pruebas incriminatorias consistentes. Ninguno de ellos ha sido capaz de demostrar un vínculo claro entre el bajo nivel de radiación (en realidad menor que el de la luz solar) emitido por dichas pantallas y el aborto espontáneo, aunque sí se ha sugerido su existencia. Y los estudios llevados a cabo por el gobierno americano han demostrado que no existe una tasa de aborto superior entre las mujeres que utilizan las pantallas con respecto a las que no las usan. Un informe puso de manifiesto un aumento de la tasa de abortos entre las trabajadoras de las oficinas (pero no entre las ejecutivas) que trabajan 20 horas semanales o más delante de una pantalla, pero los expertos han sugerido que la responsabilidad debiera atribuirse a otros factores. Los informes aislados

sobre defectos congénitos en los bebés de las usuarias de las pantallas no son consistentes con el tipo de daños que serían de esperar de la exposición a la radiación; por lo tanto los investigadores consideran que es poco probable que dichos defectos se deban al uso de las pantallas.

Es incuestionable que deben llevarse a cabo más estudios a gran escala —y es muy posible que cuando esto suceda, las pantallas sean liberadas de toda culpa. Mientras tanto, no se justifica el pánico, ni según los investigadores, el cambio de carrera, incluso si la embarazada pasa la mayor parte de la semana laboral frente a una terminal. No obstante, si todos los informes tranquilizadores del mundo no son suficientes para que la mujer se siente con toda tranquilidad frente a su pantalla, y cree que debería tomar alguna medida concreta para minimizar los posibles riesgos, deberá tener en consideración lo siguiente:

- Ningún problema del embarazo se ha relacionado con el hecho de trabajar 20 horas semanales o menos frente a una pantalla. Disminuir temporalmente el número de horas que se pasan frente a la terminal hasta llegar por debajo de esta cifra deberá hacer desaparecer cualquier riesgo teórico.

- Si la radiación fuera responsable de cualquier efecto negativo, según las teorías de algunos, sería más peligroso estar sentada *detrás* de la terminal de otra persona (la unidad emite más radiación por detrás) que delante de la propia. Si la mesa de la embarazada está situada en un lugar que no es el ideal con respecto a las pantallas de otros empleados, ésta podrá intentar cambiar de lugar o de mesa temporalmente, o que se sitúe una barrera entre las unidades.

- Algunos expertos han sugerido que para protegerse de la radiación no ionizante puede llevarse un delantal protector o usarse un filtro con toma a tierra delante de la pantalla; otros sostienen que dichas protecciones no son efectivas. La embarazada debería discutir estas opciones con su médico.

Aunque no existen pruebas consistentes de que trabajar ante una pantalla pueda ser causa de abortos, existen algunas de que puede causar multitud de molestias físicas, incluyendo el cansancio de la vista, la nuca, las muñecas, los brazos y la espalda, mareos y dolor de cabeza, todas las cuales pueden agravar las molestias normales del embarazo. Para reducir estos síntomas, se probará lo siguiente:

- Tomarse una pausa con frecuencia, para no permanecer siempre sentada –será útil incluso un breve paseo hasta la sala de descanso o para llevar un informe.

- Realizar ejercicios de estiramiento y/o de relajación (véase pág. 238) periódicamente mientras se está sentada frente a la terminal.

- Utilizar una silla de altura regulable con un respaldo que sujete la parte inferior de la espalda. Y asegurarse de que el teclado y el monitor están a la altura conveniente.

- Asegurarse de que sus lentes son apropiadas para el uso de una pantalla de computadora.

Personal sanitario. Desde que el primer médico cuidó del primer paciente, el personal sanitario (médicos, dentistas, veterinarios, enfermeras, técnicos de laboratorio y de rayos X) ha aceptado riesgos sobre sus propias vidas para salvar o mejorar la calidad de las vidas de los demás. Y aunque algunos de dichos riesgos son una parte inevitable de su trabajo, sería sensato que el personal sanitario, y especialmente las mujeres embarazadas, se protegiera a sí mismo en todo lo posible. Los riesgos potenciales incluyen la exposición a los gases anestésicos residuales (ya sean los emanados en el quirófano o los exhalados por el paciente que se halla en la sala de recuperación), a productos químicos (tales como el óxido de etileno y el formaldehído) usados para esterilizar el equipo, a radiaciones ionizantes (tales como las usadas en el diagnóstico o tratamiento de las enfermedades)[6], a los fármacos anticancerosos, y a las infecciones, tales como la hepatitis B y el SIDA. Dependiendo de los riesgos particulares a los que esté expuesta la embarazada, podrá o bien tomar las debidas precauciones, tales como las recomendadas por los organismos estatales, o bien cambiar a un trabajo más seguro durante la gestación.

Trabajo en la industria. La calidad de las condiciones de trabajo de una

---

[6] La mayoría de los técnicos que trabajan con dosis bajas de rayos X para el diagnóstico de enfermedades no están expuestos a niveles peligrosos de radiación. No obstante se recomienda que las mujeres en edad reproductiva lleven un dispositivo especial que registre la radiación recibida a diario, para asegurarse de que la cantidad acumulada anualmente no exceda del nivel de seguridad.

fábrica depende de lo que se fabrique en ella y, hasta cierto punto, de los principios de las personas que la gestionan. En algunos países hay publicadas listas de aquellas sustancias que las mujeres embarazadas deberían evitar en el trabajo. Entre ellas se incluyen productos químicos tales como los agentes alquilantes, el arsénico, el benceno, el monóxido de carbono, los hidrocarburos clorados, el sulfóxido dimetilado, los compuestos orgánicos de mercurio, el plomo, el litio, el aluminio, el óxido de etileno, la dioxina y los bifenilos policlorados. En los lugares en los que se cumplen los protocolos de seguridad apropiados, se podrá evitar la exposición a los productos tóxicos. El sindicato u otra organización laboral puede ayudar a determinar la seguridad en el trabajo y asimismo los organismos oficiales deben proporcionar información apropiada.

Trabajo a bordo de un avión.

Recientemente se ha sugerido que las azafatas y los pilotos de las líneas aéreas (posiblemente junto con las personas que vuelan muy a menudo) pueden correr el riesgo de una exposición excesiva a la radiación solar si sus vuelos son a gran altura. La radiación es más intensa cerca de los polos y disminuye al acercarse al ecuador. Aunque de momento parece que el riesgo es ínfimo, las que ordinariamente pasan mucho tiempo volando a grandes alturas, particularmente cerca de los polos, deberían considerar la posibilidad de cambiar, durante la gestación, a rutas más cortas en las que se vuela a menor altura, o a un trabajo en tierra. Si la embarazada está preocupada por todo lo que ha volado antes de saber que lo estaba, deberá discutirlo con su médico –lo más probable es que éste la tranquilice.

Trabajo físico fatigoso.

El trabajo que implique levantar mucho peso, ejercicio físico, trabajar muchas horas seguidas, turnos rotatorios o estar continuamente de pie puede aumentar algo el riesgo de un aborto espontáneo temprano o tardío, así como de parto prematuro o el nacimiento de un bebé muerto. Si la embarazada realiza este tipo de trabajo, debería pedir ser transferida a un puesto donde el trabajo no sea tan extenuante, hasta después de la recuperación del posparto. (Véase la pág. 252 para las

Silencio por favor

El ruido es quizás el riesgo ocupacional más predominante, y desde hace tiempo se sabe que es causante de pérdidas auditivas en los que están expuestos a él con regularidad. Pero no se sabe cómo afecta a un bebé antes de nacer –si es que le afecta. Se ha visto que el ruido aumenta el riesgo de aborto espontáneo en los animales, pero no está claro que produzca el mismo efecto en los seres humanos. Los estudios para intentar determinar si una exposición excesiva a fuertes ruidos puede causar defectos congénitos han dado resultados contradictorios, y todavía no se han hecho suficientes estudios sobre si las vibraciones, que a menudo acompañan al ruido, son dañinas. Hasta que no se sepa más, las futuras madres que trabajan en un medio extremadamente ruidoso o están expuestas a vibraciones y deseen tener una seguridad completa, deberían considerar la posibilidad de pedir un traslado temporal.

recomendaciones de hasta cuándo es seguro realizar los distintos trabajos fatigosos.)

Otros trabajos. Las maestras o asistentas sociales que tratan con niños pequeños podrían entrar en contacto con infecciones potencialmente peligrosas, tales como la rubéola. Las que manejan animales, cortan la carne o la inspeccionan podrían estar expuestas a la toxoplasmosis (pero muchas de ellas ya habrán quedado inmunizadas, y por lo tanto sus bebés no estarán en peligro) y las empleadas de las lavanderías a diversas infecciones. Si la embarazada trabaja donde hay riesgo de infección, se asegurará de estar inmunizada a lo que sea preciso o de tomar las precauciones adecuadas, tales como usar guantes, más-

caras, etc. (Véanse las distintas infecciones en el índice.)

Las artistas, y fotógrafas, las que trabajan con productos cosméticos, químicos, en tintorerías, en la agricultura, etc., pueden verse expuestas a diversos productos químicos que podrían ser dañinos. Si la embarazada trabaja con alguna sustancia sospechosa, deberá tomar las precauciones apropiadas, lo que en algunos casos podría significar evitar la parte del trabajo que implique el uso de dichos productos. No deberá preocuparse excesivamente sobre haber estado ya expuesta a ellos, ya que en la mayoría de los casos en que el contacto con las toxinas no ha sido lo suficientemente importante para causar una enfermedad en la madre, no se producen daños al feto.

Qué Es Importante Saber: Jugar A La Ruleta Del Bebé

Cuando un jugador pone sus fichas sobre su número de la suerte en la mesa de la ruleta, las probabilidades de que la rueda no se detenga precisamente en ese número son muy altas. Lo mismo sucede cuando una mujer embarazada juega a la ruleta del bebé (de modo intencional o no), exponiendo a su futuro bebé a los efectos de las sustancias teratógenas, es decir, de las sustancias potencialmente perjudiciales para el feto. Casi siempre, la rueda de esta ruleta girará inofensivamente y el bebé no se verá afectado.

Aunque el jugador hablará de suerte, el que la rueda de la ruleta se detenga en un número determinado

depende del peso de dicha rueda, del roce que encuentra y de la fuerza con que se la ha hecho girar. Y si bien puede parecer que la ruleta del bebé es también un juego de la suerte, también ella depende de diversos factores:

¿Qué potencia tiene el teratógeno?
Sólo unos pocos fármacos tienen un efecto teratogénico fuerte. Por ejemplo: la talidomida, un fármaco utilizado a principios de los años sesenta, provocaba deformaciones muy graves en todos los fetos que quedaban expuestos a ella en el útero materno en un momento determinado de su desarrollo (1 de cada 5 bebés expues-

tos en cualquier momento antes del nacimiento) y el medicamento para el acné Accutane, un teratógeno identificado más recientemente, causaron defectos a casi 1 de cada 5 niños expuestos. En el otro extremo se encuentran los fármacos tales como la hormona Progevera –una progestarona– que se cree que causa defectos sólo en raras ocasiones (se estima que en 1 de cada 1.000 fetos expuestos). La mayoría de los fármacos se encuentran en algún punto entre los dos extremos, y afortunadamente pocos son tan potentes como la talidomida y el Accutane (y compuestos similares).

A menudo es muy difícil decir si un fármaco es teratogénico, incluso cuando su uso parece estar relacionado con la incidencia de ciertos defectos congénitos. Digamos, por ejemplo, que un defecto aparece en bebés cuyas madres tomaron un cierto antibiótico para una infección acompañada de fiebres muy altas; la causa del defecto podría resultar ser la fiebre o la infección, y no la medicación. O, tal como algunos suponen que es el caso de la Progevera, que se usaba para prevenir los abortos espontáneos, las malformaciones asociadas con su uso podrían no tener nada que ver con el fármaco, sino que aparecerían por el hecho de que esta medicación evitó el aborto de un embrión que estaba destinado a perderse.

¿Es el feto genéticamente susceptible a los teratógenos?

Del mismo modo que no todas las personas expuestas a los gérmenes de la gripe sucumben a ellos, no todos los fetos expuestos a un teratógeno son susceptibles a sus efectos.

¿Cuándo estuvo expuesto el feto al teratógeno?

El período de gestación durante el cual la mayoría de los teratógenos pueden causar daños es muy breve. Por ejemplo, la talidomida no causó ningún daño si se tomó después del día 52 del embarazo. Igualmente, el virus de la rubéola daña a menos de un 1% de los fetos si la exposición tiene lugar después del tercer mes.

Durante los primeros seis a ocho días después de la concepción (antes de que la mujer ni siquiera haya podido notar la ausencia de la menstruación), el óvulo fecundado, que crece formando una agrupación de células y baja por las trompas de Falopio hasta el útero, es insensible en gran parte a los envites de lo que pase en el cuerpo de la madre, y raramente sufre de malformaciones. De hecho, si sufre el manor daño, tiene capacidad de repararse a sí mismo. El único riesgo en ese momento es que no pueda sobrevivir debido a un error genético o a que sea destruido por ciertos factores externos, tales como una dosis muy fuerte de radiación.

El período durante el cual se están formando los órganos –desde la implantación del óvulo fecundado en el útero alrededor del sexto a octavo día hasta el final del tercer trimestre– es el que conlleva un mayor riesgo de malformación. Después del tercer mes, el riesgo de este tipo de daños se reduce mucho; cualquier daño suele afectar a la tasa de crecimiento del feto o a su sistema nervioso central.

¿Qué cantidad de exposición se ha producido?

La mayoría de los efectos teratogénicos dependen de la dosis. Una breve radiografía de diagnóstico es muy poco probable que cause problemas. Pero sí podría tener consecuencias un tratamiento con elevadas dosis de radiación. Fumar unos cuantos cigarrillos durante los primeros meses no dañará probablemente al feto; pero fumar mucho durante todo el embarazo incrementa de modo significativo diversos riesgos.

¿Cuál es el estado general de nutrición de la madre?

Ciertos experimentos con animales demuestran que unos efectos provocados aparentemente por una droga en algunos casos son debidos en realidad a una mala nutrición; la droga sólo reduce el apetito, y por lo tanto la ingestión de agua y de alimento. Del mismo modo que cualquier persona resistirá mejor los ataques del virus del resfriado si está bien alimentada y no agotada, el feto resistirá mejor a los teratógenos si se encuentra bien alimentado – a través de la madre, evidentemente.

¿Fue afectada la madre por la exposición?

Es muy tranquilizador saber que la exposición a productos químicos que no son lo bastante tóxicos para causar síntomas en la madre generalmente no debería causar problemas en el feto.

¿Existen varios factores que se combinan aumentando el riesgo?

El trío de una mala alimentación, el consumo de cigarrillos y el abuso del alcohol, el dúo del tabaco y los tranquilizantes, y otras "combinaciones perdedoras" pueden aumentar el riesgo de forma bastante considerable.

¿Está actuando algún factor de protección desconocido?

Incluso cuando todos los factores parecen idénticos, no todos los fetos quedan afectados del mismo modo. En unos experimentos con fetos de ratones de cepas genéticamente idénticas y que eran expuestos a los mismos teratógenos en fases idénticas del desarrollo y en dosis idénticas, tan sólo 1 de cada 9 nació con malformaciones. Nadie conoce exactamente la razón de ello, aunque la ciencia médica llegará quizás a encontrar la solución de este misterio.

CONSIDERAR LOS RIESGOS Y BENEFICIOS

¿Debe la mujer embarazada moderna temer por la vida y la salud de su bebé por el hecho de que se está desarrollando en un mundo lleno de riesgos ambientales? De ninguna manera, y ello por varias razones. En primer lugar, las drogas y otros factores ambientales son responsables de menos de un 1% de todos los defectos congénitos —y éstos afectan sólo al 3-4 % de todos los recién nacidos. El riesgo general es extremadamente bajo, incluso si la mujer se ha visto expuesta a un teratógeno específico. En segundo lugar, si aún no ha estado sometida a uno de ellos, el conocimiento de los riesgos puede ayudarla a evitarlos, aumentando aún más las buenas probabilidades del bebé. Y en tercer lugar, a pesar de los alarmantes avisos que se leen en los periódicos y se escuchan por la radio y la televisión, nunca como ahora habían sido mejores las posibilidades de tener un bebé sano y normal.

Naturalmente, no hay nada en la vida que esté totalmente exento de peligros. Pero al vivir con el riesgo aprendemos a sopesar también los beneficios. Esta capacidad no es nunca tan importante como durante el embarazo, en el que cada decisión afecta potencialmente a la salud y seguridad de dos vidas en lugar de una. Cuando la mujer embarazada se enfrenta a la decisión de fumar o no, de beber o no un cóctel antes de cenar o de comer una pastilla de chocolate en lugar de una manzana mientras ve la TV, deberá sopesar el riesgo y el beneficio. Los beneficios de fumar, beber o comer una golosina, si es que existen, ¿son superiores a los riesgos que confrontan al bebé?

En la mayor parte de los casos, la respuesta será negativa. Pero de vez en cuando es posible que la mujer decida que vale la pena exponerse a un pequeño riesgo. Un vaso de vino, por ejemplo, para brindar el día de su aniversario. El riesgo para el bebé es prácticamente nulo. Y el beneficio (un aniversario más festivo) es realmente importante. O un gran pedazo de pastel el día del cumpleaños – ciertamente representa una buena cantidad de calorías vacías. Pero por una vez, esta "falta dietética" no privará al bebé de los nutrientes que necesita durante mucho tiempo, y después de todo, ¡se trata del cumpleaños!

Algunas decisiones de este tipo, de sopesar beneficios y riesgos, son fáciles de tomar. Por ejemplo, el consumo regular e intenso de alcohol durante todo el embarazo puede dañar al bebé de por vida (véase la pág. 64). Renunciar al placer que significa la bebida puede costar un esfuerzo considerable, pero los riesgos de no hacerlo son claros.

Otro ejemplo: supongamos que la futura madre ha contraído una infección y tiene una fiebre suficientemente alta para significar una amenaza para el bebé. El médico no dudará en prescribir una medicación segura para bajar la fiebre. En este caso, los beneficios de la administración del fármaco son muy superiores al posible daño. Por otro lado, una fiebre no demasiado alta no dañará al bebé y ayudará al cuerpo de la madre a luchar contra el virus de la gripe. Por ello, antes de recurrir a la medicación, es probable que el médico le dé al cuerpo de la embarazada la posibilidad de curarse por sí mismo, considerando que el posible riesgo de la administración de un fármaco supera a los beneficios potenciales de éste.

Otras decisiones no son ya tan claras. ¿Qué sucede en el caso de un terrible resfriado, con un dolor de cabeza que no ha dejado dormir a la mujer en toda la noche? ¿Deberá ésta tomar una pastilla contra el resfriado para poder descansar un poco? ¿O bien deberá pasar varias noches de insomnio, cosa que no le beneficia a ella ni tampoco a su futuro bebé? La mejor manera de enfocar estas decisiones consiste en:

◆ Determinar si existen modos alternativos de bajo riesgo, de obtener los beneficios deseados – quizá con medidas sin medicamentos (véase Apéndice). Probar estas alternativas. Si no funcionan, pensar de nuevo en la primera opción, en este caso las pastillas contra el resfriado.

◆ Preguntar al médico los riesgos y beneficios. Es importante recordar que no todos los fármacos provocan defectos de nacimiento y que muchos pueden ser utilizados sin problemas durante el embarazo. Los nuevos estudios que se están realizando proporcionan diariamente más información acerca de los riesgos y la seguridad de los medicamentos. El médico tiene acceso a esta información[7].

◆ Investigar un poco por nuestra cuenta, informándonos en organizaciones que dispongan de datos fiables.

◆ Determinar si existen modos de incrementar los beneficios y/o de reducir los riesgos (tomar el analgésico más seguro y más eficaz, en la dosis más reducida posible y durante el menor tiempo posible) y asegurarse de que si se corre el riesgo se obtendrán realmente los beneficios (tomar la pastilla para el resfriado en el momento de irse a la cama, para asegurarse de obtener el reposo deseado).

◆ En colaboración con el médico, revisar toda la información que se haya podido obtener –sopesando los riesgos y los beneficios– y tomar luego la decisión.

Durante el embarazo existen docenas de situaciones en las que se deberá tomar una decisión inteligente, comparando los riesgos y los beneficios. Casi cada decisión tomada influirá sobre las probabilidades de tener un bebé sano. Pero no es probable que una decisión errónea ocasional tenga consecuencias catastróficas –sólo cambiará ligeramente las probabilidades. Si la mujer ha tomado ya algunas de estas decisiones no demasiado acertadas y no hay manera de remediarlas, lo mejor será olvidarse de ellas e intentar tomar decisiones más correctas durante el resto del embarazo. La suerte se halla, en gran parte, en favor del bebé.

---

[7] Existen muchos y buenos libros sobre el uso de los medicamentos durante el embarazo. (*Nota del editor.*)

4
La dieta ideal

Un ser pequeñito se está desarrollando en nuestro cuerpo. Las probabilidades de que nazca sano son ya bastante elevadas. Pero tenemos la posibilidad de aumentar considerablemente estas probabilidades, de acercarnos mucho a tener la garantía de que el bebé no sólo tendrá buena salud, sino incluso una salud excelente – y esto es con cada bocado que nos llevemos a la boca.

No se trata sólo de vana teoría. Un estudio efectuado en la Escuela de Sanidad Pública de Harvard demuestra espectacularmente la estrecha relación que existe entre la salud del bebé al nacer y la dieta que siguió la madre durante el embarazo. De las mujeres estudiadas que siguieron una dieta entre buena y excelente, un 95 % tuvieron bebés con una salud buena o excelente. Por otro lado, tan sólo un 8 % de las mujeres que siguieron una dieta espantosa (compuesta en gran parte de drogas) tuvieron recién nacidos con una salud buena o excelente y un 65 % tuvieron un bebé en muy mal estado de salud – nacidos muertos, prematuros, funcionalmente inmaduros o con defectos congénitos.

Naturalmente, la mayoría de las mujeres de este estudio (como la mayoría de las mujeres embarazadas) no siguieron una dieta excelente ni tampoco una dieta extremadamente pobre. Sus dietas eran corrientes, y así era también la salud de sus hijos. Un ochenta y cinco por ciento tuvieron bebés con una salud buena o regular. Pero sólo un 6 % tuvieron bebés con una salud realmente excelente –que, en definitiva, es lo que quiere toda mujer embarazada.

También otros estudios han demostrado que los efectos de la dieta pueden ser muy importantes. Lo que la embarazada come o deja de comer puede tener efecto sobre el desarrollo cerebral, y se cree que una falta de ácido fólico puede asociarse con defectos de la médula espinal. La alimentación de la mujer también puede afectar al crecimiento general del bebé (comer demasiado poco o alimentos equivocados puede retrasar el crecimiento intrauterino).

Las investigaciones demuestran que los hábitos alimentarios de la embarazada también pueden influir en el curso del embarazo (algunas complicaciones, tales como la anemia y la preeclampsia, son más comunes entre las mujeres mal alimentadas); su bienestar (fatiga, mareos matinales, estreñimiento, calambres en las piernas y toda una serie de síntomas del embarazo pueden minimizarse o evitarse con una buena dieta); el parto (en general, las mujeres con dietas compensadas tienen menos posibilidades de dar a luz prematuramente; especialmente, se ha asociado la deficiencia de zinc a un aumento del riesgo de parto prematuro); su estado emocional (una buena dieta puede ayudar a amortiguar los cambios de humor); y su recuperación tras el parto (un cuerpo bien nutrido puede recuperarse más deprisa y con mayor facilidad, y el peso que se ha ganado a una tasa razonable y mediante alimentos nutritivos puede perderse más deprisa).

Si nuestras costumbres alimentarias no son muy disciplinadas o virtuosas desde un buen principio, la dieta ideal significará probablemente un reto. Pero si pensamos en los resultados de este esfuerzo –mejores posibilidades de que el bebé nazca con excelente salud, y mejores posibilidades también de que la madre se recupere más deprisa del embarazo y del parto– veremos que éste es un reto que vale la pena aceptar.

NUEVE PRINCIPIOS BÁSICOS PARA NUEVE MESES DE ALIMENTACÍON SALUDABLE

Cada bocado cuenta. No disponemos más que de nueve meses de comidas y bocados para proporcionar a nuestro bebé el mejor comienzo posible en la vida. Por lo tanto, cada comida cuenta. Antes de llevarnos el tenedor a la boca, debiéramos pensar: "¿Es lo mejor que le puedo dar a mi bebé?" Si el bocado ha de ayudar al bebé, adelante; si sólo va a beneficiar nuestro placer por lo dulce o satisfacer nuestro apetito, dejaremos el tenedor en el plato.

No todas las calorías fueron creadas igual. Por ejemplo, las 150 calorías vacías de un pastelito de fabricación industrial no son iguales que 150 calorías de un panecillo de salvado integral endulzado con jugo de frutas. Ni son iguales las 100 calorías de diez papas fritas a 100 calorías de una papa asada con piel (o de una ración de papas fritas de la dieta ideal, véase pág. 114). Así, elegiremos las calorías con cuidado, prefiriendo la calidad a la cantidad. El bebé se beneficiará mucho más de 2.000 calorías ricas en nutrientes al día que de 4.000 calorías en su mayor parte vacías.

Si pasa hambre la madre, pasa hambre el hijo. Del mismo modo que ni se nos ocurriría hacer pasar hambre al bebé después de nacer, tampoco debemos pensar en matarle de hambre cuando está en el útero. El feto no puede desarrollarse bien a partir de la carne de la madre, por mucha que ésta tenga. Necesita recibir una nutrición regular a intervalos regulares. La futura madre no debe nunca saltarse una comida[1]. Incluso cuando no tiene hambre, su futuro bebé sí que está hambriento. Si una acidez de estómago persistente o una sensación constante de hinchazón le quitan el apetito, puede distribuir su ración diaria a lo largo de seis comidas poco copiosas en lugar de tomar sólo tres comidas abundantes al día.

Comer expertamente. Debemos satisfacer nuestras necesidades nutricionales diarias del modo más eficaz posible dentro de nuestra ración calórica. Comer seis cucharadas soperas de margarina vegetal (si es que alguien consigue tragarlas) aporta 600 calorías, o sea aproximadamente el

---

[1] Tampoco se debe ayunar durante el embarazo. Un estudio israelí demuestra que justo después del Yom Kippur, el día de la Expiación, se da un aumento de los partos, lo que sugiere que ayunar durante la última fase del embarazo podría desencadenar un parto prematuro.

25 % de la dosis calórica diaria, y es un modo considerablemente menos eficaz de obtener 25 gramos de proteína que comer 100 gramos de atún en conserva o al natural con 125 calorías. Y tomar una taza y media de helado (unas 450 calorías) es una manera bastante menos eficaz de obtener 300 miligramos de calcio que beber un vaso de leche desnatada (90 calorías) o comer un yogur descremado (100 calorías). Las grasas, que tienen más del doble de calorías por gramo que las proteínas o los hidratos de carbono, constituyen una fuente de calorías particularmente poco eficaz. Se preferirán las carnes magras a las carnes grasas, la leche y los productos lácteos descremados a los enteros, los alimentos hervidos a los fritos; untar el pan solamente con una delgada capa de mantequilla o al preparar un guiso salteado se empleará una cucharadita de grasa en lugar de un cuarto de taza.

La eficacia también es importante, si la embarazada tiene problemas para ganar suficiente peso. Para un aumento de peso más saludable, se elegirán alimentos ricos en nutrientes y calorías –los aguacates, nueces y frutos secos, por ejemplo– que puedan satisfacer a la madre y al bebé, sin llenar demasiado a ésta. Y se evitarán tales alimentos como las palomitas de maíz o las grandes ensaladas, que tendrán justo el efecto contrario.

Tanto si la mujer intenta ganar menos o ganar más, o simplemente trata de introducir en su estómago demasiado lleno y revuelto los Doce puntos diarios de la dieta, optará siempre que le sea posible por alimentos que satisfagan eficazmente dos o más requerimientos en una sola ración –por ejemplo, brócoli (vitamina C, hortaliza de hoja verde y calcio); yogur o salmón en conserva (proteínas y calcio); albaricoques secos (fruta amarilla y hierro). (Los Doce puntos diarios de la dieta se describen a partir de la página 101.)

Los carbohidratos son un tema complejo.

Algunas mujeres, preocupadas por no aumentar demasiado de peso durante el embarazo, prescinden erróneamente en la dieta de los hidratos de carbono, como por ejemplo de las papas hervidas. Es cierto que los carbohidratos simples y/o refinados (como el pan blanco, el arroz blanco, los cereales refinados, los pasteles, las galletas, el azúcar y los jarabes) son pobres desde el punto de vista nutritivo. Pero los hidratos de carbono complejos no refinados (pan integral y cereales integrales, arroz integral, hortalizas, frijoles y guisantes y, evidentemente, las papas –especialmente con la piel–) y los frutos frescos proporcionan elementos esenciales como las vitaminas B, los minerales traza, proteínas y fibra. Además son buenos no solamente para el futuro bebé, sino también para la madre, a la que ayudarán a combatir las náuseas y el estreñimiento, y debido a que llenan, pero no engordan (siempre, naturalmente que no estén bañados en salsas a base de mantequilla o recubiertos de ricos y sabrosos aderezos) porque son ricos en fibra, también la ayudarán a que el aumento de peso esté bajo control. Las investigaciones más recientes sugieren otra ventaja para las consumidoras de hidratos de carbono complejos: consumir gran cantidad de fibra puede reducir el riesgo de desarrollar una diabetes gestacional.

Antojos dulces: nada más que problemas.

Ninguna caloría es tan vacía y por con siguiente tan desperdiciada como una caloría de azúcar. Además, parece que las investigaciones demuestran que el azúcar puede no sólo estar desprovisto de valor, sino que puede ser perjudicial. Las investigaciones sugieren que, además de causar caries dentales, pueden estar implicados en la diabetes, las enfermedades cardíacas, la depresión y en algunos casos la hiperactividad. Quizá lo peor que pueda decirse del azúcar es que muy a menudo se encuentra en alimentos totalmente insolventes desde el punto de vista de la nutrición: Los dulces y pastelillos hechos con harina blanqueada y cantidades excesivas de grasas insanas. Los productos destinados a reemplazar el azúcar (incluido el aspartame, que se cree que es inocuo para las embarazadas; véase pág. 77) constituyen un sustitutivo dudoso de todo el azúcar que una mujer embarazada suele consumir, en parte debido a que también estos endulzantes se encuentran a menudo en alimentos de calidad inferior.

Para endulzar de forma exquisita y nutritiva es preferible sustituir el azúcar por frutas y concentrados de jugo de fruta (jugos congelados no diluidos). Son casi tan dulces como el azúcar, pero contienen más vitaminas y elementos traza. Los productos endulzados con ellos están hechos casi invariablemente con harinas integrales y grasas sanas, y carecen de los cuestionables aditivos químicos. La embarazada podrá confeccionar sus propios dulces en casa usando recetas como las que se encuentran en este capítulo, o elegirlos entre la oferta cada vez más abundante que podrá encontrar en las tiendas de alimentos macrobióticos y los supermercados. Se recomienda, sin embargo, leer las etiquetas para asegurarse de que los endulzantes a base de frutas no sustituyan al azúcar en un alimento que por lo demás es pobre.

La dieta ideal recomienda limitar los azúcares refinados (ya sea moreno o blanco, en pasteles, caramelos, mermeladas o confituras, fructosa, etc.) durante el embarazo. Cada caloría que proporcionan sería mucho mejor que procediera de alimentos con un mayor valor nutritivo para el bebé.

Los buenos alimentos recuerdan aún de dónde proceden.

Si hace meses que las legumbres vieron por última vez el campo en que crecieron (habiendo sido hervidos, guisados, conservados y enlatados después de la cosecha), probablemente no les queda gran cosa de su valor original para ofrecer al bebé. Es mejor elegir hortalizas y frutas frescas cuando es la época, o congeladas frescas cuando no lo sean o cuando no haya tiempo para prepararlas (son tan nutritivas como las frescas, porque son congeladas inmediatamente después de ser cosechadas). Intentaremos comer algunos vegetales y/o frutos crudos cada día. Cocinaremos las verduras al vapor o las saltearemos ligeramente, para que conserven las vitaminas y minerales. Maceraremos la fruta en jugos sin añadirle azúcar. Es conveniente evitar los alimentos preparados, que se han llenado de productos químicos, azúcar y sal en la cadena de producción; a menudo tienen un valor alimentario muy bajo. Elegiremos una pechuga fresca de pollo en vez de un rollito de pollo de confección industrial; una cazuela preparada con ingredientes frescos en vez de una mezcla deshidratada de ingredientes procesados y productos químicos; copos de avena fresca hechos de avena pasada por el rodillo (que se puede aromatizar con canela y frutos secos a trocitos) en vez de las variedades instantáneas azucaradas.

La comída sana debería ser un asunto de familia. Si en casa existen elementos subversivos que nos piden galletas de chocolate o papas chips, lo más seguro es que la dieta ideal no resista estos ataques. Lo mejor es convertir a toda la familia en aliada, poniendo a todos sus miembros a la misma dieta que la futura madre. Se pueden preparar galletas de avena con frutas (pág. 118) en lugar de galletas de chocolate; se comprarán galletas saladas de trigo entero o semillas de girasol tostadas en lugar de papas chips. Además de conseguir un bebé más sano y una madre relativamente más esbelta, se obtendrá como premio adicional un esposo y unos hijos mayores (si los hay) más activos y sanos. La madre debería continuar la dieta ideal para toda la familia después del parto, con lo que aumentarían las probabilidades de una vida más larga y sana para todos los miembros del hogar –y particularmente para ese tan importante, el bebé que está por llegar.

Los males hábitos que pueden sabotear la dieta. La mejor dieta prenatal del mundo se ve fácilmente socavada si la futura madre no hace caso del consejo de eliminar de su vida el alcohol, el tabaco y otras drogas o fármacos que no son seguros. Lea sobre estos saboteadores el cap. 3, y si no lo ha hecho, cambie sus hábitos.

LOS DOCE PUNTOS DIARIOS DE LA DIETA

Calorías. El viejo proverbio de que una mujer embarazada debe comer por dos es cierto. Pero es importante recordar que uno de estos dos es un diminuto feto en desarrollo cuyas necesidades calóricas son significativamente menores que las de la madre –tan sólo 300 calorías diarias más o menos. Así, si la mujer tiene un peso promedio, precisará sólo unas 300 calorías más que las necesarias para mantener el peso de antes del embarazo[2]. Durante el primer trimestre podrá precisar menos de 300 calorías extra diarias, a menos que esté intentando compensar por haber empezado el embarazo con un peso demasiado bajo. Dado que el metabolismo se acelera más adelante, quizá necesitará algo más de esas 300 calorías extra diarias. A pesar de las numerosas dietas para el embarazo que puedan caer en manos de la embarazada, y que parecen estar recomendadas para que coma lo necesario para alimentar a una familia de cuatro, consumir más calorías de lo que el bebé precise para crecer y lo que la madre necesita para producirlo, no sólo es inútil, sino también poco sensato. Por otra parte, consumir menos calorías no sólo es poco sensato, sino potencialmente peligroso; las mujeres que no tienen

---

[2] Para determinar aproximadamente cuántas calorías precisa la embarazada para mantener el peso de antes del embarazo, se multiplicará el peso por 12 si lleva un estilo de vida sedentario, por 15 si éste es moderado y hasta por 22 si lleva una vida muy activa. Debido a que la tasa a la que se queman las calorías varía de una persona a otra incluso durante el embarazo, los requerimientos calóricos también lo hacen, y por lo tanto los valores calculados constituyen sólo una aproximación.

un aporte calórico suficiente durante el embarazo –particularmente durante el segundo y tercer trimestres– pueden obstaculizar seriamente el desarrollo de su bebé.

Existen cuatro excepciones de esta fórmula básica. En cada uno de estos casos, la futura madre deberá hablar con su médico acerca de sus necesidades calóricas: la mujer con exceso de peso que, con una buena orientación dietética, necesitará quizá menos calorías; la mujer con un déficit serio de peso, que con seguridad necesitará más calorías; la adolescente, que aún está creciendo y tiene unas necesidades nutricionales especiales; y la mujer que tiene fetos múltiples y que deberá añadir 300 calorías a su dieta por cada uno de los fetos.

La obligación de tomar 300 calorías adicionales al día parece el sueño del amante de la comida, pero desgraciadamente no lo es. Una vez ingeridos los cuatro vasos de leche (380 calorías, descremada) o el equivalente en alimentos ricos en calcio, y las raciones extra de proteína necesarias, lo más probable es que se haya sobrepasado el límite de calorías permitidas. Ello significa que en vez de añadir tentadores suplementos, lo más probable es que se deban suprimir aquéllos a los que la embarazada está acostumbrada, para alimentar adecuadamente al bebé y mantener el aumento de peso dentro de los límites razonables. Para asegurarse de que se obtiene el mayor rendimiento en cuanto a nutrientes de las calorías que se ingieren, lo mejor es convertirse en una experta en dietética (véase la página 98).

Aunque las calorías cuentan durante el embarazo, no deben ser contadas. En vez de preocuparse con com-plicados cómputos a cada comida, es mejor pesarse en una báscula de confianza cada semana para comprobar el aumento. La mujer se pesará cada vez a la misma hora del día, desnuda o llevando la misma ropa (o ropa que pese aproximadamente lo mismo), de forma que los cálculos no se vean falseados por una comida abundante una semana o un suéter muy pesado a la siguiente. Si el peso va aumentando según las previsiones (un promedio de una libra semanal durante el segundo y tercer trimestre; véase pág. 182), la embarazada habrá estado consumiendo el número adecuado de calorías. Si el aumento es inferior a este valor, estará ingiriendo muy pocas; si es superior, éstas serán demasiadas. Se mantendrá o ajustará la ingestión de calorías según sea preciso, pero siempre teniendo cuidado de no suprimir nutrientes necesarios junto con las calorías. Y la embarazada continuará pesándose cada semana para asegurarse de que sigue aumentando de peso adecuadamente.

Proteínas: cuatro raciones diarias. Las proteínas están constituidas por unas sustancias denominadas aminoácidos, que son las piezas que forman las células humanas; son particularmente importantes en la formación de las células de un nuevo ser. Las investigaciones han demostrado que una ingestión inadecuada de proteínas en las futuras madres, al igual que una ingesta calórica insuficiente, puede tener como resultado bebés de un tamaño más pequeño que el normal. Por lo tanto, la mujer embarazada deberá intentar ingerir al menos de 60 a 75 gramos de proteína diarios. Es posible que 100 gramos, la cantidad que a menudo se recomienda en los embarazos de alto riesgo, sea un valor más adecuado, dado que ingerir más proteínas puede ayudar a prevenir que un embarazo pase a ser de alto riesgo[3]. Aunque un objetivo de 100 gramos de proteína puede parecer una cantidad excesiva, la mayoría de americanos consumen esta cantidad o más a diario. Para obtener los 100 gramos diarios, todo lo que tiene que hacer la mujer es ingerir un total de cuatro raciones de Alimentos proteicos de los Grupos de selección de alimentos de la dieta ideal (véase pág. 109). Al hacer el recuento de las raciones proteicas, no se deberá olvidar el conteo de las proteínas que se encuentran en muchos de los alimentos ricos en calcio: un vaso de leche y 30 gramos de queso proporcionan cada uno un tercio de una ración proteica; un yogur es igual a media ración; 115 gramos de salmón enlatado, equivalen a una ración.

Si al finalizar el día la embarazada ha ingerido media o una ración entera de menos, la forma más rápida de llegar al total deseado es mediante un bocadito de gran densidad proteínica a la hora de acostarse. Por ejemplo, una ensalada de huevo (que equivale a media ración proteica cuando se confecciona con 1 huevo entero y 2 claras) con galletas de harina de trigo integral; un batido doble de leche (dos tercios de una ración proteica, véase pág. 117); o 3/4 de taza de requesón (una ración proteica entera) aderezados con fruta fresca, pasas y

canela o rodajas de tomate y albahaca. Pero, no se utilizarán suplementos proteicos en polvo o líquidos para completar la ración de proteínas, ya que podrían ser dañinos.

Alimentos con vitamina C: dos raciones diarias.

Tanto la madre como el bebé precisan vitamina C para la reparación de los tejidos, la cicatrización de las heridas y otros procesos metabólicos (que utilizan nutrientes). El bebé también la precisa para un crecimiento adecuado y para el desarrollo de unos huesos y dientes fuertes. La vitamina C es un nutriente que el cuerpo no puede almacenar, por lo que se precisa un suministro diario. Es mejor consumir los alimentos ricos en vitamina C frescos y crudos, ya que la exposición a la luz, el calor y el aire acaba destruyendo la vitamina con el tiempo. Tal como podemos ver en la lista de Alimentos con vitamina C de la página 110, el tradicional jugo de naranja está lejos de ser la única, e incluso la mejor, fuente de esta vitamina esencial.

Alimentos con calcio: cuatro raciones diarias.

Probablemente ya en la escuela primaria aprendimos que los niños que están creciendo necesitan mucho calcio para tener unos huesos y dientes fuertes. Lo mismo sucede con los fetos que van camino de convertirse en bebés que crecen. El calcio también es vital para el desarrollo de la musculatura, el corazón y los nervios, la coagulación de la sangre y la actividad enzimática. Pero no sólo es el bebé el que sale perdiendo cuando la madre no ingiere suficiente calcio. Si los suministros son inadecuados, en el proceso de desarrollo del bebé se extraerá calcio de los huesos de la

---

[3] Las mujeres que no están absorbiendo una cantidad adecuada de calorías (quizás debido a las náuseas o vómitos) precisan una cantidad mayor de proteínas, de forma que tengan bastantes para obtener energía y para la formación del cuerpo del bebé. Deberían asegurarse de tomar al menos cuatro raciones diarias.

madre, para ayudar a cubrir sus necesidades, condenándola a sufrir de osteoporosis más adelante. También existe otra razón para beber la leche necesaria (o ingerir calcio de otras formas); según una reciente investigación, la ingestión de calcio podría ayudar a prevenir la hipertensión gestacional (preeclampsia).

Por lo tanto, la embarazada tomará diligentemente las cuatro raciones diarias de alimentos ricos en calcio. Y no se preocupará si los cuatro vasos de leche no le atraen en absoluto. El calcio no tiene por qué ser un vaso de leche. Puede serlo en forma de un yogur, un pedazo de queso, o una gran porción requesón. Puede esconderse en sopas, guisos, panes, cereales, postres; ello es especialmente fácil cuando se toma en forma de leche descremada en polvo o evaporada (1/3 y 1/2 taza respectivamente, equivalen a un vaso de leche o a una ración de calcio). Y si la embarazada opta por el vaso, podrá duplicar su cantidad de calcio añadiéndole 1/3 de taza de leche descremada en polvo (véase batido de leche doble, pág. 117). Para aquéllas que no toleran o no toman productos lácteos, el calcio también puede obtenerse de otros alimentos. La lista de Alimentos ricos en calcio de la página 110 nos proporciona diversos equivalentes no lácteos, pero nutrientes.

Para las que no pueden estar seguras de ingerir suficiente calcio con su dieta (como por ejemplo las vegetarianas o las que sufren de intolerancia a la lactosa), podría ser recomendable tomar un suplemento de calcio.

Hortalizas y frutas amarillas y de hoja verde: tres raciones diarias o más. Estos alimentos preferidos por

los conejos proporcionan la vitamina A en forma de beta-caroteno, que es vital para el crecimiento celular (las células del bebé se multiplican a una velocidad fantástica), una piel, huesos y ojos sanos, e incluso puede reducir el riesgo de algunos tipos de cáncer. Estos alimentos también suministran vitaminas esenciales (vitamina E, riboflavina, ácido fólico, vitamina B_6), numerosos minerales (muchas hortalizas de hoja verde proporcionan gran cantidad de calcio así como minerales), y fibras que ayudan a combatir el estreñimiento. Podemos encontrar una generosa selección de las fuentes naturales de vitamina A más eficaces en la lista de Hortalizas y frutas de la pág. 111. Las que no sientan ninguna inclinación por las hortalizas quedarán sorprendidas al descubrir que las zanahorias y espinacas no son las únicas fuentes de vitamina A, y de hecho, que esta vitamina se encuentra empaquetada en algunos de los más tentadores dulces que nos ofrece la naturaleza —albaricoques secos, melocotones, melones nectarinas y mangos, por ejemplo. Y aquéllas a las que les gusta beber las hortalizas, se alegrarán de saber que de vez en cuando podrán tomar un vaso de cóctel de jugo de hortalizas, que contará para su ración de Hortalizas y frutas amarillas y de hoja verde.

Otras frutas y hortalizas: dos raciones diarias o más. Además de los alimentos ricos en las vitaminas A y C y beta-caroteno, la embarazada precisa al menos dos tipos más de frutas u hortalizas al día —para obtener más fibra, vitaminas y minerales. Muchas de ellas son ricos en potasio y/o magnesio, ambos muy importantes para

la buena salud de la embarazada, y boro, cuya importancia está empezando a descubrirse. En la página 111 se sugieren varias de estas frutas y hortalizas.

Cereales integrales y legumbres: seis raciones diarias o más.

Los cereales integrales (trigo, avena, centeno, cebada, maíz, arroz, mijo y soja, etc.) y las legumbres (frijoles secos) están dotados de nutrientes, particularmente de vitaminas del grupo B, que son necesarios para todas y cada una de las partes del cuerpo del bebé en desarrollo. Estos hidratos de carbono complejos concentrados también son ricos en traza de minerales, tales como el zinc, el selenio y el magnesio, que se ha demostrado que son muy importantes en el embarazo. Los alimentos que tienen almidón también pueden ayudar a reducir los mareos matinales.

Aunque estos alimentos tan vitales tienen muchos nutrientes en común, cada uno tiene sus propios poderes. Para obtener unos beneficios máximos, se incluirá toda una variedad de hidratos de carbono complejos en la dieta. Seamos atrevidas: rebocemos el pescado con salvado de avena sazonado con finas hierbas y queso parmesano. Añadamos triticale al arroz pilaf. Usemos cebada molida en nuestra receta favorita de galletas de avena. Sustituyamos los frijoles por habas en la sopa.

No se considerará que los cereales refinados (panes o copos hechos con harina blanca, por ejemplo) cumplen con estos requisitos. Aunque estén "enriquecidos", aún carecen de la fibra y de más de una docena de vitaminas y traza de minerales que se encuentran en los originales.

Alimentos ricos en hierro: algunos cada día.

Para la formación de la sangre del feto son esenciales grandes cantidades de hierro, y también para el aumento del volumen sanguíneo de la propia madre; por ello ésta precisará más de este mineral durante estos nueve meses que en cualquier otra etapa de su vida. La dieta será todo lo rica en hierro posible (véase la lista de la pág. 112). Al ingerir alimentos ricos en vitamina C al mismo tiempo que alimentos ricos en hierro, la absorción de este último aumentará.

Debido a que a menudo es difícil suministrar todo el hierro que require una embarazada únicamente mediante la dieta, se recomienda que a partir de aproximadamente de la decimosegunda semana ésta tome a diario un suplemento de 30 miligramos de hierro ferroso. Para estimular la absorción del hierro del suplemento, éste debería tomarse entre las comidas con un jugo de frutas rico en vitamina C, o con agua (pero no con leche, té o café). Si las reservas de hierro de una mujer embarazada son bajas, puede que el médico le prescriba de 60 a 120 miligramos.

Alimentos ricos en grasas: cuatro raciones completas u ocho medias raciones diarias, o una combinación equivalente.

Según las líneas directrices de la nutrición generalmente aceptadas, de las calorías que ingiere un adulto, no más del 30 % debiera provenir de las grasas (en la dieta media de los americanos, el 40 % de las calorías son de origen graso). Las mismas directrices se aplican a las embarazadas. Ello significa que si el peso de una mujer es de aproximadamente 125 libras y necesita unas 2.100 calorías diarias (véase pág. 101 y el Apéndice, si el peso de la lectora es distinto), no más de 630 de dichas calorías deberán provenir de las grasas. Dado que sólo se precisan 70 gramos de grasa (Los que se ingieren con una tajada gruesa de quiche) para contabilizar las 630 calorías, este requerimiento es claramente el más fácil de cubrir —y de sobrepasar. Y aunque no hay nada malo en tomar un par de alimentos de más del grupo de los que contienen vitamina C o del de las hortalizas de hoja verde, o incluso más cereales integrales o alimentos ricos en calcio, demasiadas raciones de grasa podrían representar demasiadas libras de peso. Sin embargo, aunque es una buena idea mantener la ingestión de grasas a un nivel moderado, eliminarlas por completo de la dieta podría ser peligroso. La grasa es vital para el bebé que se está desarrollando; los ácidos grasos esenciales que proporciona son justamente eso, esenciales.

La embarazada deberá controlar cuidadosamente los alimentos ricos en grasas que consume a diario; cubrirá sus necesidades, pero se detendrá antes de excederlas. No deberá olvidar que las grasas que se utilizan para cocinar y preparar los alimentos también cuentan. Si se han frito unos huevos en media cucharada de margarina (media ración) y se ha mezclado atún con una cucharada sopera de mayonesa (una ración), se incluirán estas cantidades en el cómputo diario.

Si la gestante no está ganando bastante peso, y si aumentar las cantidades de otros alimentos nutritivos no ha dado resultado, intentará ingerir a diario una ración extra de grasa (pero no más); las calorías concentradas le ayudarán a conseguir el peso óptimo.

Para más información sobre el colesterol durante el embarazo, véase la página 154.

Alimentos salados: con moderación. La medicina prescribía antes una limitación de la sal (cloruro sódico) durante el embarazo, ya que esta sustancia contribuye a la retención de agua y al hinchamiento de los tejidos. Pero actualmente se cree que un cierto aumento del volumen de líquido corporal es necesario y normal, y que para el mantenimiento de un nivel adecuado de líquidos se precisa una cantidad moderada de sodio. De todos modos, las cantidades muy elevadas de sal y los alimentos muy salados (tales como embutidos, salsa de soja y papas fritas) no son buenos para nadie, independientemente de si se está o no embarazada. Una ingestión elevada de sodio está estrechamente relacionada con una presión sanguínea alta, trastorno que puede ocasionar diversas complicaciones potencialmente peligrosas durante el embarazo y el parto. Aunque la deficiencia de yodo no constituye un problema en los Estados Unidos, la embarazada quizá desee usar sal yodada para asegurarse de cubrir sus necesidades, que han aumentado con el embarazo. Como regla general, en vez de salar la comida mientras se prepare, se salará al gusto cuando ya esté en la mesa.

Líquidos: al menos 8 vasos grandes al día. La embarazada no sólo está comiendo para dos, también debe de beber para dos. Si ésta ha sido siempre una de esas personas que pasa el día sin apenas tomar un sorbo, ahora ha llegado el momento de cambiar de hábito. Durante el embarazo aumenta la cantidad de líquido corporal, y por ello debe aumentar también la ingestión de líquidos. También el bebé necesita líquido. La mayor parte de su cuerpo, como el de cualquier persona, está compuesto de agua. Además, una mayor cantidad de bebida significa para la madre la posibilidad de mantener la piel suave, de combatir el estreñimiento, de eliminar las toxinas del cuerpo y de reducir la hinchazón excesiva y el riesgo de contraer una infección del tracto urinario. Hay que asegurarse de tomar al menos 8 vasos (2 cuartos en total) al día —y más si está reteniendo muchos líquidos (paradójicamente, una ingesta abundante de líquido puede hacer que los fluidos excesivos abandonen el cuerpo). Evidentemente, no es necesario que estos vasos de líquido provengan directamente del grifo. Las necesidades de líquido se pueden cubrir también, en parte, con leche (que está constituida por dos terceras partes de agua), jugos de frutas, de vegetates, café descafeinado natural o té, y también con sopas o agua mineral con gas. No obstante, la embarazada se asegurará de que todos los fluidos que ingiere no sean portadores de calorías para no acabar el día con un exceso calórico.

Si se usan vasos de 12 onzas cada vez que se ingieren líquidos, se tomará cada vez una taza y media de golpe, con lo cual no se deberá beber tan a menudo. Se repartirá la ingesta de líquidos durante todo el día, y no se tomarán más de dos vasos en una sola comida —que podrían diluir excesivamente la sangre, causando un desequilibrio químico.

Suplementos: una fórmula para embarazadas que se toma a diario.

Desde siempre, los suplementos vitamínicos han sido la causa de controversias en la comunidad científica. La controversia que rodea a los suplementos vitamínicos prenatales se ha intensificado hoy en día debido a informes de estudios oficiales que concluyen que actualmente no existen suficientes pruebas para recomendar el uso rutinario de dichos suplementos (a excepción de 30 miligramos de hierro) por parte de todas las mujeres embarazadas. Se recomienda por ello que se realicen más investigaciones para saber si suplementar la dieta con ciertas vitaminas o minerales puede efectivamente ser útil para todo el mundo. Pero, por el momento, se recomienda que los médicos evalúen cuidadosamente la dieta de cada paciente y prescriban dichos suplementos únicamente cuando determinen que la dieta es insuficiente —limitando el uso rutinario de éstos a aquellas mujeres con un alto riesgo de estar mal nutridas, incluyendo las vegetarianas, las mujeres que están esperando más de un bebé, las que fuman mucho y las que abusan del alcohol o toman drogas.

La teoría de que una gestante sana puede obtener prácticamente todo lo que necesita para alimentarse en la mesa de la cocina es muy común. Y, efectivamente, así podría ser si la mujer viviese en un laboratorio donde su comida se preparara para controlar que las vitaminas y minerales fuesen retenidos y medidos para asegurar una ingesta diaria adecuada, si nunca comiera con prisas o estuviera demasiado mareada para comer, y si estuviera completamente segura de esperar un solo hijo y de que su embarazo en ningún momento se convertiría en uno de alto riesgo. Pero en

¿Qué hay en una pastilla?

Al menos en Estados Unidos, no existen normas estándar establecidas por la asociación de ginecólogos sobre lo que debe contener una pastilla de suplemento prenatal. Frecuentemente se recetan suplementos, y en general las fórmulas recetadas son superiores a las que se pueden comprar sin receta. Si una mujer desea elegir ella misma un suplemento de vitaminas y minerales, debe cerciorarse que ésta contenga:

◆ Un máximo de 4.000 a 5.000 UI de vitamina A; más de 10.000 UI puede resultar tóxico; el betacaroteno es mucho más adecuado

◆ 800 a 1.000 mcg (1 mg) de ácido fólico.

◆ Un máximo de 400 UI de vitamina D.

◆ 200 a 300 mg de calcio. Si su dieta no contiene alimentos de alto contenido de calcio, entonces necesitará un suplemento que le permita alcanzar 1.200 mg que se necesitan diariamente. Nunca tome más de 250 mg de calcio diarios o 25 mg de magnesio junto con el suplemento de hierro ya que las grandes cantidades de estos dos minerales dificultan la absorción de hierro. Si necesita tomar grandes dosis de calcio o magnesio hágalo 2 horas antes o 2 horas después de haber tomado el suplemento de hierro.

◆ Durante el embarazo, las cantidades diarias de vitaminas y minerales son aproximadamente las siguientes: 70 mg de vitamina C; 1.5 mg de tiamina; 1.6 de riboflavina; 2.6 mg de pyridoxina (B_6); 17 mg de niacinamida; 2.2 mg de vitamina B_{12}; 10 mg de vitamina E. La mayoría de los suplemento contienen el doble o el triple de estas dosis diarias; estas dosis no son perjudiciales.

◆ 15 mg de zinc; 30 mg de hierro.* En el caso de las mujeres anémicas, quizá sea necesario tomar una dosis alta de hierro.

◆ Algunos suplementos pueden contener magnesio, cobre, vitamina B, biotina y ácido pantoténico. Sin embargo, no es frecuente encontrar trazas minerales de cromo, manganeso y molibdeno.

---

* El cobre es necesario en los suplementos que contienen zinc, ya que dicho mineral puede interferir en la absorción del cobre ingerido con la dieta, aumentando las necesidades de dicho elemento. Tanto el zinc como el cobre son necesarios en los suplementos que contienen hierro, dado que éste puede interferir en su absorción.

el mundo real, el suplemento constituye un seguro de salud adicional y las mujeres que desean seguridad se sentirán más tranquilas con él.

Sin embargo, un suplemento es sólo un *suplemento*. Ninguna pastilla, sea cual fuere, puede sustituir a una buena dieta. Es necesario que la mayor parte de las vitaminas y minerales procedan de los alimentos, ya que éste es el modo en que los nutrientes pueden ser aprovechados mejor. Los alimentos frescos (no procesados) contienen no sólo los nutrientes que conocemos y que pueden ser sintetizados en una pastilla, sino también otros muchos

que aún están por descubrir. Hace treinta años un suplemento para el embarazo no contenía zinc ni otros minerales que hoy sabemos que son necesarios para una buena salud. Pero el pan de trigo integral siempre los ha contenido. Además, los alimentos proporcionan fibra y agua (en grandes cantidades en las frutas y verduras) e importantes calorías y proteínas – elementos que no vienen incluidos en las pastillas. (Dicho sea de paso, es importante desconfiar de las pastillas que aseguran sustituir toda la ración necesaria diaria de vegetales – esta propaganda es totalmente fraudulenta.)

Y tampoco se debe pensar que ya que un poco es bueno, mucho será mejor. Las altas dosis de vitaminas y minerales actúan en el cuerpo como si fueran fármacos, y de hecho deberían ser tratadas como tales, especialmente en el caso de las futuras madres; unas pocas, como las vitaminas A y D, son tóxicas a niveles que sobrepasan muy poco la cantidad diaria recomendada.[4] Deberían tomarse sólo bajo vigilancia médica.

GRUPOS DE SELECCIÓN DE ALIMENTOS DE LA DIETA IDEAL

Muchos alimentos suministran más de un requerimiento de nutrientes, de forma que los Grupos de Selección de alimentos podrán solaparse. Los mismos tres vasos de leche, por ejemplo, proporcionarán tres raciones de calcio y una de proteína.

ALIMENTOS PROTEICOS

Se tomarán cada día de cuatro a cinco raciones, o bien una combinación de estos alimentos que equivalga a cuatro raciones. Cada ración contiene entre 18 y 25 gramos de proteína, y la mujer embarazada debe consumir entre 75 y 100 gramos de proteína al día.

3 vasos de leche completa, descremada o semidescremada

¾ taza de requesón

1¾ tazas de yogur, bajo en materia grasa

1 onza o 30 g de queso Edam

1 onza o 30 g de queso parmesano

3 onzas o 90 g de queso suizo o Cheddar

5 claras de huevo

2 huevos completos, más dos claras de huevo

3 onzas o 90 g de atún

2 onzas o 60 g de carne de pollo o pavo sin piel

3 onzas o 90 g de pescado o camarones

5 onzas o 150 g de almejas, cangrejo o langosta

3 onzas o 90 g de carne de res, de cordero o de puerco (con muy poca grasa)

3 onzas o 90 g de carne de ternera

4 onzas o 120 g de carne de res o de cordero (con algo de grasa)

3 onzas o 90 g de hígado (con poca frecuencia)

6 onzas o 180 g de tofu o pasta de soja

Proteína vegetal[5]

1 ración de una combinación proteica completa (véase la página 119)

---

[4] Ingerir más de la CDR de dichas vitaminas con la dieta diaria, no obstante, no se considera peligroso.

[5] La receta es variable; algunas tienen una alta proporción proteína/caloría, mientras que otras la tienen baja, por lo que deberá leerse atentamente la etiqueta con la composición, recordando que 20 a 25 gramos de proteína equivalen a una ración.

ALIMENTOS ALTOS EN PROTEÍNAS

Almendras, avellanas, cacahuetes, pistachos y en general, prácticamente todos los frutos secos y semillas
Productos de pastelería de grano integral
Productos de pastelería de soja
Yogur
Copos de cereales enriquecidos
Huevos duros
Germen de trigo

ALIMENTOS CON VITAMINA C

Se tomará por lo menos dos de las siguientes raciones cada día, o una combinación equivalente a dos raciones. El cuerpo no puede almacenar esta vitamina, por lo que es necesario e imprescindible proporcionársela cada día.

½ toronja o pomelo
½ taza de jugo de toronja o pomelo
2 naranjas chicas
½ taza de jugo de naranja
2 cucharadas de jugo de naranja concentrado
½ mango
½ papaya chica
¼ melón
½ taza de frutillas
1¾ tazas de frambuesas o moras
1 tomate grande
1 taza de jugo de tomate
¾ de taza de jugo de vegetales (V-8)
1½ tazas de ensalada de col
½ pimiento o chile fresco (rojo o verde)

⅔ de taza de brócoli (al vapor)
¾ de taza de coliflor (cocinada)
¾ de taza de acelgas (cocinadas)
3 tazas de espinacas crudas (bien enjuagadas)

ALIMENTOS RICOS EN CALCIO

Se tomarán diariamente cuatro raciones de estos alimentos o cualquier combinación de ellos equivalente a cuatro raciones. Se necesitan entre 1.280 y 1.300 miligramos de calcio diarios. Cada ración de lo que se señala a continuación contiene unos 300 miligramos de calcio.

1 vaso de suero de leche o de leche con 1% de materia grasa
½ vaso de suero de leche evaporada o de leche con baja materia grasa
1¾ tazas de requesón
1 onza o 30 g de queso Cheddar
1 onza o 30 g de queso suizo
1 taza de yogur sin grasa o con poca materia grasa
⅓ de taza de leche en polvo sin materia grasa
1 vaso de leche con calcio[6]
1 vaso de jugo de naranja con calcio
4 onzas o 120 g de salmón en lata
3 onzas o 90 g de sardinas en lata
3 onzas o 90 g de caballa o mackerel en lata
2 ó 3 cucharadas de ajonjolí o pasta de sésamo molido

---

[6] La leche con suplemento de calcio también se encuentra en una forma que tiene el contenido de lactosa reducido, que frecuentemente es tolerada por todas aquellas personas que de otro modo no podrían ingerir productos lácteos.

leche o proteína de soja[7]
1 taza de verduras cocidas
1½ tazas de acelgas cocidas
1½ tazas de remolachas o nabos cocidos
2 tazas de brócoli
2½ cucharadas de melaza o panela oscura
2 tortillas de maíz
10 higos secos
3 tazas de frijoles cocidos

BOCADILLOS RICOS EN CALCIO

Almendras, avellanas, cacahuates
Fruta seca
Tipos de pan confeccionados con semillas de sésamo o ajónjoli, harina de soja

HORTALIZAS Y FRUTAS

Son necesarias tres o más raciones cada día, y una de ellas se consumirá cruda. Es aconsejable comer diariamente algunas amarillas y algunas verdes según la terminología vegetariana.

2 albaricoques grandes, frescos o secos
½ mango mediano
1 taza de papaya cortada
½ caqui mediano
⅛ de melón (de unas 5 pulgadas de largo)

1 nectarina o melocotón grande
1 cucharada sopera de calabaza enlatada sin azúcar
¾ de taza de brócoli o nabos hervidos
½ zanahoria cruda o ⅓ de taza de zanahoria hervida
½ taza de espinacas crudas, o ¼ de taza de espinacas hervidas
⅓ de taza de hojas verdes de remolacha cocidas
¾ de taza de hojas de nabos cocidas
½ taza de hojas verdes de col cocidas
1 taza y media de endibias o escarola
⅓ de taza de hojas de mostaza o col rizada
8 a 10 hojas grandes de lechuga de color verde oscuro
1 boniato o ñame pequeño cocido
⅓ de taza de acelgas

OTRAS FRUTAS Y HORTALIZAS

Se tomarán por lo menos dos de los productos de la siguiente lista:

1 manzana o ½ taza de compota de manzana no endulzada
6 ó 7 espárragos
1 plátano pequeño
1 taza de brotes de soja
⅔ de taza de arándanos
⅔ de taza de repollitos de Bruselas
⅔ de taza de cerezas frescas
⅔ de taza de uvas
1 taza de hongos frescos
1 melocotón o nectarina medianos
½ taza de perejil
1 pera mediana
1 rodaja mediana de piña fresca o enlatada no endulzada

[7] La composición de estos productos es variable; por ello, deberá leerse la etiqueta para determinar la equivalencia de calcio, recordando que una ración de calcio es igual a unos 300 miligramos.

1 papa mediana
⅔ de taza de calabacín.

CEREALES INTEGRALES Y LEGUMBRES

La dieta diaria deberá incluir cuatro, cinco o más elementos de la lista siguiente:

1 rebanada de pan integral de trigo, de centeno o de otro cereal integral, o de pan de soja
½ taza de arroz integral cocido
½ taza de arroz silvestre cocido
½ taza de cereales integrales cocidos (harina de avena, etc.)
1 onza de cereal integral listo para comer, no endulzado
2 cucharadas de germen de trigo
½ taza de mijo, trigo sarraceno, copos de avena
½ taza de pasta de cereal integral, soja o de pasta del tipo alto en proteínas
1 panecillo de maíz (preparado con harina provista de germen)
½ taza de habas o frijoles cocidos

ALIMENTOS RICOS EN HIERRO

En casi todas las frutas, las verduras, los cereales y la carne que se come diariamente se encuentran pequeñas cantidades de hierro. Pero es aconsejable incluir en la dieta alguno de los siguientes alimentos, que son muy ricos en hierro (además de tomar el suplemento):

Pato
Hígado y otras vísceras (no muy a menudo)

Ostras (cocinadas; no comerlas crudas)
Sardinas
Col rizada y nabos
Alcachofas
Calabazas
Papas con piel
Espinacas
Spirulina (alga)
Legumbres (guisantes, garbanzos, lentejas, habas por ejemplo)
Semillas de soja y sus productos
Harina de algarrobas
Melaza negra
Frutos secos

ALIMENTOS RICOS EN GRASAS

La futura madre deberá consumir a diario cuatro raciones enteras u ocho medias raciones o una combinación de ambas, si su peso es de 125 libras (57 kilos) (véase el Apéndice). No deberá excederse de esta cantidad a menos que el peso vaya aumentando demasiado despacio (véase pág. 182); no reducirá esta cantidad a menos que aumente de peso demasiado deprisa. La mayoría de los días, no deberían consumirse más de dos raciones de grasas puras, tales como la mantequilla, la margarina o el aceite.

Medias raciones
1 onza de queso suizo, (tipo provolone, mozzarella, blue, camembert)
1 ½ de mozzarella descremado
2 cucharadas de parmesano rallado
1 ½ cucharada de crema de leche líquida
1 cucharada de crema más espesa o a medio batir

2 cucharadas de crema batida
2 cucharadas de crema de leche agria
1 cucharada de queso cremoso
1 taza de leche entera
1 ½ taza de leche al 2 %
⅔ de taza de leche entera evaporada
½ taza de helado corriente
1 yogur de leche entera
1 cucharada de margarina "light"
1 cucharada de mantequilla de cacahuate
½ taza de salsa blanca
⅓ de taza de salsa holandesa
1 huevo o 1 yema de huevo
¼ de aguacate pequeño
2 raciones de panecillos, pasteles o galletas de la dieta ideal
6 onzas de tofu

7 onzas de pavo o pollo de carne blanca, sin piel
3 ½ onzas de pavo o pollo de carne oscura, sin piel
4 onzas de salmón fresco o enlatado
3 onzas de atún enlatado en aceite

Raciones enteras[8]
1 cucharada de aceite vegetal
1 cucharada de margarina o mantequilla corriente
1 cucharada de mayonesa normal
2 cucharadas de aliño para la ensalada normal[9]
3 a 6 onzas de carne magra (varía según la pieza)
¾ de taza de ensalada de atún

RECETAS

A continuación presentamos algunas recetas destinadas a satisfacer las ganas de tomar dulces o que se pueden servir como desayuno o en las fiestas entre amigos. Para más información, véase *Qué se puede comer cuando se está esperando.*

SOPA DE CREMA DE TOMATE

Para 3 raciones

**1 cucharada sopera de margarina o mantequilla
2 cucharadas soperas de harina integral de trigo
1 ¾ de taza de leche desnatada evaporada
3 tazas de jugo de tomate o de vegetales**

**¼ de taza de puré de tomate
Sal y pimienta al gusto
Orégano y albahaca frescos o secos (opcional)**

[8] Existe gran cantidad de alimentos grasos en la dieta, distintos de los que citamos aquí, pero la mayoría de ellos contabilizan gran cantidad de grasa y no son adecuados para la dieta ideal. Por ejemplo, podemos ingerir una ración de grasa y muy pocas sustancias nutritivas tomando: 1 croissant corriente, donut, bizcocho de chocolate o pastelito danés; 1 porción de pastel de manzana o ½ porción de pastel de pacana; ½ hamburguesa de la hamburgueseria o un muslo de pollo pequeño frito; ¼ de taza de ciertos helados (16 % de grasa de leche); 4 panecillos pequeños. ¡Hay que tener cuidado!

[9] Debido a que el contenido en grasa de los aliños para ensaladas que se venden preparados varía, se leerán las etiquetas; cada 14 gramos de grasa equivale a una ración. En los aliños hechos en casa, cada cucharada sopera de aceite es igual a una ración.

Aderezos opcionales

6 cucharadas soperas de requesón (½ ración de proteína) *o*
2 cucharadas soperas de queso parmesano rallado (¼ de ración de proteína; ½ ración de calcio) *o*
1 cucharada sopera de germen de trigo (½ ración de cereales integrales.

1. En una cacerola, fundir a fuego lento la margarina. Añadir la harina y revolver durante 2 minutos a fuego muy lento. Verter la leche gradualmente y continuar cociendo a fuego lento removiendo de vez en cuando, hasta que la mezcla espese.
2. Añadir el jugo y el puré de tomate junto con los condimentos y revolver hasta que quede una crema suave. Continuar cociendo a fuego lento durante 5 minutos revolviendo con frecuencia. Servir la sopa caliente y aderezada si se desea con el requesón, el queso parmesano o el germen de trigo.

1 ración = 1 ración de alimento rico en calcio; 1 ración de vitamina C; 1 ración de vegetales de hoja verde si se utiliza jugo de vegetales.

PAPAS FRITAS DE LA DIETA IDEAL

Para 2 raciones

1 ½ cucharada sopera de aceite vegetal
2 papas grandes
2 claras de huevo
Sal gruesa y pimienta al gusto

1. Precalentar el horno a una temperatura de 425°F. Engrasar una fuente de hornear con el aceite vegetal.
2. Pelar y limpiar concienzudamente las papas bajo el chorro del grifo; secarlas inmediatamente. Cortarlas longitudinalmente a rodajas de ¼ de pulgada, y luego en tiras del tamaño deseado. Secar.
3. En un bol mediano, batir las claras de huevo con un tenedor o batidor de mano, hasta que estén espumosas. Añadir las papas y mezclarlas con las claras hasta que queden recubiertas.
4. Poner las papas formando una sola capa en la fuente de hornear. Dejar algo de espacio entre ellas para que no se peguen. Cocerlas hasta que estén crujientes, de un color café claro, y tiernas, durante 30 a 35 minutos. Salpimentar y servir de inmediato.

1 ración = 1 ración de otras hortalizas

HARINA DE AVENA COCIDA

Para 1 ración

1 ¼ taza de agua
½ taza de avena molida
2 cucharadas soperas de germen de trigo (que pueden sustituirse, si hay problemas de estreñimiento, en parte o totalmente por salvado no tratado)
Sal al gusto (opcional)
⅓ de taza de leche en polvo instantánea desnatada

1. Hacer hervir el agua en una olla pequeña. Añadir la avena, el ger-

men de trigo y la sal, si se desea, revolviendo para que se mezcle bien. Bajar el fuego y cocer durante 5 minutos o más, según la textura deseada, añadiendo más agua si fuera necesario.

2. Quitar la olla del fuego y añadir la leche evaporada. Servir de inmediato.

VARIANTE DULCE:
Añadir 2 cucharadas soperas de pasas y 1 cucharada sopera de jugo de manzana concentrado (o al gusto) al echar la avena, o durante el último minuto de cocción si se desea que las pasas no se ablanden; añadir canela en rama y/o sal al gusto (ambas son opcionales) al añadir la leche.

VARIANTE SALADA:
Añadir pimienta, queso parmesano o cheddar rallado (½ onza = ½ ración de calcio) al añadir la leche.

1 ración = 1 ración de proteínas; 1 ración de cereales integrales; 1 ración de calcio; gran cantidad de fibra.

PANECILLOS DE SALVADO

Para 12 a 16 panecillos

Grasa vegetal para hornear
⅔ de taza de pasas
1 taza de concentrado de jugo de manzana
¼ de taza de concentrado de jugo de naranja
1 ½ taza de harina de trigo integral
½ taza de germen de trigo
1 ½ taza de salvado no tratado
¼ cucharada de té de bicarbonato de soda
½ taza de nueces picadas

1 cucharada de té de canela molida (opcional)
½ taza de suero de leche descremada
2 claras de huevo, ligeramente batidas
⅓ de taza de leche en polvo instantánea descremada
2 cucharadas soperas de margarina o mantequilla, fundida y enfriada

1. Precalentar el horno a 350ºF, engrasar ligeramente los moldes de los panecillos con el aceite vegetal o margarina.

2. En una olla pequeña, mezclar las pasas, ¼ de taza de concentrado de jugo de manzana y el jugo de naranja. Dejar hervir a fuego lento durante 5 minutos, revolviendo de vez en cuando.

3. Mezclar en un recipiente la harina, el germen de trigo, el salvado, el bicarbonato de soda, las nueces y la canela.

4. En otro recipiente, batir juntos el suero de leche, las claras de huevo, la leche en polvo, la margarina y el concentrado de jugo de manzana restante.

5. Reunir los ingredientes líquidos y sólidos, mezclando concienzudamente. Añadir las pasas con su jugo de cocción. Llenar los moldes ya preparados en sus dos terceras partes.

6. Hornear hasta que al pinchar con un palillo en el centro, éste salga limpio; unos 20 minutos aproximadamente.

VARIANTE:
Añadir dos manzanas o peras medianas, cortadas en cubos, junto con las

nueces. Si no existen problemas de estreñimiento, sustituir el salvado no procesado por 1 taza de avena, salvado de avena o también copos de cebada.

1 panecillo grande (se obtienen 12 con la receta) = 1 ½ ración de cereales integrales; ½ ración de proteína; mucha fibra. La variante con frutas añade además una ración de otras frutas.

PANQUEQUES DE SUERO DE LECHE Y TRIGO INTEGRAL

Se obtienen aproximadamente 12 panqueques (3 raciones)

1 taza de suero de leche semidescremada
1 cucharada de té de concentrado de jugo de manzana
¾ de taza de harina de trigo integral
5 cucharadas soperas de germen de trigo
⅓ de taza de leche en polvo descremada
Una pizca de sal al gusto (opcional)
Canela molida al gusto (opcional)
2 cucharadas de té de polvo de hornear
2 claras de huevo grandes
Margarina o mantequilla

Aderezos opcionales
Jugo de manzana sin endulzar (1 ración más de otras frutas)
Compota o puré de manzana sin endulzar (sólo la fruta)
½ taza de yogur semidescremado (½ ración de calcio)

1. Mezclar todos los elementos excepto las claras de huevo, la margarina y el aderezo en una batidora hasta reducirlos a puré.

2. En un recipiente, batir las claras de huevo a punto de nieve. Añadir y batir rápidamente la mezcla de suero de leche y harina con las claras de huevo. Dejar reposar durante una hora.

3. Calentar una sartén antiadherente y cuando esté caliente, recubrir con una ligera capa de margarina o mantequilla. Echar la mezcla y darle forma con la cuchara hasta formar panqueques de 3 pulgadas. Cuando la superficie de los panqueques empiece a burbujear y la parte inferior esté ligeramente tostada, dar la vuelta y dorar por el otro lado. Continuar haciendo panqueques, poniendo más margarina en la sartén cada vez, hasta que se termine la mezcla. Servir los panqueques con alguno o todos los aderezos.

VARIANTE:
Añadir alguno de los siguientes ingredientes:
¼ de taza de pasas (½ ración de otras frutas)
6 orejones de albaricoques picados en cubos (algo de hierro; 1 ración de frutos amarillos)
½ plátano, pera o manzana, a rodajas (½ ración de otros frutos)
¼ de taza de nueces picadas (¼ de ración de grasa; algo de proteína).

⅓ de la receta = 1 ración de cereales integrales; 1 ración de proteína; ½ ración de calcio; mucha fibra.

BATIDO DE LECHE DOBLE

Para 1 ración.
Nota: Congelar un plátano algo maduro, pelado y envuelto, 12 ó 24 horas antes de confeccionar este batido.

1 taza de leche desnatada o semi-desnatada
⅓ de taza de leche en polvo descremada
1 plátano algo maduro congelado, cortado en pedazos
1 cucharada de té de extracto de vainilla
1 pizca de canela molida al gusto (opcional)

Batir a puré todos los ingredientes en una batidora. Servir de inmediato.

VARIANTE DE FRESAS:
Añadir ½ taza de frambuesas, frescas o congeladas sin endulzar, y 1 cucharada sopera de concentrado de jugo de manzana congelado (descongelados) antes de batir; si se desea, omitir la canela.

VARIANTE DE NARANJA:
Añadir 2 cucharadas soperas de jugo de naranja concentrado congelado (descongelado); omitir la canela.

1 batido = 2 raciones de calcio; ⅔ de ración de proteína; 1 ración de otros frutos. La variante de fresas añade 1 ración de otros frutos, y 1 ración de vitamina C si se utilizan fresas. La variante de naranja añade ½ ración de vitamina C.

PASTELITOS DE HIGOS

Se obtienen unos 36 pastelitos de higos.

Aceite vegetal o manteca vegetal de hornear
1 cucharada sopera de fructosa
4 cucharadas soperas (½ barra) de mantequilla o margarina
1 taza más 2 cucharadas soperas de concentrado de jugo de manzana caliente
1 ½ taza de harina de trigo integral
1 taza de germen de trigo
1 ½ cucharada de té de extracto de vainilla
1 libra de higos secos, picados
2 cucharadas soperas de almendras o nueces

1. Precalentar el horno a 375°F. Engrasar ligeramente una bandeja de hornear antiadherente con aceite o manteca vegetal para hornear.

2. Mezclar en un bol la fructosa y la margarina. Añadir ½ taza más dos cucharadas soperas de concentrado de jugo de manzana y continuar batiendo.

3. Añadir la harina, el germen de trigo y la vainilla, y mezclar hasta formar una masa. Dividir ésta en dos, formando con cada mitad una barra rectangular. Envolver las barras por separado, con papel encerado y enfriar durante 1 hora.

4. Mezclar los higos y el resto de concentrado de jugo de manzana en una olla y cocer a fuego lento hasta que la mezcla se ablande. Quitar del fuego y mezclar los frutos secos hasta formar una mezcla homogénea.

COMBINACIONES PROTEICAS COMPLETAS VEGETARIANAS

Las combinaciones siguientes son buenas para todas las embarazadas; no obstante, las no vegetarianas deberían incluir únicamente una ración diaria como parte de la cantidad recommendada de proteína. Las demás raciones pueden contar como parte de los requerimientos de Cereales integrales y Legumbres. Las vegetarianas estrictas deberían tomar cinco de dichas raciones de proteína a diario. Escoger 1 ración (entre 10 y 13 gramos de proteína) de la lista de legumbres más 1 ración (entre 10 y 13 gramos de proteína) de la lista de cereales para una combinación proteica completa.

LEGUMBRES

1 taza de habas
¾ de taza de frijoles negros o colorados
¾ de taza de semillas o harina de soja
1 taza de garbanzos
⅔ de taza de lentejas

CEREALES

1½ tazas de cereales*: arroz integral, sémola, cebada, mijo
1⅓ tazas de arroz silvestre
2 onzas (en crudo) de pasta de soja
2 a 4 onzas (en crudo) de pasta de trigo integral (según su contenido proteico)
2 onzas (en crudo) de pasta de soja
⅔ de taza (en crudo) de avena
¾ de taza de semillas: ajónjoli, girasol, calabaza
½ taza de nueces o cacahuetes
2 onzas de almendras, avellanas, nueces o pistachos
⅓ de taza de germen de trigo
2½ to 3 cucharadas soperas de mantequilla de cacahuate

COMBINACIONES PROTEICAS COMPLETAS CON LÁCTEOS

Escoger 1 ración (aproximadamente 10 gramos de proteína) de la lista de legumbres y cereales y 1 ración (aproximadamente 12 gramos de proteína) de la lista de productos lácteos para obtener una combinación completa de proteína.

LEGUMBRES Y CEREALES

1 porción de frijoles, habas, lentejas, cereales, pasta (véase la lista superior)
4 rebanadas de pan de trigo integral
⅔ de taza de harina de avena o centeno
1½ onza de cereal integral listo para comer
1½ onza de germen de trigo
1¼ onza de harina de soja

PRODUCTOS LÁCTEOS

1¼ taza de leche descremada
2 onzas de queso bajo en grasa
½ taza de requesón
¼ de taza de queso parmesano
⅓ de taza de leche en polvo sin grasa más 2 cucharadas soperas de germen de trigo
1¼ taza de yogur
1 huevo más 2 claras de huevo

* Estos cereales tienen escasas proteínas: se enriquecerán con 2 cucharadas soperas de germen de trigo por ración.

5. Extender con el rodillo una de las barras rectangulares de masa sobre la bandeja de hornear ya preparada, hasta formar una capa muy fina, allanando los bordes todo lo posible. Extender la mezcla de higos uniformemente sobre la masa. Extender con el rodillo el segundo rectángulo de masa entre dos capas de papel encerado hasta que alcance el mismo tamaño que el primer rectángulo. Quitar una capa de papel encerado y colocar la masa tan nivelada como sea posible sobre la mezcla de higos. Presionar ligeramente, y recortar los bordes con un cuchillo afilado donde sea necesario.

6. Poner en el horno hasta que la masa esté ligeramente dorada, de 15 a 30 minutos. Cortar en cuadrados o diamantes mientras esté caliente.

3 pastelitos = 1 ración de cereales integrales; 1 ración de otros frutos; algo de hierro; mucha fibra.

PASTELITOS DE AVENA Y FRUTA

Se obtienen 24 pastelitos de 2 pulgadas.

Aceite vegetal o manteca vegetal para hornear
10 dátiles deshuesados
6 cucharadas soperas de concentrado de jugo de manzana
2 cucharadas soperas de aceite vegetal
½ taza de avena molida con el rodillo (o una mezcla de avena y copos de trigo crudos)
1 taza de pasas

¼ a ½ taza de nueces picadas
Canela al gusto
1 clara de huevo

1. Precalentar el horno a 350°F. Engrasar ligeramente una bandeja de hornear antiadherente con aceite o manteca vegetal para hornear.

2. Mezclar los dátiles y el concentrado de jugo de manzana en una olla, y cocer a fuego lento hasta que la fruta se haya ablandado. Reducir la mezcla a puré en una batidora y verterla en un bol. Añadir las 2 cucharadas de aceite y la avena, las pasas, las nueces y la canela.

3. En otro bol, batir la clara de huevo a punto de nieve. Mezclarla despacio con el contenido del primer bol. Poner la masa a cucharadas en la fuente de hornear ya preparada.

4. Hornear hasta que esté ligeramente dorada, de 10 a 12 minutos.

3 pastelitos = 1 ración de otras frutas; ½ ración de cereales integrales; algo de hierro; mucha fibra.

YOGUR DE FRUTAS

Para 1 taza, aproximadamente.

¾ de taza de yogur bajo en grasa
½ cucharada pequeña de cáscara de naranja rallada
½ taza de fresas frescas o congeladas (descongeladas), no endulzadas
1 cucharada de concentrado de jugo de naranja
5 cucharadas de té de concentrado de jugo de manzana
½ cucharada pequeña de canela molida o al gusto (opcional)

Reducir todos estos ingredientes a la consistencia de un puré en la batidora. Se sirve solo, o como salsa para acompañar la fruta, los pastelitos o los panqueques.

1 taza = una ración de vitamina C; ¾ de ración de calcio.

FALSO DAIQUIRÍ DE FRESAS

Para 4 raciones.

2 tazas de fresas frescas, lavadas, o fresas congeladas (no endulzadas) (o bien 2 plátanos muy maduros, cortados en rodajas finas)
1 taza de cubitos de hielo triturados (sólo ½ taza si se emplean fresas congeladas)
¼ de taza de concentrado de jugo de manzana, o al gusto
1 cucharada de jugo fresco de lima
1 cucharada pequeña de extracto puro de ron

Reducir todos estos ingredientes a puré en una batidora. Servir frío en vasos altos.

1 ración = 1 ración de otros frutos; 1 ración de vitamina C o 2 raciones de otros frutos si se utilizan plátanos.

SANGRÍA VIRGEN

Para 5 ó 6 raciones

3 tazas de jugo de uva no endulzado
¾ de taza de concentrado de jugo de manzana
1 cucharada de jugo de lima fresco
1 cucharada de jugo de limón fresco
1 limón pequeño con su cáscara, cortado a rodajas y sin las semillas
1 naranja con su cáscara, cortada a rodajas y sin las semillas
1 manzana con su cáscara, cortada a octavos y sin el centro
¾ de taza de agua de Seltzer (soda no salada)

Verter todos los ingredientes menos el agua de Seltzer en una jarra grande. Mezclar bien y enfriar. Añadir el agua de Seltzer justo antes de servir. Servir con hielo en vasos de vino.

1 ración = 1 ración de otros frutos.

Parte 2

NUEVE MESES Y CONTANDO:

De la concepción al parto

5
El primer mes

La primera es la más completa de las visitas prenatales[1]. Incluirá un historial médico completo y algunos tests y pruebas se efectuarán únicamente en esta visita. Los detalles exactos de esta primera visita varían ligeramente de un médico a otro, pero el examen suele incluir generalmente:

Confirmación del embarazo. El médico deseará comprobar lo siguiente: los síntomas de gestación que muestra la paciente; la fecha de su último período menstrual normal, para determinar la fecha calculada de parto (FCP). (véase la pág. 7); examinará el cuello uterino y el útero para detectar los signos de gestación y la posible duración del embarazo. Si existe alguna duda, prescribirá una prueba de embarazo, a menos que la mujer la haya realizado ya.

Historial completo. El médico deseará tener la mayor cantidad de información posible, para poder cuidar mejor de la paciente. Es conveniente acudir a esta primera visita habiendo consultado las anotaciones que se tienen en casa acerca de los siguientes datos: historial médico personal de la embarazada (enfermedades crónicas, enfermedades graves o intervenciones quirúrgicas anteriores, medicación que se está tomando en este momento o que se tomaba en la época de la concepción, alergias conocidas, incluidas las alergias a los medicamentos); historial médico de la familia (trastornos genéticos y enfermedades crónicas); historial social (edad, ocupación, costumbres como tabaco, alcohol, ejercicio, dieta); historial ginecológico y obstétrico (edad del primer período menstrual, duración habitual del ciclo menstrual, duración y regularidad de los períodos menstruales abortos, abortos espontáneos y partos normales anteriores; características de los embarazos y partos anteriores); y los factores de su vida personal que pudieran afectar al embarazo.

---

[1] Véase el Apéndice para una explicación de los exámenes y pruebas que se realizan.

LA MADRE Y EL BEBÉ DURANTE ESTE MES

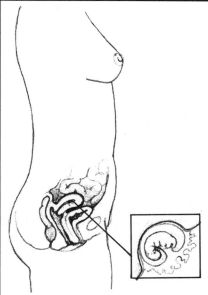

Al final del primer mes, el futuro bebé es un pequeño embrión, parecido a un renacuajo y más pequeño que un grano de arroz. En las dos semanas siguientes se empezarán a formar el tubo neural (que se convertirá en el cerebro y la médula espinal), el corazón, el tubo digestivo, los órganos sensoriales, los brazos y las piernas.

Examen físico completo. Incluirá: determinación de la salud general de la futura madre mediante el examen del corazón, los pulmones, los pechos, el abdomen; medición de la presión sanguínea: este valor se tomará como base de comparación en las visitas posteriores; medición de la altura y el peso, indicando al médico si éste es el habitual; inspección de las extremidades para detectar posibles varices y edemas (hinchazón debida a un exceso de líquido en los

tejidos), como base de comparación para las visitas posteriores; examen y palpación de los genitales externos; examen de la vagina y el cuello uterino con un espéculo insertado internamente; examen de los órganos pélvicos bimanualmente (una mano en la vagina y otra sobre el abdomen) y también a través del recto y la vagina; determinación del tamaño y la forma de los huesos de la pelvis.

Colección de análisis. Algunas pruebas se realizan rutinariamente a todas las embarazadas; otras sólo son obligadas en ciertas regiones o países o según el criterio de algunos médicos y no de otros; algunas sólo se llevan a cabo cuando las circunstancias lo justifican. Los tests prenatales más comunes son[2]:

♦ Un análisis sanguíneo para determinar el tipo de sangre y saber si hay anemia.

♦ Análisis de orina para saber si hay azúcar, albúmina, glóbulos blancos, sangre o bacterias.

♦ Tests sanguíneos para averiguar si hay inmunidad a enfermedades tales como la rubéola.

♦ Tests para descartar la presencia de infecciones tales como la sífilis, la gonorrea, la hepatitis, por *Chlamydia* y, en algunos casos, el SIDA.

♦ Tests genéticos para la detección de la anemia falciforme y la enfermedad de Tay-Sachs.

♦ Un frotis de Papanicolau para descartar el cáncer cervical.

---

[2] No todos los análisis son obligatorios, sino que debe ser el criterio del obstetra quien los decide. (*Nota del editor.*)

◆ Test de la diabetes gestacional, para determinar si hay alguna tendencia hacia la diabetes, particularmente en mujeres que han tenido en anteriores partos bebés de gran tamaño o también en las que ganaron demasiado peso durante un embarazo anterior.

Una buena oportunidad para el diálogo. Es aconsejable que la futura madre exponga en esta visita todas sus preguntas, problemas y síntomas. La primera visita prenatal es también un buen momento para hablar de los temores, el enfoque del nacimiento y otros temas de este tipo.

QUÉ SE PUEDE SENTIR

La futura madre puede sentir todos estos síntomas en un momento u otro, o padecer quizá sólo uno o dos de ellos.

FÍSICOS:

◆ Ausencia de la menstruación (aunque es posible manchar ligeramente cuando se espera el período o cuando el óvulo fecundado se implanta en el útero).

◆ Cansancio y somnolencia.

◆ Necesidad de orinar frecuentemente.

◆ Náuseas, con o sin vómitos, y/o salivación excesiva (ptialismo).

◆ Acidez de estómago e indigestión, flatulencia e hinchamiento.

◆ Aversión y antojos de alimentos.

◆ Cambios en los pechos (más pronunciados en las mujeres que experimentan cambios en los pechos antes de la menstruación): tirantez, pesadez, sensibilidad, hormigueo; oscurecimiento de la aréola (zona pigmentada que rodea al pezón); abultamiento de las glándulas sudoríparas de la aréola (tubérculos de Montgomery), que toman el aspecto de piel de gallina; aparece una red de líneas azuladas debajo de la piel, a consecuencia del aumento de irrigación de los pechos (pero estas líneas pueden no aparecer hasta más tarde).

EMOCIONALES:

◆ Inestabilidad comparable al síndrome premenstrual y que puede incluir irritabilidad, cambios de humor, irracionalidad, tendencia al llanto.

◆ Dudas, temores, alegría, júbilo –por separado o todos juntos.

Qué Puede Preocupar

FATIGA

"Estoy siempre cansada. Me temo que no podré continuar trabajando."

Lo sorprendente sería que la mujer no estuviera cansada. De algún modo, el cuerpo de la embarazada está trabajando con mayor intensidad que el de una mujer no embarazada que sube a una montaña, incluso cuando está descansando; lo que pasa es que este esfuerzo no resulta visible. Por un lado, está fabricando el sistema de soporte de la vida del bebé, la placenta, que no quedará terminada hasta el final del primer trimestre. Por otro, se está ajustando a las otras muchas exigencias físicas y emocionales del embarazo, que son considerables. Una vez adaptado el cuerpo y completada la placenta (hacia el cuarto mes), la mujer experimentará seguramente más energía. Hasta ese momento es posible que deba trabajar menos horas o dejar el trabajo durante unos pocos días si se encuentra realmente extenuada. Pero si el embarazo continúa sin novedad, no existe ninguna razón para que abandone su profesión (siempre que el médico no haya restringido su actividad y/o el trabajo no sea demasiado cansado o peligroso; véase pág. 88). La mayoría de las embarazadas se sienten más felices si se mantienen ocupadas.

Puesto que esta fatiga es legítima, lo mejor es no intentar combatirla. Se la considerará como una señal del cuerpo de que se necesita más descanso. Evidentemente, esto es más fácil de sugerir que de llevar a cabo. Pero merece la pena intentarlo.

Mimarse una misma. Si la mujer está esperando su primer bebé, deberá disfrutar de lo que probablemente será su última oportunidad durante mucho tiempo de dedicarse a cuidar de sí misma sin sentirse culpable. Si la embarazada ya tiene uno o más niños, tendrá que dividir su atención. Pero de todos modos, ahora no es el momento de luchar por el puesto de Super-futura-mamá. Descansar lo suficiente es más importante que conseguir que nuestra casa resplandezca de orden y pulcritud o que servir comidas de restaurante de cuatro tenedores. Procuraremos que las tardes no estén llenas de actividades innecesarias, y las pasaremos en casa leyendo, mirando la TV o buscando el nombre del futuro hijo. Si tenemos hijos mayores, terminaremos el día jugando a algo tranquilo con ellos, o viendo con ellos las clásicas películas de vídeo para niños, en vez de andar por todo el campo de juego. (La fatiga podrá ser pronunciada cuando hay niños mayores en casa, simplemente debido a que existirán muchas más demandas físicas y mucho menos tiempo para descansar. Por otra parte, se notará menos, dado que una mujer con hijos pequeños suele estar acostumbrada a estar exhausta y/o demasiado ocupada para preocuparse por ello.)

Y es mejor no esperar a que se haga de noche para tener un respiro –si una puede permitirse el lujo de una siesta al mediodía, por supuesto la deberá hacer. Si no puede dormir, se echará acompañada de un buen libro. Naturalmente, no está permitido echar una siestita en la oficina, a menos que se tenga un horario flexible y acceso a un sofá confortable, pero sí se podrán poner los pies sobre la mesa de trabajo o de la sala de descanso durante las pausas o la hora del almuerzo. (Si la gestante elige la hora del almuerzo para descansar, no deberá olvidar que también ha de comer.) Hacer la siesta cuando se está cuidando de otros niños también puede ser difícil, a menos que se pueda sincronizar el descanso de la madre con la hora de la siesta de los niños —asumiendo que se puedan tolerar los platos sucios y la pelusa debajo de la cama.

Dejar que otros nos mimen.

Aceptar el ofrecimiento de la madre política para pasar la aspiradora y quitar el polvo de la casa cuando viene a visitarnos. Dejar que el abuelo lleve a los hijos mayores al zoológico el domingo. Permitir que el marido se encargue de ir a la lavandería y a la compra de alimentos.

Dormir una o dos horas más por la noche.

Saltarse las últimas noticias de la TV e irse más pronto a la cama; pedirle al marido que se ocupe del desayuno para poder levantarse más tarde.

Asegurarse de que la dieta no es deficitaria.

El cansancio del primer trimestre se ve a menudo agravado por una deficiencia de hierro, de proteínas o simplemente de calorías. Revisar la dieta (véase la pág. 76) para asegurarse de que cumple todos los requisitos. Y por muy cansadas que nos sintamos, no debemos caer en la tentación de animarnos con cafeína, caramelos y pasteles. El cuerpo no se deja engañar durante mucho tiempo, y después de un aumento temporal de la vitalidad, el azúcar de la sangre caerá en picada y el cansancio será aún mayor.

Revisar el medio ambiente.

La iluminación inadecuada, una mala calidad del aire (síndrome del edificio enfermo) o un ruido excesivo en la casa o el lugar de trabajo pueden contribuir a fatigar a la futura madre. Se deberá estar alerta e intentar corregir estos problemas.

Ir de excursión.

O trotar a marcha lenta. O dar un paseo hasta la tienda de comestibles. O dedicar a diario un tiempo para los ejercicios para embarazadas. Paradójicamente, la fatiga puede aumentar si descansamos demasiado y no tenemos bastante actividad. Pero la mujer jamás debe excederse al hacer ejercicio. Parará antes de verse forzada a bajar el ritmo y, en todo momento, se asegurará de seguir las indicaciones preventivas de la página 242.

Aunque probablemente la fatiga remitirá durante el cuarto mes, es de esperar que reaparezca durante el último trimestre. Es de suponer que es una forma de la naturaleza de preparar a la mujer para las largas noches de insomnio que seguirán al nacimiento del bebé.

Cuando la fatiga sea muy grave, especialmente si va acompañada de palidez, mareos, jadeos y/o palpitaciones, se deberá informar al facultativo lo antes posible. (Véase Anemia, pág. 189.)

DEPRESIÓN

"Ya sé que tendría que sentirme feliz de estar embarazada, pero tengo la impresión de estar sufriendo una depresión posparto prematura."

En primer lugar, esta mujer puede que haya confundido con una depresión los cambios de humor normales del embarazo. Dichos cambios pueden ser más pronunciados durante el primer trimestre y en general, en mujeres que normalmente sufren de inestabilidad emocional premenstrual. Los sentimientos de ambivalencia sobre el embarazo, una vez que éste se ha confirmado, que son comunes incluso cuando el embarazo ha sido planeado, exagerarán aún más los cambios de humor. Aunque no existe remedio para dichos cambios, evitar el azúcar, el chocolate y la cafeína (todos ellos pueden hacer que un momento bajo lo sea aún más), seguir la dieta ideal, tener un buen equilibrio entre descanso y ejercicio, y siempre que sea posible, compartir con alguien los sentimientos, puede ayudar a la embarazada a atenuarlos.

Si los cambios de humor de esta mujer son persistentes o frecuentes, puede que ésta se encuentre entre el 10% de embarazadas que deben luchar algo para moderar las depresiones durante el embarazo. Algunos de los factores que pueden contribuir a dichas depresiones son:

◆ Un historial personal o familiar de trastornos del estado de ánimo.

◆ Estrés socioeconómico.

◆ Falta de respaldo emocional por parte del padre del bebé.

◆ Hospitalización o descanso en cama debido a complicaciones del embarazo.

◆ Ansiedad por la propia salud, especialmente si se están sufriendo complicaciones del embarazo o enfermedades durante éste.

◆ Ansiedad por la salud del bebé.

Los síntomas más comunes de depresión, además de sentirse hundida, vacía y apagada, incluyen trastornos del sueño, cambio de los hábitos alimentarios (no se come nada o se come sin cesar), fatiga prolongada o inusual, pérdida prolongada del interés por el trabajo, los juegos y otras actividades o placeres, y cambios de humor exagerados. Si la lectora está experimentando síntomas parecidos, se recomienda seguir los consejos que se dan para la depresión puerperal o del posparto (véase pág. 487).

Si los síntomas persisten durante más de dos semanas, la embarazada hablará con su médico sobre la depresión o le pedirá referencias sobre algún especialista. Excepto en los casos extremos, no se administrará medicación antidepresiva, cuya inocuidad para las embarazadas no está demostrada. Se seguirá una terapia de apoyo, que puede ser igual de efectiva y se buscará ayuda, no sea que la embarazada no cuide de forma óptima de ella misma y de su bebé.

MAREOS MATUTINOS

"No he sufrido ningún mareo matutino. ¿Es posible que esté embarazada?"

El mareo matutino, al igual que los antojos de helados o embutidos, es uno de aquellos axiomas referentes al embarazo que no tienen por qué cumplirse. Únicamente entre un tercio y una mitad de las mujeres embarazadas llegan a experimentar las náuseas y/o los vómitos de los mareos matutinos. Si la mujer se cuenta en el grupo de las que no sufre nunca mareos matutinos, puede considerarse a sí misma no sólo embarazada sino además muy afortunada.

"Mis mareos matutinos duran todo el día. Me preocupa no ser capaz de aguantar suficiente comida en el estómago para nutrir adecuadamente a mi bebé."

Afortunadamente, los mareos matutinos (erróneamente denominados así, ya que pueden aparecer por la mañana, durante el día o por la noche o, incluso, en las 24 horas del día) rara vez obstaculizan lo bastante la nutrición apropiada como para dañar al feto en desarrollo. Y en la mayoría de las mujeres no perduran más allá del tercer mes –aunque en algunas ocasiones, las embarazadas sufren estos mareos a finales del segundo trimestre, y unas pocas, especialmente las que esperan mellizos, gozan de este dudoso placer durante los nueve meses de gestación.

¿Qué es lo que provoca los mareos matutinos? Nadie lo sabe con certeza, aunque existen muchas teorías sobre ello. Se sabe que el centro de mando de las náuseas y los vómitos se encuentra en un área especial del tronco cerebral. Se han sugerido innumerables razones físicas por las que esta área puede ser sobreestimulada durante el embarazo, incluyendo el nivel elevado de la hormona del embarazo GCh en la sangre durante el

primer trimestre, el rápido estiramiento de los músculos uterinos, la relajación relativa del tejido muscular del tracto digestivo, que hace que la digestión sea menos eficaz, y por el exceso de ácido en el estómago provocado por la ausencia de comida o por la ingestión de los alimentos equivocados.

Pero estos desencadenantes físicos no pueden explicar, por sí solos, la presencia de los mareos matutinos, ya que la mayoría de ellos son comunes a todos los embarazos y sin embargo no todas las mujeres embarazadas experimentan náuseas y vómitos. Existen varios hechos que parecen apoyar la teoría de que los factores físicos se hallan incrementados por factores emocionales. Por un lado, los mareos matutinos son desconocidos en algunas sociedades más primitivas en las que el estilo de vida es más simple y menos exigente (aunque existieron en la antigua civilización occidental). Por otro, muchas mujeres que sufren de hiperemesis, o vómitos excesivos, se recuperan sin necesidad de recibir tratamiento cuando se encuentran en el ambiente relativamente tranquilo de un hospital, lejos de sus familias y de los problemas de la vida cotidiana. Y unos estudios demuestran también que muchas de estas mujeres son altamente hipnotizables, lo que significa que son muy susceptibles al poder de la sugestión –y es seguro que nuestra sociedad sugiere que los mareos matutinos son una parte esperada del embarazo. También es muy revelador el hecho de que algunas mujeres sufren de náuseas y vómitos debilitadores en caso de embarazo no deseado o no planeado, y en cambio no experimentan en absoluto estos mareos cuando se hallan satisfechas con el embarazo. Parece que la fatiga física o mental aumenta también las posibilidades de que se presenten náuseas. Como también lo hace el hecho de tener fetos múltiples –probablemente a causa de la multiplicación de las tensiones físicas y emocionales.

El hecho de que los mareos matutinos sean más comunes y tiendan a ser más fuertes durante el primer embarazo, apoya la hipótesis de que en ellos están implicados factores tanto psicológicos como físicos. Físicamente, el cuerpo de la gestante novata está menos preparado para el violento ataque de las hormonas y otros cambios que el de otra mujer que ya los haya sufrido antes. Emocionalmente, las primerizas tienen más probabilidades de verse sometidas a las ansiedades y miedos que pueden revolver el estómago, mientras que las mujeres que tienen otros hijos se verán distraídas de sus preocupaciones y de sus náuseas por las demandas de éstos.

Desgraciadamente, los expertos en medicina están menos seguros sobre el modo de curar el mareo matutino que acerca de sus causas. Sin embargo, admiten que existen muchas maneras de aliviar los síntomas y de minimizar sus efectos. Cada mujer deberá comprobar cuál de ellas le va mejor:

♦ Seguir una dieta rica en proteínas y en hidratos de carbono complejos (véase la dieta de la pág. 76) – tanto las unas como los otros combaten las náuseas. También es eficaz una buena nutrición, por lo que se deberá comer del modo más equilibrado que permitan las circunstancias.

♦ Tomar mucho líquido – sobre todo si se pierde líquido a través del vómito[3]. Si los líquidos resultan más fáciles de tragar cuando se tiene el estómago revuelto, se les puede utilizar para obtener los nutrientes necesarios. Se puede tomar cualquiera de las siguientes bebidas que resulte apetecible: batidos de leche doble (véase la pág. 117); jugos de frutas o de verduras; sopas y caldos. Si la mujer encuentra que los líquidos la hacen sentir aún más incómoda, puede tomar sólidos con un elevado contenido en agua, tales como frutas y verduras frescas – particularmente lechuga, melones y cítricos –. Algunas mujeres encuentran que beber y comer en una misma sesión supone una demanda excesiva para su tracto digestivo; si este fuera el caso, se intentará tomar líquidos sólo entre las comidas.

♦ Tomar un suplemento vitamínico prenatal (véase la pág. 97) para compensar los nutrientes que quizás no se ingieran. Pero este suplemento se tomará en el momento en que es menos probable que sea arrojado de nuevo – posiblemente antes de meterse en la cama. Es posible que el médico recomiende una ración adicional de 50 miligramos de vitamina B_6, que en algunas mujeres parece aliviar algo las náuseas. *No se tomará ninguna medicación para los mareos matutinos, a menos que la prescriba el médico.* Es casi seguro que éste sólo la recetará cuando los mareos matutinos sean tan fuertes como

---

[3] El líquido se beberá mejor si es frío. (*Nota del supervisor.*)

para debilitar a la madre (véase hiperemesis, pág. 422) y amenacen con comprometer la nutrición de la madre y el bebé.

♦ Evitar la vista, el olor y el sabor de los alimentos que provocan la indisposición. No merece la pena ser una mártir y preparar el plato preferido para el marido si ello obliga a correr hacia el lavabo. Y la embarazada no se forzará a tomar alimentos que no le apetezcan, o aún peor, que la pongan enferma. En vez de ello, se dejará al estómago que guíe en la selección de los menús, bajo la flexible dirección del sentido de la responsabilidad. Sólo se elegirán alimentos dulces si éstos son todo lo que la mujer puede tolerar (durante las comidas, se obtendrán la vitamina A y las proteínas de los mecolotones y panqueques, en vez de del brécol y el pollo). O los salados sólo si desea un vientre menos tumultuoso (se elegirá un emparedado de queso y tomate caliente para desayunar, en vez de los cereales y el jugo de naranja).

♦ Comer con frecuencia – antes de sentirse hambrienta. Cuando el estómago está vacío, su ácido no tiene nada que comer salvo el revestimiento del propio estómago, y esto puede desencadenar las náuseas. También pueden desencadenarlas los bajos niveles de azúcar en sangre debidos a un período demasiado largo entre las comidas. Seis comidas poco abundantes son mejores que tres comidas copiosas. Es aconsejable llevar consigo alimentos nutritivos (frutas secas, galletas de cereales integrales) que permitan romper un ayuno demasia-

do prolongado en un momento dado.

♦ Comer antes de que sobrevengan las náuseas. La comida resultará entonces más fácil de tragar y quizás evitará un ataque de vómito.

♦ Comer en la cama –por las mismas razones que se aconseja comer a menudo: para mantener el estómago lleno y el azúcar en la sangre en un nivel estable. Antes de acostarse es bueno tomar algo rico en proteínas e hidratos de carbono complejos: un vaso de leche y un panecillo de salvado, por ejemplo. Veinte minutos antes de la hora de levantarse, por la mañana, comer algo rico en hidratos de carbono: unas pocas galletas de cereales integrales, o galletas de arroz, o un puñado de pasas, que tendrá a mano en la mesita de noche antes de acostarse, para que no sea necesario salir de la cama antes de comer algo, o para el caso de despertarse hambrienta en mitad de la noche[4].

♦ Dormir y relajarse un poco más. Tanto la fatiga física como la emocional incrementan los mareos matutinos.

♦ Empezar el día a cámara lenta, las prisas tienden a agravar las náuseas. No saltar de la cama y salir corriendo de la habitación. Permanecer en cama, digiriendo las galletas, durante 20 minutos, y luego levantarse lentamente para tomar un desayuno tranquilo. Esto le puede parecer imposible a una mu-

[4] Si empezamos a asociar un alimento determinado con las náuseas, deberemos cambiar de alimento.

jer embarazada que tiene otros hijos, pero es aconsejable que intente despertarse antes de que lo hagan éstos, con el fin de concederse un poco de tranquilidad; o bien le puede pedir a su marido que se ocupe de las tareas del hogar de cada mañana.

◆ Lavarse los dientes (con una pasta de dientes que no aumente las náuseas) o aclararse la boca (le pediremos al dentista que nos recomiende un buen líquido de enjuagar y comprobaremos con el obstetra que es inocuo) después de haber vomitado, así como después de cada comida. Esto no sólo ayudará a mantener la boca fresca y a reducir las náuseas, sino que también hará disminuir el riesgo de que se dañen los dientes o las encías, lo que podría suceder cuando las bacterias empiecen a trabajar sobre los restos de material regurgitado que quedan en la boca.

◆ Eliminar al máximo el estrés. Los mareos matutinos son más comunes entre las mujeres que sufren de mucho estrés, ya sea en el trabajo o en casa. Véase la pág. 139 para los consejos sobre cómo enfrentarse al estrés durante el embarazo.

◆ Probar los parches anti-mareo. Estos parches de 1 pulgada, se colocan a veces en ambas muñecas, presionan sobre la cara interna de éstas y a menudo evitan las náuseas. No tienen efectos secundarios y se pueden conseguir en las farmacias y en las tiendas de artículos marinos.

Se estima que en 7 de cada 2.000 embarazos, las náuseas y vómitos se hacen tan intensos que se precisa tratamiento médico. Si la embarazada cree que éste es su caso, deberá consultar la pág. 422.

EXCESO DE SALIVA

"Parece que mi boca está siempre llena de saliva –y tragarla me produce náuseas. ¿Tiene esto que ver con el embarazo o es algo distinto?"

El exceso de saliva, denominado ptialismo, es otro síntoma común del embarazo. Es desagradable pero no entraña ningún peligro. Por suerte, desaparece después de los primeros meses. Es más común entre las mujeres que también experimentan mareos matutinos, y parece que agrava las náuseas. No existe un remedio seguro, pero cepillarse los dientes a menudo con una pasta de dientes mentolada, aclararse con un líquido mentolado o la goma de mascar pueden ayudar a secar un poco la boca.

MICCIÓN FRECUENTE

"Debo ir al baño cada media hora. ¿Es normal tener que orinar con tanta frecuencia?"

La mayoría de las mujeres embarazadas –aunque de ningún modo todas– deben hacer frecuentes visitas al baño durante el primero y el último trimestre. Una de las razones del incremento inicial de la frecuencia de micción es el mayor volumen de líquidos corporales y la mayor eficacia de los riñones, que ayuda a eliminar más rápidamente los residuos del cuerpo. Otra de las razones estriba en la presión del útero cada vez mayor, que se encuentra aún en la pelvis, cerca de la vejiga. La presión disminuye a menudo cuando el útero sube hacia la cavidad abdominal, hacia el cuarto mes. Probablemente no reaparecerá hasta que el feto baja en el noveno mes y presiona de nuevo contra la vejiga. Pero la disposición de los órganos internos varía ligeramente de una mujer a otra, y por ello la frecuencia de micción también lo hace.

Echarse hacia delante al orinar ayudará a asegurar que la vejiga quede completamente vacía y ayudará a reducir los viajes al cuarto de baño. Si la embarazada tiene que ir a menudo al baño durante la noche, intentará reducir los líquidos a partir de las 6 de la tarde. Por lo demás, no obstante, no limitará los líquidos.

"¿Cómo es que no tengo necesidad de orinar con más frecuencia?"

La ausencia de un aumento perceptible de la frecuencia de micción puede ser totalmente normal, sobre todo si la mujer orinaba con frecuencia antes de quedar embarazada. Sin embargo, es necesario asegurarse de beber suficiente líquido (por lo menos ocho vasos diarios). Una ingestión insuficiente de líquidos no sólo puede ser la causa de una micción poco frecuente, sino que, además, también podría conducir a una infección del tracto urinario.

CAMBIOS EN LOS PECHOS

"Casi no reconozco a mis pechos –son tan enormes. Y también están sensibles. ¿Continuarán así y quedarán luego debilitados y caídos después del parto?"

Deberemos acostumbrarnos a nuestra silueta "pechugona". Aunque quizá no esté de moda actualmente, es uno de los distintivos del embarazo. Los pechos están hinchados y sensibles debido al aumento de la cantidad de estrógeno y progesterona que produce el cuerpo. (Este mismo mecanismo actúa antes de la menstruación, cuando muchas mujeres experimentan cambios en los pechos –pero dichos cambios son más pronunciados durante el embarazo.) Estas transformaciones no se realizan por capricho; tienen por objetivo preparar a la madre para alimentar al bebé cuando nazca. Si son menos acusados en un segundo embarazo o los siguientes (como a menudo sucede), ello no significa que la embarazada sea menos capaz de amamantar.

Además del aumento de tamaño, se notarán otros cambios de los pechos. La aréola (el área pigmentada que rodea al pezón) adopta un color más oscuro, se extiende y puede presentar manchas aún más oscuras. Este color más oscuro puede palidecer pero no desaparecer por completo después del parto. Los pequeños bultos que se observan en la aréola son glándulas sebáceas (sudoríparas) que se hinchan durante el embarazo y vuelven después a su tamaño normal. El complicado mapa de carreteras de venas azules que atraviesa los pechos –y que a menudo resulta muy visible en las mujeres de piel clara– representa el sistema de abastecimiento de nutrientes y líquidos entre la madre y el hijo. Desaparecerá después del parto o una vez terminada la lactancia.

Afortunadamente, no tendremos necesidad de acostumbrarnos a la extremada sensibilidad, a veces incluso dolorosa, de los pechos. Aunque continuarán aumentando de tamaño durante todo el embarazo –quizás incluso hasta tres tallas– no es probable que continúen siendo sensibles pasado el tercer o cuarto mes. En lo que se refiere a si quedarán debilitados y caídos después del parto, es una cuestión que depende de la propia embarazada, por lo menos en parte. El estiramiento y debilitación de los tejidos del pecho resultan de un soporte defectuoso durante el embarazo –y no del embarazo mismo– aunque la tendencia al pecho caído puede ser genética. Por muy firmes que sean los pechos durante el embarazo, es necesario protegerlos de cara al futuro llevando un buen sujetador. Si los pechos son particularmente grandes o muestran tendencia a caer, es una buena idea llevar el sujetador incluso por la noche.

Si los pechos de la futura madre aumentan de tamaño muy pronto y luego disminuyen súbitamente (y especialmente si también desaparecen otros síntomas de embarazo sin ninguna explicación), ésta deberá ponerse en contacto con su médico.

"Mis pechos crecieron mucho durante mi primer embarazo, pero ahora que estoy esperando mi segundo hijo parece que no han cambiado en absoluto. ¿Estará pasando algo malo?"

Las mujeres de pecho pequeño, que desean que éste sea exuberante durante el embarazo, a menudo sufren un desengaño, al menos temporal, durante la segunda gestación o las siguientes. Aunque a algunas les crece tanto al principio como durante el primer embarazo, a otras no –quizás debido a que el pecho, gracias a su primera experiencia, no necesita tanta preparación y responde a las hormonas del embarazo menos drásticamente. En dichas mujeres, puede que los pechos crezcan gradualmente, o que esperen a hincharse hasta después del parto, cuando empieza la producción de leche.

SUPLEMENTO VITAMÍNICO

"¿Debo tomar vitaminas?"

Prácticamente ninguna mujer embarazada sigue cada día una dieta perfecta desde el punto de vista nutritivo, en especial durante los primeros tiempos del embarazo en los que el mareo matutino suele quitar el apetito, y cuando los pocos alimentos que la mujer puede conseguir tragar a menudo vuelven a subir de inmediato. Un suplemento vitamínico diario, que no le quite el sitio a una buena dieta prenatal, puede servir a modo de seguro alimentario, garantizando que aunque el cuerpo no coopere o se cometa algún desliz, el bebé no será estafado. Un suplemento vitamínico diario es una póliza de seguros dietética: una garantía de que el futuro bebé no se verá estafado si la madre no se alimenta bien. Además, algunos estudios han demostrado que las mujeres que toman un suplemento vitamínico antes del embarazo y durante el primer mes de gestación pueden reducir significativamente el riesgo de problemas en el tubo neural (tales como espina bífida) de sus bebés. Los suplementos de calidad, especialmente formulados para las futuras madres, se pueden obtener por prescripción facultativa o sin receta médica. (Véase la página 97 para lo que debería contener el suplemento.) No se tomará ningún tipo de suplemento de la dieta que no sea adecuado para embarazadas y recomendado por el médico.

Muchas mujeres encuentran que la toma de suplementos vitamínicos aumenta las náuseas al principio del embarazo, e incluso más adelante. Cambiar la fórmula podría ser de alguna ayuda, así como tomar la pastilla después de las comidas (a menos que sea entonces cuando la mujer suele vomitar). Si la embarazada tiene dificultades para tragar una píldora de tamaño normal, considerará la posibilidad de tomar pastillas de tamaño infantil, un suplemento masticable o una cápsula que pueda ser abierta y espolvoreada sobre la comida o la bebida. Pero se deberá asegurar de que la fórmula elegida sea parecida a los suplementos concebidos para las embarazadas (véase pág. 107). Si el suplemento fue prescrito por el médico, se le consultará antes de cambiar.

A algunas mujeres, el hierro del suplemento prenatal puede causarles estreñimiento o diarrea. También en este caso cambiar de fórmula podría ser de gran ayuda. Si se toman un suplemento sin hierro y un preparado de hierro por separado (el médico puede prescribir uno que se disuelva en el intestino en vez de en el estómago, que es más sensible), también podrán reducirse la irritación y los síntomas. En cualquiera de los dos casos se pedirá previamente consejo al médico.

EMBARAZO ECTÓPICO

"He sufrido algunos calambres ocasionales. ¿Es posible que tenga un embarazo ectópico sin saberlo?"

El temor de un embarazo ectópico, o tubárico, se encuentra en la mente de casi toda mujer que ha quedado embarazada y que ha oído hablar de este tipo anormal de implantación. Afortunadamente, en la gran mayoría de los casos es sólo un temor infundado. Un temor que puede ser eliminado por completo en la octava semana del embarazo, momento en que la mayoría de los embarazos tubáricos han sido diagnosticados y terminados.

Tan sólo uno de 1.000 embarazos, aproximadamente, son ectópicos –es decir, se producen fuera del útero, habitualmente en las trompas de Falopio[5]. Una buena parte de ellos son diagnosticados antes de que la mujer llegue a darse cuenta de que está embarazada. Por lo tanto, si el médico ha confirmado el embarazo por medio de un análisis de sangre y de un examen físico, y si la mujer no presenta signos de embarazo ectópico, lo mejor es que descarte este temor de sus preocupaciones.

Existen diversos factores que pueden hacer que una mujer sea más susceptible a los embarazos ectópicos. Entre ellos se cuentan:

- ◆ Un embarazo ectópico anterior.
- ◆ Una enfermedad inflamatoria anterior de la pelvis.

[5] Esto suele suceder debido a alguna irregularidad tubárica que bloquea el paso del óvulo fecundado hacia el útero. Muy raramente, el óvulo fecundado se implanta en el ovario, la cavidad abdominal o la cérvix.

◆ Una intervención quirúrgica abdominal o tubárica con cicatrización postoperatoria.

◆ Una ligadura de trompas desafortunada (esterilización quirúrgica) o una inversión de la ligadura de trompas.

◆ Un DIU aún colocado en el momento de la concepción (es más probable que un DIU impida la concepción en el útero que fuera de él –de ahí el aumento de embarazos ectópicos en las mujeres que usan un DIU[6]).

◆ Posiblemente, abortos múltiples provocados (aunque la evidencia de ello no está clara).

◆ Posiblemente, exposición al dietilestilbestrol (DES) en el seno materno, sobre todo si ello dio lugar a importantes anomalías estructurales del aparato reproductor.

Por muy poco frecuentes que sean los embarazos ectópicos, toda mujer embarazada –y en especial las que tienen un alto riesgo en este sentido– debería estar familiarizada con los síntomas. Los calambres ocasionales, debidos probablemente a un estiramiento de los ligamentos a causa del aumento del tamaño del útero, no se cuentan entre dichos síntomas. A continuación se enumeran estos síntomas; la aparición de uno de ellos, o de todos, exige una visita inmediata al médico. Si la mujer embarazada no consigue ponerse en contacto con su médico, deberá acudir rápidamente a la sala de urgencias del hospital.

◆ Dolores con cólicos y con sensibilidad anormal, habitualmente en la parte inferior del abdomen –inicialmente en un lado, aunque el dolor puede irradiar a todo el abdomen. Algunas veces el dolor puede agravarse al evacuar, al toser o al moverse. Si se produjera una rotura de la trompa, el dolor se volvería muy agudo y constante durante un breve tiempo, antes de difundirse por toda la región pélvica.

◆ Pérdidas vaginales marrones o ligeras hemorragias (intermitentes o persistentes), que bien pueden presentarse varios días o varias semanas antes que los dolores. Puede no existir hemorragia si no se rompe la trompa.

◆ Fuerte hemorragia si la trompa de Falopio se rompe.

◆ Náuseas y vómitos en aproximadamente un 25 o 50 % de las mujeres – aunque estos síntomas pueden ser difícil de diferenciar de los mareos matutinos.

◆ Desvanecimiento o debilidad en algunas mujeres. Si la trompa se rompe, son habituales un pulso rápido y débil, la piel fría y húmeda y los desmayos.

◆ Dolor en los hombros, en algunas mujeres.

◆ Sensación de presión rectal, en algunas mujeres.

Si el embarazo es ectópico, a menudo una intervención quirúrgica inmediata puede salvar la trompa de Falopio y la fertilidad de la mujer (véase la página 423 para el tratamiento de los embarazos ectópicos).

---

[6] Pero parece que el hecho de haber llevado un DIU con anterioridad no incrementa el riesgo.

EL ESTADO DEL BEBÉ

"Estoy muy nerviosa porque no puedo notar realmente a mi bebé. ¿Es posible que éste muera sin que yo me dé cuenta?"

En este momento, ya que no se ha producido un aumento perceptible del tamaño del abdomen y ya que no existe una actividad fetal evidente, resulta difícil imaginar que dentro del propio cuerpo se encuentra un bebé vivo y que va creciendo. Pero la muerte de un bebé o un embrión sin que sea expulsado del útero en un aborto espontáneo es un caso muy raro. Cuando sucede, la mujer pierde todos los signos de embarazo, incluidos el aumento de tamaño y la sensibilidad anormal de los pechos, y muchas de ellas experimentan unas pérdidas parduscas, aunque no una hemorragia real. Durante el examen, el médico encontrará que el útero se ha reducido.

Si en cualquier momento de la gestación los síntomas de embarazo desaparecen, se deberá llamar al médico. Ésta será una reacción mucho más positiva que quedarse en casa preocupada.

ABORTO ESPONTÁNEO

"Entre lo que yo he leído y lo que me ha dicho mi madre, tengo miedo de que todo lo que he hecho, lo que hago y lo que haré pueda provocar un aborto espontáneo."

A muchas mujeres embarazadas, el temor de un aborto espontáneo puede privarles de sentirse felices durante el primer trimestre. Algunas de ellas incluso se abstienen de hablar de la buena noticia hasta el cuarto mes, momento en que se sienten seguras de que el embarazo continuará con éxito. Y esto es realmente lo que sucederá en la mayoría de los casos – probablemente en un 90 % de ellos[7].

Queda aún mucho por aprender acerca de las razones de un aborto espontáneo precoz, pero existen varios factores de los que se cree que *no* provocan este problema. Entre ellos se cuentan:

- Trastornos anteriores con el DIU. La formación de cicatrices en el endometrio (el revestimiento del útero) a causa de una infección desencadenada por el DIU podría impedir que el huevo se implantara en el útero, pero no debe provocar un aborto espontáneo después de la implantación. Tampoco afectan al embarazo las dificultades que se hayan podido experimentar para mantener al DIU colocado en su lugar.

- Historial de abortos múltiples[8]. La formación de cicatrices en el endometrio a causa de abortos múltiples, al igual que las provocadas por una infección debida al DIU, podría impedir la implantación, pero por lo demás no puede ser responsable de un aborto precoz.

---

[7] Aproximadamente un 10 % de los embarazos diagnosticados finalizan con un aborto espontáneo clínicamente aparente. Otro 20 a 40 % termina antes de ser diagnosticado; éstos son los abortos que suelen pasar desapercibidos.

[8] Aunque no son una causa para un aborto precoz, las dilataciones repetidas debidas a los abortos u otras intervenciones pueden ocasionar una debilitación del cuello uterino –que con frecuencia es la causa de un aborto tardío. (Véase la pág. 218.)

Posibles signos de aborto espontáneo

Se llamará inmediatamente al médico, por si acaso:

◆ Cuando se experimenta una hemorragia con calambres o dolor en la parte central del bajo vientre. (El dolor en un lado durante los primeros tiempos del embarazo podría estar desencadenado por un embarazo ectópico y justifica también una llamada al médico.)

◆ Cuando el dolor es intenso o continúa ininterrumpidamente durante más de un día, incluso si no va acompañado de manchas o hemorragia.

◆ Cuando la hemorragia es tan intensa como la de una menstruación fuerte, o cuando las manchas continúan presentándose durante más de tres días.

Se pedirá asistencia médica de urgencia:

◆ Cuando se tiene un historial de abortos espontáneos y se experimenta una hemorragia, o bien dolores, o ambos a la vez

◆ Cuando la hemorragia es tan intensa que se empapan varias compresas en una hora, o cuando el dolor es tan intenso que resulta insoportable

◆ Cuando la sangre de la hemorragia presenta coágulos o materia grisácea– lo que puede significar que el aborto espontáneo ya ha empezado. Si no se consigue localizar al médico se acudirá al servicio de urgencias más próximo. Es posible que el médico aconseje conservar el material que se expulsa (en un tarro, en una bolsa de plástico u otro recipiente limpio) con el fin de poder determinar si el aborto espontáneo es simplemente inminente, se ha producido ya de modo completo o es sólo parcial y requiere una dilatación y un raspado.

◆ Un trastorno emocional –debido a una discusión, a la tensión en el lugar de trabajo o a problemas familiares.

◆ Una caída o una lesión accidental menor de la futura madre. Pero una lesión grave podría provocar un aborto, por lo que siempre deberían observarse unas precauciones de seguridad – por ejemplo, abrocharse el cinturón de seguridad en el auto y no subir por las escaleras.

◆ La actividad física habitual, tal como limpiar la casa, coger a los niños en brazos, cargar la compra u otros objetos moderadamente pesados (véase pág. 252), colgar cortinas, trasladar muebles un poco pesados y un ejercicio sano y moderado (véase pág. 233).[9]

◆ Las relaciones sexuales – a menos que la mujer tenga un historial con abortos espontáneos o se halle bajo otro riesgo que amenace su embarazo.

Sin embargo, *existen* varios factores que parece que podrían incrementar el riesgo de un aborto espontáneo. Algunos de ellos es improbable que se repitan y afecten a los futuros embarazos (por ejemplo: una infección grave como una neumonía; una fiebre alta; la rubéola, los rayos X o los fármacos que dañan al feto; un DIU

[9] En el caso de un embarazo de alto riesgo, el médico quizá limitará estas actividades o incluso prescribirá un estricto reposo en cama. Pero normalmente, la mujer embarazada sólo debe limitar sus actividades si el médico se lo aconseja.

colocado cuando se produce la concepción). Otros factores de riesgo, si son detectados, pueden ser controlados en los futuros embarazos (una nutrición insuficiente, fumar, insuficiencia hormonal y ciertos problemas médicos de la madre). Unos pocos factores de riesgo de aborto espontáneo resultan aún difíciles de superar, como por ejemplo, una malformación del útero (aunque en algunos casos puede ser corregida quirúrgicamente) y también, ciertas enfermedades maternas.

Muy raramente, los abortos espontáneos repetidos pueden atribuirse al sistema inmunitario de la madre, que rechaza las células paternas del embrión en desarrollo. La inmunoterapia podría corregir este problema y permitir que el embarazo transcurriera normalmente.

Síntomas que no deben preocupar.

Es importante reconocer que no cada calambre, cada dolor o cada pérdida insignificante no son necesariamente un signo de que se va a producir un aborto espontáneo. Prácticamente todos los embarazos normales presentan por lo menos, en un momento u otro, uno de los siguientes síntomas, que, por regla general, suelen ser habitualmente inofensivos[10]:

♦ Calambres o dolores suaves en uno o ambos lados del abdomen. Probablemente serán debidos al estiramiento de los ligamentos que aguantan el útero. A menos que los calambres sean intensos, constan-

---

[10] La futura madre debería informar de modo rutinario a su médico de *cualquier* dolor, calambre o hemorragia que experimente. En la mayoría de los casos, la respuesta del médico la tranquilizará.

tes o vayan acompañados de hemorragia, no existe motivo de preocupación.

♦ Manchar un poco en los días en que se habría tenido la menstruación o a los 7 o 10 días de la concepción, momento en que la pequeña bolita de células que se convertirá en el bebé se fija en la pared uterina. Una ligera hemorragia en estos días es habitual y no indica necesariamente que el embarazo presente problemas – siempre que no vaya acompañada de dolor en la parte baja del abdomen.

Si se teme un aborto espontáneo.

Si la futura madre experimenta alguno de los síntomas enumerados en el recuadro de la página 137, lo mejor es que llame a su médico. Si los síntomas se encuentran en el apartado titulado "Se pedirá asistencia médica de urgencia" y la mujer no consigue localizar a su médico, es aconsejable que le deje un mensaje y que llame a un teléfono de urgencias médicas o vaya hasta el servicio de urgencias más próximo.

Mientras se espera la llegada de ayuda, lo mejor es tenderse o por lo menos descansar en una silla manteniendo los pies en alto. Con ello no se evitará el aborto espontáneo si éste ya está en marcha, pero ayudará a relajarse. También puede ayudar a relajarse el recordar que la mayoría de las mujeres que sufren pérdidas sanguíneas en los primeros tiempos del embarazo consiguen llegar a término y dar a luz a bebés sanos y normales.

Si se sospecha o el médico diagnostica un aborto espontáneo, véase la página 426.

"No me siento embarazada. ¿Es posible que haya abortado sin saberlo?"

El temor de haber abortado sin darse cuenta de ello, aunque es muy frecuente, no está justificado. Cuando el embarazo está bien establecido, los signos de una amenaza de aborto no son algo que pueda pasar inadvertido. Además, es muy raro que un embrión en desarrollo muera y no sea expulsado del útero. Generalmente, "no sentirse embarazada" no es un motivo de preocupación –muchas mujeres con embarazos normales no se sienten embarazadas, al menos hasta que empiezan a notar los movimientos del feto. La embarazada compartirá sus preocupaciones con el facultativo a la siguiente visita; sin duda alguna éste será capaz de tranquilizarla.

Si, no obstante, la mujer ha estado experimentando síntomas de embarazo y éstos se desvanecen súbitamente y sin explicación, se deberá llamar al médico[11].

EL ESTRÉS DE LA VIDA DIARIA

"Mi trabajo conlleva mucha tensión; Todavía no había planeado tener un bebé, pero he quedado embarazada. ¿Tengo que dejar mi trabajo?"

Durante las últimas dos décadas, el estrés se ha convertido en un importante sujeto de estudio, debido

al efecto que puede tener sobre nuestras vidas. Dependiendo de cómo lo manejemos y respondamos a él, puede ser bueno para nosotros (provocando que rindamos más, que funcionemos con mayor eficacia) o puede ser malo (cuando está fuera de control, desbordándonos y debilitándonos). Si el estrés del trabajo hace que esta mujer trabaje con una eficacia máxima, la excita y desafía, no debería ser dañino para su embarazo. Pero si la hace estar ansiosa, insomne o deprimida, o si hace que experimente síntomas físicos (tales como migraña, dolor de espalda o pérdida del apetito), sí podrá serlo. También podría ser perjudicial si hace que la embarazada quede exhausta (véase la página 125 para los consejos contra la fatiga).

Las reacciones negativas ante el estrés pueden verse agravadas por los cambios de humor que son normales durante el embarazo. Y debido a que reacciones tales como la pérdida de apetito, el atracarse de alimentos poco recomendables y la falta de sueño pueden cobrarse un buen precio en la madre –y, si prosiguen durante el segundo y tercer trimestre, también en el bebé–, aprender a manejar el estrés de forma constructiva debería convertirse en una tarea prioritaria. Los siguientes consejos pueden sernos de gran ayuda:

Hablar de ello. Permitir que las ansiedades afloren a la superficie es la mejor forma de asegurarse de que no se caerá en el desánimo. Tratar de mantener abiertas las líneas de comunicación con la pareja y pasar algún rato al final del día aireando las preocupaciones y frustraciones. (Desde luego, probablemente él también ne-

---

[11] No debemos olvidar, no obstante, que hacia el final del primer trimestre suelen desaparecer los mareos matutinos, no se ha de orinar con tanta frecuencia y la sensibilidad del pecho es menos pronunciada – todo lo cual es normal.

Una relajación fácil

Existen muchas formas de relajación, incluyendo el yoga. Aquí explicamos un par de técnicas de relajación fáciles de aprender y ejecutar en cualquier lugar y en cualquier momento. Si la embarazada las encuentra útiles, podrá utilizarlas cuando se presente la ansiedad, o varias veces al día para intentar protegerse de ella.

1. Hay que sentarse con los ojos cerrados. Relajaremos los músculos empezando por los de los pies y subiendo despacio por las piernas, el torso, el cuello y la cara. Debe respirarse únicamente por la nariz (a menos que

ésta esté demasiado congestionada, desde luego). Al exhalar el aire, repetiremos la palabra "paz" o cualquier otro monosílabo para nosotras mismas. Continuaremos las repeticiones de 10 a 20 minutos más.

2. Inhalaremos lenta y profundamente por la nariz, empujando el abdomen hacia fuera al mismo tiempo. Contaremos hasta cuatro. Luego, relajando los músculos de los hombros y del cuello, exhalaremos despacio y cómodamente contando hasta seis. Se repetirá esta secuencia cuatro o cinco veces para disipar la tensión.

---

cesite un oído amistoso, así que la mujer estará preparada para escuchar la parte que le toque.) Juntos, los miembros de la pareja podrán encontrar algo de alivio, e incluso diversión, al comparar las situaciones respectivas. No obstante, si usted comprueba que se ponen nerviosos el uno al otro, trate de hablar con otro miembro de la familia, con el médico, con un amigo o con un sacerdote. Si parece que nada le sirve de ayuda, pida consejo profesional.

Hacer algo al respecto. Hay que intentar identificar los orígenes del estrés en el trabajo y en otras áreas de la vida, y determinar cómo pueden modificarse para reducir el estrés. Si queda claro que la futura madre está intentando trabajar demasiado, habrá que reducir algunas actividades. Si está tomando demasiadas responsabilidades en casa o en el trabajo, establezca prioridades y luego decidirá lo que puede posponerse o pasarse a otra persona. Aprenda a decir que no a los nuevos proyectos o actividades antes de estar sobrecargada.

A veces, sentarse con un cuaderno de notas y confeccionar listas de los cientos de cosas que se deben hacer (en casa o en el trabajo), y el orden por el que se van a efectuar puede ayudar a que la mujer considere que tiene mayor control sobre el caos que reina en su vida. Tache de la lista las tareas que se hayan llevado a término por obtener la satisfacción que produce el perfeccionismo.

Consultarlo con la almohada. El sueño es un pasaje para la regeneración de la mente y el cuerpo. A menudo los sentimientos de tensión y ansiedad son inspirados por nuestra propia falta de sueño. Si tiene problemas para dormir, intente seguir los consejos de la página 173.

Alimentarse bien. Un estilo de vida ajetreado puede llevar a un estilo de nutrición inadecuado. Si ello sucede durante el embarazo, las malas consecuencias pueden ser dobles: puede entorpecer la capacidad de enfrentarse al estrés y puede afectar al desarrollo del bebé. Por lo tanto, la embarazada se asegurará de tomar tres comidas al día y los tentempiés adecuados dentro del marco de la dieta ideal (véase pág. 97).

Tomar un buen baño. Un baño caliente (pero no demasiado) constituye una excelente forma de aliviar las tensiones. Se recomienda uno después de un día agitado; también nos ayudará a dormir mejor.

Alejarse temporalmente. Hay que combatir el estrés con cualquier actividad que encontremos relajante –deportes (consúltese primero con el médico y ténganse en cuenta las líneas directrices de la pág. 236), lectura, ir al cine, escuchar música (consideraremos la posibilidad de llevar una radiocassette con auriculares al trabajo, para poder oír música relajante durante la pausa del café o de la comida, o incluso cuando el trabajo lo permita), dar largos paseos (o cortos durante las pausas o a la hora de la comida– pero nos aseguraremos de que quede tiempo para comer), meditar (cerrar los ojos e imaginarse una escena alegre, o mantenerlos abiertos y contemplar una pintura o fotografía tranquilizadoras situadas estratégicamente en la oficina). Practicaremos las técnicas de relajación (véase pág. 140), no sólo porque serán útiles durante el parto, sino porque podrán ayudarnos a disipar la tensión en cualquier momento.

Alejarse permanentemente. Quizás el problema no valga el estrés y la ansiedad que está generando. Si se trata del trabajo, se considerará la posibilidad de una licencia de maternidad temprana, o cambiar de puesto durante la gestación para reducir

el estrés a un nivel manejable.

Hay que recordar que el estrés no hará sino aumentar al nacer el bebé; sería muy sensato aprender a manejarlo a partir de este momento.

MIEDOS ABRUMADORES SOBRE LA SALUD DEL BEBÉ

"Ya sé que posiblemente sea irracional, pero no puedo dormir o comer o concentrarme en el trabajo porque tengo miedo de que mi bebé no sea normal."

Todas las futuras madres se preocupan de si su bebé será normal. Pero aunque una dosis moderada de preocupación que no responda a los consejos tranquilizadores (como los que se encuentran en este libro) es un efecto secundario inevitable del embarazo, una preocupación que sea tan absorbente que interfiera con el funcionamiento necesita atención profesional. La mujer deberá hablar con su médico. Quizás éste podría ordenar una sonografía del feto para ayudar a calmar los miedos. Muchos facultativos están dispuestos a prescribir un examen de este tipo cuando una paciente está demasiado ansiosa, sobre todo si cree que tiene una razón específica para temer por la salud de su bebé (quizá pasó mucho tiempo en una bañera muy caliente o se dio demasiados baños muy calientes antes de saber que estaba embarazada), o incluso si parece que su inquietud carece de fundamento o es exagerada. Ello se debe a que los posibles riesgos para la madre y el feto de este procedimiento (las investigaciones aún no han puesto de manifiesto ninguno) compensan sobradamente los peligros de esta abrumadora ansiedad (especialmente si impide que la futura madre coma y duerma).

Aunque los ultrasonidos no pueden detectar todos los problemas potenciales, pueden una vez que ha habido un desarrollo fetal significativo, poner al descubierto gran cantidad de ellos. Incluso la silueta, tan borrosa como se ve, de un bebé normal –con todas sus extremidades y órganos en su sitio– puede suponer gran consuelo. Todo ello, junto con las tranquilizadoras palabras del propio médico y quizá del especialista que ha evaluado la sonografía, podrá ayudar a la futura madre a empezar con la importantísima tarea que le espera: cuidar de ella misma y alimentar a su bebé. No obstante, si no fuera así, podría ser necesario buscar ayuda profesional.

Otros tipos de diagnóstico fetal, tales como la amniocentesis y el análisis de las vellosidades coriónicas, que también pueden ser muy tranquilizadores, sólo se suelen recomendar cuando existen razones médicas válidas (véanse págs. 53 y 59), ya que estos procedimientos entrañan ciertos riesgos.

COGER EN BRAZOS A OTROS NIÑOS

"Tengo miedo de coger en brazos a mi hija de dos años, que pesa bastante, debido a que he oído que el esfuerzo físico puede provocar un aborto."

Esta mujer tendrá que buscar una excusa mejor para que la niña ande con sus propios pies. A menos que el médico haya dado instrucciones contrarias a ello, no existe ningún problema en llevar pesos moderados (incluso un robusto niño en edad preescolar). Y de hecho, cargar al hermanito que aún no ha nacido con la culpa del rechazo de la madre a llevarla en brazos podría crear innecesarios sentimientos de rivalidad y resentimiento hacia el bebé incluso antes de que aparezca en escena.

Al progresar el embarazo, no obstante, quizá la espalda de la futura madre ya no pueda someterse al esfuerzo de cargar con el feto y con otra criatura (véase pág. 215). Pero se asegurará de culpar de ello a su espalda y no al bebé, y de compensarlo con muchos abrazos cuando esté sentada.

Qué Es Importante Saber: UNA ATENCIÓN MÉDICA REGULAR

En la última década, el movimiento de autoatención médica ha instruido a los americanos en todo tipo de cosas, desde tomarse uno mismo el pulso y la presión sanguínea hasta el tratamiento casero de las distensiones musculares y el diagnóstico de una irritación de garganta o un dolor de oído. El impacto que ello ha tenido en la eficacia de la atención sanitaria es indudablemente positivo – reduciendo el número de visitas que se hacen al médico y convirtiendo a los ciudadanos en unos mejores pacientes cuando deben acudir al médico. Y sobre todo, nos ha hecho ser conscientes de la responsabilidad que todos nosotros tenemos de nuestra salud y es probable que todos seamos bastante más sanos en años venideros.

Incluso en el embarazo y tal como se demuestra a lo largo de todo este libro, se pueden tomar innumerables medidas para que los nueve meses sean más sanos y cómodos, para que el parto sea más fácil y para que el futuro bebé sea más sano. Pero intentar arreglárselas sola, aunque sólo sea por unos pocos meses, es llevar demasiado lejos el concepto de autoatención médica – que se basa en la relación de cooperación entre el ciudadano y su médico. La intervención regular del médico es crucial en el embarazo. Un importante estudio demostró que las mujeres que acudieron a numerosas visitas prenatales (una media de 12.7 visitas) tuvieron bebés más grandes y con una mejor tasa de supervivencia que las mujeres que habían sido sometidas a pocos exámenes prenatales (una media de 1.4).

PROGRAMA DE VISITAS PRENATALES

En el caso ideal, la primera visita al médico o a la enfermera comadrona se debería producir cuando el futuro bebé es aún un proyecto. Pero éste es un ideal que muchas de nosotras, especialmente cuando el embarazo no es planeado, no podemos satisfacer. En segundo lugar en cuanto a perfección se halla la visita efectuada tan pronto se sospecha que se ha concebido un bebé. El examen interno ayudará a confirmar el embarazo, y el examen físico descubrirá cualquier problema potencial que deba ser controlado. Después de ello, el programa de visitas variará en función del médico y en función de si el embarazo es o no de alto riesgo. En el caso de un embarazo de bajo riesgo y sin complicaciones, lo más habitual es una visita mensual al médico hasta las 32 semanas de gestación. Pasado este momento, se suele. efectuar una visita cada dos semanas hasta el último mes, durante el cual es habitual una visita semanal.

Cuándo se debe llamar al médico

Es aconsejable determinar con el médico lo que se deberá hacer en caso de urgencia. Pero si no se ha hablado de ello y se experimenta un síntoma que requiere una atención médica inmediata, se procederá de la siguiente forma. En primer lugar se llamará a la consulta del médico. En caso de que éste no pueda acudir al teléfono y no vuelva a llamar al cabo de unos pocos minutos, se llamará de nuevo a la consulta y se le dejará un mensaje explicando cuál es el problema y a qué centro de urgencias se va a acudir. A continuación se irá directamente al centro de urgencias más próximo o se llamará a un servicio médico de urgencias.

Al informar de cualquiera de los síntomas que se enumeran a continuación, es importante no olvidar mencionarle también la existencia de cualquier otro síntoma que se experimente, por muy poco relacionado que parezca estar con el problema del momento. También es importante ser muy exacta al mencionar el tiempo que hace que se presenta dicho síntoma, la frecuencia con que aparece, lo que parece aliviarlo o exacerbarlo, y lo grave que es.

◆ Dolor intenso en la parte inferior del abdomen, en uno o en ambos lados, y que no remite: avisar al médico el mismo día; si va acompañado de hemorragia o de náuseas y vómitos, avisarle inmediatamente.

◆ Fuerte dolor en la zona abdominal superior media, con o sin náuseas e hinchazón de manos y cara: llamar inmediatamente.

◆ Ligeras pérdidas vaginales: informar al médico el mismo día.

◆ Hemorragia intensa (especialmente si va acompañada por dolores en el abdomen o la espalda): avisar el mismo día.

◆ Perdidas de sangre por los pezones, el recto o la vejiga: avisar el mismo día.

◆ Expectorar sangre al toser: avisar inmediatamente.

◆ Pérdida de líquido en la vagina: llamar inmediatamente.

◆ Aumento súbito de la sed, acompañado por una micción menos frecuente o por la ausencia total de micción durante todo un día: llamar inmediatamente.

◆ Hinchazón de las manos, la cara, los ojos: avisar el mismo día. Si la hinchazón es muy intensa y aparece bruscamente, o va acompañada por dolores de cabeza o dificultades en la visión: llamar inmediatamente.

◆ Dolor de cabeza intenso que persiste durante más de dos o tres horas: llamar el mismo día. Si va acompañado por trastornos de la visión o por hinchazón de ojos, cara y manos: llamar inmediatamente.

◆ Micción dolorosa o ardiente: llamar el mismo día. Si va acompañada de temblores y fiebre superior a los 102 °F (39 °C) o dolores de espalda: llamar inmediatamente.

◆ Trastornos de la visión (visión borrosa, visión doble) que persisten durante dos o tres horas: llamar inmediatamente.

◆ Desmayos o desvanecimientos: informar al médico el mismo día.

◆ Escalofríos y fiebre superior a 100 °F (38 °C) (sin síntomas de resfriado o gripe): llamar el mismo día: llamar inmediatamente.

◆ Náuseas y vómitos intensos, vómitos con mayor frecuencia de dos o tres veces al día en el primer trimestre, vómitos en fases más avanzadas del embarazo cuando no se habían sufrido con anterioridad: informar al médico el mismo día. Si el vómito va acompañado por dolor y/o fiebre: llamar inmediatamente.

◆ Aumento brusco de peso de más de 2 libras (1 kilo) y que no parezca estar relacionado con un exceso de comida: informar al médico el mismo día. Edema de las manos y la cara y/o dolor de cabeza o trastornos visuales: llamar inmediatamente.

◆ Dejar de notar los movimientos fetales durante más de 24 horas después de la vigésima semana: avisar el mismo día. Menos de diez movimientos por hora (véase pág. 248) después de la semana 28: avisar inmediatamente.

◆ Picazón en el cuerpo y orina oscura, deposición pálida e ictericia: avisar el mismo día.

Cuando dudemos

A veces las señales del cuerpo de que algo no va bien no son claras. La mujer está más cansada de lo normal, dolorida, no se encuentra del todo bien. Pero no presenta ninguno de los síntomas tan definidos de la lista de la página 144. Si dormir bien toda la noche y una ración extra de descanso no consiguen que se sienta mejor al cabo de un día o dos, no deberá sentirse desconcertada por consultarle a su médico.

Es probable que sólo precise más descanso del que se permite. Pero también es posible que esté anémica o incubando una infección de algún tipo. Ciertas infecciones –cistitis, por ejemplo– pueden hacer su sucio trabajo sin causar síntomas obvios.

Para lo que se puede esperar en cada visita prenatal, véanse los capítulos dedicados a cada uno de los meses de embarazo.

CUIDADO DEL RESTO DEL CUERPO

Durante el embarazo, la mujer se siente comprensiblemente preocupada por el tema de su gestación. Pero aunque sus cuidados deberán empezar por su barriga, no deberían terminar en ella. No debe esperar a que los problemas se presenten. Visitará al dentista: la mayor parte del trabajo de este especialista, sobre todo de tipo preventivo, puede ser efectuada sin problemas durante el embarazo (véase la pág. 221). En caso necesario visitará al especialista en alergias. Lo más probable es que éste no prescriba ahora una nueva tanda de inyecciones, pero si las alergias de la embarazada son graves, su especialista deseará controlar su estado. El médico de familia o el especialista deberá también controlar cualquier enfermedad crónica u otros problemas médicos que no caen dentro del radio de acción del obstetra; si la futura madre acude a una enfermera comadrona para su embarazo, deberá visitar al médico de familia o al ginecólogo para *todos* los problemas médicos.

Si se presentan nuevos problemas en el transcurso del embarazo, es importante no ignorarlos. Incluso si los síntomas parecen relativamente inocuos, en el embarazo es más importante que nunca acudir con rapidez al médico. El bebé necesita una madre *totalmente* sana.

6
El segundo mes

QUÉ SE PUEDE ESPERAR EN LA VISITA DE ESTE MES

Si se trata de la primera visita del embarazo, consultar el apartado correspondiente de la página 122. Si es ya el segundo examen, lo más probable es que el médico efectúe los siguientes controles, aunque puede haber variaciones en función del médico y en función de las necesidades particulares de todas y cada una de las embarazadas[1]:

◆ Peso y presión sanguínea.

◆ Orina, para detectar azúcar y albúmina.

◆ Manos y pies, para detectar un edema (hinchamiento) y piernas para detectar venas varicosas.

◆ Síntomas que se hayan experimentado, especialmente síntomas poco habituales.

◆ Preguntas o problemas que la embarazada desee discutir – llevar a la visita una lista de ellos.

QUÉ SE PUEDE SENTIR

Se pueden experimentar todos los síntomas siguientes en un momento u otro, o tan sólo uno o dos de ellos. Algunos pueden continuar desde el mes pasado, otros serán nuevos. Sean cuales fueren los síntomas, no es motivo de preocupación el no sentirse aún embarazada.

FÍSICOS:

◆ Cansancio y somnolencia.

◆ Necesidad de orinar con frecuencia.

◆ Náuseas, con o sin vómitos y/o salivación excesiva (ptialismo).

◆ Estreñimiento.

◆ Acidez de estómago e indigestión, flatulencia e hinchamiento.

[1] Véase el Apéndice para una explicación de las intervenciones y los tests realizados.

- Aborrecimiento y antojos de alimentos.

- Cambios en los pechos: aumento de tamaño, pesadez, sensibilidad anormal, hormigueo; oscurecimiento de la aréola (área pigmentada que rodea al pezón); glándulas sudoríparas de la aréola prominentes (tubérculos de Montgomery) con aspecto de piel de gallina; aparece una red de línea azuladas debajo de la piel, a medida que aumenta la irrigación de los pechos.

- Dolores de cabeza ocasionales (éstos son similares a los dolores de cabeza que tienen las mujeres que toman píldoras anticonceptivas).

- Desvanecimientos o desmayos ocasionales.

- La ropa puede empezar a apretar en la cintura y el busto; el abdomen puede haber aumentado algo de tamaño, probablemente a causa de la distensión intestinal más que al aumento de tamaño del útero.

EMOCIONALES:

- Inestabilidad comparable a la del síndrome premenstrual, y que puede comportar irritabilidad, cambios de humor, irracionalidad, tendencia al llanto.

- Dudas, temores, alegría, exaltación –cualquiera de ellos o todos juntos.

QUÉ PUEDE PREOCUPAR

CAMBIOS VENOSOS

"Tengo unas feas líneas azules debajo de la piel, en los pechos y en el abdomen. ¿Es normal?"

Muy normal. Forman parte de la red de venas que se esparcen para llevar la mayor cantidad de sangre que es producida durante el embarazo. Estas venas no sólo no constituyen un motivo de preocupación, sino que son un signo de que el cuerpo está haciendo lo que debe. Aparecen más pronto en las mujeres muy delgadas. En otras mujeres, la red venosa puede ser menos visible, no perceptible en absoluto o no resultar visible hasta una fase más adelantada del embarazo.

"Desde que me quedé embarazada me han salido unas espantosas líneas de color rojo púrpura y con aspecto de tela de araña en los muslos. ¿Se trata de varices?"

No resultan muy favorecedoras, pero no se trata de venas varicosas. Son nevos aráneos o telangiectasias, que pueden producirse a causa de los cambios hormonales del embarazo. Palidecerán y desaparecerán después del parto, y si no fuera así, pueden eliminarse.

"Tanto mi madre como mi abuela tuvieron varices durante el embarazo y desde entonces siempre han sufrido de

ellas. ¿Hay algo que pueda hacer para evitar este problema durante mi embarazo?"

Puesto que las varices suelen ser una característica familiar, es útil pensar en prevenirlas desde el principio del embarazo. Sobre todo porque las venas varicosas tienen tendencia a empeorar con los siguientes embarazos.

Normalmente, las venas sanas conducen la sangre desde las extremidades hasta el corazón. Debido a que trabajan contra la fuerza de la gravedad están provistas de unas válvulas que impiden el retroceso de la sangre. En algunas personas, estas válvulas faltan o son defectuosas, por lo que la sangre se acumula en las venas, donde la presión de la gravedad es mayor (generalmente en las piernas, pero algunas veces en el recto o la vulva), y provoca el abultamiento de las varicosidades. Las venas que se distienden con facilidad contribuyen también a este proceso. El problema es más frecuente en las personas obesas y se presenta cuatro veces más en las mujeres que en los hombres. En las mujeres susceptibles a las varices, este problema aparece muchas veces durante el primer tiempo del embarazo. Para ello existen varias razones: aumento de la presión del útero sobre las venas pelvianas, lo que aumenta la presión sobre las venas de las piernas; del volumen de sangre; y hormonas del embarazo que tienden a relajar el tejido muscular de las venas.

Los síntomas de las venas varicosas no son difíciles de reconocer, pero su gravedad es muy variable. Las venas hinchadas pueden provocar un dolor intenso, un dolorcito suave, una sen-

LA MADRE Y EL BEBÉ DURANTE ESTE MES

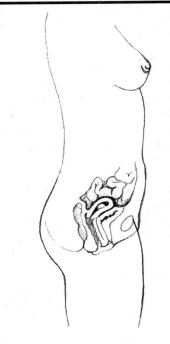

Hacia el final del segundo mes, el embrión tiene ya un aspecto más humano; mide aproximadamente 1¼ pulgadas (3 cm) de largo desde la cabeza hasta las nalgas (una tercera parte de él corresponde a la cabeza) y pesa aproximadamente ⅓ de onza (10 gramos). Tiene ya un corazón que late, y brazos y piernas con un comienzo de dedos en las manos y los pies. El cartílago empieza a ser sustituido por hueso.

sación de pesadez o incluso ser totalmente asintomáticas. Puede resultar visible una pálida sombra de venas azuladas, o bien unas venas serpenteantes pueden resultar bien visibles y protuberantes desde el tobillo hasta la parte superior del muslo. En los casos graves, la piel que cubre las venas se hincha y se vuelve seca e irritada. En algunas ocasiones se puede desarrollar una tromboflebitis (inflamación de una vena en relación con un coágulo sanguíneo) en el punto de una varicosidad (véase la página 443).

Afortunadamente, las venas varicosas del embarazo pueden ser a menudo prevenidas o suavizados sus síntomas, tomando medidas para eliminar toda presión innecesaria sobre las venas de las piernas.

◆ Evitar un aumento excesivo de peso.

◆ Evitar los largos periodos de permanencia en pie o sentada; mientras se permanece en posición sentada se elevarán los pies por encima del nivel de las caderas, siempre que ello sea posible. Estando echada, la embarazada elevará las piernas colocando una almohada bajo los pies o se acostará de lado.

◆ Se evitará levantar objetos pesados.

◆ Al defecar, no se harán esfuerzos.

◆ Llevar medias elásticas (parece ser que las que no son muy apretadas tienen efectos beneficiosos sin ser molestas) o calcetines elásticos, que se colocarán antes de salir de la cama (antes de que la sangre se acumule en las piernas) y se quitarán por la noche, antes de acostarse.

◆ No llevar ropas apretadas. Evite los cinturones o fajas apretados, especialmente si se trata de una faja pantalón (aunque esté especialmente diseñada para embarazadas), Los calcetines y medias con la parte superior elástica, ligas o zapatos ajustados.

◆ No fumar. Se ha visto que posiblemente existe una correlación entre el hábito de fumar y las venas varicosas (y desde luego con toda una serie de problemas más, incluyendo complicaciones en el embarazo; véase pág. 66).

◆ Hacer mucho ejercicio – una caminata rápida de 20-30 minutos cada día.

◆ Asegurarse de ingerir suficiente vitamina C, de la que algunos médicos creen que mantiene las venas sanas y elásticas.

La extirpación quirúrgica de las venas varicosas no está recomendada durante el embarazo, aunque si puede ser practicada unos meses después del parto. Sin embargo, en la mayoría de los casos, el problema desaparecerá o disminuirá espontáneamente después del parto, aproximadamente en la misma época en que se llegue de nuevo al peso anterior al embarazo.

PROBLEMAS DE PIEL

"Mi piel está llena de granos, igual que cuando yo era una jovencita."

El resplandor del embarazo que exhiben algunas mujeres afortunadas es debido no sólo a la felicidad de la futura maternidad, sino también al aumento de la secreción de aceites provocados por los cambios hormonales. Y la misma causa tienen también, desgraciadamente, las erupciones mucho menos resplandecientes que sufren otras mujeres (en especial aquéllas cuya piel suele mostrar este fenómeno antes de la menstruación). Aunque estas erupciones son difícil de eliminar totalmente, las medidas que se enumeran a continuación pueden ayudar a mantenerlas a raya:

- Seguir fielmente la dieta ideal – es tan bueno para la piel como para el futuro bebé.

- No pasar junto a un grifo sin llenar el vaso – el agua es uno de los purificadores de la piel más eficaces.

- Limpiarse la cara a menudo con un limpiador suave. Evitar las cremas y los maquillajes grasos.

- Si el médico lo aprueba, tomar un suplemento de vitamina B$_6$ (de 25 a 50 miligramos). Esta vitamina resulta a veces útil en el tratamiento de los problemas cutáneos de origen hormonal, aunque las pruebas al respecto no son concluyentes.

- Si los problemas cutáneos fuesen lo bastante graves para requerir la consulta del internista y/o el dermatólogo, la embarazada se asegurará de que éste sepa su estado. Algunos fármacos utilizados contra el acné, particularmente el Accutane y posiblemente el Retin-A, no deberían ser utilizados por las gestantes, debido a que pueden ser dañinos para el feto.

Para algunas mujeres, la piel seca, a menudo con picazón, resulta un problema durante el embarazo. Las cremas hidratantes pueden ser útiles en estos casos. Para que la absorción sea óptima, se deberían aplicar mientras la piel está aún húmeda tras el baño o la ducha. También pueden serlo el tomar mucho líquidao y el mantener las habitaciones con un aire más húmedo durante la época en que se enciende la calefacción. Las duchas y los baños demasiado frecuentes, en especial con jabón, tienden a aumentar la sequedad de la piel. Por lo tanto será conveniente no tomar tantos y utilizar un producto que no contenga jabón.

AUMENTO DE LA CINTURA

"¿Por qué se me ensancha ya la cintura? Creía que no empezaría a "notarse" hasta el tercer mes, como mínimo."

La expansión de la cintura puede ser el resultado directo del embarazo, especialmente si la mujer estaba delgada antes de la concepción y por ello tiene poca carne para esconder el útero en crecimiento. Pero también puede ser debida a la distensión intestinal, muy frecuente en los primeros tiempos del embarazo. Por otro lado, este "empezar a notarse" podría ser debido a que está aumentando de peso con demasiada rapidez. Si la mujer ya ha aumentado más de 3 libras (1,5 kilos) hasta el momento, será mejor que estudie su dieta: probablemente está ingiriendo demasiadas calorías, quizás calorías vacías. Deberá revisar la dieta ideal y leer el apartado sobre el aumento de peso en la página 182.

PERDER LA LÍNEA

"Tengo miedo de que mi figura nunca vuelva a ser la misma después de tener el bebé."

Las 2 ó 4 libras de más que como promedio les queda a las mujeres con cada embarazo, y la flaccidez que suelen acompañarlo, no son los resultados inevitables de tener un bebé. Son el resultado de ganar demasiado peso, comer alimentos no recomendables y/o no hacer suficiente ejercicio durante los nueve meses. El aumento de peso durante el embarazo tiene dos fines legítimos: alimentar el feto en desarrollo y almacenar reservas para la lactancia, para nutrir al bebé después de nacido. Si sólo se aumenta el peso necesario para cumplir esta finalidad y la mujer se mantiene en buen estado físico, su figura deberá volver a ser normal al cabo de unos pocos meses después del parto, especialmente si utiliza sus reservas de grasa para amamantar a su hijo[2].

Por lo tanto, hay que dejar de preocuparse y empezar a tomar las medidas oportunas. Se seguirá la dieta ideal, y se observarán las recomendaciones sobre el aumento de peso de la página 182 y los ejercicios de la página 233.

Si ahora se pone atención en la dieta y se hace ejercicio, la mujer puede tener mejor aspecto que nunca después del embarazo, ya que habrá aprendido a cuidarse de forma óptima. Si el marido también adopta un estilo de vida más sano, también tendrá mejor aspecto cuando haya nacido el bebé.

---

[2] Algunas mujeres que amamantan a sus bebés se encuentran con que pueden perder muy poco peso mientras están criando. Generalmente, poco después del destete podrán volver a su peso normal. Si no fuera así, la causa habrá que buscarla en una ingestión excesiva de calorías y en que se queman demasiado pocas. Las madres que alimentan a sus bebés con biberón deberán perder peso a base de dieta y ejercicio.

ACIDEZ DE ESTÓMAGO E INDIGESTIÓN

"Sufro de indigestión y acidez de estómago. ¿Afectará ello a mi bebé?"

Mientras la madre es dolorosamente consciente de sus trastornos gastrointestinales, el bebé es indiferente a ellos si éstos no impiden que la madre se alimente convenientemente.

Aunque la indigestión puede tener la misma causa (exceso de comida y bebida) durante el embarazo que cuando no se está embarazada, existen razones adicionales para la indigestión en una mujer que está esperando. En los primeros tiempos del embarazo, el cuerpo produce grandes cantidades de progesterona y estrógeno, que tienden a relajar el tejido muscular liso de todo el cuerpo, incluido el tracto gastrointestinal. A consecuencia de ello, el alimento se desplaza con mayor lentitud por dicho sistema, provocando la formación de gases. Esto es desagradable para la futura madre, pero bueno para el bebé, ya que esta lentitud permite una mejor absorción de los nutrientes hacia la corriente sanguínea y, por consiguiente, hacia el sistema sanguíneo del bebé a través de la placenta.

La acidez de estómago se produce cuando el esfínter que separa el esófago del estómago se relaja y permite el paso de la comida y los jugos digestivos ácidos de nuevo hacia el esófago. Los ácidos gástricos irritan el delicado revestimiento del esófago y provocan la sensación de quemadura que denominamos "acidez gástrica" e indigestión. Durante los dos últimos trimestres, el problema se ve agravado por el mayor tamaño del útero, que presiona sobre el estómago.

Es casi imposible pasar estos nueve meses sin ninguna indigestión; se trata simplemente de uno de los factores menos agradables del embarazo. Sin embargo, existen diversas medidas eficaces para evitar la indigestión y la acidez gástrica la mayoría de las veces, y de minimizar el malestar cuando se presentan:

◆ Evitar el aumento excesivo de peso: el peso excesivo significa un exceso de presión sobre el estómago.

◆ No llevar prendas ajustadas en el abdomen y la cintura.

◆ Tomar muchas raciones pequeñas en vez de tres abundantes.

◆ Comer lentamente, tomando bocados reducidos y masticándolos a conciencia.

◆ Eliminar de la dieta cualquier alimento que provoque estos trastornos. Entre ellos, los más frecuentes son: los alimentos picantes y con muchas especias; los alimentos grasos; las carnes elaboradas (salchichas tipo vienesas, embutidos, tocino ahumado); el chocolate, el café, el alcohol y las bebidas carbónicas; la menta y la menta piperita (incluso en forma de goma de mascar).

◆ No fumar.

◆ Evitar inclinarse doblando la cintura; en lugar de ello, doblar las rodillas.

◆ Dormir con la cabecera de la cama levantada 6 pulgadas (15 cm).

◆ Relajarse.

◆ En caso de que todas estas medidas fracasen en aliviar los síntomas, consultar al médico si se puede tomar algún antiácido o medicamento contra la acidez gástrica que no tenga contraindicaciones durante el embarazo. No se ingerirán preparados que contengan sodio o bicarbonato sódico.

AVERSIONES Y ANTOJOS DE COMIDA

"Ciertos alimentos –particularmente las hortalizas verdes– que siempre me habían gustado me resultan desagradables ahora, y en cambio tengo antojos de alimentos que son menos nutritivos."

La imagen del marido que sale corriendo en medio de la noche, con un abrigo sobre el pijama, en busca de un cucurucho de helado y de unos embutidos para satisfacer los antojos de su esposa, ocurre probablemente con mayor frecuencia en la mente de los autores de dibujos animados que en la vida real. No sucede a menudo que los antojos de las embarazadas las lleven tan lejos –a ellas o a sus maridos.

Pero la mayoría de las embarazadas encuentran que sus gustos en materia de alimentación cambian más o menos con el embarazo. Los estudios demuestran que entre un 66 y un 90 % de las futuras madres tienen antojos de por lo menos un alimento durante el embarazo, y entre un 50 y un 85 % tienen aversión al menos a uno. Hasta cierto punto, estas excentricidades gastronómicas súbitas pueden deberse a los estragos de las hormonas –lo que probablemente explica por qué los antojos y aversiones son más comunes durante el primer trimestre, cuando dichos estragos son mayores.

Las hormonas, sin embargo, no son la única explicación a los antojos y aversiones durante el embarazo. La teoría, que desde hace tiempo goza de gran popularidad, de que éstas son señales de nuestro cuerpo –de que cuando desarrollamos una aversión por algo, ello suele ser malo para nosotros, y cuando lo deseamos mucho, generalmente es algo que necesitamos– tiene algo de verdad. Dichas señales aparecen cuando el café solo que solía ser el punto de apoyo de la jornada laboral de la embarazada se vuelve totalmente falto de atractivo. O el cóctel de antes de las comidas parece demasiado fuerte, incluso si es muy flojo. O cuando súbitamente la embarazada no puede conseguir todo el jugo de cítricos que desea. Por otra parte, cuando la mujer no pueda soportar la visión del pescado, o de repente el brócoli tiene un gusto amargo, no deberá interpretarlo como que el cuerpo le esté mandando un aviso.

De hecho, las señales del cuerpo en lo referente a la comida son muy poco fiables, probablemente debido a que nos hemos apartado en tal medida de la cadena alimentaria de la naturaleza que ya no conseguimos interpretarlas correctamente. Antes de que se inventaran los helados, cuando la comida procedía de fuentes naturales, un antojo de hidratos de carbono y calcio nos hubiera conducido hacia las frutas o las fresas y hacia la leche o el queso. Con la amplia variedad de alimentos tentadores (pero a menudo malsanos) que existe hoy en día, no es de extrañar que nuestro cuerpo esté confundido.

Los antojos y las aversiones no pueden ser ignorados totalmente. Pero pueden ser tratados sin poner en peligro las necesidades nutritivas del futuro bebé. Si el antojo se refiere a un alimento que es bueno para la madre y para el bebé, evidentemente se cederá a él sin ningún problema. Si el antojo es de algo que sabemos que no es bueno, intentaremos encontrarle un sustitutivo que satisfaga el antojo sin sabotear los intereses alimentarios del bebé: uva, orejones de albaricoque o un panecillo endulzado con jugo de fruta, galletas o una barra de chocolate en vez de caramelos de azúcar; galletas de trigo integral poco saladas en vez de las normales, que contienen demasiada sal y pocos nutrientes. Cuando los sustitutivos no satisfagan, la solución puede ser la sublimación–siempre es mejor hacer ejercicio, leer o tomar un baño relajante u otras distracciones cuando aparezcan los deseos insanos. Y, desde luego, de vez en cuando la gestante podrá ceder a los antojos y hacer una pequeña trampa (véase pág. 159).

Si la mujer embarazada siente una súbita aversión ante el café o el alcohol o el helado de chocolate, mejor que mejor. Ello no hará más que facilitar el prescindir de ellos durante todo el embarazo. Si lo que no puede tolerar es el pescado, o la coliflor o la leche, no es necesario que los tome a la fuerza, pero deberá encontrar un alimento que proporcione los mismos nutrientes. (Véase la dieta ideal para encontrar los alimentos sustitutivos.)

La mayoría de los antojos y aversiones desaparecen o por lo menos se debilitan hacia el cuarto mes. Si los antojos continúan apareciendo más adelante, quizá se estén desencadenando por motivos emocionales –la necesidad de un poco de atención extra, por ejemplo. Si tanto la embarazada como su marido comprenden esta necesidad, resultará bastante fácil solucionar el problema. En lugar de exigir un alimento raro en medio de la noche, quizá servirá igual un poco de afecto o un romántico baño para dos.

Algunas mujeres desean e incluso comen sustancias tan raras como arcilla, ceniza y almidón de planchar. Debido a que este hábito puede ser señal de deficiencias de la alimentación, particularmente de hierro, debe notificarse al médico.

AVERSIÓN O INTOLERANCIA A LA LECHE

"No puedo tolerar la leche y beber cuatro vasos al día me pondría enferma. ¿Perjudicaré a mi bebé si no bebo leche?"

En primer lugar, no es la leche lo que el bebé necesita, sino el calcio. Puesto que la leche es una fuente muy apropiada de calcio, suele ser recomendada para satisfacer la enorme necesidad de este elemento durante el embarazo. Pero existen numerosos sustitutos de la leche que también satisfacen esta necesidad dietética. Muchas personas con intolerancia a la lactosa (es decir, que no pueden digerir el azúcar de la leche, la lactosa) toleran algunos tipos de productos lácteos, tales como los quesos duros, los yogures y algunos nuevos tipos de leche en la que un 70 % de la lactosa ha sido convertida a una forma más digerible. Si la embarazada no tolera ni estos productos lácteos, puede de todos modos obtener todo el calcio que su futuro bebé necesita tomando los alimentos no lácteos enumerados en el apartado de alimentos ricos en calcio de la página 110.

No obstante, puede que la embarazada, aunque no haya podido tolerar la lactosa durante años, pueda consumir algunos productos lácteos durante el segundo y tercer trimestres cuando el feto necesita más calcio. Incluso cuando esto sea así, no se deberá abusar; intentará continuar con los productos que es más probable que no le provoquen una reacción.

Si el problema de la leche no es fisiológico, sino únicamente una cuestión de sabor, existen muchos modos de satisfacer las necesidades de calcio sin ofender el paladar. Basta con consultar la lista de alimentos ricos en calcio. O se podrá intentar engañar a las papilas gustativas haciendo que la leche en polvo desnatada llegue a la mesa de incógnito (en la harina de avena, las sopas, los panecillos, las salsas, los batidos, los postres helados, los budines, etc.).

Si, a pesar de los mayores esfuerzos, parece que la embarazada no puede ingerir bastante calcio con la dieta, se deberá pedir al médico que recete un suplemento de calcio.

COLESTEROL

"Mi marido y yo vigilamos mucho nuestras dietas, y limitamos la ingesta de grasas y colesterol. ¿Debemos continuar así durante mi embarazo?"

Las embarazadas, y en menor proporción las mujeres en edad de procrear, se encuentran en una situación envidiable: no tienen que reducir la ingesta de colesterol tan drásticamente como las mujeres más mayores y los hombres. De hecho, el colesterol es necesario para el desarrollo del feto; tanto es así, que el cuerpo de la madre aumenta automáticamente su producción, subiendo los niveles sanguíneos de colesterol entre un 25 y un 40 %[3]. Aunque la mujer no debe seguir una dieta con mucho colesterol para ayudar al cuerpo a aumentar su producción, puede permitirse no controlar tanto su toma. Se puede tomar un huevo diario[4] si así se desea, se comerá queso para satisfacer 106 requerimientos diarios de calcio, y se degustará un filete de vez en cuando y todo ello sin sentirse culpable. Pero no se debe abusar, ya que muchos alimentos ricos en colesterol tienen mucha grasa y calorías, y un exceso de ellos podría hacer subir vertiginosamente el cómputo. Demasiada grasa también podría hacer sobrepasar el cupo de grasas (véase pág. 101). Y se debe recordar que muchos alimentos ricos en colesterol son también ricos en grasas animales, que podrían estar contaminadas con productos químicos indeseables (véase pág. 161).

Sin embargo, aunque la embarazada no deba privarse de la mayonesa (y de la mantequilla, las yemas de huevo y las costillas de cordero), el resto de los habitantes de la casa sí, con la excepción de los menores de dos años[5], al menos durante la mayor parte del tiempo. Este es el caso sobre todo de los hombres adultos, tanto los que tienen niveles límite de colesterol como los que desean evitar este problema. Debido a que servir dos tipos de desayunos, comidas y cenas –uno tolerante con el colesterol y el otro no– no sólo representa un gran esfuerzo para la cocinera sino una falta de atención para los que deben privarse, sería más sensato continuar o instituir un régimen sano para el corazón en las comidas familiares. Se elegirán carnes magras, aves sin piel, productos lácteos de bajo contenido graso, aceites que combaten el colesterol (como el de oliva o el de girasol), y la clara de huevo en vez de la yema. La gestante disfrutará de sus alimentos con colesterol furtivamente, cuando no tenga nadie al lado a quien se le caiga la baba.

UNA DIETA SIN CARNE

"Como pollo y pescado, pero no carne roja. ¿Puedo proporcionar al bebé todos los nutrientes que necesita sin necesidad de comer carne?"

En este caso, el bebé puede ser tan feliz y sano como el de cualquier mujer que coma carne de vaca. El pescado y las aves de corral, de hecho, proporcionan más proteína y menos grasa por las mismas calorías

---

[3] Las mujeres con problemas de hipercolesteremia, un tipo común de trastorno con niveles sanguíneos altos de colesterol, constituyen una excepción en cuanto al tratamiento del colesterol durante el embarazo. Dichas mujeres deberán seguir los consejos del médico en cuanto a la dieta.

[4] Pero ni crudo ni poco cocido, debido al riesgo de una salmonelosis.

[5] Los niños de menos de dos años necesitan grasas y colesterol para un desarrollo y crecimiento apropiados del cerebro, y nunca debieran tomar una dieta que restrinja la grasa ni el colesterol, si no es bajo el control del médico.

que la vaca, el cerdo, el cordero y los despojos. Una dieta sin carnes rojas contiene además menos colesterol, lo que para la embarazada no constituye una gran ventaja, pero que representa un beneficio para su esposo y quizás para el resto de la familia.

UNA DIETA VEGETARIANA

"Soy vegetariana y gozo de buena salud. Pero todo el mundo –incluido mi médico– me dice que debo comer carne y pescado, huevos y productos lácteos, para tener un hijo sano. ¿Es verdad?"

Las mujeres vegetarianas pueden tener bebés sanos sin necesidad de cambiar sus costumbres dietéticas. Pero han de ser más cuidadosas aún que las madres que comen carne en cuanto a la planificación de la dieta; en particular deben vigilar los siguientes puntos:

Suficiente proteína. Para la mujer lacto-ovovegetariana, que consume huevos y leche, la ingestión suficiente de proteína puede quedar asegurada con estos dos tipos de productos. La mujer vegetariana "pura" (que sigue un vegetarismo estricto, sin leche ni huevos) ha de depender de las combinaciones de proteínas vegetales para alcanzar las cinco raciones de proteínas aconsejadas (véanse las combinaciones proteicas completas vegetarianas, pág. 119). Algunos análogos de carne son buenas fuentes de proteína; otros son bajos en proteína y altos en calorías y grasa: es necesario leer atentamente las etiquetas.

Suficiente calcio. Este elemento de la dieta no constituye un problema para la embarazada vegetariana que toma productos lácteos, pero aquélla que no lo hace deberá prestar mucha atención a su dieta.

Muchos productos de la soja tienen bastante calcio, pero se deberá tener cuidado con las leches de soja que contienen sacarosa (azúcar, jarabe de maíz, miel); se deberá buscar un producto de la soja puro. Para que el tofu pueda contar como un alimento rico en calcio, deberá haber sido coagulado con calcio; de otro modo contendrá poco o nada de dicho mineral. Algunas tortillas de maíz constituyen una buena fuente de calcio no láctea, ya que proporcionan media ración de calcio por unidad (se consultarán las etiquetas). Otra fuente de calcio no láctea fácil de tomar es el jugo de naranja al que se ha añadido calcio. Para algunas más, véase la lista de alimentos ricos en calcio de la página 110. Para mayor seguridad, se recomienda que las vegetarianas tomen también un suplemento de calcio prescrito por el médico (existen fórmulas vegetarianas).

Vitamina B$_{12}$. Las mujeres vegetarianas, especialmente las que prescinden también de los huevos y la leche, a menudo no toman una cantidad suficiente de esta vitamina que se encuentra primariamente en los alimentos animales. Por consiguiente, deberán asegurarse de que el suplemento vitamínico que ingieren durante el embarazo contenga vitamina B$_{12}$, así como ácido fólico y hierro.

Vitamina D. Esta vitamina no se encuentra naturalmente en los alimentos, salvo en el aceite de hígado de pescado. También se produce en nuestra piel cuando la exponemos a la luz del sol, aunque debido a los caprichos del tiempo, a que vamos cubiertos de ropa, y a los peligros de pasar demasiado tiempo al sol, ésta es una fuente de vitamina D poco fiable para la mayoría de las mujeres. Para asegurar una ingesta adecuada de dicha vitamina, particularmente en los niños y las embarazadas, las leyes de Estados Unidos requieren que la leche esté enriquecida con 400 mg de vitamina D por litro. Si la mujer no bebe leche, se asegurará de que en el suplemento que está tomando haya vitamina D (véase pág. 108). No obstante, se tendrá cuidado de no tomar dicha vitamina en dosis mayores a las requeridas para las embarazadas, ya que puede ser tóxica en cantidades excesivas.

ALIMENTOS PREPARADOS

"Soy adicta a los alimentos preparados – donuts fritas para desayunar; bocadillos de hamburguesa, papas fritas y Coca-Cola en el almuerzo. Me temo que si no soy capaz de renunciar a esta mala costumbre, mi bebé estará subalimentado."

Realmente hay razón para preocuparse. Antes de quedar embarazada, estos vicios de alimentación sólo perjudicaban a la mujer; en este momento perjudican también a su futuro bebé. Con una dieta diaria a base de donuts fritas, hamburguesas y Coca-Cola, se niega al futuro bebé la nutrición apropiada durante los nueve meses más importantes de su vida.

Afortunadamente, cualquier adicción puede ser vencida. La de la heroína, la del tabaco e incluso la de los alimentos preparados. Las medidas que se enumeran a continuación pueden ayudar a vencer este hábito de forma casi indolora:

Comer en otro lugar. Si el desayuno solía consistir en un emparedado sobre la mesa de la oficina, la embarazada tomará un desayuno más consistente antes de salir de casa. Si no puede resistir una hamburguesa a la hora de la comida, irá a un restaurante o pedirá un bocadillo nutritivo en una cafetería o se llevará uno de casa.

Dejar de pensar en la comida como algo improvisado. En vez de conformarse por lo más fácil, se elegirá lo que sea mejor para el bebé. Se planificarán las comidas y "snacks" con anticipación, para asegurarse de que se ingieren los doce grupos de alimentos diarios.

Mantener la tentación a raya. Se mantendrán los caramelos, las papas fritas, los pastelitos azucarados hechos con harinas refinadas y las bebidas refrescantes endulzadas con azúcar fuera del hogar (los demás miembros de la familia podrán sobrevivir sin ellas, y de hecho se beneficiarán de su ausencia). Cuando en el trabajo se presente la oportunidad de tomar un café, se hará caso omiso. Se surtirá la casa y el lugar de trabajo con alimentos tan sanos como las frutas frescas o secas, las nueces, los productos de la panadería endulzados con jugos de frutas, las barritas de pan y las tostadas integrales, los jugos de frutas, los huevos duros y los palitos de queso (estos dos últimos precisarán de una nevera en el trabajo, o se colocarán junto a una bolsa de hielo).

No utilizar la falta de tiempo como excusa para una mala alimentación. No se tarda más en hacer un emparedado de atún para llevar al trabajo que en una cola de un Burger King. O en cortar un melocotón en un recipiente con yogur que en cortar una porción de tarta de melocotón. Si la perspectiva de preparar una verdadera cena cada noche nos parece abrumadora, cocinaremos para dos o tres cenas y las consumiremos a noches alternas. Y mantendremos la simplicidad; las salsas imaginativas no son nutritivas, sólo son ricas en grasas y calorías. Se usarán verduras congeladas o las frescas, lavadas y cortadas, que se venden en bolsas en los supermercados, cuando no se tenga tiempo de prepararlas (las hortalizas crudas pueden hacerse al vapor o en un sartén rápidamente en casa).

No usar la falta de presupuesto como excusa para tomar alimentos preparados. Un vaso de jugo de naranja o de leche es más barato que una lata de Coca-Cola. Una pechuga de pollo a la parrilla y un par de papas asadas resultan bastante más baratas que una hamburguesa con papas fritas.

Cortar por lo sano. No decirse a sí misma que "por una vez" se puede tomar una Coca-Cola o una donut frita. Casi siempre, esto da malos resultados cuando se está intentando vencer una adicción. Lo mejor es pensar de una vez que esta comida preparada y poco saludable se ha terminado definitivamente – por lo menos hasta el parto. Y es posible que, una vez nacido el bebé, resulte que la costumbre de alimentarse bien sea tan difícil de romper como la antigua mala costumbre.

Estudiar la dieta más óptima. Convertirla en parte de la vida.

TOMAR COMIDAS RÁPIDAS

"Aproximadamente una vez al mes salgo con los amigos al cine y luego vamos a tomar una comida rápida. ¿Debo renunciar a ello durante el resto del embarazo?"

Aunque no se pueda decir que las comidas rápidas sean de lo más sano, últimamente las principales cadenas de restaurantes han hecho un esfuerzo para mejorar la calidad de los alimentos que ofrecen. No obstante, se deberá elegir bien para asegurarse de tomar lo mejor de entre lo que ofertan. En algunos lugares de comidas rápidas se puede obtener información sobre el valor nutritivo de los alimentos o preguntando al personal. Para la embarazada es recomendable el pollo o pescado asados a la parrilla, pescado rebozado, papas asadas (sin el acompañamiento, tan rico en grasa), un taco, una ración de pizza, alguna vez, una hamburguesa sencilla, ensaladas que no estén nadando en un aliño muy aceitoso (en vez de ello, tomará verduras frescas poco aliñadas y las espolvoreará con queso, u otros platos principales que no tengan demasiada grasa ni sodio). Se evitarán las papas fritas (aunque puede que ya no las frían con grasa de origen animal, todavía tendrán demasiadas calorías y grasas), las hamburguesas dobles, las guarniciones de queso que recubren las papas (en vez de ello se tomará algo de queso fresco de la sección de ensaladas), los frutos enlatados con azúcar, los budines, las

Pequeñas trampas en la dieta ideal

A menos que la embarazada sufra de alguna alergia o sensibilidad alimentaria, ningún alimento tiene por qué estar totalmente prohibido, incluso durante el embarazo. La dieta ideal reconoce que todos nosotros cometemos algún desliz –en realidad lo *tenemos* que tener–de vez en cuando. Para eliminar el sentido de culpabilidad, la dieta ideal nos permite pequeñas trampas. Así, una vez por semana nos permitiremos algo que no sea de lo más indicado pero que no sea tan terrible: algo de pan o pastelillos hechos con harina refinada, helado de yogur o de leche confeccionados con azúcar, papas o pollo fritos, una hamburguesa de una hamburguesería, o un panecillo de sal-

vado o cereales integrales con azúcar o miel. Una vez al mes, nos obsequiaremos con algo terriblemente perverso: una porción de bizcocho o pastel, un helado de frutas y nueces o una barra de caramelo. Intentaremos siempre hacer las trampas selectivamente –elegiremos una torta de zanahoria o de queso en vez de una de mantequilla, un helado a base de leche en vez de un postre helado sin ella (a menos que ésta no se pueda tolerar), galletas hechas con salvado, pasas o nueces en vez de chocolate. Sólo se harán trampas con comidas que realmente deseemos y nos gusten. Y no empezaremos si tenemos la impresión de que luego ya no podremos parar.

galletas saladas y las tartas de fruta. Si los batidos o los postres helados están hechos con leche auténtica, se podrán tomar de vez en cuando – pero se evitarán los que son principalmente a base de azúcar, grasas saturadas y productos químicos. La embarazada beberá jugos de frutas, leche, agua de Seltzer o agua sin gas, y se traerá su propio postre de casa (un par de pastelillos endulzados con jugo de fruta o una fruta), si cree que no ha de poder resistir la ausencia de dulces. Si ha pasado el día sin haber tomado una sola verdura o fruta amarilla, al llegar a casa tomará una tajada de melón o una zanahoria cruda.

PRODUCTOS QUÍMICOS EN LOS ALIMENTOS

"Con todos los aditivos de la comida empaquetada, con los insecticidas de los vegetales, con los contaminantes del pescado y la carne, y con los nitratos de las salchichas de Viena, ¿hay algo

que pueda comer sin problemas durante el embarazo?"

Los informes acerca de los productos químicos peligrosos que existen en casi todos los elementos de nuestra dieta bastan para cortarle el apetito a cualquiera – especialmente a una mujer embarazada que se preocupa no sólo de su propia salud sino también de la de su bebé aún no nacido. Gracias a los medios de información, el adjetivo "químico" ha pasado a ser sinónimo de "peligroso" y el de "natural" a sinónimo de "seguro". Pero ninguna de estas dos generalizaciones es acertada. Todo lo que comemos está constituido por productos químicos. Algunos son inofensivos (incluso beneficiosos); otros no lo son. Y aunque "natural" es mejor que artificial o no natural, también puede ser mortal. Un hongo "natural" puede ser venenoso; huevos, mantequilla y grasas animales "naturales" están relacionadas con las enfermedades cardíacas y el azúcar y la miel "naturales" provocan caries.

Eso no quiere decir que la gestante deba dejar de comer para proteger a su bebé de los peligros de la mesa. A pesar de todo lo que haya podido oír, ningún alimento ni aditivo de los que se están usando hoy en día causa ningún defecto congénito. Y de hecho, la mayoría de las mujeres americanas llenan sus carritos de la compra sin pensar siquiera en la seguridad y tienen bebés perfectamente normales. El peligro que existe en los aditivos químicos alimentarios es muy remoto.

Si se desea asegurarse al máximo para eliminar incluso este riesgo tan remoto, utilice los siguientes puntos como guía para ayudarse a decidir lo que debe poner en su carrito de la compra y lo que debe dejar de lado.

◆ Utilizar la dieta ideal como plan básico de alimentación; con ello se eliminan la mayoría de los peligros potenciales. Ésta también suministra hortalizas de hoja verde y frutos amarillos que son ricos en beta-caroteno, elemento protector que puede contrarrestar los efectos negativos de las toxinas de nuestros alimentos.

◆ Usar los endulzantes con sensatez. Evitar por completo los alimentos endulzados con sacarina; ésta atraviesa la barrera placentaria y los efectos a largo plazo sobre el feto son desconocidos. Si la mujer tiene dificultades en asimilar el aminoácido fenilalanina, podrá, no obstante, tomar aspartame. Parece que los componentes de este endulzante no atraviesan la barrera placentaria en cantidades significativas y los estudios no han puesto de manifiesto daños en el feto con un uso moderado por parte de futuras madres normales. (Pero existen razones para que los alimentos hechos con aspartame no sean los mejores para la embarazada; véase pág. 75.) También se cree que son seguros los endulzantes a base de carbohidratos de absorción lenta, tales como el sorbitol y el manitol, pero habrá que tener en cuenta que no son bajos en calorías y que incluso cantidades moderadas de ellos pueden causar diarreas y otros trastornos.

◆ Cuando sea posible, se cocinará en el momento y con ingredientes frescos. Se evitarán muchos aditivos dudosos que se encuentran en los alimentos procesados, y las comidas serán también más nutritivas.

◆ La embarazada puede ponerse en contacto con el departamento de salud pública o agencia de protección ambiental local para obtener una lista de los peces de su zona que no hayan sido contaminados con BPC y otros productos químicos. Si el pescado que la embarazada estaba planeando degustar es el resultado de una expedición de pesca familiar o la pesca capturada por un vecino, se pondrá especial cuidado en comprobar si es dañino. Debido a que quizás haya habitado en aguas contaminadas, será más sospechoso que los peces pescados comercialmente.

No existe acuerdo unánime sobre lo seguro o inseguro que es el pescado y el marisco en nuestros días, con los defensores de los consumidores haciendo horribles advertencias y la industria insistiendo en que éstas son infundadas. Por regla general, el pescado marino es menos probable que esté contaminado que el que habita en ríos y lagos (aunque los niveles de contaminación varían de un lugar a otro). Tampoco está claro si el mercurio en el pescado constituye un peligro real o no, pero algunos expertos recomiendan que se evite por completo el pez espada (que suele contener las mayores concentraciones de mercurio) durante el embarazo, y no comer más que ocho onzas de atún o bacalao por semana (ya que tienen niveles relativamente altos de mercurio). También se evitará comer pescado de aguas que estén muy contaminadas por aguas residuales.[6]

◆ Evitar generalmente los alimentos conservados con nitratos y nitritos: salchichas de Viena, embutidos, fiambres, pescado y carne ahumados.

◆ Siempre que se pueda escoger entre productos con o sin colorantes, aromatizantes, conservantes y otros aditivos artificiales, optar por aquéllos que no los contienen.

◆ Al cocinar, evitar usar el glutamato de sodio o sustancias aromatizantes que lo contengan. En los restaurantes chinos, se pedirá que no se añada MSG.

◆ Elegir carnes o trozos magros y aves de corral, y quitar toda la grasa visible y la piel antes de cocinarlas, dado que los productos químicos con los que se alimenta el ganado tienden a concentrarse en estas partes del animal. No comer vísceras (hígado, riñones, etc.) muy a menudo, por la misma razón. Cuando sea posible, adquiera aves de corral y carnes que hayan sido criadas orgánicamente, sin hormonas ni antibióticos. Por ejemplo, los pollos criados en semilibertad, no sólo es menos probable que estén contaminados con dichos productos químicos, sino que también es menos probable que sean portadores de infecciones tales como la de la *salmonella,* dado que no viven apiñados en locales que son focos de infección.

◆ Como precaución, se lavarán con detergente todos los frutos y hortalizas no cultivados orgánicamente (el mismo detergente que se usa para fregar la vajilla) justo antes de utilizarlos. Cuando sea posible se restregará la piel y se aclarará concienzudamente. Cuando se pueda se pelarán dichos alimentos, para suprimir los productos químicos residuales de la superficie, especialmente en las hortalizas que tienen una cubierta cérea (como los pepinos, y a veces los tomates, manzanas y berenjenas).

◆ Tener cuidado con los alimentos dignos de un anuncio publicitario. Las frutas y hortalizas que parecen de cera, de tan intactos que están, puede muy bien que hayan sido muy protegidos mediante pesticidas en el campo. Los productos menos bonitos suelen ser los más sanos.

◆ Cuando sea posible se adquirirán productos orgánicos. Los productos dotados de un certificado que acredita que son orgánicos general-

[6] Para obtener información de los tipos de pescados que se pueden comer, llame a los siguientes números: 1-800-FDA-4010) 1-800-332-4010); o a la asociación privada dedicada a promover comercialmente pescados y mariscos: 1-800-EAT-FISH (1-800-328-3474), los residentes del estado de Rhode Island deberán llamar al 401-783-4200 entre las 9 a.m. y 5 p.m. durante la semana.

mente están lo más cerca posible de estar libres de todo residuo químico. Los productos intermedios puede que contengan aún algunos residuos de la contaminación de la tierra, pero serán más seguros que los productos cultivados de la forma convencional. Si en la localidad de la embarazada se pueden conseguir productos orgánicos, y ésta se puede permitir pagar un precio algo más caro, éstos serán los elegidos. Si no sabe dónde los puede obtener, puede pedir en su verdulería habitual que se los consigan.

◆ Elegir preferentemente productos nacionales o de países desarrollados. Los productos (y los alimentos hechos con dichos productos) importados de ciertos lugares pueden contener niveles más altos de pesticidas, dado que las legislaciones, según cada país, pueden ser más laxas o prácticamente inexistentes.

◆ Variar la dieta. La variedad asegura no sólo una experiencia gastronómica más interesante y una mejor nutrición, sino también mayores posibilidades de evitar una exposición excesiva a cualquier sustancia tóxica en algunos de los productos. Puede hacer las siguientes variaciones: entre el brócoli, la col rizada y las zanahorias, por ejemplo; entre el melón, los melocotones y las fresas; entre el salmón, el atún y el lenguado; entre la avena, el trigo y el arroz.

◆ No ser fanática. Aunque es recomendable intentar evitar ciertos peligros teóricos de los alimentos, no se complique mucho la vida para conseguirlo.

LEER LAS ETIQUETAS

"Tengo muchas ganas de comer bien, pero es difícil hacerse una idea de lo que contienen los productos que compro."

Las etiquetas no están siempre pensadas para ayudar al consumidor, sino para vender el producto. Se deberá ser consciente de ello y aprender a leer la letra pequeña de las etiquetas, especialmente la lista de ingredientes y la etiqueta de nutrición. La lista de ingredientes indica, en orden de importancia, exactamente lo que contiene el producto (siendo el primer ingrediente el más abundante y el último el más escaso). Una rápida lectura nos dirá si el ingrediente principal de los cereales es el azúcar o el cereal integral. También nos dirá si un producto tiene mucha sal, grasa o aditivos.

La etiqueta de nutrición se encuentra en más de la mitad de los productos que se venden en las tiendas de alimentación, y resulta particularmente valiosa para la mujer embarazada que calcula las calorías y proteínas de su dieta, ya que la etiqueta cita el número de calorías y los gramos de proteínas de cada ración del producto. Pero la lista de los porcentajes de la ración diaria recomendada resulta menos útil, ya que la ración recomendada para las embarazadas no es la misma que la utilizada en las etiquetas. De todos modos, un alimento que sea rico en una amplia variedad de nutrientes será un producto que vale la pena comprar.

Del mismo modo que es importante leer la letra pequeña, es también muy importante ignorar la letra grande. Cuando una caja de galletas ingle-

Alimentarse de forma segura

Una amenaza más inmediata que los productos químicos de los alimentos la constituyen los microorganismos (bacterias y parásitos) que los contaminan. Estos enemigos pueden causar desde un ligero trastorno estomacal a una enfermedad grave. Por lo tanto evitaremos los platos que no hayan sido preparados en buenas condiciones sanitarias; los alimentos cocinados que hayan sido almacenados sin refrigerar durante más de dos horas; latas hinchadas o que exudan, los huevos crudos o poco cocidos y cualquier tipo de carne, pescado o aves de corral poco cocidos o crudos. Para asegurarse de que no se contaminan los alimentos es preciso que quien los manipula se lave bien las manos con agua y jabón antes de cocinarlos o comerlos.*

* Para más información, véase *Qué se puede comer cuando se está esperando,* Ediciones Médici, Barcelona.

sas pregona triunfalmente "preparadas con trigo integral, salvado y miel", la lectura de la letra pequeña puede demostrar que el ingrediente principal (el primero de la lista) es la harina *blanca* de trigo, no la integral, y que estas galletas contienen muy poco salvado (cuando estos productos se encuentran casi al final de la lista de ingredientes), y que contiene mucho más azúcar (está muy arriba en la lista), que miel (está situado más abajo).

"Enriquecidos" y "reforzados" son también adjetivos que deben ser mirados con desconfianza. La adición de unas pocas vitaminas a un mal alimento no convierte a éste en uno bueno. Es mucho mejor tomar un tazón de copos de avena, que aporta sus vitaminas honestamente, que un tazón de cereales refinados que son un 50 % de azúcar (la etiqueta suele indicar el porcentaje de azúcar), pero que tiene unas vitaminas y minerales añadidos de poco valor.

QUÉ ES IMPORTANTE SABER:
APOSTAR POR LA SEGURIDAD

La casa, la carretera y el patio son los riesgos más importantes que acechan a las mujeres embarazadas con las complicaciones del embarazo, no los accidentes.

Los accidentes parecen a menudo "accidentales", es decir, que parecen ser debidos al azar o la casualidad. Pero la mayoría son el resultado directo de la negligencia −a menudo por parte de la propia víctima− y muchos de ellos pueden ser evitados con un poco de atención y sentido común. Existen numerosas medidas que se pueden tomar para evitar las lesiones y los accidentes:

◆ Reconocer que no se es tan ágil como antes del embarazo. A medida que crece la barriga, el centro de gravedad del cuerpo se desplaza, haciendo más difícil el mantener el equilibrio. También es cada vez más difícil poder verse los pies. Estos cambios contribuyen a que la mujer embarazada sea más propensa a los accidentes.

◆ Abrocharse siempre el cinturón de seguridad —y mantenerlo abrochado— tanto en el auto como en el avión.

◆ No subirse nunca a una silla o una escalera de mano tambaleantes, o mejor aún, no subirse nunca a nada.

◆ No usar tacones altos y finos, ni zapatillas sueltas ni sandalias abiertas; todos ellos favorecen las caídas y las torceduras de tobillos. No andar sobre suelos resbaladizos llevando sólo las medias o con zapatos de suela lisa.

◆ Vigilar al entrar y salir de la bañera; asegurarse de que la bañera y la ducha están provistas de una superficie antideslizante y de unas sólidas barras donde se pueda agarrar.

◆ Tratar de eliminar los peligros de la casa y el jardín: alfombras sin un revestimiento antideslizante, sobre todo en la parte alta de las escaleras; juguetes o adornos en la escalera; escaleras y descansos mal iluminados; cables que corren por el suelo; suelos exageradamente encerados; aceras y escalones con peligro de hielo.

◆ Seguir las normas de seguridad del deporte que se practique; seguir todos los consejos de seguridad en el ejercicio y la actividad que se enumeran en las páginas 242-243.

◆ No excederse. El cansancio es uno de los factores principales de los accidentes.

7

El tercer mes

Es probable que este mes el médico controle los siguientes puntos, aunque puede haber variaciones en función de las necesidades particulares de la embarazada y de las costumbres del médico[1]:

◆ Peso y presión sanguínea.

◆ Orina, para detectar azúcar y albúmina.

◆ Latidos cardíacos del feto.

◆ Tamaño y forma del útero, mediante palpación externa, para de

terminar si concuerda aproximadamente con la fecha calculada de parto.

◆ Altura del fondo del útero (la parte superior del útero).

◆ Manos y pies para detectar edema (hinchazón) y piernas para detectar venas varicosas.

◆ Preguntas o problemas que la paciente desea discutir —es mejor llevar una lista preparada a la consulta del médico.

QUÉ SE PUEDE SENTIR

Se pueden experimentar todos los síntomas siguientes en un momento u otro, o tan sólo unos pocos. Algunos pueden continuar desde el mes pasado, otros serán nuevos. También se pueden experimentar síntomas adicionales, menos frecuentes.

FÍSICOS:

◆ Cansancio y somnolencia.

◆ Necesidad de orinar a menudo.

◆ Náuseas, con o sin vómitos, y/o salivación excesiva.

◆ Estreñimiento.

◆ Acidez de estómago e indigestión, flatulencia e hinchazón.

---

[1] Véase el Apéndice para una explicación de las intervenciones y los tests realizados.

- Aversiones y antojos de comidas.

- Cambios en los pechos: pesadez, sensibilidad anormal, hormigueo; oscurecimiento de la aréola (el área pigmentada que rodea al pezón); Las glándulas sudoríparas de la aréola se vuelven prominentes (tubérculos de Montgomery), con aspecto de piel de gallina; la red de líneas azuladas debajo de la piel se extiende.

- Venas adicionales visibles a medida que aumenta también la circulación del abdomen y de las piernas.

- Dolores de cabeza ocasionales.

- Desmayos o desvanecimientos.

- La ropa empieza a quedar apretada en la cintura y el pecho, si no había sucedido antes; el abdomen puede aparecer ya de mayor tamaño hacia el final de este mes.

- Aumento del apetito.

EMOCIONALES:

- Inestabilidad que puede incluir cambios de humor y tendencia al llanto.

- Una sensación de tranquilidad.

- Dudas, temores, alegría, exaltación.

LA MADRE Y EL BEBÉ DURANTE ESTE MES

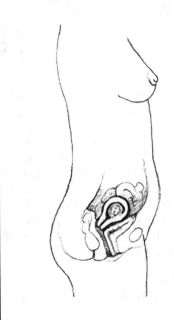

Hacia el final del tercer mes, este pequeño ser humano, que ahora ya es un feto, mide entre 2½–3 pulgadas (5 y 7,5 cm) y pesa aproximadamente ½ onza (15 gramos). Se están desarrollando más órganos, y los sistemas circulatorio y urinario empiezan a funcionar; el hígado produce bilis. Los órganos reproductores están desarrollados, pero el sexo resulta difícil de distinguir externamente.

QUÉ PUEDE PREOCUPAR

ESTREÑIMIENTO

"He tenido un estreñimiento terrible durante las dos últimas semanas. ¿Es eso corriente?"

Muy común. Y existen buenas razones para ello. Por una parte, la mayor relajación de la musculatura intestinal, debido a los altos niveles de ciertas hormonas que circulan durante el embarazo, hace que la eliminación sea lenta. Por la otra, la presión del útero que va creciendo sobre los intestinos inhibe su actividad normal.

Pero no existe ninguna buena razón para creer que el estreñimiento es inevitable en todos los embarazos. La irregularidad puede vencerse tomando las siguientes medidas, que también pueden evitar un resultado muy común de ésta, las hemorroides (véase pág. 250):

Combatirlo ingiriendo fibra.

Evitar los alimentos refinados que crean estreñimiento, y dedicarse a los que son ricos en fibra, tales como la fruta y las hortalizas frescas (crudas o ligeramente cocidas, con la piel siempre que sea posible); cereales integrales, panes y otros productos de panadería; legumbres (frijoles y guisantes); y frutas secas (pasas, ciruelas, albaricoques, higos). Si la mujer normalmente comía poca fibra, añadirá estos alimentos ricos en fibra gradualmente a su dieta, de lo contrario podría perturbar su estómago. (Quizás esto suceda de todas formas durante un rato, dado que la flatulencia es un efecto secundario frecuente pero generalmente temporal de la dieta rica en fibra, así como un inconveniente común durante el embarazo.) Si repartimos el cupo diario entre seis pequeñas comidas, en vez de intentar ingerirlo en tres comidas que llenen demasiado, los inconvenientes quedarán atenuados.

Si se trata de un caso desesperado, y que parece que no responde a estos cambios de la dieta o a las tácticas que describimos más abajo, se añadirá algo de salvado de trigo a la dieta, empezando por un poquito, hasta llegar a un par de cucharadas soperas. Pero se evitarán las grandes cantidades de salvado de trigo; debido a que se desplaza deprisa por el sistema digestivo y puede que se lleve consigo importantes nutrientes antes de que éstos hayan tenido la oportunidad de ser absorbidos.

Ahogar al adversario.

El estreñimiento no tiene ninguna posibilidad frente a una gran cantidad de líquidos. La mayoría de ellos –en especial el agua y los jugos de frutas y verduras– son eficaces para ablandar los excrementos y para hacer que el bolo alimenticio se desplace a lo largo del tracto digestivo. Algunas personas encuentran especialmente útiles las tazas de agua caliente aromatizada con limón (pero no con azúcar). Si el estreñimiento es grave, la solución puede hallarse en el jugo de ciruelas.

Iniciar una campaña de ejercicio.

Incluir en la rutina diaria un paseo rápido de por lo menos media hora, y complementarlo con todo el rato que se desee de cualquier ejercicio que sea seguro durante el embarazo y que proporcione placer (véase el apartado dedicado al ejercicio durante el embarazo, pág. 233).

Si los esfuerzos de la embarazada parece que no son productivos, se consultará con el médico. Quizás éste le prescriba un laxante para usarlo ocasionalmente.

"Todas mis amigas embarazadas tienen problemas de estreñimiento. Yo no, de hecho soy más regular que nunca. ¿Es que hay algo que no va bien?"

Las mujeres embarazadas están tan programadas por sus madres, amigas, libros e incluso los médicos, para esperar el estreñimiento, que las que lo padecen lo aceptan como algo normal e inevitable, y las que no, tienen miedo de que algo vaya mal.

Pero por lo que parece, el sistema digestivo de esta mujer no podría ir mejor. Es posible que la nueva eficacia de su sistema digestivo se deba a un cambio de la dieta –casi indudablemente un cambio para mejorar[2]. El aumento del consumo de fruta, hortalizas, cereales integrales y otros carbohidratos complejos, y los líquidos, tal como se recomienda en la dieta ideal, va destinado a contrarrestar la actividad natural del sistema digestivo debido al embarazo. Cuando el sistema digestivo se habitúe a los materiales sin refinar, puede que

sus efectos disminuyan algo (y la flatulencia, que a menudo acompaña temporalmente a dichos cambios de la dieta, puede que aminore), pero probablemente la mujer continuará siendo "regular".

Sin embargo, si las defecaciones son muy frecuentes (más de dos veces al día) o muy blandas, acuosas, sanguinolentas o mucosas, se deberá consultar con el médico. La diarrea durante el embarazo requiere una rápida intervención.

FLATULENCIA (GASES)

"Estoy muy hinchada a causa de los gases y me preocupa que esta presión, que resulta desagradable para mí, sea también perjudicial para mi bebé."

Envuelto por el seguro capullo uterino, protegido por el líquido amniótico que absorbe los impactos, el bebé es totalmente indiferente a los problemas intestinales de la madre. En cualquier caso, el futuro hijo se encontrará más bien arrullado por el sonido de este "concierto gástrico".

La única posible amenaza para el bebé está en que los gases –que a menudo empeoran a medida que pasa el día– impidan a la madre comer de modo regular y correcto. Para evitar este riesgo (y para minimizar el malestar de la madre), se pueden adoptar las siguientes medidas:

Regularidad en la evacuación. El estreñimiento es una causa habitual de la flatulencia y el hinchamiento.

No atiborrarse. Las comidas copiosas no hacen más que aumentar la sensación de hinchamiento. Además,

---

[2] Los suplementos de hierro pueden contribuir a la diarrea o al estreñimiento. Si la embarazada tiene la sensación de que su suplemento le desequilibra el sistema digestivo, le pedirá al médico que le recete otro preparado.

sobrecargan el sistema digestivo que ya normalmente no es demasiado eficiente durante el embarazo. En lugar de hacer tres comidas importantes al día, es mejor tomar seis comidas menos copiosas.

No engullir. Cuando se come apresuradamente o se toman las comidas de pie y sin tranquilidad, se traga tanto aire como alimentos. Este aire forma unas dolorosas bolsas de gas en el intestino.

Mantener la calma. Particularmente durante las comidas: la tensión y la ansiedad pueden provocar que se ingiera aire.

Abstenerse de los alimentos que producen gas. El estómago sabe cuáles son – posiblemente las cebollas, la col y otros elementos de la familia de la col como los repollitos de Bruselas y el brócoli; también los alimentos fritos y los postres con azúcar (que de todos modos sería mejor no comer durante el embarazo) y también, evidentemente, los famosos frijoles secos. Evitar las bebidas gaseosas.

AUMENTO DE PESO

"Estoy preocupada porque no he aumentado nada de peso durante el primer trimestre."

Muchas mujeres tienen problemas para ganar peso durante las primeras semanas; algunas incluso pierden un poco, generalmente por cortesía de los mareos matinales. Afortunadamente, la naturaleza ofrece cierta protección para los bebés de las madres que tienen demasiadas náuseas para alimentarse bien durante el primer trimestre: las necesidades calóricas y de ciertos nutrientes del feto durante este período no son tan grandes como lo serán más adelante, de manera que no ganar peso al principio no es probable que tenga malas consecuencias. Pero no ganar peso desde este momento *puede* tener un efecto –un efecto significativo– ya que las calorías y nutrientes serán una demanda cada vez mayor a medida que la fábrica productora del bebé consuma más combustible.

Así que la mujer no deberá preocuparse, pero tendrá que comer. Y deberá empezar a vigilar su peso cuidadosamente, para asegurarse de que empieza a subir aproximadamente 1 libra por semana (400-500 g) hasta el octavo mes. Si la embarazada continúa teniendo problemas para ganar peso, intentará que las calorías que ingiere tengan más valor nutritivo, alimentándose eficientemente (véase pág. 98). También intentará tomar un poco más de comida cada día, añadiendo bocadillos más frecuentes. Pero no intentará ganar peso a base de añadir calorías vacías a la dieta –este tipo de aumento de peso redondeará sus caderas y muslos, no al bebé.

"Tuve una desagradable sorpresa al saber que había ganado 13 libras (5 kilos) durante el primer trimestre. ¿Qué puedo hacer ahora?"

Esta embarazada no puede desandar el camino recorrido –este peso se quedará donde está por el momento, al menos hasta un tiempo después del parto. Tampoco podrá destinar el peso extra al aumento de peso del siguiente trimestre. El feto precisará un suministro constante de calorías y nutrientes, particularmente durante los meses venideros. En este momento la embarazada no puede reducir las calorías, esperando obtener suficientes nutrientes del exceso de peso ya acumulado. Ponerse a dieta para mantener o perder peso nunca es aconsejable durante el embarazo, y es un juego peligroso durante el segundo y tercer trimestres, cuando el crecimiento fetal es muy veloz e importante.

Pero mientras que no puede hacerse nada en cuanto al peso que se ha aumentado ya, hay mucho que hacer para asegurar que no se continúe sumando libras a demasiada velocidad. Algunas mujeres experimentan súbitamente una ganancia de peso al principio del embarazo, debido a que se permiten demasiados dulces amiláceos, que les consuelan de sus mareados estómagos por las mañanas. Si éste fue el problema de esta mujer, debería desaparecer poco a poco al ir disminuyendo las náuseas, y al reaparecer el apetito por una dieta más variada. Otras mujeres ganan demasiado peso durante el primer trimestre debido al concepto erróneo de que comer sin límites es el derecho y el deber de toda mujer embarazada. Se revisará el capítulo de la dieta ideal (véase pág. 97 y *Qué se puede comer cuando se está esperando*) para averiguar por qué esto no es así, y para aprender a comer para favorecer la salud del bebé sin tomar el camino de un aumento de 60 libras (25 kilos). Ganar peso eficientemente, a base de alimentos de la mejor calidad posible, no sólo conseguirá este objetivo, sino que también hará que el peso ganado sea más fácil de perder durante el posparto.

DOLORES DE CABEZA

"Tengo muchos más dolores de cabeza que antes. ¿Tengo que sufrirlos, ya que no puedo usar analgésicos?"

El hecho de que las embarazadas sean más susceptibles a los dolores de cabeza cuando se supone que no deben tomar analgésicos es una de las ironías de la gestación. Aunque ésta sea una de las que tendrá que soportar la embarazada, no tiene por qué ser de las que la hagan sufrir excesivamente. Aunque es cierto que la mujer no puede acudir a su botiquín para curarse rápidamente (véase el Apéndice), las medidas preventivas, junto con los remedios caseros, pueden ofrecer algo de alivio frente a dolores de cabeza recurrentes del embarazo. La mejor forma de prevenir y tratar los dolores de cabeza depende de su causa o causas. Los dolores de cabeza de la embarazada suelen ser resultados de los cambios hormonales (que son responsables de la mayor frecuencia y agudeza de muchos tipos de dolores, incluyendo el de los senos), la fatiga, la tensión, el hambre, el estrés físico o emocional o cualquier combinación de éstos.

Con las siguientes formas de vencer y prevenir los dolores de cabeza, encontrar á el remedio a sus causas:

Relajarse. El embarazo puede ser un período de gran ansiedad, cuyo resultado común sean los dolores de cabeza. Algunas mujeres encuentran alivio en la meditación y el yoga. La embarazada puede tomar un curso o leer un libro sobre estas técnicas u otras parecidas, o intentar las de la página 140.

Desde luego, los ejercicios de relajación no le van bien a todo el mundo –algunas mujeres experimentan un aumento de la tensión en vez de aliviarla. Para ellas, acostarse en una habitación oscura y tranquila, o estirarse en un sofá o con los pies sobre la mesa del despacho durante 10 ó 15 minutos resulta un remedio mejor para la tensión y los dolores de cabeza.

Véanse los demás consejos para la reducción del estrés en la página 139.

Descansar lo suficiente.
El embarazo puede ser también un período de mucha fatiga, especialmente el primero y último trimestre, y a menudo durante los nueve meses, en el caso de las mujeres que trabajan largas horas o deben cuidar de otros niños. Puede ser difícil conciliar el sueño cuando la barriga empieza a desarrollarse (¿cómo podré estar cómoda?) y la mente no puede parar (¿cómo podré tenerlo todo a punto antes de que nazca el bebé?) lo que contribuye a la fatiga. Hacer un esfuerzo consciente para descansar más de día y de noche, puede ayudar a mantener a raya los dolores de cabeza. Pero habrá que poner cuidado en no dormir *demasiado,* dado que el exceso de sueño puede producir también dolor de cabeza.

Comer con regularidad.
Para evitar dolores de cabeza desencadenados por una baja cantidad de azúcar en la sangre, asegúrese de no saltarse ninguna comida. Tenga a mano bocadillos ricos en calorías (los carbohidratos complejos y las proteínas serán los más efectivos), ya sea en el bolso, en la guantera del auto o en el cajón de la mesa de la oficina, y tendrá siempre un suministro a mano en su casa.

Buscar algo de paz y tranquilidad.
Si la embarazada es "alérgica" al ruido, se mantendrá alejada de él en lo posible. Evitará la música alta, los restaurantes y fiestas ruidosos y los grandes almacenes llenos de gente. En casa, bajará el volumen del timbre del teléfono, la TV y la radio.

No permanecer en ambientes sofocantes.
Si una habitación demasiado caliente, llena de humo y mal ventilada, desencadena dolores de cabeza, es mejor abandonarla de vez en cuando para dar una vuelta por el exterior –o mejor aún, evitar por completo estos ambientes. La embarazada se vestirá con muchas capas de ropa cuando sepa que tiene que permanecer en un ambiente sofocante, y se mantendrá cómoda quitándose las capas que no precise. Si el lugar de trabajo no está bien ventilado, debe intentar trasladarse a una oficina o zona mejor ventilada si ello es posible; si no fuera así hará frecuentes pausas.

Calentar y enfriar.
Para aliviar los dolores en los senos se aplicarán compresas frías y calientes en el área dolorida, alternándolas por períodos de 30 segundos, hasta llegar a totalizar 10 minutos, cuatro veces al día. Para los dolores de cabeza que son originados por la tensión, se pondrá hielo en la nuca durante 20 minutos, mientras se mantienen los ojos cerrados, relajándose. (Utilice una bolsa de hielo ordinaria o una almohadilla especial para la nuca que contiene un gel que mantiene más el frío.)

Enderezarse. Echarse hacia adelante o mirar hacia abajo para leer, coser o realizar cualquier otra actividad por el estilo durante largos períodos de tiempo también puede producir dolor de cabeza, por lo que se deberá vigilar la postura.

Si un dolor de cabeza inexplicable persiste durante más de unas pocas horas, vuelve a presentarse muy a menudo, es el resultado de una fiebre alta o va acompañada de trastornos visuales o hinchazón de las manos y la cara, se deberá notificar al médico de inmediato.

"Sufro de migraña. He oído que ésta es más frecuente durante el embarazo. ¿Es verdad?"

Algunas mujeres experimentan que sus migrañas son más frecuentes durante el embarazo. Otras todo lo contrario. No se sabe el motivo de ello, o incluso por qué algunas personas tienen migrañas recurrentes y otras nunca han tenido ninguna.

Las migrañas son dolores de cabeza de un tipo especial. Su desarrollo está relacionado con la constricción o estrechamiento de los vasos sanguíneos de la cabeza, seguida por una dilatación o apertura súbita. Ello interfiere con el flujo sanguíneo y causa dolor y otros síntomas. Aunque éstos varían de una persona a otra, la migraña suele ir precedida de fatiga. La fatiga puede incluir náuseas con o sin vómitos y diarrea, sensibilidad a la luz, y posiblemente un estado brumoso o un zigzagueo en uno y a veces los dos ojos. Cuando finalmente llega la migraña, de unos minutos a unas horas después del primer síntoma de aviso, el dolor, que es intenso y palpitante, generalmente se localiza en un solo lado, pero puede extenderse hasta el otro. Algunas personas también experimentan hormigueo o entumecimiento de un brazo o lado del cuerpo, vértigo, zumbidos en los oídos, secreción nasal, lagrimeo y/o ojos inyectados en sangre, y confusión mental temporal.

Si la mujer ha tenido migrañas antes, deberá estar preparada para combatirlas durante el embarazo, sobre todo con métodos preventivos. Si sabe lo que le provoca este trastorno, intentará evitarlo. Una causa común es el estrés (véase pág. 139 para los consejos contra el estrés), al igual que el chocolate, el queso, el café y el vino tinto (que de todos modos no es una bebida ideal para las embarazadas). Se intentará determinar qué es lo que puede rechazar un ataque en toda regla una vez que los signos de aviso han aparecido, si es que es posible. Para algunas personas, sumergir la cara en agua fría es de gran ayuda, o acostarse en una habitación oscura durante dos o tres horas, con los ojos tapados (haciendo una pequeña siesta, meditando o escuchando música, pero no leyendo ni viendo la TV). Hable con su médico qué medicamentos para la migraña son inocuos durante el embarazo, y cuáles podrían ser los más efectivos.

Si experimenta por primera vez lo que parece ser una migraña, llame al médico de inmediato. Los mismos síntomas podrán ser también inicio de complicaciones del embarazo. Si una migraña inexplicada persiste durante más de unas pocas horas, se vuelve a presentar a menudo, es el resultado de fiebre alta o va acompañada de trastornos visuales o hinchazón de manos y cara, también se deberá avisar al médico de inmediato.

PROBLEMAS PARA DORMIR

"Nunca en la vida había tenido problemas para dormir, hasta ahora. Parece que por la noche no me puedo relajar."

La mente no tiene descanso y el vientre se va desarrollando –no es de extrañar que esta mujer no pueda relajarse para tener un buen sueño nocturno. Deberá aceptar este insomnio como una buena preparación para las noches en vela que es probable que le esperen durante los primeros meses de vida de su bebé, o intentará seguir los siguientes consejos:

◆ Hacer suficiente ejercicio. Un cuerpo que trabaja durante el día (véase pág. 233 para las directrices), estará más soñoliento durante la noche. Pero no se realizará el ejercicio poco antes de ir a dormir, dado que la elevación del estado de ánimo producida por el ejercicio puede impedir que se sumerja en un profundo sueño en cuanto la cabeza toque la almohada.

◆ Cenar sin prisas. No debe engullir los alimentos servidos en una bandeja delante del televisor; intente compartir la mesa con su pareja y dará oportunidad a una relajante conversación.

◆ Desarrollar una rutina para irse a la cama, y mantenerla. Después de cenar, mantener un ritmo pausado, dedicándose a actividades relajantes. Deleitarse con una lectura fácil (nada que no se pueda asimilar con facilidad) o con la televisión (nada de violencia o dramas

que la emocionen), con música sedante, ejercicios de relajación (véase pág. 140), un baño caliente, un masaje en la espalda o haciendo el amor.

◆ Tomar un bocadillo ligero para mantener los niveles de azúcar en la sangre altos. Demasiada comida o el ayuno absoluto antes de ir a dormir pueden perturbar el sueño. Entre los buenos bocadillos soporíferos se incluyen las galletas de cereales integrales endulzadas con fruta y un vaso de leche, fruta y queso, y requesón y jugo de manzana no endulzado.

◆ Ponerse cómoda. Asegurarse de que la habitación no esté demasiado caliente ni demasiado fría, que el colchón sea firme y la almohada un buen apoyo. Véase la página 213 para las posiciones confortables para dormir; cuanto más pronto se aprenda a dormir confortablemente de lado, más fácil será en cuanto avance el embarazo.

◆ Tomar algo de aire. Un ambiente sofocante no es bueno para dormir. Así que abriremos una ventana, a menos que el tiempo sea muy frío o muy caluroso (cuando un ventilador o el aire acondicionado pueden ayudar a que el aire circule). Y no se dormirá con la ropa de cama tapando la cabeza. Ello haría disminuir el oxígeno y aumentar el dióxido de carbono que se respira, lo que podría causar migrañas e incluso ritmos cardíacos anormales.

◆ No estar en la habitación si no es para dormir.

◆ Si las frecuentes idas al cuarto de baño interfieren con el sueño, se limitará la ingestión de líquidos después de las 4 de la tarde y es prudente no retener la orina durante el día, debido a que ello aumenta las micciones nocturnas.

- Mantener la mente despejada. Si la embarazada ha estado perdiendo el sueño por problemas domésticos o del trabajo, intentará solucionarlos durante el día, o al menos hablará de ellos con su esposo al principio de la noche. Pero se mantendrán todos estos problemas alejados de la mente durante las horas que preceden al momento de ir a dormir. (Véanse otros consejos para aliviar la tensión en la página 139.)

- No se debe recurrir a ayudas tales como la medicación o el alcohol para conciliar el sueño. Éstos podrían ser dañinos durante el embarazo, y a lo largo tampoco son de ayuda. Es recomendable evitar la cafeína (en el té, el café, las bebidas a base de cola) y/o grandes cantidades de chocolate (que de todas formas no está muy de acuerdo con la dieta ideal) después de mediodía. Éstos podrían interferir con el sueño a corto plazo.

- Acostarse más tarde. Puede que la mujer necesite dormir menos de lo que cree. Aplazar el momento de ir a la cama puede, paradójicamente, ayudar a dormir mejor. Evitar las cabezadas durante el día también puede ser positivo.

- Juzgar si el sueño ha sido adecuado por cómo se siente la mujer, no por el número de horas que haya estado en la cama. Recuerde que la mayoría de la gente con problemas de insomnio en realidad duermen

más de lo que ellos creen. Es posible que esté descansando lo suficiente si no está crónicamente cansada (más de lo que es normal durante el embarazo).

- No preocuparse del insomnio –no dañará a la madre ni al bebé. Cuando no pueda dormir, es recomendable que se levante y lea, haga punto o vea la TV hasta estar soñolienta. Desde luego, preocuparse por no poder dormir es más estresante que la falta de sueño en sí misma.

ESTRÍAS

"Me temo que me van a quedar marcas de estrías. ¿Es posible prevenirlas?"

Para muchas mujeres –especialmente para las que gustan de llevar un bikini– las estrías resultan más temibles que unos muslos fláccidos. A pesar de ello, un 90 % de las mujeres tendrán estas marcas de color rosado o rojizo y de contorno ligeramente dentado, a veces acompañadas de prurito, en el pecho, las caderas y/o el abdomen en algún momento del embarazo.

Las estrías son provocadas por el estiramiento de la piel, generalmente a causa de un aumento de peso intenso y/o brusco. Las futuras madres que poseen una piel en buen estado, elástica (por haberla heredado o por haberla conseguido a lo largo de años de excelente nutrición y ejercicio), pueden atravesar varios embarazos sin una sola estría reveladora. Otras podrán minimizar, si no evitar, las estrías mediante un aumento de peso constante, gradual y moderado. Aumentar la elasticidad de la piel alimentándola bien con la dieta (pág. 76) puede resultar de cierta ayuda, pero ninguna crema, ninguna loción ni ningún aceite, por caros que sean, impedirán o reducirán las estrías –aunque quizás el futuro padre encontrará divertido untar la barriga de su mujer y estos productos evitarán que la piel se seque.

La mujer que ve aparecer las estrías durante el embarazo se puede consolar con la seguridad de que, después del parto, estas marcas palidecerán gradualmente hasta tener sólo un matiz plateado. También puede ser un consuelo pensar en ellas como en una medalla a la maternidad, y no como un desfigurador.

EL LATIDO CARDÍACO DEL BEBÉ

"El médico de mi amiga consiguió escuchar el latido del bebé de ésta a los dos meses y medio de su embarazo. Yo estoy una semana más adelantada que ella y mi médico aún no ha oído el corazón de mi bebé."

Es posible percibir el latido cardíaco del bebé incluso a las 10 ó 12 semanas de embarazo con un instrumento manual de ultrasonidos que amplifica el sonido. Pero un estetoscopio normal no es lo suficientemente sensible para detectar el latido cardíaco antes de las 17 ó 18 semanas. Pero incluso con instrumentos sofisticados, el latido cardíaco puede no ser audible a causa de la posición del bebé u otros factores, tales como una excesiva capa de grasa materna. También es posible que este retraso

sea debido a un ligero error en el cálculo de la fecha de salida de cuentas. Es seguro que en la semana 18 del embarazo, la futura madre podrá tener el placer de escuchar el corazón de su bebé. Si no fuera así, o si ella estuviera muy ansiosa, el médico puede ordenar que se realice una ecografía, que pondrá de manifiesto el latido del corazón que, por alguna razón, es difícil de oír con el estetoscopio.

DESEO SEXUAL

"Todas mis amigas embarazadas dicen que en los primeros tiempos del embarazo experimentaron un aumento de su deseo sexual – algunas de ellas tuvieron orgasmos u orgasmos múltiples por primera vez en este tiempo. ¿A qué se debe que yo sienta poco deseo?"

El embarazo es una época de cambio en muchos aspectos de la vida, entre ellos el sexual. Algunas mujeres que nunca habían experimentado un orgasmo o que no habían sentido demasiada inclinación por el sexo cambian radicalmente cuando están embarazadas. Otras mujeres, acostumbradas a tener un buen deseo sexual y a experimentar el orgasmo, se encuentran súbitamente con que les falta el deseo y con que se excitan con dificultad. Estos cambios de la sexualidad pueden ser desconcertantes, provocar un sentimiento de culpabilidad o resultar maravillosos. Y son perfectamente normales.

Tal como se verá en el apartado dedicado a hacer el amor durante el embarazo (pág. 202), existen muchas explicaciones lógicas de estos cambios y de los sentimientos que pueden provocar. Algunos de estos factores pueden ser más intensos en los primeros tiempos del embarazo, cuando las náuseas y el cansancio hacen que la mujer se sienta comprensiblemente poco atractiva, cuando poder hacer el amor sin pensar en quedar (o en no quedar) embarazada libera a la mujer de sus inhibiciones y la hace sentir más atractiva que nunca, o cuando surge un sentimiento de culpabilidad debido a que la mujer se siente atractiva y cree que debería sentirse maternal. Otros factores, como por ejemplo las alteraciones físicas que hacen que el orgasmo sea más fácil de conseguir, más intenso o más evasivo, continúan interviniendo durante toda la gestación.

Es muy importante reconocer que los sentimientos sexuales de la embarazada –y también los de su marido– pueden ser más erráticos que eróticos durante el embarazo; la mujer puede sentirse "sexy" un día y no al siguiente. La pareja necesitará mostrar comprensión mutua y una buena comunicación.

SEXO ORAL

"He oído decir que el sexo oral es peligroso durante el embarazo. ¿Es verdad?"

El cunilingus no es peligroso durante el embarazo siempre que el hombre cuide de no insuflar aire en el interior de la vagina. Ello podría provocar la entrada de aire en la corriente sanguínea de la futura madre y causar una embolia (una obstrucción de un vaso sanguíneo), que podría resultar fatal para la madre y el bebé.

La felación, por no intervenir en ella los órganos genitales femeninos, carece siempre de riesgos durante el embarazo, y para algunas parejas es el sustituto preferido cuando el acto sexual está contraindicado.

CALAMBRES DESPUÉS DEL ORGASMO

"Experimento una contracción del útero abdominal después del orgasmo. ¿Es esto un signo de que el acto sexual daña a mi bebé? ¿Puede provocar un aborto espontáneo?"

Las contracciones –tanto durante como después del orgasmo, y a veces acompañadas de dolor de espalda– son tan inofensivas como frecuentes durante un embarazo normal de bajo riesgo. Su causa puede ser física– una combinación de la congestión venosa normal de la zona y de la contracción de las fibras uterinas, igualmente normal, de la excitación sexual y el orgasmo. O bien puede ser psicológica – el resultado del temor de que el acto sexual y el orgasmo puedan dañar al bebé.

El endurecimiento no es un signo de que el acto sexual sea perjudicial para el bebé. La mayor parte de los especialistas opinan que las relaciones sexuales y el orgasmo durante un embarazo normal de bajo riesgo carecen absolutamente de riesgos y no son una causa de abono espontáneo. Si los calambres resultan molestos, la embarazada puede pedirle al marido que le haga un suave masaje en la parte baja de la espalda. Ello puede aliviar los calambres y también cualquier tensión que los haya desencadenado[3]. (Véase el apartado dedicado al amor, pág. 202.)

GEMELOS O MÁS

"Ya he engordado mucho. ¿Podría estar esperando gemelos?"

Lo más probable es que esta mujer tenga algo de sobrepeso debido a haber aumentado más de lo debido durante el primer trimestre. O que su constitución, de hueso pequeño, haga que la expansión uterina se note antes de lo que sería de esperar. Un abdomen relativamente grande por sí mismo en general no se considera signo de que la futura madre esté esperando más de un bebé; para hacer este diagnóstico, el médico buscará otros factores, incluyendo:

◆ Un útero muy grande para la fecha. Es el tamaño del útero, no el del abdomen, lo que cuenta para el diagnóstico. Si parece que el útero crece más deprisa de lo esperado según la fecha del parto, se sospechará un embarazo múltiple. Otras explicaciones posibles para un útero demasiado grande podrían incluir los errores de cálculo de la fecha del parto o una cantidad excesiva de líquido amniótico (polihidramnios).

◆ Síntomas de embarazo exagerados. Cuando se está esperando gemelos, los problemas del embarazo (mareos matutinos, indigestión, edema, etc.) pueden ser dobles, o parecer que lo son. Pero todos ellos también pueden ser exagerados en un embarazo corriente.

◆ Más de un latido cardíaco. Dependiendo de la posición de los bebés, puede que el médico pueda oír dos (o más) latidos cardíacos distintivamente separados. Pero debido a que el latido cardíaco de un solo feto puede oírse en diversos lugares, la localización de dos (o más) confirma la existencia de gemelos (o más) sólo si los latidos no se oyen a la vez. A menudo la existencia de gemelos se diagnostica de esta forma.

◆ Predisposición. Aunque no existen factores que aumenten las probabilidades de tener gemelos idénticos, existen varios que hacen que sea más probable que una mujer tenga gemelos no idénticos. Entre ellos se encuentra la existencia de gemelos no idénticos en la familia de la madre, una edad avanzada (las mujeres de más de 35 años a menudo tienen ovulaciones múltiples), el uso de medicación para estimular la ovulación (fármacos para la fertilidad) y la fecundación *in vitro*. Los gemelos también son más corrientes entre las mujeres de raza negra que entre las blancas, y todavía menos comunes entre las asiáticas.

Si uno o más de dichos factores llevan al médico a la conclusión de que existen posibilidades de que exista más de un feto, dictaminará que se lleve a cabo un examen por ultrasonidos. En prácticamente todos los casos (a excepción de los raros casos en que un feto tímido con la cámara permanezca obstinadamente escondido detrás del otro), esta técnica diagnosticará con gran exactitud los embarazos múltiples.

---

[3] Algunas mujeres experimentan también calambres en las piernas después de la relación sexual. Véase la página 249 para medidas destinadas a aliviar estas molestias.

"Aún no nos habíamos hecho a la idea de que yo estaba embarazada cuando supimos que estaba esperando gemelos. Estoy preocupada por los riesgos que esto entraña para ellos –y también para mí."

Los partos múltiples se están multiplicando a una tasa fantástica; 2 de cada 100 parejas pueden esperar a ver doble (o triple o más) en la sala de partos, en comparación con un 1% de hace una generación. Y aunque algunos partos múltiples aún se conciben a la antigua –como resultado de los dados de la fortuna o debido a una predisposición hereditaria– los científicos apuntan hacia diversos nuevos factores que explican esta proliferación. Uno de ellos es el aumento de madres más mayores; las mujeres de más de 35 años, debido a que sus ovulaciones tienden a ser erráticas (con mayores posibilidades de ovulación múltiple), tienen más probabilidades de parto múltiple. Otro es el uso de fármacos para la fertilidad (de nuevo, usados más a menudo por mujeres mayores, dado que la fertilidad disminuye con la edad), que aumentan la probabilidad de un nacimiento múltiple. Otro es el uso de la fecundación *in vitro,* un procedimiento por el cual los óvulos fecundados en el tubo de ensayo son implantados en el útero, lo que, debido a que los óvulos son varios, también aumenta el riesgo de tener más de un hijo.

Pero si bien las madres de hoy en día tienen más probabilidades de concebir gemelos, también es cierto que tienen mayores posibilidades de dar a luz en buenas condiciones. Según los estudios, más del 90 % de los embarazos gemelares tienen un final feliz. Gran parte del éxito debe atribuirse a la capacidad de prevención que nos ofrecen los ultrasonidos; rara es la pareja hoy en día que se lleva la sorpresa de tener gemelos en la sala de partos. Saberlo con anticipación no sólo hace que haya menos complicaciones prácticas y logísticas tras el parto (tener que volver a los almacenes en el último momento para comprar otra cuna y otra canastilla), sino también menos complicaciones médicas durante el embarazo y el parto. Armados con la información de que se está esperando más de un bebé, la embarazada y su médico pueden tomar muchas precauciones para reducir los riesgos de ciertas complicaciones del embarazo (hipertensión, anemia y *abruptio placentae* son más comunes en los embarazos múltiples) y mejorar sus posibilidades de llevar el embarazo a término y dar a luz en las mejores condiciones.

Cuidados médicos extraordinarios. Muchos de los riesgos importantes que afronta un embarazo múltiple pueden reducirse con un control médico riguroso por parte de un obstetra (los embarazos de alto riesgo no deberían ser controlados por una comadrona). La mujer deberá someterse a visitas más frecuentes que si estuviera esperando un solo bebé –a menudo se deberá acudir a la consulta del tocólogo cada dos semanas después de la vigésima semana y cada semana después de la trigésima. Y será vigilada más de cerca para detectar los signos de posibles complicaciones, de forma que si aparece alguno pueda ser tratado rápidamente.

Suplemento de nutrición. Comer para tres (o más) es al menos una doble responsabilidad que comer para dos. Además de todas las cosas buenas que puede hacer para todos los bebés (véase pág. 97), una nutrición excelente puede tener un impacto espectacular sobre uno de los problemas más comunes de los embarazos múltiples: el bajo peso al nacer. En vez de nacer con 5 libras (2,5 kilos) o menos (los antiguos valores estándar de los embarazos múltiples), los gemelos que se alimentan mediante una dieta superior pueden pesar alrededor de 6 ó 7 libras (3 kilos) o más.

Muchos de los requerimientos alimentarios de la dieta ideal se multiplican con cada feto. En la práctica esto se traduce en aproximadamente 300 calorías más, una ración más de proteínas, una más de calcio, y una más de cereales integrales. Dado que ésta es una cantidad importante de alimentos para un estómago que se halla constreñido por un útero que crece deprisa, y debido a las molestias gastrointestinales prenatales, tales como los mareos matutinos y la indigestión, que a menudo se multiplican en los embarazos múltiples, la calidad de la alimentación será particularmente importante. Evitar algunos alimentos superfluos ayudará a tener espacio para la buena comida. Comer eficientemente (véase pág. 97) y repartir los requerimientos en al menos seis pequeñas comidas y muchos bocadillos, en lugar de intentar cumplir con los doce puntos en tres sentadas, debería ser también de gran ayuda.

Ganar más peso. Un bebé más significa ganar más peso —no sólo debido al bebé mismo, sino debido a los subproductos asociados al bebé (que a menudo incluyen otra placenta y más líquido amniótico). Probable-mente el médico aconsejará un aumento de peso cuidadosamente controlado de al menos 35 a 45 libras (15 a 20 kg) sobre el peso anterior al embarazo (a menos que la mujer tenga mucho sobrepeso), o de aproximadamente el 50 % más que lo recomendado en un embarazo simple. Ello significa unos 1½ libras (600-700g) semanales a partir de la decimosegunda semana. Si este peso se obtiene mediante una dieta correcta, constituirá una gran ayuda para producir bebés más sanos.

Suplemento de vitaminas y minerales. Un feto más también significa mayores necesidades de nutrientes tales como el hierro y el ácido fólico (que se precisan para prevenir la anemia; véase pág. 189), el zinc, el cobre, el calcio y las vitaminas B_6, C y D. Debido a este aumento de las necesidades, la sección de Alimentos y Nutrición de la Academia de Ciencias Americana ha determinado que una mujer que está esperando más de un bebé se halla en el grupo de alto riesgo y que debería tomar un suplemento diario de vitaminas y minerales para embarazadas. Por lo tanto, la mujer se asegurará de hacerlo. No obstante, *no* se tomará más que dicho suplemento, a menos que lo recomiende el médico.

Suplemento de descanso. El cuerpo estará trabajando el doble que si estuviera formando un solo bebé, y por lo tanto precisará el doble de descanso. Es labor de la embarazada asegurarse de descansar siempre que lo precise. Se buscará tiempo para una siesta o un descanso con los pies en alto, dependiendo más de los demás para que la ayuden en la casa y los recados, y confiando más en las comodidades modernas (usando hortalizas congeladas, que son tan nutritivas como las frescas, o precocinadas, que se pueden adquirir en un supermercado). Y si fuera posible, se dedicarán menos horas a la profesión, e incluso se dejará de trabajar antes si el cansancio es grande.

Suplemento de precauciones. Dependiendo de cómo marche el embarazo, puede que el médico prescriba tomar la licencia del trabajo más pronto (en algunos casos incluso a la vigesimocuarta semana), conseguir ayuda para el trabajo de la casa, y a veces, reposo absoluto en casa. El reposo en el hospital durante los últimos meses se suele reservar para los embarazos múltiples con complicaciones; la mayoría de estudios demuestran que en los embarazos gemelares normales, ingresar a la futura madre en un hospital en ese momento no previene los partos prematuros. Seguir las instrucciones del médico al pie de la letra, sin importar lo difícil que pudiera resultar, es una de las mejores formas de ayudar a los bebés a llegar a término.

Suplemento de ayuda para los síntomas extraordinarios de los embarazos múltiples. Debido a que las molestias normales del embarazo (incluyendo los mareos matinales, la indigestión, los dolores de espalda, el estreñimiento, las hemorroides, el edema, las venas varicosas, la respiración agitada y la fatiga) es probable que sean exageradas en la mujer que espera más de un bebé, ésta deberá ser consciente de los diversos modos de aliviarlas. Aunque puede que la solución sea más difícil en los embarazos gemelares, las sugerencias de este libro sobre cómo tratar estas molestias se aplican a todas las madres, tanto si están esperando un niño como más de uno (para las diversas molestias, véase el índice). Ha de consultarse con el médico para que nos aconseje mejor, o si los síntomas son particularmente fuertes.

Una molestia extremadamente rara que a veces complica el embarazo múltiple es la separación de la sínfisis púbica, o la junta inferior del hueso pélvico. Dicha separación puede causar una limitación de la movilidad y un fuerte dolor localizado en la región pélvica. Si se experimenta uno de ambos síntomas, hay que llamar al médico.

"Todo el mundo cree que es muy emocionante que vayamos a tener gemelos —menos nosotros. Estamos decepcionados y aterrados. ¿Qué nos pasa?"

Nada. Cuando soñamos con los ojos abiertos sobre nuestra futura maternidad, raras veces lo hacemos con dos cunas, dos cubos para tirar los pañales, dos cochecitos o dos bebés. Nos preparamos psicológicamente, y también físicamente, para la llegada de un bebé; cuando oímos que vamos a tener dos, no son raros los sentimientos de decepción. Ni tampoco el miedo. Las responsabilidades inminentes de cuidar de un nuevo bebé ya son lo bastante intimidatorias sin necesidad alguna de ser dobles.

Así, esta mujer debe aceptar el hecho de su ambivalencia sobre las dos llegadas, y no cargarse con sentimientos de culpabilidad. En vez de ello, sería mejor utilizar el tiempo que le queda hasta el parto para hacerse a la idea. La futura madre y su marido hablarán entre sí y con otras personas que hayan tenido gemelos. Quizás el médico pueda proporcionarles el nombre de algún grupo local de ayuda a los padres de gemelos, o el de una madre de gemelos que viva cerca. Compartir los sentimientos y reconocer que no son los primeros futuros padres con este caso, les ayudará a aceptar la idea y con el tiempo incluso a estar entusiasmados con este embarazo.

UN QUISTE DEL CUERPO LÚTEO

"Mi médico me ha hecho saber que tengo un quiste del cuerpo lúteo en el ovario. Dice que esto no será un problema, pero yo estoy preocupada."

Cada mes, en la vida de una mujer en edad reproductiva, se forma un pequeño cuerpo amarillento constituido por células después de la ovulación. Denominado cuerpo lúteo (amarillo), ocupa el espacio del folículo de Graaf que antes estaba ocupado por el óvulo. El cuerpo lúteo produce progesterona y estógenos, y está programado por la naturaleza para desintegrarse al cabo de aproximadamente 14 días. Cuando esto sucede, la disminución de hormonas desencadena la menstruación. Durante el embarazo, el cuerpo lúteo, mantenido por la hormona GCh (Gonadotropina Coriónica humana) que es generada por el trofoblasto (las células que se desarrollan hasta formar la placenta), continúa creciendo y produciendo progesterona y estrógenos para nutrir y mantener el embarazo hasta que dicha placenta tome sus funciones. En la mayoría de los casos, el cuerpo lúteo empieza a encogerse aproximadamente a las seis o siete semanas después de la última menstruación, y cesa sus funciones al cabo de unas 10 semanas, cuando su labor de proporcionar "pensión" completa al bebé ya ha terminado.

No obstante, se estima que en un 10 % de los embarazos el cuerpo lúteo no sufre la regresión en el momento oportuno, y se desarrolla formando un quiste del cuerpo lúteo. Generalmente, tal como le ha asegurado el médico a esta mujer, el quiste no representa ningún problema. Pero sólo a modo de precaución, el facultativo controlará su tamaño y condiciones regularmente mediante ultrasonidos, y si se vuelve anormalmente grande o si amenaza con retorcerse o romperse, se considerará la posibilidad de extirparlo quirúrgicamente. Dicha intervención es necesaria en aproximadamente sólo un 1% de todos los quistes del cuerpo lúteo, y después de la decimosegunda semana la cirugía raras veces amenaza al embarazo.

Qué Es Importante Saber:
AUMENTO DE PESO DURANTE EL EMBARAZO

Cuando dos mujeres embarazadas se encuentran en cualquier lugar –en la sala de espera del médico, en el autobús, en una reunión de trabajo– muy pronto empiezan a volar las preguntas. "¿Cuándo das a luz?" "¿Has notado ya las patadas de tu bebé?" "¿Te has mareado?" Y quizás también la pregunta favorita, "¿Cuánto has engordado?"

Las comparaciones son inevitables, y a veces algo inquietantes. Las mujeres que han empezado con un gran aumento de peso –comiendo de modo entusiasta, hasta ganar 10 libras (5 kilos) en el primer trimestre– se preguntan "¿cuánto es excesivo?" Otras mujeres, cuyo apetito ha desaparecido a causa de los mareos matutinos y cuyo aumento de peso prácticamente no se puede registrar en la gráfica del médico (o que quizás incluso han perdido algo de peso), se preguntan "¿cuánto es demasiado poco?" Y todas ellas se preguntan, "¿qué es lo correcto?"

Aumento total.   Aunque durante un tiempo estuvo de moda entre los médicos el limitar el aumento de peso de una mujer durante el embarazo a 15 libras (7 kilos), actualmente se reconoce que este aumento era insuficiente. Los bebés cuyas madres aumentan menos de 20 libras (10 kilos) tienen más probabilidades de ser prematuros, de ser pequeños para la edad gestacional y también de sufrir un retraso de crecimiento en el útero.

Pero casi tan peligrosa resultaba la moda de que cada embarazada comiera todo lo que quisiera y aumentara todo lo que deseara. Un aumento excesivo de peso implica serios riesgos: la determinación y medición del feto resultan más difíciles; el exceso de peso significa una carga para los músculos y produce dolores en la espalda y en las piernas, una mayor fatiga porque el aumento de peso se debe también a una retención de líquido que si es excesiva sobrecarga el corazón materno, y también venas varicosas; el bebé puede resultar demasiado grande para un parto vaginal; si es necesaria una intervención quirúrgica, por ejemplo una cesárea, la operación es más difícil y las complicaciones postoperatorias son más frecuentes; y después del embarazo puede resultar difícil perder el exceso de peso.

Aunque una madre que aumente mucho de peso puede tener un bebé de tamaño superior al normal, el aumento de peso de la madre no siempre está correlacionado con el peso de su hijo. Es posible aumentar 40 libras (18 kilos) y dar a luz a un bebé de escasamente 6 libras (3 kilos), o aumentar 20 libras (9 kilos) y tener un bebé de 9 libras (3,5 kilos). La calidad del alimento que contribuye al aumento de peso es más importante que su cantidad.

El aumento de peso razonable y seguro para el promedio de las mujeres oscila entre las 25 a 35 libras (11 a 16 kilos), con un aumento de peso para una mujer bajita y de huesos pequeños probablemente situado cerca del valor más bajo, y el de una mujer alta y de huesos grandes cerca del más alto. Este aumento de peso se reparte entre 6 a 8 libras (2.7 a 3.5 kilos) para el bebé y 14 a 24 libras (6 a 11 kilos) para la placenta, los pechos, los líquidos y otros subproductos (véase pág. 184). También asegura que la madre volverá más pronto a su peso anterior al embarazo.

Esta fórmula cambia para las mujeres con necesidades especiales. Las mujeres que empiezan el embarazo con un peso extremadamente bajo deberían intentar ganar lo suficiente durante el primer trimestre, de forma que empezaran el segundo trimestre con su peso ideal o cerca de él; entonces deberán intentar ganar los requeridos 25 a 35 libras (11 a 16 kilos) a partir de ese punto. Las mujeres que empiezan su embarazo con un 10 ó un 20% de sobrepeso probablemente pueden ganar algo menos con toda tranquilidad, aunque sólo a base de alimentos de primera calidad y bajo una cuidadosa supervisión de sus médicos. El embarazo no es nunca el momento para perder peso o mantenerlo, debido a que el feto no puede sobrevivir sólo a base de las reservas de grasa de la madre, dado que éstas proporcionan calorías pero no nutrientes.

Las embarazadas de más de un bebé también precisan que su objetivo en cuanto al aumento de peso sea ajustado por sus médicos. Aunque éste no se deba duplicar para los mellizos ni triplicar para los trillizos, aumenta significativamente – de 35 a 45 libras (16 a 20 kilos) para los gemelos y más cuando existen más de dos fetos.

Tasa de aumento. El peso medio que la mujer debería ganar es de aproximadamente 3 a 4 libras (1.4 o 1.8 kilos) durante el primer trimestre y 1 libra (450 gramos) por semana, entre 12 a 15 libras (5.5 y 6.5) en total, durante el segundo trimestre. El aumento de peso debería continuar siendo de 1 libra (450 gramos) por semana durante el séptimo y el octavo mes, la misma cantidad –o incluso un aumento nulo si es posible– durante el noveno mes, con un total de 8 a 10 libras (3.5-4.5 kilos) durante el tercer trimestre.

Rara es la mujer que consigue mantener su aumento de peso exactamente ajustado a esta fórmula ideal. Y unas fluctuaciones reducidas –½ libra una semana, 1 libra la siguiente (225 a 450 gramos)– no constituyen ningún problema. Pero la meta de toda mujer embarazada debería ser que su aumento de peso se mantuviera lo más constante posible, sin subidas ni bajadas bruscas. Deberá consultar a su médico si no aumenta de peso durante dos o más semanas del cuarto al octavo mes, o si aumenta más de 3 libras (1.400 gramos) durante cualquier semana del segundo trimestre, o más de 2 libras (1 kilo) durante cualquier semana del tercer trimestre, especialmente si ello parece que no está relacionado con comer en exceso o tomar demasiado sodio. Además se comprobará si no se gana peso durante más de dos semanas seguidas.

Si comprueba que su aumento de peso se ha desviado significativamente de lo que había planeado (por ejemplo, si ganó 13 libras (6 kilos) durante el primer trimestre en vez de 3 libras (1.5 kilos) o ganó 20 libras (9 kilos) durante el segundo en vez de 12 libras (5.5 kilos), entrará en acción para ver si puede volver al buen camino, pero no intente detenerse. Con ayuda del médico reajuste sus

Análisis del aumento de peso

(Todos los pesos son aproximados)

Bebé	7½ libras (3.500 gramos)
Placenta	1½ libras (700 gramos)
Líquido amniótico	2 libras (900 gramos)
Aumento del útero	2 libras (900 gramos)
Tejido mamario materno	2 libras (900 gramos)
Volumen sanguíneo materno	4 libras (1.8 kilos)
Líquido de los tejidos maternos	4 libras (1.8 kilos)
Grasa materna	7 libras (3 kilos)
Total por término medio	Aumento general de peso: 30 libras (13.5 kilos)

objetivos para incluir el exceso que ya ha ganado (que no puede usar su bebé para desarrollarse) y el peso que aún tiene que ganar (que el bebé necesita). No pierda de vista que el bebé requiere un aporte de nutrientes diario durante todo el embarazo. Se trata de vigilar cuidadosamente la dieta, pero nunca de un régimen para adelgazar. Controle el peso desde el principio y así nunca tendrá que poner el bebé a dieta para evitar que la madre se ponga muy gorda.

Es aconsejable tener cuidado con el médico que, durante la primera visita prenatal, le dice a la futura madre que puede comer todo lo que desee y que no se preocupe de su peso. Si la embarazada aumenta más de 30 libras (13.5 kilos) antes de finalizado el sexto mes, el mismo médico será el primero en avisarle de que debe limitar su dieta —en un momento en que el bebé necesita una nutrición adecuada para el desarrollo óptimo del cerebro. Es mucho mejor controlar el peso desde el comienzo del embarazo y con ello la futura madre no deberá nunca poner a su bebé a dieta con el fin de no engordar demasiado ella misma.

El peso adecuado.

Un estudio reciente dio como resultado que las mujeres de bajo peso pueden asegurarse de que sus bebés tengan el peso adecuado si toman un suplemento nutricional que contenga 25 mg de zinc. Si usted mide 5 pies 4 pulgadas (1.62 m) o menos y peso menos de 110 libras (50 kg), cerciórese que el suplemento nutricional que toma contenga zinc.

8
El cuarto mes

Qué Se Puede Esperar En La Visita De Este Mes

En la visita de este mes se suelen controlar los siguientes puntos, aunque puede variar según las necesidades de la paciente y de las costumbres del médico[1]:

- Peso y presión sanguínea.

- Orina, para detectar azúcar y albúmina.

- Latido cardíaco del feto.

- Tamaño del útero, mediante palpación externa.

- Altura del fondo uterino (parte superior del útero).

- Manos y pies para detectar un edema (hinchamiento) y piernas para detectar venas varicosas.

- Síntomas que la paciente ha experimentado.

- Preguntas o problemas que la paciente desea discutir –es aconsejable llevar una lista preparada a la consulta.

Qué Se Puede Sentir

Se pueden experimentar todos los síntomas siguientes en un momento u otro, o tan sólo unos pocos. Algunos pueden continuar desde el mes pasado, otros serán nuevos. También se pueden experimentar síntomas adicionales, menos frecuentes.

FÍSICOS:

- Cansancio.
- Disminución de la frecuencia urinaria.
- Disminución o desaparición de las náuseas y vómitos (en unas pocas mujeres, los "mareos matutinos" continuarán; y en un número muy reducido de ellas, empezarán a experimentarlos).

---

[1] Véase el Apéndice para una explicación de las intervenciones y los tests realizados.

- Estreñimiento.

- Acidez de estómago e indigestión, flatulencia e hinchamiento.

- Los pechos continúan aumentando algo de tamaño, pero su sensibilidad anormal suele desaparecer.

- Dolores de cabeza ocasionales.

- Desmayos o mareos ocasionales, en particular en caso de cambio brusco de posición.

- Congestión nasal y hemorragias nasales ocasionales; embotamiento de los oídos.

- "Cepillo de dientes de color de rosa" debido a que las encías sangran.

- Aumento del apetito.

- Ligero edema (hinchazón) de los tobillos y los pies y ocasionalmente de las manos y el rostro.

- Venas varicosas en las piernas y/o hemorroides.

- Ligeras pérdidas vaginales blanquecinas (leucorrea).

- Movimientos fetales hacia el final del mes (pero por lo general sólo se nota tan pronto si la embarazada está muy delgada o si no se trata de su primer embarazo).

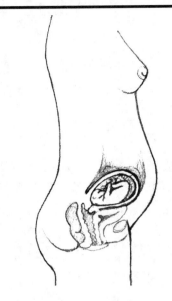

LA MADRE Y EL BEBÉ DURANTE ESTE MES

Al Final del cuarto mes, el feto mide unas 4 pulgadas (10 cm) y es alimentado por la placenta; está desarrollando ya ciertos reflejos, como el de succión y el de deglución. El crecimiento de su cuerpo empieza a superar al de su cabeza, aparecen los esbozos de los dientes; los dedos de las manos y los pies están bien definidos. Aunque tiene ya aspecto humano, no puede sobrevivir fuera del útero.

EMOCIONALES:

- Inestabilidad comparable al síndrome premenstrual, que puede incluir irritabilidad, cambios de humor, irracionalidad, tendencia al llanto.

- Alegría y/o aprensión –si la mujer ha empezado finalmente a sentirse embarazada.

- Frustración – si aún no "se siente embarazada," pero se encuentra demasiado gorda para su ropa habitual y demasiado delgada para las prendas de maternidad.

- Un sentimiento de no ser realmente una misma: se olvidan cosas, los objetos caen de las manos y resulta difícil concentrarse.

QUÉ PUEDE PREOCUPAR

PRESIÓN SANGUÍNEA ELEVADA

"Durante mi última visita el médico me dijo que mi presión sanguínea estaba un poco alta. Desde entonces estoy preocupada."

Preocuparse por la presión sanguínea sólo sirve para que los valores suban aún más, y un ligero aumento en una visita probablemente no signifique mucho. Probablemente la embarazada estaba simplemente nerviosa o por temor a llegar tarde a la consulta había ido corriendo, o bien estaba preocupada por un informe que debía terminar en su oficina. Es muy posible que si se le tomara de nuevo la presión al día siguiente, o el mismo día pero más tarde, los niveles volvieran a ser normales. Como a menudo es difícil determinar la causa de un registro alto aislado, lo más probable es que el médico le recomiende no preocuparse y esperar a la siguiente visita.

Sin embargo, si la presión sanguínea continúa ligeramente alta, es posible que la mujer forme parte del 1 ó 2 % de embarazadas que muestran una elevación transitoria de la presión durante el embarazo. Este tipo de hipertensión es perfectamente inofensivo, por lo que se sabe hasta ahora, y desaparece después del parto.

Lo que es considerado una presión sanguínea normal en el embarazo varía ligeramente a lo largo de los nueve meses. En la primera visita prenatal se establece la presión básica (la que es normal para la paciente). Por lo general, la presión disminuye algo en los meses siguientes. Pero empieza a aumentar de nuevo, más o menos hacia el séptimo mes.

Durante el primer o el segundo trimestre, si la presión sistólica (el número superior) aumenta 30 mmHg o la presión diastólica (el número inferior) 15 mmHg por encima de la presión básica o normal y permanece en estos niveles en dos lecturas como mínimo, a un intervalo de seis horas, se considera que el estado de la embarazada exige una observación estricta y, posiblemente, un tratamiento. Durante el tercer trimestre, no se inicia un tratamiento a menos que el aumento sea mayor que éste.

Si el aumento de la presión sanguínea va acompañado por un aumento brusco de peso (más de 3 libras ó 1.4 kilos en una semana durante el segundo trimestre, o más de 2 libras ó 1 kg en una semana durante el tercer trimestre), por un edema intenso (hinchazón a causa de la retención de agua), particularmente de las manos y el rostro, así como de los tobillos y/o por la presencia de albúmina en la orina[2], el problema puede ser la preeclampsia (también denominada hipertensión inducida por el embarazo –HIE, véase pág. 432). En las mujeres que reciben una atención médica regular, este trastorno suele ser diagnosticado antes de que progrese hasta síntomas más graves, como visión borrosa, dolores de cabeza, irritabilidad y dolores gástri-

---

[2] Véase Apéndice para la explicación de la presencia de albúmina en la orina.

cos intensos. Si la embarazada experimenta alguno de los síntomas de preeclampsia, deberá llamar a su médico de inmediato (véase pág. 252).

AZÚCAR EN LA ORINA

"En la última visita, el médico dijo que había azúcar en mi orina. Me aconsejó que no me preocupara, pero yo estoy convencida de que tengo diabetes."

En este caso, la embarazada hará bien en seguir el consejo de su médico y no preocuparse. Una pequeña cantidad de azúcar en la orina en una ocasión a lo largo del embarazo no significa diabetes. Lo que probablemente sucede es que el cuerpo de la embarazada está haciendo justamente lo que se supone que debe hacer: intentar asegurar que el feto, que depende de la madre para su alimentación, reciba suficiente glucosa.

Puesto que la insulina es la encargada de regular los niveles de glucosa en la sangre y la que asegura que las células corporales puedan absorber suficiente glucosa, el embarazo desencadena unos mecanismos *anti-insulina* con el fin de que la sangre de la madre contenga azúcar suficiente para alimentar al feto. En ocasiones, el efecto anti-insulina es tan intenso que la sangre llega a contener más azúcar del necesario para satisfacer las necesidades de la madre y del bebé – más azúcar del que pueden manejar los riñones. El exceso es "desperdiciado" y pasa a la orina. Y de ahí viene el "azúcar en la orina" que se presenta a menudo durante el embarazo, en especial durante el segundo trimestre, cuando aumenta el efecto anti-insulina.

En la mayoría de las mujeres, el cuerpo responde al aumento de los niveles de azúcar en sangre mediante un aumento de la producción de insulina, lo que devolverá los valores del análisis de orina a la normalidad antes de la siguiente visita al médico. Algunas mujeres, en especial las que son diabéticas o presentan una tendencia a la diabetes, pueden ser incapaces de producir cantidades suficientes de insulina para hacer frente al aumento de azúcar en la sangre, o bien pueden ser incapaces de usar con eficacia la insulina que producen. En cualquier caso, continuarán presentando niveles altos de azúcar en la sangre y la orina. En las mujeres que no eran diabéticas antes del embarazo, este proceso se llama diabetes gestacional.

Si en la visita siguiente aparece de nuevo azúcar en la orina, lo más probable es que el médico mande hacer un análisis de tolerancia a la glucosa[3], un procedimiento que refleja con precisión la respuesta del cuerpo a la presencia de azúcar en el torrente circulatorio e identifica a los diabéticos. Los síntomas de una diabetes son: hambre y sed excesivas, micción más frecuente incluso en el segundo trimestre, infecciones moniliásicas recurrentes en la vagina, y aumento de la presión sanguínea.

Aproximadamente de un 1 a un 2 % (según algunas estimas, hasta el 10 %) de las embarazadas desarrollan

---

[3] Las mujeres con un nivel anormal de glucosa en sangre, pero que dan resultados normales a los tests de tolerancia a la glucosa, aún tienen el peligro de dar a luz bebés grandes y deben controlar su dieta cuidadosamente. Si la embarazada valores anormales en los tests de azúcar, deberá consultar con su médico.

esta enfermedad –que probablemente podría denominarse, de forma más apropiada, "intolerancia a los carbohidratos durante el embarazo" en vez de la alarmante "diabetes gestacional"–constituyendo una de las más frecuentes complicaciones del embarazo. Debido a que es tan común, la mayoría de los médicos realizan tests rutinarios para detectarla, entre las semanas 24 y 28. Las futuras madres de alto riesgo deben pasar este test más pronto y más a menudo. Dichas pacientes de alto riesgo incluyen las mujeres mayores (dado que la tendencia a la diabetes aumenta con la edad) y las mujeres con un historial familiar de diabetes mellitus; las mujeres con un historial de azúcar en sangre durante el embarazo o de intolerancia a la glucosa sin estar embarazadas; Las mujeres obesas, que fueron ellas mismas bebés grandes (de más de 9 libras/4 kilos) o que hayan tenido antes uno o más bebés grandes; y las mujeres con un historial obstétrico pobre (que incluya una diabetes gestacional previa, toxemia, infecciones recurrentes del tracto urinario, líquido amniótico excesivo, abortos recurrentes, o nacimiento inexplicable de un mortinato o de un bebé con anomalías congénitas).

Aunque en el pasado las futuras madres diabéticas y sus hijos tenían un gran riesgo, en la actualidad ya no sucede así. Si el azúcar en sangre es controlado estrictamente por la dieta, y si fuera necesario mediante medicación, las madres diabéticas pueden tener embarazos normales y dar a luz a bebés sanos. (Véanse las págs. 401 y 431 para más detalles sobre la diabetes y el embarazo.)

Las anormalidades del azúcar en sangre desaparecen tras el parto en aproximadamente un 97-98 % de las mujeres con diabetes gestacional, pero algunas de ellas, particularmente las obesas, es posible que más adelante desarrollen una diabetes. Para reducir este riesgo, las mujeres con diabetes gestacional deberían tomar las siguientes medidas preventivas: pasar controles médicos con regularidad, mantener el peso ideal, cultivar buenos hábitos en cuanto a la dieta y el ejercicio y conocer los síntomas de esta enfermedad, de forma que puedan informar de inmediato al médico.

ANEMIA

"Una amiga mía se volvió anémica durante el embarazo. ¿Cómo puedo saber si yo estoy anémica, y cómo puedo evitarlo?"

Debido a que el volumen sanguíneo aumenta durante el embarazo, la cantidad necesaria de hierro para producir los glóbulos rojos aumenta gradualmente. Dado que no todas las mujeres embarazadas obtienen el hierro que precisan, casi el 20% sufren de un déficit de dicho mineral. Afortunadamente la anemia causada por un déficit de hierro es fácil de corregir –en la mayoría de los casos simplemente siguiendo una dieta variada y nutritiva y tomando un suplemento de hierro.

Durante la primera visita prenatal se efectúa un análisis de sangre para detectar una posible anemia, pero pocas mujeres tienen una deficiencia de hierro en aquel momento. Algunas pueden haber empezado el embarazo con esta dolencia (común durante los años fértiles a causa de la pérdida mensual de sangre en la menstruación). Pero después de la concepción, y al no producirse la menstruación, las reserves de hierro se llenan de nuevo –si la dieta es adecuada. Por lo general, la mayoría de los casos de anemia por deficiencia de hierro sólo aparecen hacia las 20 semanas (cuando el aumento del volumen sanguíneo materno y del feto en desarrollo hacen aumentar la necesidad de hierro significativamente).

Si la deficiencia de hierro es leve, puede que no produzca síntomas; pero si se reducen más los glóbulos rojos, encargados de transportar el oxígeno, la madre empieza a presentar síntomas tales como palidez, fatiga extrema, debilidad, palpitaciones, falta de aliento e incluso desmayos. Este puede que sea uno de los pocos casos en los que las necesidades alimentarias del feto se suplen antes que las de la madre, ya que el bebé de una madre anémica raras veces sufre de deficiencia de hierro al nacer. No obstante, existen algunos indicios aún no confirmados de que los bebés de madres anémicas que no toman suplementos de hierro pueden tener un riesgo algo mayor de ser pequeños o prematuros.

Aunque todas las mujeres embarazadas son susceptibles de sufrir una anemia por deficiencia de hierro, ciertos grupos de mujeres tienen a este respecto un riesgo más alto: las que han tenido varios hijos en rápida sucesión, las que vomitan mucho o comen mal debido a los mareos matutinos, las que llevan más de un feto y las que quedaron embarazadas estando mal nutridas y/o han estado alimentándose mal desde la concepción. No es sorprendente que las mu-

jeres de bajos recursos económicos caigan dentro de esta última categoría, lo que hace mucho más probable que sufran de anemia que las mujeres de la clase media o alta.

Para prevenir la anemia causada por un déficit de hierro generalmente se recomienda que las futuras madres tomen una dieta rica en hierro (véase la lista de alimentos ricos en hierro, pág. 112). Pero debido a que es difícil o imposible obtener el hierro suficiente únicamente con la dieta, generalmente se prescribe también un suplemento de hierro diario de 30 mg (véase pág. 105). Normalmente se recomienda otro suplemento más de 30 mg cuando se diagnostica una anemia con déficit de hierro.

A veces, cuando se excluye la deficiencia de hierro como causa de anemia durante el embarazo, se harán pruebas para detectar la presencia de uno de los demás tipos de anemia, tales como la deficiencia de ácido fólico, una anemia falciforme o la talasemia.

FALTA DE ALIENTO

"A veces me siento como si tuviera problemas para respirar. ¿Se debe esto al embarazo?"

Probablemente. Muchas embarazadas experimentan una ligera falta de aliento que se inicia durante el segundo trimestre. De nuevo, se trata de la labor de las hormonas del embarazo. Dichas hormonas provocan la hinchazón de los capilares del tracto respiratorio, al igual que hacen con otros capilares del cuerpo, y relajan los músculos de los pulmones y los bronquios como también otros músculos corporales. Al progresar el embarazo, entra en juego otro factor y se hace más fatigoso respirar profundamente; el útero que crece empuja el diafragma, apretando los pulmones y haciendo difícil que se expandan plenamente. Esta falta de aliento es normal.

Una falta de aliento grave, por otra parte, especialmente cuando la respiración es rápida, los labios y las puntas de los dedos parecen volverse azuladas y/o existe dolor torácico y el pulso es rápido, podrá ser signo de problemas serios y requiere avisar al médico o ir a un servicio de urgencias.

FALTA DE MEMORIA

"La semana pasada me fui de casa sin mi cartera; esta mañana me he olvidado por completo de una importante reunión profesional. No puedo concentrarme en nada, y estoy empezando a pensar que estoy perdiendo la razón."

Esta mujer no es la única. Muchas embarazadas empiezan a creer que a medida que aumentan de peso, van perdiendo células cerebrales. Incluso las mujeres que están orgullosas de su sentido de la organización, de su capacidad de enfrentarse con complicados asuntos, y de su habilidad para mantener la compostura, de repente se encuentran a sí mismas olvidando citas, teniendo problemas de concentración y perdiendo la serenidad. Afortunadamente el síndrome de la "cabeza de chorlito" (parecido al que muchas mujeres experimentan antes de la menstruación) es temporal. Al igual que muchos otros síntomas, es causado por los cambios hormonales desencadenados por el embarazo.

Sentirse tensa debido a estas brumas intelectuales sólo conseguirá agravarlas. Reconocer que son normales, e incluso aceptarlas con sentido del humor, puede ayudar a aliviarlas. Reducir las tensiones de la vida diaria en lo posible también será de gran ayuda (véase pág. 139). Quizás no sea posible hacer tantas cosas y con tanta eficacia como se solía antes de tomar el cargo de fabricar un bebé. Hacer un sencillo inventario o listas de comprobación en casa o en el trabajo (y consultarlos antes de dejar la casa o el trabajo) puede ayudar a contener el caos mental así como a evitar que la embarazada cometa errores potencialmente peligrosos (tales como olvidar de cerrar la puerta con llave o de apagar el fuego bajo la cazuela antes de salir de la casa).

También hay que intentar acostumbrarse a trabajar un poco por debajo del máximo de eficacia. Los despistes pueden muy bien continuar durante las primeras semanas de vida del bebé (debido a la fatiga, no a las hormonas) y quizás no desaparezcan por completo hasta que el bebé duerma las noches enteras.

TINTES PARA EL PELO Y PERMANENTES

"Como si el peso que he aumentado no fueran bastante deprimentes, mi pelo ha empezado a perder cuerpo. ¿Es aconsejable que me haga la permanente o tiña el pelo?"

Aunque el vientre hinchado es el efecto físico más obvio que un feto tiene sobre su madre, de ningún modo es el único. Los cambios son evidentes por todas partes –desde las palmas de las manos (que pueden volverse temporalmente de un color rojizo) hasta el interior de la boca (las encías pueden hincharse y sangrar). El pelo no constituye ninguna excepción. Puede mejorar (como cuando un pelo sin vida adquiere súbitamente un hermoso brillo) o, por el contrario, puede empeorar (como cuando un pelo robusto se vuelve débil).

En general, una permanente sería la respuesta obvia para un pelo que ha tomado mala forma, pero no durante el embarazo. Por una parte, el pelo responde de forma impredecible bajo la influencia de las hormonas del embarazo; puede que la permanente no suba en absoluto, o puede tener como resultado un feo rizado en vez de unas hermosas ondas. Por la otra, las soluciones químicas utilizadas en la permanente son absorbidas a través del cuero cabelludo y pasan al torrente circulatorio, lo que quizás podría no resultar inocuo durante el embarazo. Hasta el momento, los estudios realizados sobre el efecto de tales productos químicos sobre el feto han sido extremadamente tranquilizadores; no se ha encontrado vínculo alguno entre el uso de permanentes y el desarrollo de defectos congénitos. Pero como harán falta más estudios antes de que estas sustancias sean totalmente exculpadas, las más precavidas de las embarazadas preferirán tener el pelo liso hasta después del parto. La embarazada no deberá preocuparse, no obstante, sobre la permanente que ya se ha hecho –el riesgo es sólo teórico, y desde luego no vale la pena preocuparse por él. (Lo mismo puede decirse de los líqui-

dos para estirar el pelo y de los champús para la caspa. Evite usarlos desde ese momento, pero no se preocupe por su uso previo.)

Una nutrición excelente puede ayudar a reavivar algo del brillo del pelo; los champús "que dan cuerpo" y los rulos pueden ayudar a restaurar las ondas. Pero, en general, el pelo de la gestante probablemente continuará igual de débil durante todo el embarazo. Así, lo más sensato podría ser cambiar a un estilo que no dependiera de su abundancia, tal como un pelo muy corto o un corte que le diera cuerpo, como por ejemplo, un escalado.

"Después de salir de mi acostumbrada cita trimestral en la peluquería para teñirme el pelo, la semana pasada, me horroricé cuando una amiga me dijo que los tintes para el cabello pueden causar defectos congénitos. ¿Qué debo hacer?"

Relajarse. Tal como sucede con las permanentes, no existen pruebas sólidas de que los tintes para el cabello causen defectos congénitos. Dado que el riesgo es sólo teórico, no hay razón para preocuparse por los tratamientos que ya se han aplicado. Pero debido a que lo más sensato es ser extremadamente prudente durante el embarazo, al menos cuando sea posible, sería mejor no teñirse más hasta después del parto.

Si la embarazada está decidida a "esconder esas canas" o esas feas raíces y al mismo tiempo desea ser muy cauta, le pedirá al peluquero que use tintes totalmente vegetales, en lugar de los habituales.

HEMORRAGIA Y CONGESTIÓN NASALES

"Se me congestiona mucho la nariz y a veces incluso tengo hemorragias nasales. Estoy preocupada, ya que sé que la hemorragia puede ser un signo de enfermedad."

La congestión nasal, a menudo con hemorragias nasales asociadas, es una dolencia común durante el embarazo. Es debida probablemente a los elevados niveles de estrógeno que circulan por el cuerpo, incrementando el flujo sanguíneo hacia las membranas mucosas de la nariz y haciendo que éstas se ablanden e hinchen –al igual que hace el cuello de la matriz en preparación para el nacimiento.

Es probable que esta congestión empeore antes de mejorar –cosa que no sucederá hasta después del parto. También es posible que se desarrolle una congestión postnasal, que ocasionalmente provocará tos nocturna. Para solucionar el problema no se deben aplicar medicamentos ni nebulizadores nasales (a menos que los prescriba el médico).

La congestión y las hemorragias son más comunes durante el invierno, ya que los sistemas de calefacción dan lugar a que el aire de las casas sea seco y caliente, lo que seca los delicados conductos nasales. La utilización de un humidificador ambiental puede ser de gran ayuda. También se puede intentar lubrificar cada orificio nasal con un poco de vaselina.

La administración de 250 mg adicionales de vitamina C (con el consentimiento del médico) además de los alimentos ricos en vitamina C habituales de la dieta, ayudará a reforzar los capilares y por lo tanto a reducir las probabilidades de una hemorragia. (Pero no se deben ingerir dosis masivas de dicha vitamina.) Algunas veces, la hemorragia se producirá cuando la embarazada se ha sonado la nariz con demasiada energía. Sonarse correctamente es un arte que sería conveniente dominar: primero se tapa suavemente uno de los orificios nasales con el pulgar y luego se expulsa cuidadosamente la mucosidad del otro orificio. La operación se repite con el otro orificio nasal, y se continúa alternando de este modo hasta que se pueda respirar libremente por la nariz.

Para contener una hemorragia nasal, lo mejor es ponerse de pie o sentada inclinándose ligeramente hacia adelante, en vez de echarse o inclinarse hacia atrás. Presione los orificios nasales contra el tabique nasal entre el pulgar y el índice, y manténgalos así durante cinco minutos; repita la operación si la hemorragia prosigue. Si después de tres intentos ésta no ha sido controlada, o si la hemorragia es frecuente o cuantiosa, llame al médico.

ALERGIAS

"Me parece que las alergias que sufro han empeorado desde que empezó el embarazo. La nariz me gotea constantemente y tengo siempre los ojos irritados."

Es posible que la embarazada confunda la congestión nasal habitual del embarazo con una alergia. Pero también es posible que el embarazo haya agravado las alergias (aunque algunas mujeres afortunadas se encuentran temporalmente aliviadas de sus alergias durante el embarazo). Si las alergias empeoran, es recomendable consultar con el médico para saber qué medicamento inocuo se puede usar para aliviar los síntomas agudos. Parece que algunos antihistamínicos y otros fármacos son relativamente seguros para su uso durante el embarazo (puede que la medicación que la mujer acostumbra a usar no lo sea). Pero como las pruebas de los riesgos de estos fármacos no son absolutamente concluyentes, la medicación antialérgica sólo deberá ser aplicada si fallaran todos los demás medios. Si la congestión nasal es intensa, o si se estornuda de modo continuado, será necesario aumentar la ingestión de líquidos para compensar cualquier pérdida de agua y para diluir las secreciones.

Sin embargo, la mejor manera de tratar las alergias durante el embarazo suele ser la prevención – evitar las sustancias que las provocan, siempre que se sepa cuáles son:

◆ Si la sustancia desencadenante es el polen u otra materia existente al aire libre, la embarazada permanecerá todo el tiempo posible, durante la estación en cuestión, dentro de su casa, en un lugar provisto de aire acondicionado y de filtro de aire. Se lavará las manos y la cara siempre que haya permanecido al aire libre, y deberá llevar lentes de sol de cristales grandes o curvados para impedir que el polen que flota en el aire penetre en sus ojos.

◆ Si el culpable es el polvo, procurará que una tercera persona se ocupe de la limpieza del hogar. Una aspiradora, un paño humedecido o una escoba cubierta con un paño húmedo provocan menos polvo

que una escoba ordinaria, y un paño absorbente dará mejores resultados que un plumero. La embarazada se mantendrá alejada en lo posible de los lugares mohosos y llenos de polvo, como por ejemplo las buhardillas y las bibliotecas llenas de libros viejos. Es mejor que duerma en una habitación sin alfombrar. También sería conveniente que otra persona se ocupara de empaquetar los objetos de la casa que acumulan el polvo, como son las cortinas y las alfombras, y de limpiar los sofás.

◆ Si la mujer es alérgica a ciertos alimentos, deberá prescindir de ellos aunque se trate de alimentos apropiados para el embarazo. Consultará la dieta ideal (pág. 76) para encontrar alimentos sustitutivos.

◆ Si la presencia de animales provoca un ataque de alergia, la embarazada informará a sus amistades del problema, para que éstas puedan alejar al gato, el perro o el canario cuando van a recibir la visita de su amiga embarazada. Y, evidentemente, si su propio animal de compañía desencadena súbitamente una respuesta alérgica, intente mantener una o más zonas de la casa (particularmente su dormitorio) libres de éste.

◆ La alergia al humo del tabaco resulta más fácil de controlar actualmente, ya que cada vez hay menos personas que fuman, y los fumadores suelen prescindir del tabaco si se les pide que lo hagan. Para controlar la alergia, y también en beneficio del futuro bebé, la embarazada no debería permanecer en locales en los que se fume. Y tampoco debería tener reparos en contestar: "Sí, francamente, me molesta mucho que usted fume."

PÉRDIDAS VAGINALES

"Tengo algo de flujo claro y blanquecino y temo padecer una infección."

Las pérdidas de flujo claro y lechoso (denominadas leucorrea) son normales durante todo el embarazo. Son parecidas a las pérdidas que muchas mujeres experimentan antes del período menstrual. Puesto que aumentan de intensidad y pueden ser bastante abundantes, algunas mujeres se sienten más cómodas si llevan una compresa higiénica durante los últimos meses del embarazo. No deben usarse tampones, que podrían introducir gérmenes indeseados en la vagina.

Este tipo de pérdidas no son motivo de preocupación, salvo en lo que se refiere a la sensibilidad estética de la futura madre (y posiblemente también de su marido, que por ello preferirá prescindir por el momento del sexo oral). Es importante mantener limpia y seca el área genital; la ropa interior de algodón resulta muy adecuada. *No* deben usarse calzones, pantalones vaqueros, o leotardos muy apretados, ni ropa de tejido elástico para hacer ejercicio. Enjuage concienzudamente la zona vaginal después de enjabonarla durante el baño o la ducha, y evite exponerla a irritantes tales como los jabones desodorantes, los baños de burbujas y los perfumes.

No se emplearán irrigaciones, a menos que el médico las prescriba. (Incluso entonces *no se empleará una jeringa de pera,* por ejemplo del tipo desechable. Se utilizará un irrigador con recipiente metálico o de plástico, que *no se mantendrá a más de dos pies-medio metro por encima de la boquilla,* para asegurarse de que la presión del agua será reducida. La boquilla no se debe insertar más de 1 pulgada (2 cm) en el interior de la vagina, y los labios deben ser mantenidos abiertos para que el agua pueda salir libremente. Este método evita el riesgo de una embolia gaseosa, que podría resultar fatal.)

Si las pérdidas vaginales son amarillentas, verdosas o bien espesas y caseosas, si tienen un olor desagradable o si van acompañadas de una sensación de quemadura o de picor, es probable que exista una infección. La embarazada deberá informar de ello a su médico o a su comadrona para que la infección pueda ser tratada (probablemente mediante óvulos o geles vaginales, pomadas o cremas que se insertan con ayuda de un aplicador). Por desgracia, aunque la medicación puede desterrar temporalmente la infección, a menudo reaparece después del parto. Aunque pueda requerir tratamiento, una simple vaginitis no debe ser causa de preocupación y no supone ningún riesgo para el bebé.

Si la vaginitis es provocada por hongos, el médico deberá prescribir una medicación, de modo que la futura madre no transmita dicha infección a su bebé (en forma de afta) durante el parto –aunque esta infección no es peligrosa para el recién nacido y es fácil de tratar.

Es posible acelerar la curación aplicando unas reglas de higiene muy estrictas, en especial después de haber ido al lavabo (la limpieza se efectúa siempre de delante a atrás), y siguiendo la dieta ideal – se vigilará sobre todo no tomar azúcares refinados (que pueden ayudar a crear un ambiente apropiado para el desarrollo de los organismos infecciosos). Las recientes investigaciones indican que tomar cada día un yogur que contenga cultivos de lactobacilos acidófilos vivos (véanse las etiquetas) puede reducir espectacularmente el riesgo de contraer infecciones vaginales.

Si la infección puede ser transmitida sexualmente, se suele recomendar a la embarazada que prescinda de las relaciones sexuales hasta que tanto ella como su marido se hayan librado de la infección; puede que el médico sugiera el uso de condones durante seis meses después de desaparecida la infección. Para prevenir la reinfección, hay que poner cuidado en evitar transferir gérmenes del ano a la vagina (con los dedos, el pene o la lengua).

MOVIMIENTO FETAL

"Aún no he notado que mi bebé se mueva, ¿es posible que algo vaya mal? ¿O es posible que simplemente yo no haya reconocido los movimientos?"

Los movimientos del feto pueden ser una gran fuente de alegría durante el embarazo y, al mismo tiempo, pueden constituir la principal causa de ansiedad. Más que una prueba de embarazo positivo, más que una barriga que se hincha o incluso más que el sonido de latido cardíaco del feto, los movimientos fetales confirman a la mujer que existe una nueva vida en su interior. Cuando no se producen, a la futura madre la sobrecoge el temor de que la nueva vida pueda no estar desarrollándose normalmente.

Aunque el embrión empieza a realizar movimientos espontáneos hacia las siete semanas, estos movimientos no son percibidos por la madre hasta que se hacen mucho más intensos. La primera sensación de vida, las primeras "patadas", se pueden producir en cualquier momento entre las 14 y las 26 semanas, aunque generalmente se percibe entre las 18 y las 20 semanas. En este aspecto, las variaciones con respecto al promedio son frecuentes. La mujer que ya ha estado embarazada con anterioridad es más probable que reconozca más pronto los movimientos del feto (porque ya sabe cómo son, y sus músculos uterinos están más laxos, haciendo más fácil que sienta las patadas) que una mujer que está esperando su primer bebé. Una mujer muy delgada puede percibir los movimientos muy débiles de su bebé muy pronto, mientras que una mujer obesa puede no notar estos movimientos hasta que son más intensos.

En algunas ocasiones, la primera sensación de los movimientos fetales se retrasa ligeramente a causa de un error en el cálculo de la fecha de término de embarazo. O a veces se retrasa porque la mujer no ha reconocido los movimientos fetales como tales cuando los ha percibido.

Nadie puede explicarle a una futura madre primeriza lo que va a sentir; cien mujeres embarazadas describirán estas primeras "patadas" de cien modos diferentes. Las descripciones más comunes son quizás las de "una palpitación en el abdomen" o de "mariposas en el estómago". Pero los primeros movimientos fetales han sido descritos también como "un traqueteo", "una sacudida", "un ruido del estómago", "un golpe en el estómago", "un pez que golpea con la cola" o "un pajarito en la mano" o "como cuando se va en las montañas rusas del parque de atracciones". Con frecuencia, los primeros movimientos perceptibles son confundidos con la sensación producida por la flatulencia o el hambre. Y una mujer recuerda que "pensé que tenía un insecto en la camisa, pero cuando quise quitármelo me di cuenta de que se trataba del bebé que se movía".

Aunque no es raro que una embarazada no reconozca los movimientos fetales hasta las 20 semanas o más, es probable que el médico prescriba la realización de un sonograma para determinar el estado del bebé si la futura madre no ha sentido nada –y si el médico no ha conseguido detectar una respuesta fetal después de intentar estimularla– a las 22 semanas. Pero si el latido cardíaco del feto es potente y todo lo demás parece transcurrir normalmente, con frecuencia el médico aconsejará esperar un poco más.

"Durante la semana pasada noté cada día unos débiles movimientos de mi bebé, pero en todo el día de hoy no he sentido nada. ¿Es que algo va mal?"

La ansiedad acerca del momento en que se sentirán los primeros movimientos del bebé es sustituida más tarde por otras ansiedades: los movimientos fetales no parecen suficientemente frecuentes, o no se ha notado nada durante unas horas. Aunque estas ansiedades son comprensibles, en realidad son totalmente innecesarias. La frecuencia de los movimientos detectables en este momento puede variar mucho; en el me-

jor de los casos las secuencias de movimiento son desiguales. Aunque el bebé se está moviendo de modo casi continuo, tan sólo algunos de estos movimientos pueden ser lo suficientemente intensos para que la futura madre los note. Otros movimientos no serán percibidos a causa de la posición del feto (que puede estar de espaldas y golpear hacia dentro en lugar de hacia fuera, por ejemplo). O a causa de la actividad de la madre (cuando ésta camina o se mueve de un lado para otro, el bebé se siente mecido y duerme; o incluso si el bebé no duerme, es posible que la mujer esté demasiado atareada para notar los movimientos fetales). También puede suceder que la embarazada se pase durmiendo el período de máxima actividad de su bebé – que en muchos casos se produce en medio de la noche.

Una forma de provocar los movimientos fetales si la futura madre no los ha percibido en todo el día es echarse durante una hora o dos por la tarde, preferiblemente después de un vaso de leche u otro bocadillo; la combinación de su inactividad con la descarga de energía proporcionada por el alimento puede ser capaz de poner en marcha al feto. Si esto no funciona, inténtelo al cabo de unas pocas horas, pero sin preocuparse. Muchas futuras madres no perciben movimientos durante un día o dos seguidos, o incluso tres o cuatro, antes de la vigésima semana. Si pasan 24 horas sin que haya actividad fetal perceptible (asumiendo, desde luego, que ya hayan empezado a notarse los movimientos), probablemente sea una buena idea avisar al médico para que tranquilice a los padres, aunque no es necesario asustarse.

Después de la vigésimo octava semana los movimientos fetales se hacen más consistentes, y es una buena idea comprobar a diario la actividad fetal (véase pág. 248).

ASPECTO

"Me siento deprimida cada vez que me miro al espejo o que me subo a la balanza – estoy tan gorda."

En una sociedad tan obsesionada por la esbeltez como la nuestra, en la que las personas algo "llenitas" se desesperan, el aumento de peso que se produce durante el embarazo puede constituir a menudo una fuente de depresiones. Pero no debería ser así. Existe una diferencia importante entre el peso que se acumula sin ninguna buena razón (salvo la desaparición de la fuerza de voluntad) y el que se gana por la mejor y más maravillosa de las razones: el bebé que crece dentro de su madre.

Sin embargo, a los ojos de muchas personas, una mujer embarazada no es sólo bella por dentro, sino también por fuera. Muchas mujeres y sus esposos consideran que la nueva imagen de formas más redondeadas es la más deliciosa –y sensual– de las figuras femeninas.

Siempre que la embarazada coma correctamente y no aumente más peso del recomendado para el embarazo (véase la pág. 182), no deberá sentirse "gorda" sino simplemente embarazada. Todas las pulgadas de más que observe en ella son producto legítimo del embarazo y desaparecerán rápidamente una vez que haya aparecido el bebé. Pero si realmente *está* aumentando más de lo debido, la depresión derrotista no la ayudará a no engordar aún más (o incluso puede incrementar su apetito) y en cambio sí que le servirá de mucho estudiar y revisar sus costumbres alimentarias. No obstante, hay que recordar que ponerse a régimen para perder peso o mantener un régimen durante el embarazo es muy peligroso. Jamás hay que dejar de cubrir los requerimientos de la dieta ideal por miedo a ganar demasiado peso.

Vigilar el aumento de peso no es la única forma de tener un buen aspecto. También será de gran ayuda llevar vestidos que favorezcan la figura; existe una notable selección de vestidos de maternidad de bonito diseño; es aconsejable usarlos en vez de intentar introducirse en las prendas del guardarropa de antes del embarazo (véase más abajo). También será más agradable la imagen que devuelve el espejo si se lleva un estilo de peinado fácil de cuidar (que no requiera una permanente; véase pág. 191), si se cuida el cutis y si se toma usted el tiempo necesario para maquillarse, si es que acostumbraba a hacerlo.

VESTIDOS DE MATERNIDAD

"Ya no puedo ponerme mis pantalones vaqueros más anchos, pero no me hace ninguna gracia comprarme vestidos de maternidad."

Nunca antes las embarazadas han podido ir tan a la moda. Ya pasaron los días en que los guardarropas de las embarazadas se limitaban a las batas cortas poco elegantes y blusones. Las ropas de maternidad actuales no sólo son mucho más bonitas y prácticas de llevar, sino que además las embarazadas pueden complementar y combinar estas prendas con toda una variedad de otras ropas, que podrán seguir llevando incluso cuando hayan recobrado la figura.

Al decidir lo que debe integrar el guardarropa de maternidad considere lo siguiente:

◆ Aún deberá engordar bastante más. No hay que salir como un torbellino a hacer muchas compras en la *boutique* de maternidad local el primer día que no abrochen los pantalones vaqueros. Los vestidos de embarazada pueden ser caros, especialmente si se considera el período de tiempo relativamente corto que se van a usar. Así, lo mejor es ir comprando a medida que engorde, y sólo lo que necesite (una vez haya comprobado qué es lo que puede usar de lo que hay en su armario, puede que necesite mucho menos de lo que se había figurado). Aunque las almohadillas que existen en los probadores de las tiendas para embarazadas pueden dar una buena idea de cómo sentará la ropa más adelante, no se puede predecir qué forma tendrá el vientre (estará alto, bajo, será grande o pequeño) y qué vestidos acabarán siendo los más cómodos cuando se necesite el máximo confort.

◆ No se limite a los vestidos de embarazada. Si algo le sienta bien, cómprelo, aunque no provenga del departamento de maternidad. Comprar vestidos que no sean de embarazada durante el embarazo (o usar algunos que ya se tengan) es, desde luego, la mejor forma de sacarle buen provecho al dinero. Y dependiendo de lo que los diseñadores presenten en una estación determinada, algunos o muchos de los modelos que cuelgan de las perchas de las tiendas de mujeres pueden ser adecuados para la silueta de las embarazadas. Pero hay que ser precavidos en gastar mucho. Aunque ahora nos gusten los vestidos, quizás luego nos agraden mucho menos después de haberlos llevado durante el embarazo; en el posparto, una puede verse impulsada a arrinconarlos como tantos otros modelos de maternidad.

◆ El estilo personal también cuenta cuando se está embarazada. Si normalmente viste trajes sastre o ropa sport, no podrá contentarse con un guardarropa lleno de vestidos de maternidad con volantes y punto de nido de abeja. Aunque la novedad de verse en el papel de futura mamá puede hacerle ilusión durante un mes o dos, esta impresión estará condenada al fracaso y sólo conseguirá dejarla para el resto del embarazo con unos vestidos que no le gustan.

◆ Los accesorios merecen un papel principal. Cuando la mujer no está embarazada, los accesorios constituyen un bonito detalle. Cuando sí lo está, son esenciales. El aliciente que constituirán un bonito pañuelo, un exótico par de pendientes, el tono eléctrico de unas medias e incluso un par de zapatos de lona de colores vivos, compensarán en gran parte por lo que inevitablemente tienen que transigir las futuras mamás.

◆ Entre los accesorios más importantes se encuentran los que la gente nunca ve. Un sostén que se adapte y sostenga bien es vital durante el embarazo, cuando la hinchazón de los senos generalmente hace inútiles los antiguos sujetadores. Pase de largo las secciones de rebajas y póngase en manos de una corsetera experimentada de un departamento o tienda de ropa interior bien surtidos. Con un poco de suerte, ésta podrá decirle aproximadamente cuánto más espacio y sujeción precisará y qué tipo de sostén se le proporcionará. No se deben comprar demasiados. Compre tan sólo dos (uno para llevar y otro para lavar), hasta que queden pequeños y se tenga que comprar una talla más.

Generalmente no se precisan braguitas especiales para futuras mamás y, a menos que se esté acostumbrada a las altas, éstas no son demasiado cómodas. Una buena alternativa son las braguitas tipo bikini, de una talla mayor que la normal, que se puedan llevar *debajo* del vientre. Cómprelas de sus colores favoritos y/o en tejidos *sexy* para levantar un poco el ánimo (pero asegúrese de que la entrepierna sea de algodón).

◆ El mejor amigo de una mujer embarazada puede ser el armario del hombre que vive con ella. Todo lo que hay allí se puede coger (aunque seguramente sería una buena idea preguntar antes): camisetas demasiado grandes o de tamaño normal que quedarán fantásticas por encima de los pantalones o bajo los jerseys (se intentará ceñirlos por debajo del vientre para tener una silueta más interesante), pantalones de chándal más anchos que los propios, pantalones cortos

de deporte que se ajustarán a la cintura al menos durante dos meses más, cinturones con los agujeros extra que la embarazada precisa.

◆ Sea a la vez una prestataria y una prestamista. Acepte todas las ofertas de vestidos de maternidad usados, aunque las ofertas no se ajusten a su estilo. Para un apuro servirá cualquier vestido, jersey o par de pantalones extra; y puede usted hacer más "suya" cualquier ropa prestada mediante los accesorios. Cuando haya finalizado el embarazo, ofrezca a las amigas embarazadas toda la ropa de maternidad que no se desee o se pueda llevar durante el posparto; entre usted y sus amigas, habrán amortizado la compra de los vestidos de embarazada.

◆ Lo fresco está de moda. Los materiales cálidos (los tejidos que no dejan respirar la piel, tales como el nylon y otros sintéticos) no son tan adecuados cuando la mujer está embarazada. Dado que su tasa metabólica es más alta que de costumbre, haciendo que esté más caliente, se encontrará más cómoda vistiendo prendas de algodón. Los colores claros, los tejidos de malla fina y las ropas holgadas también ayudarán a mantenerla fresca. Los calcetines hasta la rodilla son más cómodos que las medias, pero evite en todo momento los que tienen un elástico en la parte superior, ya que son perjudiciales para la circulación. Cuando llegue el tiempo frío, es ideal vestirse por capas, ya que una puede irse quitando prendas al irse calentando o al entrar en un local cálido.

REALIDAD DEL EMBARAZO

"Ahora que mi barriga se está hinchando he acabado de darme cuenta de que estoy embarazada. Aunque habíamos planeado este embarazo, me siento atemorizada, atrapada por el bebé –incluso siento un cierto antagonismo contra él."

Incluso las parejas más ansiosas por tener un bebé pueden sentirse sorprendidas (y culpables) al notar que están llenas de dudas y temores cuando el embarazo empieza a ser una realidad. Un pequeño intruso invisible se halla bruscamente entre los dos, cambiando su vida, privándoles de unas libertades que siempre habían considerado evidentes, exigiéndoles más –tanto física como emocionalmente– que cualquier otra persona en el pasado. Aun antes de nacer, este hijo está alterando todos los aspectos de la vida a la que se habían acostumbrado – desde el modo en que pasan las tardes, hasta lo que comen y beben y la frecuencia con que hacen el amor. Y la idea de que estos cambios serán aún más acusados después del parto agrava aún más sus sentimientos y sus temores.

Un poco de ambivalencia, un poco de temor e incluso un poco de antagonismo, no sólo son normales, sino también sanos – siempre que estos sentimientos sean admitidos y aceptados. Y este es el mejor momento para conseguirlo. Lo mejor es librarse de sus resentimientos (por no poder acostarse tarde los sábados por la noche, por no poder salir de fin de semana cuando se tienen ganas de ello, por no poder trabajar a tiempo completo, o gastar el dinero del modo que se desea) y de este modo la pareja no

deberá luchar aún contra ellos después del nacimiento del bebé. Compartir los sentimientos con la pareja es la mejor manera de conseguirlo.

Aunque los cambios de estilo de vida puedan ser mayores o menores, dependiendo en cómo la pareja decida ordenar sus prioridades, es cierto que la vida de la mujer no volverá nunca a ser igual que antes después de que los "dos" se hayan convertido en "tres". Pero mientras que algunas partes de su mundo se limitarán, otras serán más amplias. La mujer nacerá de nuevo con el nacimiento de su bebé. Y es posible que esta nueva vida resulte ser mejor que la anterior.

CONSEJOS NO DESEADOS

"Ahora que todo el mundo puede ver que estoy embarazada, todos –desde mi suegra hasta los desconocidos que encuentro en el ascensor– me dan consejos. Me están volviendo loca."

A menos que opte por una vida solitaria en una isla desierta, la mujer embarazada no tiene ningún medio para escapar de los consejos no solicitados de todos los que la rodean. Simplemente, una "barriga" hace salir al "experto" en embarazos e hijos que todos nosotros llevamos dentro. Cuando la embarazada hace ejercicio como cada día en el parque, es seguro que alguien exclamará: "¡En tu estado no deberías estar corriendo así!" Si lleva hasta su casa las dos bolsas con la compra del supermercado, siempre habrá alguien que le diga: "¿Crees que es bueno que lleves tanto peso?" O si estira el brazo para agarrarse de la barra del metro, es seguro que alguien le advertirá: "Si te estiras de este modo, el cordón umbilical se enrollará en el cuello del bebé y lo ahogará."

Ante estos consejos gratuitos y las inevitables predicciones acerca del sexo del futuro bebé, ¿qué debe hacer la mujer embarazada? En primer lugar, recordar siempre que la mayoría de las cosas que oye carecen probablemente de sentido. Los cuentos de la abuela que *sí* tienen fundamento han sido demostrados científicamente y han pasado a formar parte de la práctica médica. Los que carecen de razón, si bien están aún profundamente arraigados en la mitología de los embarazos, pueden ser despreciados confiadamente. Cuando estos consejos dejan a la embarazada con un sentimiento de duda −"¿y si fuera cierto?"− y por consiguiente no pueden ser despreciados, lo mejor es hablar de ellos con el médico o la comadrona.

Pero tanto si son posiblemente plausibles como si son obviamente ridículos, es muy importante que la futura madre no se deje irritar por estos consejos no solicitados. Ni ella ni su bebé se beneficiarán de esta tensión adicional. En vez de ello, la futura madre debe conservar su sentido del humor, y escoger uno de estos dos caminos. Bien informar educadamente al desconocido, amigo o pariente bienintencionado que se halla en manos de un buen médico en el que confía y que sólo acepta sugerencias de él y de nadie más. O bien, con igual educación, sonreír amablemente, agradecer el interés y continuar su camino dejando que el consejo le entre por un oído y le salga por el otro −sin detenerse ni un momento en la cabeza.

Ahora bien, independientemente del modo en que trate estos consejos no deseados, es bueno que la futura madre empiece a acostumbrarse a ellos. Si hay alguien que atraiga los consejos con más rapidez que una mujer embarazada, es sin duda alguna una mujer con un bebé nacido recientemente.

Qué Es Importante Saber:
HACER EL AMOR DURANTE EL EMBARAZO

Dejando de lado los milagros religiosos y médicos, todo embarazo empieza con el acto sexual. Por consiguiente, ¿por qué este acto que ha colocado a la mujer embarazada en su situación actual de mujer gestante se convierte luego en uno de los mayores problemas?

Casi todas las parejas que esperan un bebé encuentran que su relación sexual sufre algún tipo de cambio durante los nueve meses de embarazo, ya sea que el sexo pasa a ser bruscamente mejor que nunca, o bien desaparece casi por completo o sólo resulta un poco incómodo.

Para empezar, ya antes de la concepción existen grandes variaciones en lo que respecta al deseo y a las reacciones sexuales. Lo que para una pareja es una vida sexual satisfactoria, por ejemplo una relación "obligatoria" una vez por semana, puede ser totalmente insatisfactoria para otra pareja que no siempre encuentra suficiente una relación una vez al día. Después de la concepción, estas diferencias pueden ser incluso más exageradas. Y para complicar aún más las cosas, es posible que los trastornos físicos, sexuales y emocionales dejen con menos ganas de hacer el amor a la pareja de "una vez al día" que a la pareja de "una vez por semana" y viceversa.

Aunque la intensidad varía de una pareja a otra, suele producirse un esquema "menos, más, menos" en el interés sexual durante los tres trimestres del embarazo. No resulta sorprendente que la disminución del interés sexual sea común en los primeros tiempos del embarazo (en un estudio, el 54 % de las mujeres declararon un descenso de la libido durante el primer trimestre). Después de todo, el cansancio, las náuseas, los vómitos y la sensibilidad dolorosa de los pechos hacen que la mujer sea una compañera de cama menos ideal. Sin embargo, en las mujeres que pasan un primer trimestre de embarazo cómodo y sin problemas, el deseo sexual suele ser más o menos el mismo. Y una considerable minoría de mujeres embarazadas encuentra que su deseo aumenta significativamente – a menudo debido a que las hormonas del embarazo hacen que la vulva sea ultrasensible, y/o a que la gran sensibilidad de los pechos que resulta dolorosa para muchas mujeres les resulta a ellas placentera. Sucede a menudo que estas mujeres experimentan en esta época, y por primera vez, un orgasmo o un orgasmo múltiple.

El interés por las relaciones sexuales aumenta a menudo –pero no siempre– durante el segundo trimestre, cuando la pareja se halla ya mejor adaptada al embarazo, tanto física como psicológicamente. Este interés suele desaparecer de nuevo a medida que se acerca el momento del nacimiento, y esta desaparición es con frecuencia más drástica que en el primer trimestre – por razones obvias: en primer lugar, el volumen del abdomen dificulta más y más la "operación"; en segundo lugar, los dolores y la incomodidad de un embarazo avanzado son capaces de enfriar incluso la pasión más ardiente; y en tercer lugar, resulta difícil concentrarse en algo que no sea el acontecimiento ansiosamente esperado.

En algunas parejas –pero evidentemente no en todas– parece que el placer sexual, al igual que el interés sexual, disminuye durante el embarazo. En un grupo de mujeres, un 21% de ellas experimentaba muy poco o ningún placer durante el acto sexual antes de la concepción. El porcentaje de mujeres que no encontraban placer en el sexo aumentó hasta un 41 % a las 12 semanas de gestación, y hasta un 59 % hacia el noveno mes. El mismo estudio encontró que a las 12 semanas, aproximadamente 1 de cada 10 parejas no tenían en absoluto relaciones sexuales; en el noveno mes, más de un tercio de las parejas se abstenían. Pero se debe recordar también que el mismo estudio demostró que 4 de cada 10 mujeres disfrutaba aún del sexo en ese momento – y más de la mitad de ellas sin *ningún* problema.

Por consiguiente, es muy posible que la embarazada se encuentre con que las relaciones sexuales son mejores que nunca durante la gestación. O también que sean algo de lo que podría disfrutar pero que no puede. O también que se convierten en una desagradable obligación. También es posible que desee prescindir de ellas por completo. Como tantas otras cosas durante el embarazo, lo "normal" en las relaciones sexuales será aquello que le convenga.

COMPRENDER LA SEXUALIDAD DURANTE EL EMBARAZO

Desgraciadamente, algunos médicos tienen, como el resto de nosotros, ciertas inhibiciones ante la sexualidad. Con frecuencia no explican a las parejas que esperan un bebé lo que pueden esperar, o no esperar, en la parte intima de su relación. Y esto hace que muchas parejas tengan dudas acerca del modo en que deben proceder.

Comprender la razón de que hacer el amor durante el embarazo sea diferente a lo que es en otras épocas puede ayudar a aliviar los temores y preocupaciones, y puede hacer que hacer el amor (o no hacerlo) resulte más aceptable y más agradable.

En primer lugar, existen muchos cambios físicos que afectan tanto al interés sexual como al placer que se experimenta. Algunos pueden ser abordados para minimizar sus efectos sobre la vida sexual; otros han de ser conocidos para aprender a vivir con ellos –y a hacer el amor con ellos.

Náuseas y vómitos. Si los mareos matutinos persisten de día y de noche, lo más probable es que la pareja deba esperar a que estos síntomas desaparezcan. (En la mayoría de los casos, el malestar empezará a disminuir

hacia el final del primer trimestre.) Si sólo aparecen a ciertas horas, la pareja deberá flexibilizar sus horarios y aprovechar los buenos momentos. La mujer no deberá presionarse para sentir deseo cuando se encuentra mal; los mareos matutinos se ven a menudo agravados por el estrés emocional. (Véase la pág. 127, para consejos sobre el modo de minimizar los mareos matutinos.)

Cansancio. También el cansancio debe desaparecer hacia el cuarto mes. Hasta entonces, la pareja puede hacer el amor mientras luce el sol (y si se presenta la ocasión) en lugar de que la mujer intente forzarse a permanecer levantada hasta tarde para un romance. Si la pareja tiene libres las tardes del fin de semana, es una buena idea hacer una buena siesta con una sesión de amor. (Véase la página 125, para más detalles sobre el cansancio.)

Cambios en la silueta. Hacer el amor puede resultar difícil y desagradable cuando una barriga hinchada parece tan grande e inaccesible como una montaña de los Andes. A medida que progresa el embarazo, a muchas parejas les puede parecer que no merecen la pena los ejercicios gimnásticos necesarios para escalar el abdomen en aumento. (Pero existen maneras de rodear la montaña; véase la pág. 209.) Además, la silueta más llena de la mujer puede quitarle el deseo a ella, a su marido o ambos. La embarazada saldrá de este reflejo socialmente condicionado pensando: lo grande (en el embarazo) es bello.

Congestión de los órganos genitales. El mayor flujo sanguíneo hacia la pelvis, causado por los cambios hormonales del embarazo, puede incrementar la respuesta sexual en algunas mujeres. Pero también puede hacer que el sexo sea menos satisfactorio (especialmente en fases más avanzadas del embarazo) cuando tras el orgasmo queda una sensación residual desagradable que la mujer experimenta como si en realidad no hubiera tenido un orgasmo. También para los maridos, la congestión de los órganos sexuales de la mujer embarazada puede incrementar el placer (si se sienten agradablemente acariciados) o bien reducirlo (si se sienten demasiado apretados y pierden la erección).

Salida de calostro. Ya avanzado el embarazo, algunas mujeres empiezan a producir el calostro, una sustancia precursora de la leche. El calostro puede salir de los pechos durante la estimulación sexual, y puede resultar desconcertante en medio del acto sexual. Desde luego, no es nada preocupante, pero si resulta molesto para la mujer o para su pareja, puede evitarse fácilmente prescindiendo de la estimulación de los pechos.

Sensibilidad de los pechos. Algunas parejas afortunadas descubren durante el embarazo el placer de la estimulación de los pechos por primera vez. Pero muchas constatan que en las primeras fases del embarazo, es posible que los pechos deban ser evitados durante los juegos del amor ya que son dolorosamente sensibles. (La mujer deberá comunicar esta incomodidad a su pareja, en lugar de sufrir en silencio e incluso quedar resentida contra él.) Sin embargo, a medida que el dolor disminuye hacia el final del primer trimestre, la extrema sen-

sibilidad de los pechos es un factor positivo en las relaciones sexuales de muchas parejas.

Alteración de las secreciones vaginales. Estas secreciones aumentan de volumen y cambian de consistencia, de olor y de sabor. La mayor lubrificación puede hacer que el acto sexual sea más agradable para la pareja si la vagina de la mujer era antes seca y/o incómodamente estrecha. O también es posible que a causa de ello el canal de la vagina de la mujer sea tan húmedo y resbaladizo que el marido tenga dificultades en mantener su erección. El olor y sabor más intensos de las secreciones pueden hacer que el cunilingus resulte desagradable para ciertos hombres. El problema puede ser superado aplicando un aceite de masaje en la zona.

Hemorragia causada por la sensibilidad del cuello uterino. El cuello del útero también se congestiona durante el embarazo –atravesado por numerosos vasos adicionales destinados a transportar una mayor cantidad de sangre hacia el útero– y es más blando que antes del embarazo. Esto significa que una penetración profunda puede a veces provocar una hemorragia, sobre todo en los últimos tiempos, cuando el cuello de la matriz empieza a madurar con vistas al parto. Si esto ocurre (y el médico ha descartado el peligro de abortar o cualquier otra complicación que requiera abstenerse de tener relaciones sexuales), la pareja se abstendrá de las penetraciones profundas.

Existe además toda una serie de dificultades psicológicas que pueden reducir el placer sexual durante el embarazo. Pero también éstas pueden ser minimizadas.

Temor de dañar al feto o de provocar un aborto.

En los embarazos normales, el acto sexual no ejerce ninguno de los dos efectos. El feto está bien acolchado y protegido dentro del saco amniótico y el útero, y éste está bien cerrado frente al mundo exterior por un tapón de mucosidad a la entrada del cuello uterino.

Temor de que el orgasmo provoque un parto prematuro.

Aunque el útero se contrae después del orgasmo —y estas contracciones pueden ser bastante pronunciadas en algunas mujeres y durar entre media hora y una hora después del acto sexual—, dichas contracciones no son un signo de que se ha iniciado el parto y no suponen ningún riesgo si el embarazo es normal. De todas maneras, el orgasmo, en especial el más intenso provocado por la masturbación, puede estar prohibido en los embarazos con un alto riesgo de aborto o de parto prematuro.

Temor de que el feto "mire" o "sea consciente".

Aunque al feto le puede resultar agradable el suave movimiento arrullador de las contracciones uterinas, no puede ver ni comprender lo que está sucediendo durante el acto sexual, y es seguro que no guardará ningún recuerdo de ello. Las reacciones fetales (movimientos más lentos durante el acto sexual y luego un furioso "pataleo" y un latido cardíaco más rápido después del orgasmo) son debidas única y exclusivamente a la actividad hormonal y uterina.

Temor de que la introducción del pene en la vagina provoque una infección.

A menos que el marido sufra una enfermedad de transmisión sexual, parece que no existe ningún peligro de infección para la madre o para el feto a través del acto sexual durante los primeros siete u ocho meses. El feto se halla protegido dentro del útero por el saco amniótico que no puede ser atravesado por el semen ni por organismos infecciosos. La mayoría de los médicos creen que esto es así incluso durante el noveno mes —siempre que el saco permanezca entero (mientras no se hayan roto las membranas, no se haya "roto aguas"). Pero debido a que puede romperse en cualquier momento, algunos médicos sugieren a la pareja que el marido use un preservativo durante el acto sexual en las cuatro u ocho últimas semanas de embarazo, para una mayor seguridad frente a las infecciones[4].

Ansiedad frente al acontecimiento que se acerca.

Tanto la futura madre como el futuro padre se enfrentan al acontecimiento que se avecina con sentimientos encontrados; ante las responsabilidades y el cambio de vida que representa; ante el costo emocional y financiero de sacar adelante a un bebé —todo ello puede impedirles hacer el amor relajadamente. Esta ambivalencia que experimentan muchas parejas de futuros padres debe ser afrontada y comentada abiertamente en lugar de ser llevada a la cama.

---

[4] En América Latina, muchos obstetras o médicos recomiendan a las parejas que no efectúen el coito después de la semana 36 debido a que aún con preservativo, se ha notado una mayor frecuencia en la rotura de la "bolsa de aguas". (*Nota del editor.*)

Cambios en la relación entre el marido y la mujer.
La pareja puede tener problemas para adaptarse a la idea de que ya no serán sólo amantes, o sólo marido y mujer, sino también padre y madre, de ahora en adelante. Después de todo, muchos de nosotros evitamos aún asociar a nuestros padres con el sexo, aunque seamos la prueba viviente de que esta relación existe. Por otro lado, algunas parejas pueden encontrarse con que la nueva dimensión de su relación aporta una nueva intimidad en la cama – y con ella una nueva excitación.

Hostilidad subconsciente.
Del futuro padre contra la futura madre, porque se siente celoso de que ella se haya convertido en el centro de la atención. O de la futura madre contra el futuro padre, porque siente que ella está soportando todo el sufrimiento (en especial si el embarazo está siendo trabajoso) por el hijo que ambos desearon y del que ambos disfrutarán. Estos sentimientos deben ser comunicados y comentados, pero no en la cama.

Creencia de que el acto sexual durante las últimas seis semanas de embarazo hará que se inicie el parto.
Es verdad que las contracciones uterinas desencadenadas por el orgasmo se vuelven más intensas a medida que avanza el embarazo. Pero a menos que el cuello uterino esté "maduro", estas contracciones no provocan el parto – como pueden atestiguar numerosas madres que han dado a luz. Sin embargo, ya que no se sabe exactamente lo que desencadena el parto, y debido a que algunos estudios señalan un aumento de los partos prematuros en las parejas que tienen relaciones sexuales en las últimas semanas del embarazo, el médico prescribe a menudo la abstinencia a las mujeres que tienen tendencia a un parto antes de término.

Temor de "golpear" al bebé cuando la cabeza de éste se halla ya encajada en la pelvis.
Incluso las parejas que no tuvieron problemas en realizar el acto sexual durante el embarazo, se pueden sentir ahora incómodos porque el bebé está demasiado "cerca". Muchos médicos opinan que, si bien no puede dañar realmente al bebé, la penetración profunda no será agradable en ese momento y debería evitarse.

Los factores psicológicos también pueden influir positivamente sobre las relaciones sexuales:

Pasar del sexo de procreación al sexo recreativo.
Algunas parejas que se esforzaron mucho por llegar a tener un bebé, pueden quedar encantadas de poder tener relaciones sexuales únicamente por placer– sin termómetros, gráficas, calendarios ni ansiedad. Para ellas, el sexo resulta divertido por primera vez en varios meses o incluso años.

Aunque el acto sexual durante el embarazo puede ser diferente de lo que se había experimentado antes, en la mayoría de los casos no implica ningún riesgo. De hecho, es positivo de muchas maneras tanto física como emocionalmente: mantiene unida a la pareja; ayuda a la mujer a mantenerse en forma, preparando los músculos de la pelvis para el parto; y es relajante –lo que resulta beneficioso para todos los implicados, incluido el bebé.

CUÁNDO DEBEN LIMITARSE LAS RELACIONES SEXUALES

Puesto que hacer el amor tiene tanto que ofrecer a los futuros padres, lo ideal sería que toda pareja pudiera disfrutar de ello durante todo el embarazo. Desgraciadamente, ello no es posible para algunas parejas. En los embarazos de alto riesgo, el acto sexual puede ser prohibido en ciertas épocas o incluso en todos los nueve meses. En otros casos, el acto sexual puede ser permitido si la mujer no experimenta el orgasmo, o si la pareja prescinde de la penetración. Es esencial saber con exactitud *qué* no presenta riesgos y *cuándo;* si el médico prescribe la abstinencia a la pareja, ésta deberá preguntar las razones y si el médico se refiere al acto sexual, al orgasmo o a ambos, y si las restricciones son temporales o deben ser extendidas a toda la duración del embarazo.

Probablemente se deberán restringir las relaciones sexuales bajo las siguientes circunstancias:

- Siempre que se produzca una hemorragia inexplicada.

- Durante el primer trimestre si la mujer tiene un historial de abortos espontáneos o de amenaza de abortos espontáneos, o si presenta signos de aborto.

- Durante las 8-12 últimas semanas si la mujer tiene un historial de parto prematuro, o si experimenta signos de parto.

- Si se han roto las membranas fetales (la bolsa de las aguas).

- Si se sabe que existe una placenta previa (la placenta se encuentra en una posición anormal, cerca del cuello uterino o encima de él, de donde podría ser desalojada prematuramente en el acto sexual, causando una hemorragia y poniendo en peligro a la madre y al bebé.

- Durante el último trimestre si la mujer lleva fetos múltiples.

DISFRUTARLO MÁS, INCLUSO SI SE HACE MENOS

Una relación sexual buena y duradera –al igual que los matrimonios buenos y duraderos– rara vez se construye en un día (o incluso en una noche realmente fantástica). Se desarrolla con práctica, paciencia, comprensión y amor. Esto es verdad también en el caso de una relación sexual ya establecida que queda sometida a los ataques emocionales y físicos de un embarazo. Algunos modos de "salir victorioso" son los siguientes:

- No permitir que la frecuencia o infrecuencia de las relaciones sexuales interfiera con otros aspectos de su relación. La calidad al hacer el amor es siempre más importante que la cantidad –y esto nunca es tan cierto como durante el embarazo.

- Poner el énfasis en el amor y no tanto en hacer el amor. Si el uno o el otro, o los dos, no se sienten dispuestos para el acto sexual, o si éste es frustrante porque no resulta enteramente satisfactorio, se pueden buscar otras vías hacia la intimidad. Las posibilidades son mucho más numerosas que las posiciones de un manual de sexualidad. Por ejemplo: las anticuadas caricias y los besos, cogerse las manos, masajes en la espalda o en los pies, compartir un batido de leche en la cama (la receta se halla en la pág. 117), leer poemas de amor, mirar la televisión mientras se permanece abrazado debajo de las mantas, tomar juntos una ducha, disfrutar de una romántica cena a la luz de las velas (en casa o en un restaurante), encontrarse a la hora del almuerzo en un lugar tranquilo – o cualquier otra cosa que despierte el amor de la pareja.

◆ Reconocer las posibles tensiones que la futura paternidad ha introducido en la relación de la pareja y admitir los cambios que se puedan haber producido en la intensidad del deseo sexual de la mujer o de su marido. Discutir abiertamente el problema y no esconderlo debajo de las sábanas. Si algún problema parece demasiado importante para que lo solucione por sí misma la pareja, es aconsejable que ésta solicite ayuda profesional.

◆ Pensar positivamente: hacer el amor es una buena preparación física para el parto. (No muchas atletas se lo pasan tan bien entrenándose.)

◆ Considerar como una aventura el intento de encontrar nuevas posiciones durante el embarazo. Pero concederse tiempo para adaptarse a las nuevas posiciones. (Incluso se puede intentar "nadar en seco": probar una nueva posición sin quitarse la ropa, de modo que resulte ya más familiar cuando se pruebe de verdad.) Entre las posiciones habitualmente cómodas se encuentran: el marido encima, pero hacia un lado o apoyándose en sus brazos (para no pesar sobre la mujer);

la mujer encima (evitando sin embargo una penetración demasiado profunda); ambos sobre un lado, cara a cara o cara contra espalda.

◆ Adaptar las esperanzas a la realidad. Aunque algunas mujeres experimentan un orgasmo por primera vez durante el embarazo, un estudio demostró que la mayoría de las mujeres alcanzan el orgasmo con *menos regularidad* durante el embarazo que antes de la concepción– sobre todo durante el último trimestre, en el que sólo una de cada cuatro mujeres alcanza el clímax de modo constante. La meta no ha de ser siempre el orgasmo; la proximidad física puede ser también satisfactoria.

◆ Si el médico ha prohibido el acto sexual durante un período del embarazo, preguntarle si el orgasmo está permitido –mediante la masturbación mutua. Si no lo está para la mujer ésta puede obtener también placer ofreciendo el placer a su marido.

◆ Si el médico ha prohibido el orgasmo pero no el coito, es probable que la mujer goce del placer de hacer el amor sin llegar al clímax. Aunque puede que no sea enteramente satisfactorio, puede proporcionar una sensación de intimidad. Otra posibilidad: el acto sexual entre los muslos.

Incluso si la calidad, o la cantidad, de las relaciones sexuales de la pareja no es la misma que acostumbraba a ser, la comprensión de lo que está sucediendo en la dinámica de la relación durante el embarazo puede ayudar a reforzar la relación sin un coito espectacular o frecuente.

9
El quinto mes

Qué Se Puede Esperar En La Visita De Este Mes

E ste mes, se puede esperar que el médico controle los siguientes puntos, aunque puede haber variaciones en función de las necesidades particulares de la paciente o de las costumbres del médico[1]:

- Peso y presión sanguínea.

- Orina, para detectar azúcar y albúmina.

- Latido cardíaco del feto.

- Tamaño y forma del útero, mediante palpación externa.

- Altura del fondo del útero (parte superior de la matriz).

- Pies y manos, para detectar edema (hinchazón) y piernas, para detectar venas varicosas.

- Síntomas que se han experimentado, especialmente si son poco habituales.

- Preguntas y problemas que la mujer desee discutir —es aconsejable llevar una lista preparada a la consulta.

Qué Se Puede Sentir

S e pueden experimentar todos estos síntomas en un momento u otro, o tan sólo algunos de ellos. Algunos pueden continuar desde el mes pasado, otros serán nuevos. Y finalmente otros pasan casi desapercibidos porque la embarazada ya se ha acostumbrado a ellos. También puede experimentar síntomas menos habituales.

FÍSICOS

- Movimientos fetales.

- Flujo más abundante (leucorrea).

- Sensaciones dolorosas en la parte

[1] Véase el Apéndice para una explicación de las intervenciones y los tests realizados.

inferior del abdomen (debidas al estiramiento de los ligamentos).

- Estreñimiento.

- Acidez de estómago e indigestión, flatulencia e hinchamiento.

- Dolores de cabeza, mareos o desmayos ocasionales.

- Congestión nasal y hemorragias nasales ocasionales; embotamiento de los oídos.

- "El cepillo de dientes de color de rosa" de las encías que sangran.

- Buen apetito.

- Calambres en las piernas.

- Edema benigno de los tobillos y los pies, y ocasionalmente de las manos y el rostro.

- Venas varicosas en las piernas y/o hemorroides.

- Aumento del pulso (latido cardíaco).

- Orgasmo más fácil – o más difícil.

- Dolores de espalda.

- Cambios de la pigmentación de la piel en el abdomen y/o la cara.

EMOCIONALES:

- Aceptación de la realidad del embarazo.

LA MADRE Y EL BEBÉ DURANTE ESTE MES

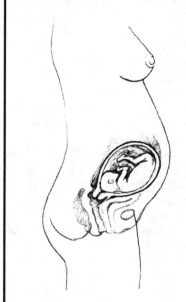

Hacia el final del quinto mes, la actividad del feto, que mide entre 8 y 10 pulgadas (20 y 25 cm), es ya lo suficientemente intensa para poder ser percibida por la madre. Una suave pelusilla cubre su cuerpo; el cabello, empieza a crecer en su cabeza; aparecen las cejas y las pestañas blancas. Una capa protectora de vernix cubre el feto.

- Menos cambios de humor, pero aún irritabilidad ocasional, continúa el estado de distracción.

QUÉ PUEDE PREOCUPAR

CANSANCIO

"Me siento cansada cuando hago ejercicio o cuando limpio a fondo la casa; ¿debo dejar de hacerlo?"

No sólo deberá detenerse cuando se encuentre cansada, sino que en lo posible deberá parar antes de cansarse. Hacer ejercicio hasta el agotamiento no es nunca una buena idea. Pero durante el embarazo es una idea especialmente mala, ya que el cansancio excesivo le cobra un precio no sólo a la madre sino también al bebé. La futura madre deberá prestar mucha atención a las señales de su cuerpo. Si le falta el aliento cuando hace jogging, o si de repente le parece que la aspiradora pesa una tonelada, deberá permitirse una pausa.

En lugar de establecer sesiones de actividad maratoniana, la embarazada deberá dosificar sus esfuerzos: trabajar un poco o hacer un poco de ejercicio, y luego descansar otro poco. Por lo general, así conseguirá hacer normalmente todo el trabajo, o la mayor parte de él, y no quedará agotada. Y si ocasionalmente le queda algo por hacer, le servirá para acostumbrarse a ello para los días en que los deberes de la maternidad le impidan terminar lo que había empezado. Véase la página 125 para los consejos sobre cómo enfrentarse a la fatiga.

DESMAYOS Y MAREOS

"Siento mareos cuando me levanto al estar sentada o acostada. Y ayer casi me desmayé mientras estaba comprando. ¿Estoy bien? ¿Puede esto hacer daño a mi bebé?"

En las películas antiguas, un inicio de desmayo es un indicador fiable del embarazo. Sin embargo, los guionistas de los años 40 estaban mal informados. Aunque los mareos son bastante frecuentes en el embarazo, desmayarse o tener un síncope, como también se llama, lo es menos. Existen diversas razones, conocidas o sospechadas, para que una gestante esté mareada.

Durante el primer trimestre, los mareos pueden estar relacionados con que el suministro de sangre sea insuficiente para llenar el sistema circulatorio que se está expandiendo rápidamente; durante el segundo, pueden ser causados por la presión del útero que se está dilatando sobre los vasos sanguíneos de la madre. El mareo puede presentarse cada vez que la embarazada se levante de una posición sentada o acostada. Este fenómeno se denomina hipotensión postural. Es causado por un súbito alejamiento de la sangre del cerebro cuando la presión sanguínea baja rápidamente. La solución es simple: levantarse siempre muy despacio. Levantarse de un salto para responder al teléfono es probable que tenga el efecto de que la embarazada aterrice de nuevo en el sofá.

También es posible que la embarazada sienta vahídos a causa de un descenso del azúcar en sangre. Por lo general, esta disminución es provocada por un período de tiempo demasiado largo sin comer y puede ser controlada ingiriendo algo de proteína (que ayuda a mantener los niveles de azúcar en la sangre) en cada comida, y tomando comidas menos copiosas y más frecuentes, o bien tomando bocadillos entre las horas habituales de las comidas. La embarazada podría llevar en el bolso una cajita con pasas, una fruta, algunas galletas de trigo integral o unas barritas de pan para estos casos.

Los mareos pueden aparecer también en una tienda con demasiada calefacción o en un autobús, especialmente si la embarazada lleva prendas demasiado abrigadas. La mejor manera de tratar estos trastornos consiste en salir al aire fresco o en abrir una ventana. También resulta útil quitarse el abrigo y desabrocharse la chaqueta – sobre todo en el cuello y la cintura.

Si se nota mareada y/o cree que se va a desmayar, deberá intentar aumentar la circulación de sangre hacia el cerebro: acostarse, si es posible, con los pies (y no la cabeza) levantados, o sentarse y colocar la cabeza entre las rodillas hasta que se le pase el mareo. Si no tiene posibilidad de acostarse o de sentarse, doblará una rodilla y se inclinará hacia adelante como si fuera a abrocharse el zapato. Los verdaderos desmayos son raros, pero en caso de que esto suceda, la embarazada no deberá preocuparse –aunque el flujo de sangre hacia el cerebro ha quedado temporalmente reducido, ello no afectará a su bebé[2].

La embarazada que haya tenido mareos deberá informar de ello al médico en la próxima visita. En caso de que haya llegado a desmayarse, le avisará rápidamente. Los desmayos frecuentes –que ocasionalmente son un signo de anemia o enfermedad grave–han de ser evaluados cuanto antes por el médico.

EL TEST DE LA HEPATITIS

"Estoy embarazada de cinco meses y mi ginecólogo me acaba de hacer el test de la hepatitis B. ¿Por qué?"

Como precaución de rutina, hoy en día se recomienda que todas las mujeres embarazadas pasen el test de la hepatitis B al menos una vez durante los nueve meses, generalmente a finales del segundo trimestre. Ello se debe a que la hepatitis B, a diferencia de la A, puede transmitirse al feto, casi siempre durante el parto, y algunas pocas veces durante el embarazo mismo. Casi 9 de cada 10 bebés contagiados, si no son tratados, se convierten en portadores crónicos de la hepatitis B, y corren el riesgo de desarrollar más tarde una inflamación del hígado y otra enfermedad hepática más grave. Los tests de rutina permiten que el médico diagnostique la enfermedad de las madres infectadas, de modo que sus bebés puedan ser tratados al nacer (véase pág. 392), lo que casi siempre previene que la infección se apodere del recién nacido.

POSICIÓN PARA DORMIR

"Siempre he dormido boca abajo. Pero ahora no me atrevo a hacerlo y no consigo encontrar ninguna postura que me resulte cómoda para dormir."

Abandonar durante el embarazo la posición favorita para dormir puede ser tan traumático como abandonar al osito de peluche a los seis años. Es inevitable que ello le haga perder un poco el sueño – pero sólo hasta que se acostumbre a la nueva postura. Y el momento apropiado para acostumbrarse a ella es ahora, antes de que la barriga dificulte aún más el encontrar una posición cómoda.

Dos de las posturas favoritas durante el sueño –boca abajo y boca arriba– no están recomendadas para la mujer gestante. La posición boca

[2] Véase el Apéndice para la explicación de la presencia de albúmina en la orina.

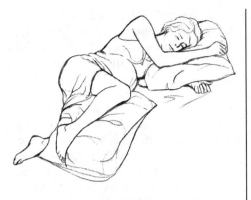

Dormir sobre el lado izquierdo.

abajo no lo es por razones obvias: a medida que crece la barriga, dormir sobre ella resultaría tan cómodo como dormir sobre una sandía. En la posición boca arriba, si bien es más cómoda, todo el peso del útero gestante recae sobre la espalda, los intestinos y la vena cava inferior (una vena responsable de devolver al corazón la sangre procedente de la parte inferior del cuerpo). Esto puede agravar los dolores de espalda y las hemorroides, inhibir la función digestiva, obstaculizar la respiración y la circulación y, quizá, provocar hipotensión, es decir presión sanguínea baja.

Esto no significa que la embarazada deba dormir de pie. Acostada sobre un costado —preferentemente el izquierdo, con una pierna cruzada sobre la otra y con una almohada entre las piernas, es la mejor posición tanto para la madre como para el feto. No sólo permite un flujo máximo de sangre y nutrientes hacia la placenta, sino que además favorece la función renal, lo que significa una mejor eliminación de los productos residuales y de líquido y menos edema (hinchazón) de los tobillos, los pies y las manos.

Pero hay muy pocas personas que consigan permanecer en la misma postura durante toda la noche. La embarazada no deberá alarmarse si se despierta por la noche y se encuentra tendida boca arriba o boca abajo. No hay problema —se colocará de nuevo sobre el costado. Y tampoco debe preocuparse si se siente incómoda durante unas noches. Su cuerpo se adaptará pronto a la nueva posición.

DOLOR DE ESPALDA

"Tengo mucho dolor de espalda. Me temo que no podré ni tan siquiera levantarme cuando esté de nueve meses."

Las molestias e incomodidades del embarazo no están destinadas a amargar la vida de la futura madre. Son los efectos secundarios de la preparación del cuerpo para el grandioso momento del nacimiento del hijo. El dolor de espalda no es una excepción. Durante el embarazo, las articulaciones de la pelvis, que suelen ser estables, empiezan a relajarse para permitir el paso del bebé durante el parto. Esto, junto con el tamaño inhabitual del abdomen, perturba el equilibrio del cuerpo de la embarazada. Para compensar este desequilibrio, la futura madre tiende a echar los hombros hacia atrás y a curvar el cuello. Al estar de pie, con la barriga hacia adelante —pare asegurarse de que todo el mundo se da cuenta de que, está embarazada–, el problema se complica aún más. El resultado de todo esto es que la parte inferior de la espalda se curva, los músculos de la espalda quedan en tensión, y surge el dolor.

Pero incluso cuando tiene una finalidad, el dolor siempre duele. Y sin rechazar la finalidad, es posible combatir o aliviar el dolor. Como siempre, el mejor método es la prevención. Se debería iniciar el embarazo con una buena musculatura abdominal, una buena postura y una correcta articulación del cuerpo. Pero si es demasiado tarde para ello, hay aún muchas cosas que se pueden hacer. Para alinear el cuerpo apropiadamente, se practicará el ejercicio de balanceo de la pelvis (véase pág. 235). También son útiles las siguientes medidas:

◆ No aumentar más de peso que lo recomendado (véase pág. 182). Unas libras de más aumentarán la carga que la espalda debe soportar.

◆ No llevar zapatos de taco muy alto ni tampoco muy bajo sin el apoyo apropiado. Algunos médicos recomiendan los tacones anchos de 2

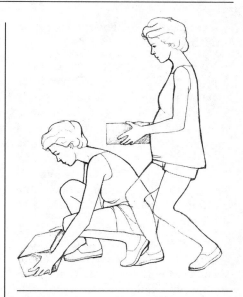

Inclinarse doblando las rodillas.

pulgadas (5 centímetros) para mantener la estabilidad del cuerpo. Existen zapatos y plantillas especialmente diseñadas para ayudar a aliviar los problemas de las piernas y la espalda durante el embarazo; pregúnteselo a su médico.

◆ Aprender a levantar las cargas pesadas correctamente (paquetes, niños, libros, etc.). No levantarlas abruptamente. Estabilizar primero el cuerpo, colocando los pies algo separados (a la misma anchura que los hombros) y contrayendo los glúteos. Doblar las rodillas, no la cintura y levantar haciendo la fuerza con los brazos y las piernas más que con la espalda. (Véase la ilustración.) Si los dolores de espalda son un problema intenso, intentar levantar y acarrear pesos lo menos posible. Si la embarazada se ve obligada a cargar unas compras que pesan mucho, Las dividirá en dos balsas y llevará una en cada

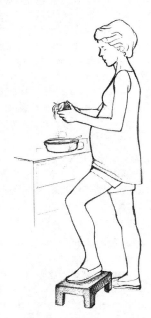

Adoptar una postura anti dolores de espalda.

mano, en vez de llevar mucho peso delante del pecho.

◆ No permanecer de pie durante largo rato. Si es imprescindible, colocar un pie sobre un taburete, con la rodilla doblada. Esto evitará que la zona lumbar se curve hacia dentro (véase la ilustración de la página anterior). Si se está de pie sobre un suelo de superficie dura, como al cocinar o al lavar platos, poner una alfombrita antideslizante debajo de los pies.

◆ Sentarse con elegancia. Sentarse aplica más tensión sobre la columna vertebral que casi cualquier otra actividad, y por lo tanto vale la pena hacerlo de la forma apropiada. Ello significa que la mujer deberá sentarse, cuando sea posible, en una silla que le ofrezca el soporte adecuado, preferiblemente con el respaldo recto, brazos (usarlos como puntos de apoyo al levantarse de la silla), y un cojín firme que no permita que se hunda. Se

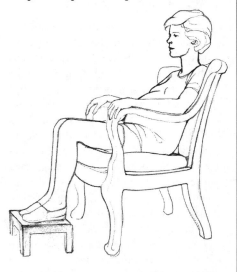

Sentarse cómodamente.

evitarán las sillas sin respaldo y los bancos, y dondequiera que la mujer esté sentada, nunca cruzará las piernas. Esto no sólo puede producir problemas circulatorios, sino que también puede hacer que la pelvis se mueva demasiado hacia adelante, lo que agravaría el dolor de espalda. Cuando sea posible, la embarazada se sentará con las piernas algo elevadas (véase la ilustración de la izquierda); al conducir, mantendrá el asiento hacia adelante de forma que pueda mantener una rodilla más alta e inclinarse.

Estar sentada demasiado tiempo puede ser tan malo como sentarse mal. La embarazada debe intentar no permanecer sentada durante más de una hora sin tomarse un respiro para estirarse o pasear.

◆ Dormir sobre un colchón duro, o poner una tabla bajo el colchón si éste es blando. Una posición confortable para dormir (véase pág. 213) ayudará a minimizar los dolores cuando la mujer esté despierta. Al levantarse de la cama por la mañana, se balancearán las piernas por encima del borde de la cama hasta depositarlas sobre el suelo, en vez de girarse abruptamente para levantarse.

◆ Preguntar al médico si es de utilidad una faja para embarazadas o un cabestrillo cruzado para aguantar el vientre, aliviando la tensión de la parte baja de la espalda.

◆ No estirar el cuerpo para colocar los platos en el armario o para colgar un cuadro. Utilizar en estos casos un taburete bajo y estable. Al estirar el cuerpo, los músculos de la espalda hacen un esfuerzo considerable.

- Utilizar una bolsa de agua caliente (envuelta con una toalla) o un baño caliente (pero no muy caliente) para aliviar temporalmente el dolor muscular.

- Aprender a relajarse. Muchos problemas de la espalda se agravan con el estrés. Si la embarazada cree que éste podría ser su caso, realizará algunos ejercicios de relajación cuando se presente el dolor. También deberá seguir las instrucciones que empiezan en la página 139 para enfrentarse a las tensiones de la vida diaria.

- Realizar simples ejercicios que fortalezcan los músculos abdominales, tales como la postura del dromedario (pág. 236) y balanceo de la pelvis (pág. 235).

LLEVAR EN BRAZOS A OTROS NIÑOS

"Tengo una niña de tres años y medio que siempre quiere subir las escaleras en brazos. Pero mi espalda parece romperse por el peso."

Sería una buena idea romper su hábito en vez de dejar que se siga rompiendo la espalda de la futura madre; el esfuerzo de transportar un feto que se está desarrollando ya es bastante sin añadir las 30 a 40 libras (13 a 18 kilos) de una niña en edad preescolar. Sin embargo, la embarazada tendrá cuidado de no echarle al futuro hermanito las culpas por los cambios de conducta de la madre –en vez de ello, échele la culpa a la espalda. Y alabe mucho los esfuerzos de la niña cuando esté de acuerdo en andar por sí misma.

Desde luego, habrá momentos en que la respuesta de la niña no será "andar". Así, la embarazada deberá aprender una forma apropiada de llevarla en brazos (véase pág. 214), y asegurarse de que ello no comprometa de forma alguna a su futuro bebé, a menos que el médico haya prohibido tales actividades.

PROBLEMAS EN LOS PIES

"Parece que mis zapatos me aprietan demasiado. ¿Puede ser que además del vientre, me estén creciendo los pies?"

No están creciendo en el sentido estricto de la palabra, pero pueden estar aumentando de tamaño. En primer lugar existe la hinchazón o edema causado por la retención de líquidos normal del embarazo. Además habrá mucha más grasa en los pies si el aumento de peso ha sido excesivo. También ocurre una expansión de las articulaciones de los pies (junto con todas las demás articulaciones) cuando la hormona relaxina desempeña su función de relajar la pelvis para el parto. La hinchazón de los pies desaparecerá después del parto y probablemente la embarazada perderá peso. Pero aunque las articulaciones se volverán a unir, es posible que los pies de la mujer queden más grandes –incluso haciendo que calce un número más.

Mientras tanto, la embarazada pondrá en práctica los consejos para reducir la hinchazón excesiva (véase pág. 267) si parece que éste es el problema, y se comprará dos pares de zapatos que le sean cómodos –uno para andar y trabajar y el otro para vestir. Ambos deberán poseer un taco de menos de 2 pulgados (5 cm), suelas antideslizantes y mucho espacio para que los pies puedan extenderse con toda libertad (se probarán los zapatos al final del día, cuando los pies estén hinchados al máximo). Ambos pares deberían ser de cuero o lona, para que los pies puedan respirar. Si se elige con cuidado, se podrán hallar no sólo unos zapatos para pasear, sino también unos de vestir, que cumplan con estos requisitos.

Los zapatos o los complementos ortopédicos diseñados para corregir el desplazamiento del centro de gravedad que se produce durante el embarazo no sólo pueden suponer una mayor comodidad para los pies, sino también reducir los dolores de espalda y de las piernas. Existen dos diseños distintos, uno para llevar durante los primeros seis meses y el otro para el último trimestre. La embarazada le pedirá al médico que la oriente.

Llevar zapatillas flexibles varias horas al día también es útil para reducir la fatiga y el dolor de los pies y la parte baja de las piernas, aunque parece que no reduce la hinchazón. Si sus piernas están doloridas y cansadas al final del día, llevar estas zapatillas mientras se está en casa –o incluso en el trabajo, si es factible– puede ser de gran ayuda.

RÁPIDO CRECIMIENTO DEL CABELLO Y LAS UÑAS

"Me parece que mi cabello y mis uñas no habían crecido nunca tan deprisa."

La exuberante circulación provocada por las hormonas del embarazo alimenta también a las células cutáneas. Dos de los efectos felices de este aumento de la circulación son las uñas que crecen con tal rapidez que no se da abasto con la manicura, y los cabellos que crecen tanto que se ha de acudir con mayor frecuencia a la peluquería (y si la mujer tiene mucha suerte, incluso serán más gruesos y lustrosos).

El alimento extra puede, no obstante, tener también efectos menos deseables. Puede hacer que el pelo crezca en lugares donde no sería de esperar en una mujer. El área fácil (labios, mentón y mejillas) es la que se ve más comúnmente afectada por este hirsutismo inducido por el embarazo, pero los brazos, piernas, espalda y vientre también pueden verse poblados. Gran parte de este vello excesivo desaparece al cabo de unos seis meses de dar a luz, aunque una parte puede permanecer durante más tiempo.

Aunque no existe ningún riesgo conocido, probablemente no sea una buena idea usar depilatorios o cremas decolorantes cuando la mujer sabe que está embarazada. Puede que la piel no reaccione bien ante estos productos químicos, e incluso es posible que pasen al torrente circulatorio. Arrancar el vello facial o afeitarse las piernas o los antebrazos no presenta problemas.

ABORTO ESPONTÁNEO TARDÍO

"Ya sé que dicen que pasado el tercer mes no es necesario preocuparse por el peligro de un aborto espontáneo. Pero conozco a una mujer que perdió su bebé en el quinto mes."

Aunque básicamente es cierto que hay pocos motivos para temer un aborto espontáneo después del primer trimestre, ocurre algunas veces que el feto se pierde entre las 12 y las 20 semanas. Estos casos reciben el nombre de abortos espontáneos *tardíos* y significan menos del 25 % de todos los abortos espontáneos. Después de las 20 semanas, cuando el feto suele pesar ya más de 1 libra (500 gramos) y existe la posibilidad de que sobreviva si recibe unos cuidados especiales, se habla de un parto prematuro.

A diferencia de lo que sucede con los abortos espontáneos precoces, cuyas causas suelen hallarse en el feto, las causas de los abortos que se producen en el segundo trimestre suelen estar relacionadas con la placenta o con la madre[3]. La placenta puede separarse prematuramente del útero, puede estar implantada de modo anormal o puede no producir las hormonas adecuadas para el mantenimiento del embarazo. La madre puede haber tomado ciertos fármacos o puede haber sufrido una intervención quirúrgica que ha afectado a los órganos de la pelvis. O puede estar afectada por una infección grave, una enfermedad crónica no controlada, malnutrición grave, mal funcionamiento endocrino, miomas (tumores del útero), forma anormal del útero o cuello uterino incompetente que se abre prematuramente. Los traumatismos físicos graves, como los que se producen en los accidentes, parecen desempeñar sólo un papel reducido en los abortos espontáneos que se presentan en cualquier fase del embarazo.

Entre los primeros síntomas de un aborto espontáneo en el segundo trimestre se cuentan: pérdidas vaginales rosadas durante varios días o pérdidas vaginales reducidas, de color pardo, durante varias semanas. Si la mujer experimenta pérdidas de este tipo, no debe ser presa del pánico –podría no ser nada serio. Pero llamará a su médico el mismo día. Si las pérdidas sanguíneas son abundantes, ya vayan acompañadas o no de calambres, se llamará al médico de inmediato o se irá al hospital. Véase la página 426 para el tratamiento cuando existe peligro de aborto y para la prevención de futuros abortos.

DOLORES ABDOMINALES

"Estoy muy preocupada por los dolores que he venido sintiendo en los lados de la pelvis."

Lo que ocurre probablemente es que los músculos y ligamentos que aguantan el útero se están estirando, y es algo que experimentan la mayoría de las mujeres embarazadas. Puede ser un dolor sordo o bien agudo y punzante, y por lo general se manifiesta sobre todo cuando la mujer se levanta de la coma o de una silla, y también cuando tose. Puede ser un dolor breve o durar varias horas. Siempre que este dolor sea ocasional y no persistente –y no vaya acompañado de fiebre, escalofríos, hemorragias, aumento del flujo vaginal, desmayos u otros síntomas inhabituales–, no hay motivo de preocupación. La embarazada notará un alivio descansando un rato en una postura cómoda. Sin duda, deberá mencionar estos dolores en su próxima visita.

---

[3] Muchas causas maternas de aborto espontáneo tardío pueden prevenirse con una atención médica adecuada.

CAMBIOS EN LA PIGMENTACIÓN DE LA PIEL

"Además de la linea oscura que ha aparecido en el centro de mi barriga, ahora me han salido unas manchas oscuras en la cara. ¿Se trata de algo normal y persistirán después del embarazo?"

También en este caso se trata del efecto de las hormonas del embarazo. Al igual que han oscurecido la aréola que rodea los pezones, ahora oscurecen también la línea alba – una línea blanca, de la que la embarazada probablemente no se había dado cuenta nunca, que recorre el abdomen hasta la parte superior del pubis. A partir de este momento recibe el nombre de *lenia nigra*.

Algunas mujeres, especialmente las que tienen la piel morena, también presentarán decoloraciones siguiendo una configuración parecida a una máscara en la frente, la nariz y las mejillas. Las manchas son oscuras en las mujeres de piel clara y son claras en las mujeres de piel oscura. Esta máscara del embarazo o cloasma, desaparecerá poco a poco después del parto. Mientras tanto, intentar decolorar la piel probablemente no atenuará este problema (y de todos modos no es una buena idea), aunque los maquillajes opacos lo pueden camuflar. El sol puede intensificar esta pigmentación, por lo que se usará un protector solar con un factor de 15 o más, cuando se deba permanecer en el exterior en tiempo soleado, o se llevará un sombrero que ensombrezca por completo el rostro. Dado que hay pruebas de que el exceso de pigmentación podría estar relacionado con una deficiencia de ácido fólico, la mujer se asegurará de que su suplemento vitamínico contenga ácido fólico y de consumir hortalizas de hoja verde, naranjas y pan o cereales con trigo integral a diario.

La hiperpigmentación (oscurecimiento de la piel) puede darse en las zonas con mucha fricción, tales como entre los muslos. También desaparecerá tras el parto.

OTROS SÍNTOMAS CUTÁNEOS EXTRAÑOS

"Las palmas de mis manos están siempre enrojecidas. ¿Son imaginaciones mías?"

No, y tampoco es culpa del detergente de lavar los platos. Se trata de las hormonas. Los aumentos del nivel de hormonas durante el embarazo son causa de que las palmas de las manos (y a veces las plantas de los pies) estén enrojecidas y piquen, en unos dos tercios de las gestantes de raza blanca y un tercio de las de raza negra. Este aspecto de friegaplatos desaparecerá en seguida después del parto.

Puede ser que tampoco las uñas salgan ilesas del embarazo. Puede que estén más quebradizas o blandas, y que se les hayan hecho surcos. Quizás la laca de uñas las empeore. Si presentan signos de infección, se consultará con el médico.

"Algunas veces mis piernas tienen manchas de un tono azulado, ¿tengo algún problema circulatorio?"

Debido al aumento de la producción de estrógenos, muchas mujeres experimentan este tipo de tinte transitorio de manchas cuando tienen frío. No tiene ninguna importancia, y desaparecerá después del parto.

"Me ha crecido una pequeña excrecencia cutánea debajo del brazo, en la linea del sujetador. Tengo miedo de que se trate de cáncer de piel."

Lo que esta mujer está describiendo probablemente sea un cloasma gravídico, otro problema cutáneo benigno de las embarazadas que a menudo se localiza en zonas de mucha fricción, como debajo de los brazos. Se suele desarrollar durante el segundo y tercer trimestres y suele entrar en regresión tras el parto. Si no fuera así, el médico puede suprimirlo fácilmente.

Para asegurarse del diagnóstico, esta mujer deberá mostrárselo al médico durante su próxima visita.

"Creo que me ha salido un sarpullido. Creía que esto sólo lo padecían los bebés."

En realidad, todo el mundo puede tener un sarpullido. Pero es especialmente frecuente en las mujeres embarazadas debido al aumento de la transpiración que proviene de las glándulas sudoríparas, que se distribuyen por toda la superficie corporal y que están implicadas en la regulación del calor. Aplicarse polvos de talco después de la ducha e intentar mantenerse lo más fresco posible ayudará a minimizar las incomodidades del sarpullido y también a prevenirlo en el futuro.

En cuanto a los efectos positivos, la transpiración apocrina, la que se produce en las glándulas de debajo del brazo, bajo los pechos y en la zona genital, disminuye durante el embarazo, así que aunque la embarazada padezca de sarpullidos, será menos probable que tenga olor corporal.

PROBLEMAS DENTALES

"Mi boca se ha convertido bruscamente en una zona catastrófica. Las encías sangran cuando me cepillo los dientes, y creo que tengo una caries. Pero tengo miedo de ir al dentista a causa de la anestesia."

La mujer embarazada centra su atención en su barriga, y por ello muchas veces pasa por alto lo que sucede en su boca – hasta que ésta protesta y exige más cuidados, cosa que hace a menudo debido al elevado precio que puede costarle a los dientes y las encías un embarazo normal. Las encías, al igual que las membranas mucosas nasales, se inflaman y tienden a sangrar con facilidad debido a las hormonas del embarazo.

Es mejor no esperar hasta que la boca "grite" pidiendo ayuda. Si sospecha de la existencia de una carie u otro problema incipiente, concierte una cita con el dentista de inmediato. A veces existe más riesgo para el feto si no se aplican los cuidados dentales necesarios que si se reciben. Por ejemplo, los dientes en muy mal estado y que no son cuidados adecuadamente pueden constituir una fuente de infección que se puede extender por todo el cuerpo, poniendo en peligro a la madre y al hijo. Y unas muelas del juicio impactadas que se infectan o que provocan dolores intensos deberían ser tratadas también inmediatamente.

Sin embargo, se deben tomar precauciones especiales cuando el dentista ha de realizar alguna intervención en una mujer embarazada, para asegurar que el suministro de oxígeno al feto no se vea comprometido por la anestesia general, y que no se emplea un anestésico del que se sepa que puede dañar al feto. En la mayoría de los casos bastará con una anestesia local. Si la anestesia general es absolutamente necesaria, debería ser administrada por un anestesista experto. Para más seguridad, la embarazada deberá consultar el problema con su médico y con el dentista. También se consultará con el médico para saber si será necesario tomar un antibiótico antes del momento de la reparación dental.

Si después de la intervención dental, la futura madre no puede masticar alimentos sólidos, será necesario que introduzca algunas alteraciones especiales en su dieta. Si debe contentarse con una dieta líquida, podrá obtener los nutrientes adecuados (temporalmente) sorbiendo batidos de leche (véase el batido de leche doble, pág. 117). Se suplementarán los batidos mediante jugos de cítricos (si no hacen arder las encías) y con sopas caseras "cremosas" preparadas con verduras y requesón, yogur o leche descremada. Cuando ya sea posible ingerir alimentos blandos, añadirá a su dieta los purés de verduras y carne, los huevos revueltos, los yogures no endulzados, las compotas de manzana, los plátanos y los puré de papas, y diferentes cereales sin azúcar, cocidos y enriquecidos con leche en polvo sin grasa.

Evidentemente, el mejor tratamiento para todos los problemas dentales es la prevención. Un programa de cuidados dentales preventivos, seguido escrupulosamente durante el embarazo –y preferiblemente durante toda la vida– conseguirá eliminar la mayoría de los problemas de la boca.

◆ Concertar una cita con el dentista al menos una vez durante los nueve meses, para controlar y limpiar –sería incluso mejor una cada trimestre. La limpieza es importante para quitar la placa, que no sólo puede incrementar el riesgo de que se formen caries, sino también empeorar los problemas de las encías. Evitar los rayos X a menos que sea absolutamente necesario, y en este caso adoptar las precauciones especiales enumeradas en la página 80. Los trabajos de reparación no urgentes que requieran anestesia es mejor aplazarlos, ya que incluso un anestésico local puede penetrar en la sangre y llegar por consiguiente hasta el feto. Si la embarazada ha tenido problemas con sus encías en el pasado, deberá hacer una visita también al periodontólogo.

◆ Seguir la dieta ideal; tomar muy poco azúcar refinado, especialmente entre las comidas (también se evitarán los frutos secos entre comidas), y gran cantidad de alimentos ricos en vitamina C. El azúcar contribuye a la aparición de caries y a las enfermedades de las encías; la vitamina C refuerza las encías, reduciendo las posibilidades de que sangren. También es necesario tomar diariamente la cantidad apropiada de calcio (véase la pág. 103). El calcio es necesario durante toda la vida para mantener fuertes y sanos los dientes y los huesos.

* Cepillarse los dientes con regularidad y utilizar el hilo dental, siguiendo las indicaciones del dentista. (Si el dentista no prescribe estas medidas preventivas, lo más probable es que no sea el dentista adecuado.)

* Para reducir todavía más las bacterias de la boca es aconsejable cepillarse la lengua al mismo tiempo que los dientes. Ello ayudará además a mantener un aliento fresco.

* Si después de comer no está cerca de un grifo y carece de un cepillo de dientes, masque un chicle sin azúcar o mordisquee un pedazo de queso o un puñado de cacahuates (parece que todos ellos tienen cualidades de limpiadores antibacterianos) lo que puede sustituir temporalmente un cepillado concienzudo.

"Me he detectado un nódulo en una encía lateral que sangra cada vez que me cepillo los dientes."

Lo que ha descubierto probablemente sea un granuloma piogénico, que puede aparecer tanto en una encía como en cualquier otra parte del cuerpo. Aunque sangre con facilidad, puede estar tranquila ya que es totalmente inocuo. Si molesta mucho, puede ser extirpado quirúrgicamente. Si no se extirpa, suele entrar en regresión por sí mismo después del parto.

VIAJAR

"¿Es conveniente que en mi estado realice el viaje de vacaciones que mi marido y yo habíamos planeado para este mes?"

Para la mayoría de las mujeres, los viajes durante el segundo trimestre no sólo no plantean problemas, sino que además son la ocasión perfecta para disfrutar con su marido de un poco de reposo y distracción. Y además, una vez llegado el bebé, es seguro que nunca volverá a ser tan cómodo viajar, sin pañales, sin biberones y sin *potitos* del niño.

Evidentemente, es necesario el permiso del médico; si la mujer embarazada sufre de presión alta, de diabetes o de cualquier otro problema médico u obstétrico, es probable que su médico no le dé luz verde. (Esto no significa que la embarazada no pueda tomarse unas vacaciones; si no puede viajar, irá a un hotel que se encuentre sólo a unas horas en auto de la consulta de su médico. No por ello disfrutará menos.) Incluso en un embarazo de bajo riesgo, un viaje a gran distancia no es ninguna buena idea durante el primer trimestre, cuando la posibilidad de un aborto espontáneo es mayor y cuando el cuerpo de la futura madre se está aún adaptando a la tensión física y emocional del embarazo. Análogamente, los viajes tampoco suelen ser recomendables en el último trimestre ya que, si el parto fuera prematuro, la embarazada se encontraría lejos de su médico y de su hospital.

Un viaje a gran altura no está recomendado en ningún momento del embarazo, ya que la adaptación a una menor presión de oxígeno puede ser un esfuerzo excesivo para la madre y también para el feto. Si de todos modos se ha de emprender un viaje de este tipo, la embarazada deberá planificar unos días de menor actividad después de la llegada, lo que puede minimizar el riesgo del mal de altura[4]. Si la futura madre se halla ya en el último trimestre, el médico le recomendará probablemente que se someta a un reconocimiento electrónico fetal a la llegada, repitiendo la prueba en los dos días siguientes y luego dos veces por semana. Cualquier signo de sufrimiento fetal justificará la administración de oxígeno y obligará a la madre a trasladarse a un lugar de menor altitud.

Otros destinos inapropiados son las regiones del mundo en vías de desarrollo para las que sería necesario vacunarse, dado que algunas vacunas pueden ser peligrosas durante el embarazo. Y no menos importante es que estos mismos sitios pueden ser lugares de incubación de ciertas infecciones potencialmente peligrosas para las cuales no existen vacunas, lo cual es una razón suficiente para evitarlas.

Después de haber obtenido el permiso del médico, todo lo que necesita la futura madre es un poco de planificación previa y unas cuantas precauciones para asegurarse tanto a sí misma como a su bebé un buen viaje:

Planear un viaje que sea relajante.
Un solo lugar de destino es preferible a un viaje que permita visitar nueve ciudades en seis días. Para una mujer embarazada es también mucho mejor un viaje del que ella pueda determinar el ritmo, que un viaje en grupo cuyo ritmo ya está establecido. Deberá alternar unas pocas horas de la cansada actividad de visitar la ciudad o de ir de compras por las tiendas con unos ratos de descanso.

Llevar consigo la dieta ideal.
La madre está de vacaciones, pero su bebé está trabajando igual que siempre en su crecimiento y desarrollo, y necesita los mismos nutrientes de siempre. En la hora de las comidas no es necesario el auto-sacrificio total, pero sí la prudencia. En el restaurante, se elegirán cuidadosamente las comidas, y se procurará disfrutar de la cocina local y satisfacer al mismo tiempo las necesidades del bebé. (Véase el recuadro de la pág. 228.) No saltarse el desayuno o el almuerzo con vistas a una abundante cena.

No beber agua.
Si se viaja por un país extranjero –a menos que se tenga la seguridad de que no presenta riesgos. (Sustituirla por jugos de fruta y por agua embotellada para satisfacer las necesidades diarias de líquido.) En algunas regiones puede ser arriesgado comer la fruta fresca con la piel o las verduras frescas. Es necesario informarse sobre estas restricciones, sobre los peligros sanitarios en países extranjeros y sobre las medidas necesarias de inmunización.

Preparar un botiquín de emergencia.
Asegurarse de llevar consigo las pastillas de vitaminas suficientes para todo el viaje; llevar consigo unos paquetes de leche en polvo si se teme

---

[4] Entre los síntomas se cuentan: falta de apetito, náuseas, vómitos, flatulencia, intranquilidad, dolores de cabeza, lasitud, falta de aliento, cantidad reducida de orina y cambios psicológicos.

no encontrar leche fresca; añadir un envase pequeño de germen de trigo para enriquecer el pan blanco o los cereales si no se pueden obtener de tipo integral; el botiquín deberá contener también una medicación *prescrita por el médico* contra las dolencias gástricas; el equipaje incluirá unos zapatos cómodos, suficientemente espaciosos para que quepan en ellos los pies hinchados de tanto visitar y admirar lugares hermosos y un desinfectante en aerosol para los lavabos.

Tener a mano el nombre de un obstetra de la localidad.

Sólo por si acaso. Es probable que el propio médico pueda proporcionar esta información. En caso contrario, se contactará con la asociación médica local de la ciudad que se visita. Algunas grandes cadenas de hoteles pueden suministrar también este tipo de información. Si la futura madre necesita con urgencia un médico y no puede encontrarlo, deberá llamar al hospital más cercano o acudir directamente al servicio de urgencias del mismo.

Llevarse el historial médico.

Siempre es una buena idea, pero particularmente cuando se está embarazada, viajar con una tarjeta con información médica que contenga el grupo sanguíneo, la medicación que se está tomando y/o a la que se es alérgica, y cualquier otro dato médico pertinente, junto con el nombre del médico, la dirección y el número de teléfono. También es prudente llevar una receta de más de cada uno de los medicamentos que se están tomando en la misma carpeta que el pasaporte, para el caso de que las maletas y la medicación se perdieran –temporal o permanentemente– durante el viaje.

Puede que la mujer tenga que hacer que una receta traída de casa sea revalidada por un médico local.

Problemas digestivos.

Los cambios de horario y de dieta pueden complicar los problemas de estreñimiento. Para evitarlo, la futura madre procurará tomar una cantidad suficiente de los tres remedios más eficaces contra el estreñimiento: fibra, líquidos y ejercicio. (Véase el apartado dedicado al estreñimiento, pág. 167.) También puede ser eficaz tomar el desayuno un poco antes de lo habitual, de modo que se pueda hacer uso del lavabo antes de salir del hotel.

Orinar frecuentemente.

La futura madre se cuidará de no fomentar las infecciones del tracto urinario retrasando sus visitas al lavabo. Deberá "ir" en cuanto sienta la necesidad.

Conseguir el soporte que se precisa.

Es decir, medias elásticas. Particularmente si la mujer ya sufre de venas varicosas –incluso si sospecha que tiene predisposición– llevará medias elásticas cuando tenga que estar mucho tiempo sentada (en el coche, el avión, el tren, por ejemplo) y cuando tenga que permanecer mucho de pie (en los museos, en las colas).

No estarse quieta durante los traslados.

Estar sentada durante largos períodos de tiempo puede restringir la circulación de las piernas, por lo que hay que pensar en levantarse y pasear al menos cada hora o dos cuando se encuentre en un avión o tren. Al viajar en auto, parará cada dos horas para estirarse. Mientras esté sentada, hará los sencillos ejercicios descritos en la página 239.

Si viaja en auto. Se llevará una bolsa llena de bocadillos nutritivos y un termo con jugo o leche a mano para cuando se tenga hambre. Para los viajes largos, se verificará que el asiento que se ocupa sea confortable; si no lo fuera, se pensará en la posibilidad de comprar o pedir prestado un cojín especial que soporte la espalda, que se puede conseguir en una tienda de accesorios para el automóvil. Una almohadilla cervical también añadirá algo de confort. Si se puede, hay que retirar el asiento hacia atrás todo lo posible, para estirar las piernas al máximo. Y desde luego la embarazada mantendrá en todo momento el cinturón de seguridad abrochado (véase pág. 229).

Si viaja en avión. Informarse en la agencia de las líneas aéreas si existe alguna regulación especial referente a las mujeres embarazadas (muchas líneas aéreas las tienen). Pedir con tiempo un asiento en la parte delantera del avión (preferiblemente junto al pasillo, de forma que la embarazada pueda levantarse y estirarse o usar la zona de descanso cuando lo necesite) o, si los asientos no son reservados, subir antes que los demás pasajeros al avión. *No volar en una cabina no presurizada.* Todos los aviones comerciales están presurizados; pero los pequeños aviones privados pueden no estarlo, y los cambios de presión pueden quitarle a la embarazada –y a su bebé– el oxígeno que necesitan.

Al reservar el vuelo, se preguntará sobre las comidas especiales disponibles y se reservará una que proporcione una buena ración de proteínas y pan integral, si es posible. En algunas líneas aéreas, las comidas de bajo contenido en colesterol, las ovo-lacto-vegetarianas o las de pescado y marisco proporcionan más de la ración diaria que las ordinarias. Beba mucha agua, leche y jugos de fruta para contrarrestar la deshidratación causada en los viajes aéreos, y llévese palitos o galletas integrales, paquetes de queso, hortalizas crudas, frutas frescas y otros bocadillos sanos envueltos individualmente, para complementar las comidas del avión.

Abrocharse el cinturón de seguridad por debajo del abdomen. Si se viaja a una zona con horario distinto, tener en cuenta la diferencia horaria. Descansar antes del viaje, y planear una actividad ligera para los primeros días después de la llegada. También será de gran ayuda intentar adaptarse gradualmente a la hora del lugar de destino trasladando hacia adelante o hacia atrás las horas de comer y dormir, y una vez allí, exponerse a una luz brillante y parecida a la del día durante los ratos en que en casa se estaría durmiendo.

Si viaja en tren. Informarse de si existe un vagón restaurante con un menú completo. En caso contrario, llevar consigo comidas y bocadillos suficientes. Si se viaja de noche, comprar un billete de coche-cama.

COMER FUERA DE CASA

"Estoy intentando seguir una dieta correcta, pero me resulta casi imposible ya que tengo un almuerzo de trabajo casi cada día."

Para la mayoría de las mujeres embarazadas, el problema de los almuerzos de trabajo (o de las cenas fuera de casa) no estriba en sustituir los dos martinis por un vaso de agua mineral, sino en intentar escoger una comida que sea nutritivamente adecuada de entre un menú de salsas a la crema, féculas elegantes pero vacías y postres tentadores. Pero siguiendo estos consejos es posible llevar la dieta ideal al almuerzo o la cena:

◆ Apartar la cesta del pan, a menos que esté llena de productos integrales (se hará una excepción si se está muy hambrienta y no se ve en el horizonte ninguna otra sustancia). Se tendrá en cuenta que los panes "oscuros", tales como el pan integral de centeno, pueden haber conseguido su color tan sano del caramelo o de la melaza y no de los cereales integrales[5]. La mujer se asegurará de incluir la mantequilla o margarina que extienda sobre el pan en la ración diaria de grasas permitida; también tendrá en cuenta que puede haber otras grasas en la comida (por ejemplo aliños para ensaladas).

◆ Pedir una ensalada como primer plato, y que sirvan la salsa (o el aceite y el vinagre) aparte para poderse mantener dentro de las líneas directrices de la dieta ideal en cuanto a la ingesta de grasas. Otros primeros platos adecuados son los tomates con mozzarella fresca, el

cóctel de camarones y las hortalizas a la brasa o marinadas.

◆ Si se desea pedir una sopa, elegir un consomé o caldo claro, o bien una sopa a base de verduras, leche o yogur. Es mejor prescindir de las cremas (a menos que se sepa que están preparadas con leche).

◆ Escoger un plato principal con muchas proteínas y poca grasa. El pescado, el pollo y la ternera suelen ser las mejores opciones, siempre que no se presenten fritos o acompañados de mantequilla o salsas espesas. Si cualquiera de los platos va acompañado de una salsa, pedir que se sirva aparte. Con frecuencia, el chef no pondrá reparos en servir un pescado a la plancha con poca o nada de grasa. Si la embarazada es vegetariana, escudriñará el menú en busca de tofu, frijoles y guisantes y quesos, o una combinación de éstos. Una lasaña vegetal, por ejemplo, podría ser una buena elección en un restaurante italiano, y en el chino unas hortalizas.

◆ Como acompañamiento son apropiadas las papas (de cualquier manera salvo fritas, con mucha mantequilla o salteadas), el arroz integral, la pasta, las legumbres (frijoles y guisantes secos), y las verduras frescas y poco cocinadas.

◆ Los postres deberían, excepto en ocasiones especiales, limitarse a frutas y bayas frescas o cocidas sin endulzar y sin licores (con una masa de nata montada, si se desea). También se puede tomar ocasionalmente un poco de helado de yogur o de otro tipo. Si se desea ardientemente comer algo más, se tomarán un par de bocados del pos-

---

[5] Una ración ocasional de pasta, arroz o pan blancos no harán disminuir la calidad de la dieta ideal, pero sí sucederá si estas raciones son frecuentes. Si esto es todo lo que se puede conseguir cuando se va a comer fuera, y se come fuera de casa con frecuencia, se llevará un pequeño recipiente con germen de trigo tostado (la mujer *puede* tomarle gusto) y espolvorear algunos de estos alimentos pobres para acercarlos a lo que deberían ser. O se llevará el propio bocadillo de pan integral de casa.

Comer fuera al estilo de la dieta ideal

◆ Los **mejores** restaurantes son las marisquerías y los restaurantes que ofrecen pescado, aves y carnes magras a la parrilla, acompañados de hortalizas frescas, ensaladas y papas cocinadas de forma sencilla.

Otra elección excelente la constituye, si el estómago de la embarazada no está en contra de las especias, el restaurante indio, donde se sirven entrantes muy sanos y ricos en proteínas, asados y al horno (a menudo marinados en yogur) y acompañados de hortalizas y ensaladas (que a menudo se han elaborado con yogur), panes indios integrales, que a veces están rellenos de hortalizas y las verduras al curry. (Las vegetarianas pueden componerse con facilidad una comida de gran contenido proteínico fuera de las lentejas, los guisantes, los garbanzos y los quesos vegetarianos.)

Unos recién llegados a la categoría de los mejores restaurantes son los establecimientos de comidas sanas y los restaurantes de cualquier índole, que teniendo en cuenta las directrices actualmente aceptadas en cuanto a dieta, limitan las grasas, el azúcar y el exceso de sodio en algunos o en todos sus platos (o al menos lo hacen a petición del cliente), ofrece pan, arroz o pasta integrales,

usan aceite de oliva o aceite vegetal poliinsaturado en vez de otros tipos menos sanos y ponen su énfasis en las ensaladas y hortalizas frescas.

◆ **Bastante buenos** son los restaurantes étnicos donde se sirven carnes, pescado y aves. Se incluyen en este grupo los italianos, si se descartan las salsas para la pasta basadas en crema de leche en favor de otras más ligeras o se eligen entrantes a base de pescado, pollo y ternera y hortalizas frescas (espinacas, col rizada, brécol). Los restaurantes de *nouvelle cuisine* (más ligera que la cocina francesa clásica), aunque también debería pedirse que las salsas se sirvan al lado; los restaurantes judíos, si se evitan las carnes grasas (y las exquisiteces rociadas con nitratos), las salsas, los almidones superfluos, el pan de centeno y los embutidos; y los restaurantes griegos y de Oriente Medio, si se piden pescados, carnes y aves a la parrilla o al horno acompañados de arroz integral.

Los restaurantes chinos están consiguiendo muy deprisa la categoría de bastante buenos, ya que cada vez más ofrecen arroz integral, guisos al vapor o "light" que no contienen enormes cantidades de salsa de

---

tre del compañero de mesa. Al volver a casa, la embarazada puede permitirse algún manjar endulzado con jugos de frutas; véanse las páginas 114-120 para las recetas, o tomará alguno de los muchos que se venden en los comercios.

EL CINTURÓN DE SEGURIDAD

"¿Es conveniente abrocharse el cinturón de seguridad en el auto o en el avión?"

Cuál es la causa principal de mortalidad entre las mujeres embarazadas? ¿El parto? ¿La toxe-

mia? ¿Las fiebres puerperales? Ninguna de ellas; es en los accidentes de auto. Y el mejor modo de evitar esta fatalidad –así como las lesiones graves para la madre y para su futuro bebé– es abrocharse siempre el cinturón de seguridad.

Para una seguridad máxima y una incomodidad mínima, la embarazada se abrochará el cinturón por debajo de la barriga, a través de la pelvis y la parte superior de los muslos. Si el auto dispone de un cinturón que pase por los hombros, es aconsejable utilizarlo por encima del hombro y en diagonal a través del pecho, y no por debajo de los brazos. Y la futura madre no debe preocuparse de que

soja, y la opción de pedir platos sin monoglutamato de sodio (pero se evitarán los platos de viandas fritas o con salsa agridulce que contiene mucho azúcar). La abundancia de los platos de tofu hace de los restaurantes chinos los mejores para las vegetarianas.

Los restaurantes mexicanos y españoles que ofrecen cocina ligera, que preparan los alimentos con aceites vegetales en vez de con manteca de cerdo, e incluyen hortalizas en sus menús (un tazón de gazpacho es excelente) también pueden proporcionar una comida bastante buena. Son de los mejores para las vegetarianas, que pueden conseguir grandes cantidades de proteínas y calcio con las enchiladas de maíz rellenas de queso y frijoles.

También entran en la categoría de los bastante buenos, particularmente para la hora de comer, las charcuterías (si se toman ensaladas de atún, huevo, pollo del chef, o emparedados de atún, huevo, pollo, pavo o roast beef con pan de trigo integral con lechuga y tomate y con un acompañamiento de ensalada de col); algunos restaurantes de comidas rápidas, especialmente los que tienen surtidos de ensaladas u otros menús

sanos; y los tradicionales restaurantes de comida sana y vegetarianos (éstos son los mejores para las vegetarianas, desde luego, y muchos de los más modernos entran dentro de la categoría de los mejores para todo el mundo), donde se puede conseguir una comida sana siempre que se tenga cuidado de no tomar demasiadas grasas o muy pocas proteínas.

◆ Los restaurantes **menos buenos** para frecuentar durante el embarazo incluyen: el japonés, dado que el sushi, al igual que toda carne y pescado no cocidos es completamente tabú, el tempura es una fritura y el sukiyaki y el teriyaki tienen grandes cantidades de salsa de soja (que tiene mucho sodio); el alemán, el ruso y los de Europa Central, donde las calorías vacías se esconden en los panes, las grasas de freír, los budines y las salsas, y existe un exceso de grasas en las salchichas y chorizos; y los restaurantes de comidas rápidas que no tienen *buffet* de ensaladas u otras opciones sanas (véase página 157).

Un desliz ocasional al comer fuera no saboteará la dieta ideal. Pero si se repite con frecuencia, habrá que tener cuidado.

la presión del cinturón en caso de una frenada brusca pueda perjudicar a su bebé –éste se halla bien protegido por el líquido amniótico.

DEPORTES

"Me gusta jugar al tenis y nadar. ¿Puedo continuar haciéndolo?"

Mantenerse en forma es desde luego muy recomendable para todo el mundo; las mujeres embarazadas no constituyen una excepción. Y en la mayoría de los casos, ser una gestante no significa renunciar a una vida deportiva. La mayoría de los ginecólogos permiten que aquellas pacientes cuyos embarazos transcurren normalmente continúen practicando los deportes que acostumbran durante todo el tiempo que puedan –pero con varias advertencias. Entre ellas la más importante es: "Nunca llegar al punto de fatigarse". (Véase El ejercicio durante el embarazo, pág. 233.)

LA VISTA

"Parece que mi vista se está deteriorando desde que estoy embarazada. Y parece que mis lentes de contacto no me ajustan bien. ¿Son imaginaciones mías?"

No, existen posibilidades de que esta mujer realmente no vea tan bien como antes de estar embarazada. Los ojos son una de esas partes del cuerpo aparentemente no relacionadas con el embarazo que pueden caer presa de las hormonas. No sólo la visión puede hacerse menos aguda, sino que súbitamente las lentes de contacto duras pueden dejar de ser cómodas. Y aunque estos efectos oculares, que probablemente estén relacionados con la retención de líquidos, son temporales, pueden ser muy molestos.

Tras el parto, la vista debiera despejarse y los ojos volver a la normalidad. Debido a que hacerse unos nuevos lentes de contacto duros durante el embarazo no vale la pena, por su alto precio, la embarazada debería considerar la posibilidad de llevar lentes hasta el momento de dar a luz.

Aunque no es raro que se deteriore ligeramente la agudeza visual durante el embarazo, la presencia de otros síntomas podría señalar la existencia de un problema. Si la visión es borrosa, nublada o se ven manchas o imágenes dobles durante más de dos o tres horas, no se esperará a que pase, se llamará al médico de inmediato.

UNA PLACENTA BAJA

"El médico me ha dicho que en el sonograma ha visto que tengo la placenta baja, cerca del cuello uterino. Dijo que era demasiado pronto para preocuparse. ¿Cuándo tengo que empezar a preocuparme?"

Al igual que un feto, la placenta puede desplazarse mucho durante el embarazo. En realidad no se separa y se vuelve a colocar, sino que parece que migra hacia arriba cuando se alarga y crece la parte inferior del útero, aunque se estima que un 20 al 30 % de las placentas se encuentran en la parte inferior durante el segundo trimestre (y un porcentaje aún mayor antes de las 20 semanas), y la gran mayoría se desplazan hacia la parte superior al irse acercando la fecha del parto. Si ello no sucede y la placenta permanece en la parte inferior del útero, se diagnostica una "placenta previa". Esta complicación se da sólo en aproximadamente un 1% o menos de los embarazos a término. Y sólo en 1 de cada 4 de estos casos la placenta está localizada lo bastante baja –cubriendo parcial o totalmente la entrada del útero o cuello de la matriz– para causar problemas serios.

Así, el médico de esta mujer tiene razón. Es demasiado pronto para preocuparse–y en términos estadísticos, las posibilidades de que finalmente se tenga que preocupar son muy pequeñas. Si al llegar el octavo mes, las pruebas ecográficas aún muestran que la placenta está baja, la gestante leerá acerca de la placenta previa en la página 438.

INFLUENCIAS EXTERNAS EN EL VIENTRE MATERNO

"Tengo una amiga que insiste en que llevar a su bebé aún no nacido a los conciertos hará de éste un aficionado a la música, y otra cuyo marido le lee a su vientre cada noche para que el bebé sea un amante de la literatura. ¿No es una tontería?"

En el estudio de los fetos, cada vez es más difícil distinguir entre las tonterías y los hechos. Y aunque sobre ellos se dicen muchas sandeces, los científicos están empezando a creer que algunas de estas teorías, aparentemente extravagantes, pueden tener una base real. No obstante, se precisan muchas más investigaciones antes de poder contestar con certidumbre.

Debido a que la capacidad auditiva está bastante bien desarrollada en el feto a finales del segundo trimestre o a principios del tercero, es cierto que los bebés de las amigas de esta mujer oyen la música y las lecturas. Lo que ello supondrá a la larga no está demasiado claro. Algunos investigadores de este campo creen que es posible estimular al feto antes del nacimiento para producir, en cierto sentido, un "superbebé". Al menos uno de ellos ha proclamado conseguir bebés que pueden hablar a los seis meses y leer cuando tienen un año y medio, exponiendo al feto a imitaciones del latido cardíaco de la madre, de un ritmo cada vez más complejo. Otros ponen en tela de juicio la sensatez de intentar forzar la naturaleza de esta forma, ya que creen que a la larga ello podría ser perjudicial. Desde luego, cualquiera que entienda del desarrollo infantil debería ser muy cauteloso al intentar crear un superbebé, ya sea antes o después del nacimiento. Es mucho más importante para el bebé enseñarle que es amado y deseado que enseñarle a hablar y leer.

Esto no quiere decir que intentar ponerse en contacto con el bebé antes del nacimiento, e incluso leerle o ponerle música, sea ni perjudicial ni una pérdida de tiempo. Cualquier tipo de comunicación prenatal le proporcionará un buen comienzo en el largo proceso del establecimiento de vínculos paterno-filiales. No ha de suponer necesariamente más acercamiento cuando el bebé se haga mayor, pero hará que sus primeros días sean más fáciles.

Desde luego, si a la embarazada le parece tonto hablarle a su hinchado abdomen, no tiene que preocuparse porque su bebé deje de conocerla. Éste se estará acostumbrando al sonido de su voz —y probablemente también a la de su esposo— cada vez que hablan. Esta es la razón de que muchos recién nacidos parezcan reconocer las voces de sus padres. Puede que también se acostumbren a otros sonidos que son comunes en el medio ambiente de su madre. Mientras que un bebé que antes de nacer haya tenido pocas oportunidades de oír a ningún perro puede sobresaltarse al oír un ladrido, uno que esté acostumbrado ni siquiera pestañeará.

También el oír música puede tener algún impacto sobre el feto. Existen informes de que algunos fetos han mostrado preferencias (por cambios en sus movimientos) por ciertos tipos de músicas —generalmente las más suaves. Y existen noticias de que tocar una cierta pieza (en el estudio, fue una de Debussy) una vez y otra al feto, en un momento en que tanto éste como la madre estaban tranquilos, ha tenido como resultado el que al bebé más tarde le gustara dicha pieza, y se tranquilice al oírla. Desde luego, la mayoría de los expertos estarían de acuerdo en que exponer a un bebé a una buena música después del nacimiento es mucho más significativo en la creación de un amante de la música que hacer lo mismo con un feto en el útero.

También se ha sugerido que, debido a que el sentido del tacto también

Modos de llevar al bebé, quinto mes

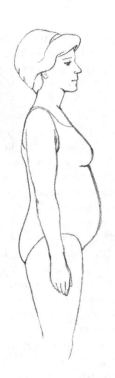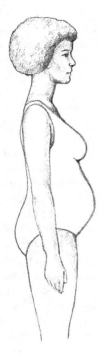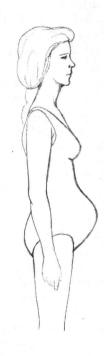

Aquí se muestran sólo tres de los muchos modos diferentes en que una mujer puede llevar a su feto al final del quinto mes. Las variaciones a este son infinitas. Según la altura, la forma del cuerpo, el peso que haya aumentado la madre y la posición de su útero, la barriga será más alta o más baja, más ancha o más comprimida, más grande o más pequeña.

está desarrollado en el útero, golpear ligeramente el abdomen y "jugar" con una rodillita o un brazito cuando éste empuja también puede ayudar a establecer los vínculos entre el bebé y los padres —y ya sea esto verdad o no, desde luego no hay nada de malo en probarlo. Desde luego, es poco probable que la embarazada tenga que hacer un esfuerzo consciente para tocar más al bebé; incluso los desconocidos difícilmente pueden mantener sus manos alejadas del vientre de una embarazada.

Por lo tanto, la embarazada puede disfrutar de las tomas de contacto con su bebé ahora, pero sin preocuparse de los efectos de aprendizaje o de transmitir información. Tal como pronto descubrirá, de todos modos los niños crecen demasiado deprisa. No hay necesidad de acelerar el proceso, particularmente antes del nacimiento.

MATERNIDAD

"¿Seré feliz con mi bebé cuando lo tenga?"

La mayor parte de las personas se enfrentan a cualquier cambio importante de sus vidas –matrimonio, una nueva carrera o un nacimiento inminente– preguntándose si será un cambio que las haga felices. Y si tienen esperanzas poco realistas, lo más probable es que se sientan defraudadas. Si la visión que la embarazada tiene de la maternidad está llena de plácidos paseos matutinos por el parque, de días soleados en el zoológico y de horas dedicadas a preparar vestidos en miniatura, lo más probable es que la realidad signifique un golpe para ella. Habrá muchas mañanas que se convertirán en tardes antes de que tanto ella como su bebé hayan podido ver la luz del sol, muchos días soleados que transcurrirán principalmente junto a la máquina de lavar, y muy pocas prendas diminutas que escapen de quedar manchadas con papilla de plátanos y vitaminas infantiles. Y si la mujer sueña con volver a casa del hospital llevando en brazos a un encantador bebé, es seguro que sufrirá una fuerte desilusión posparto. El bebé no sólo renunciará a sonreír y balbucear durante muchas semanas, sino que prácticamente no querrá comunicarse con su madre, excepto llorando–sobre todo cuando la nueva mamá se siente a cenar, quiera hacer el amor, tenga necesidad de ir al lavabo o esté tan cansada que no pueda ni moverse.

Ahora bien, lo que sí *puede* esperarse de un modo realista son algunas de las experiencias más maravillosas, y milagrosas de la vida. La felicidad que se experimenta al arrullar al bebé que duerme (incluso si este pequeño angelito acaba de pasar un momento endiabladamente malo) es incomparable. Esto –junto con aquella primera sonrisa sin dientes dedicada sólo a la madre– será compensación más que suficiente de todas las noches en vela, de todas las cenas retrasadas, de las montañas de ropa por lavar y de los momentos frustrantes.

¿Se puede esperar ser feliz con el bebé? Sí, siempre que la madre espere un bebé real y no una fantasía.

QUÉ ES IMPORTANTE SABER:
EL EJERCICIO DURANTE EL EMBARAZO

Los ejecutivos lo hacen. Los ancianos lo hacen. Los médicos, los abogados y los obreros de la construcción lo hacen. Si ellos lo hacen, se pregunta la mujer embarazada, ¿por qué no puedo hacerlo yo?

Estamos hablando, evidentemente del ejercicio. Y parece que la respuesta para las mujeres que tienen un embarazo normal es: deberías hacerlo. La idea del embarazo como enfermedad y de la mujer embarazada como una inválida que está demasiado delicada para subir unos cuantos escalones o para llevar la bolsa de la compra, está tan pasada de moda como la anestesia general en los partos rutinarios. Aunque por el momento no se

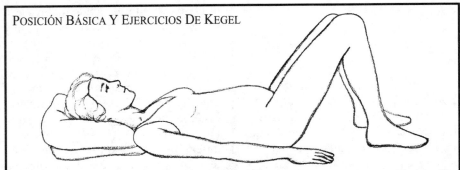

POSICIÓN BÁSICA Y EJERCICIOS DE KEGEL

Tenderse sobre la espalda, con las rodillas flexionadas y los pies separados unas 12 pulgadas (30 cm) y apoyados en el suelo. La cabeza y los hombros se apoyan en almohadas, y los brazos descansan a los lados del cuerpo. Para realizar los ejercicios, tensar firmemente los músculos que rodean el ano y la vagina. Mantener esta contracción durante todo el tiempo que sea posible (llegando hasta los 8 ó 10 segundos) y luego soltar los músculos lentamente y relajarse. Estos ejercicios pueden ser ejecutados y después del cuarto mes deben ser ejecutados de pie o sentada o mientras orina. Realizar por lo menos 25 repeticiones varias veces a lo largo del día.
Nota: la posición básica debería usarse sólo durante el cuarto mes. Después no es recomendable hacer ejercicios acostada sobre la espalda, dado que el útero, que está creciendo, podría ejercer demasiado peso en los principales vasos sanguíneos.

dispone aún de muchos resultados de la investigación sobre el ejercicio durante el embarazo, en la actualidad se considera que una actividad física moderada no sólo no representa un riesgo, sino que es muy beneficiosa para la mayoría de futuras madres y para sus bebés.

Pero por muchos deseos que sienta la embarazada de ponerse su traje de deporte, antes deberá hacer una parada de vital importancia —en la consulta de su médico. Incluso si se encuentra fantásticamente bien, debe obtener el visto bueno del médico antes de ponerse los pantalones bien anchos de su marido y empezar a hacer *jogging*. Las mujeres embarazadas de los grupos de alto riesgo deberán limitar el ejercicio o incluso prescindir de él por completo. Pero las que se encuentren en el grupo más numeroso de los embarazos normales, y si el médico le ha dado luz verde, puede continuar leyendo.

LOS BENEFICIOS DEL EJERCICIO

Parece que las mujeres que no hacen ningún tipo de ejercicio durante el embarazo pierden cada vez más la forma física a medida que pasan los meses —sobre todo porque cada vez se sienten más y más pesadas. Un buen programa de ejercicio (que puede ser adaptado sin problemas a la vida diaria de la embarazada) puede contrarrestar esta tendencia hacia una forma física cada vez más defectuosa.

Existen cuatro tipos de ejercicios que pueden resultar útiles durante el embarazo: aeróbico, calistenia especialmente pensada para las embarazadas, técnicas de relajación y ejercicios de Kegel.

Aeróbico. Se trata de actividades rítmicas, repetitivas, suficientemente enérgicas para exigir un aumento de la oxigenación de los músculos, pero no tan enérgicas como para que la demanda supere a la oferta (andar, correr, ir en bicicleta, nadar, jugar al tenis en partidos individuales). Los ejercicios aeróbicos estimulan el corazón y los pulmones, así como la actividad de los músculos y las articulaciones, produciendo unos cambios generales beneficiosos del cuerpo, especialmente un aumento de la capacidad de utilizar el oxígeno, factor muy importante para la futura madre y su bebé. Los ejercicios demasiado agotadores para ser mantenidos los 20 ó 30 minutos que son necesarios para alcanzar este efecto (correr un *sprint*) o no lo bastante enérgicos (tenis en partido de dobles), en realidad no son considerados aeróbicos.

El ejercicio aeróbico mejora la circulación (fomentando así el transporte de oxígeno y de nutrientes hacia el feto, y reduciendo el riesgo de venas varicosas, hemorroides y retención de líquido), aumenta el tono y la fuerza musculares (a menudo aliviando el dolor de espalda y el estreñimiento, facilitando el parto y ayudando a llevar el peso extra del embarazo), incrementa la resistencia (con lo que la mujer aguantará mejor si el parto es un poco largo), quema calorías (permitiendo a la futura madre comer más de los buenos alimentos que tanto ella como su bebé necesitan, sin aumentar excesivamente de peso, y asegurando una mejor silueta para después del parto), reduce el cansancio y ayuda a conseguir una buena noche de sueño; proporciona una sensación de bienestar y confianza, y de modo general, aumenta la capacidad de la embarazada para hacer frente a las tensiones físicas y emocionales del embarazo.

Calistenia. Se trata de movimientos gimnásticos ligeros, rítmicos, que tonifican y desarrollan los músculos y que pueden mejorar la postura. La calistenia especialmente destinada a las mujeres embarazadas puede ser muy útil para aliviar el dolor de espalda, para mejorar el bienestar físico

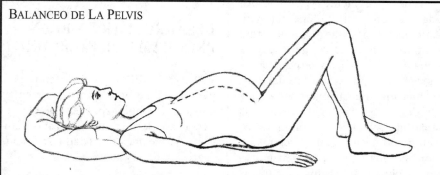

BALANCEO DE LA PELVIS

Adoptar la posición básica (véase página opuesta). Exhalar el aire y al mismo tiempo hacer presión con la región lumbar sobre el suelo. Luego tomar aire y relajar la columna vertebral Repetir varias veces. Este movimiento basculante puede ser realizado también de pie, con la espalda apoyada contra una pared (tomar aire mientras se hace presión con la zona lumbar contra la pared). Esta versión del ejercicio que se realiza de pie es un modo excelente de mejorar la postura y es preferible a partir del cuarto mes.

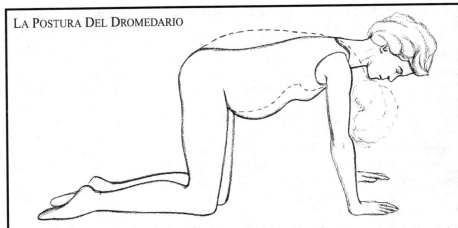

La Postura Del Dromedario

Este ejercicio es útil en todo el embarazo y durante los dolores del parto, para aliviar la presión del útero sobre la columna vertebral. Colocarse sobre las manos y las rodillas, con la columna en una posición naturalmente relajada (pero sin que se hunda). Colocar la cabeza y el cuello rectos, como continuación de la columna vertebral. Luego curvar la espalda hacia arriba, contrayendo el abdomen y las nalgas y dejando caer la cabeza. Volver a bajar luego la espalda y levantar la cabeza hasta la posición inicial. Repetir varias veces.

y mental, y para preparar el cuerpo ante la ardua tarea del parto. No obstante, la calistenia, concebida para la población general puede ser perjudicial para una embarazada.

Técnicas de relajación.

Los ejercicios de respiración y de relajación (que relajan la mente y el cuerpo) ayudan a conservar la energía para cuando ésta es necesaria, y a la mente a centrarse en la tarea que se está realizando, y aumentan la conciencia del propio cuerpo – todo lo cual ayuda a una mujer a afrontar mejor los retos del embarazo y el parto. Las técnicas de relajación resultan valiosas en combinación con ejercicios de mayor actividad física, o bien por sí solas – sobre todo en los embarazos en que está prohibido un ejercicio más activo.

Tonificación de la pelvis.

O ejercicio de Kegel: un modo sencillo de tonifi-

car los músculos de la zona de la vagina y el perineo, reforzándolos como preparación para el parto. Ello también ayudará a recuperarse durante el posparto. Se trata de un ejercicio que virtualmente todas las mujeres embarazadas pueden realizar en cualquier momento y cualquier lugar.

DESARROLLAR UN BUEN PROGRAMA DE EJERCICIO

Empezar.

El mejor momento para pensar en la buena forma física es antes del embarazo. Pero nunca es demasiado tarde para empezar —incluso si ya se ha comenzado la cuenta regresiva de los nueve meses.

Empezar despacio.

Cuando la embarazada ha decidido empezar a hacer ejercicio, siempre resulta tentador empezar espectacularmente, corriendo 3 millas (5 km) la primera mañana o realizando por dos veces el programa completo de Jane Fonda la primera tarde. Pero estos inicios tan entusiastas no conducen a una mejor condición física sino a unas agujetas considerables, a un descenso de la voluntad y a un final de las buenas resoluciones. Incluso pueden resultar peligrosos.

Naturalmente, si la embarazada ha estado siguiendo un programa de ejercicio físico antes de quedar en estado, lo más probable es que pueda continuarlo – aunque quizás modificándolo un poco (véase el apartado dedicado a la seguridad, pág. 242). Pero si la mujer es una atleta novata, es aconsejable que empiece lentamente: 10 minutos de calentamiento y luego 5 minutos de ejercicio algo más intenso. Hará una pausa si nota algo de cansancio. Al cabo de unos pocos días, cuando su cuerpo se haya adaptado ya al esfuerzo, podrá aumentar el ejercicio activo en un par de minutos cada día hasta un máximo de quince minutos.

Empezar despacio cada vez que se comienza.

Los ejercicios de calentamiento pueden resultar tediosos si se está ansiosa por empezar (y terminar} Los ejercicios de entrenamiento más activos. Pero, como lo sabe bien cualquier atleta, estos ejercicios de calentamiento constituyen una parte esencial de todo programa de ejercicio. Aseguran que el corazón y la circulación no serán recargados bruscamente y que los músculos y articulaciones, que son más vulnerables cuando están "fríos" –y particularmente vulnerables durante el embarazo–, no correrán el riesgo de ser lesionados. La embarazada caminará un rato antes de empezar a correr, realizará mo-

---

RELAJAR LA NUCA

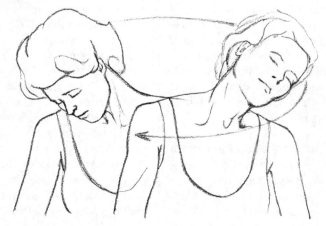

El cuello y la nuca son a menudo un foco de tensión, ya que se tensan en caso de estrés. Este ejercicio ayuda a relajar el cuello y también el resto del cuerpo: sentarse en una posición cómoda (en el suelo, con las piernas cruzadas (véase pág. 238), es posiblemente la mejor posición) y cerrar los ojos. Hacer girar suavemente la cabeza, describiendo un círculo completo y tomando aire. Exhalar y relajarse, dejando la cabeza colgando hacia adelante, sin forzar. Repetir el ejercicio 4 ó 5 veces, alternando la dirección de los giros de la cabeza y relajando entre cada giro. Realizar este ejercicio varias veces al día.

Movimiento De Estiramiento

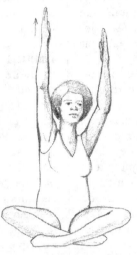

*La posición sentada, con las piernas cruzadas. es particularmente cómoda durante el embara-
zo. La futura madre deberá adoptarla con frecuencia y realizar movimientos de estiramiento con
los brazos: colocar las manos en los hombros y luego levantar ambos brazos por encima de la
cabeza. Estirar más un brazo que el otro, como si se quisiera tocar el techo; luego relajarse y
repetir con el otro brazo. Realizar el ejercicio 10 veces con cada brazo. No se debe rebotar.*

vimientos lentos de estiramiento antes de empezar la calistenia, y nadará lentamente antes de hacer un par de piscinas a buena velocidad. Si se van a realizar ejercicios de estiramiento, hay que asegurarse de no estirarse al límite, dado que ello podría dañar las articulaciones que se han aflojado durante el embarazo.

Terminar tan despacio como se ha comenzado. Detenerse bruscamente y descansar parece algo así como la conclusión lógica de un entrenamiento, pero no es sano desde el punto de vista fisiológico. Al detener bruscamente la actividad, la sangre queda atrapada en los músculos, lo que reduce la irrigación de otras partes del cuerpo de la futura madre y también del feto. A consecuencia de ello se pueden producir vahídos, desmayos, taquicardia o náuseas. Por lo tanto, el ejercicio deberá terminar con ejercicio: unos 5 minutos de caminar después de correr, unos movimientos lentos de natación después del entrenamiento intenso, unos ejercicios suaves de elasticidad después de cualquier actividad. Esta última fase del programa de ejercicios terminará finalmente con unos pocos minutos de relajación. También puede ser de gran ayuda para evitar los mareos (y una posible caída) que la gestante se levante despacio después de haber hecho gimnasia en el suelo.

Vigilar el reloj. Demasiado poco ejercicio no es eficaz, pero demasiado ejercicio puede ser debilitante. Un programa completo, desde el calentamiento hasta la fase de relajación, puede durar entre media hora y una

Quedarse sentada por mucho tiempo

Permanecer sentada durante un período de tiempo largo y sin interrupciones no supone una buena idea para nadie, pero es particularmente poco sensato si se trata de una embarazada. Hace que la sangre se acumule en las venas de las piernas, que se hinchen los pies, y podría producir otros problemas. Si el trabajo de la embarazada implica que ésta deba estar mucho rato sentada, o si ésta ve la TV durante horas o ha de viajar con frecuencia a grandes distancias, se asegurará de hacer una pausa cada hora aproximadamente, paseando de cinco a diez minutos. Y al estar sentada, hará periódicamente algunos ejercicios que faciliten la circulación, tales como respirar hondo algunas veces, estirar la parte inferior de las piernas, flexionar los pies y mover los dedos. Y contraerá los músculos abdominales y de las nalgas (una especie de basculación de la pelvis en posición sentada). Si las manos tienden a hincharse, también se estirarán los brazos por encima de la cabeza y se abrirán y cerrarán los puños.

hora. Pero el Colegio Americano de Obstetricia y Ginecología recomienda que el período de ejercicio vigoroso –durante el cual el pulso no debiera exceder de 140– debería limitarse a 15 minutos. En el caso de una mujer sana que llevaba una vida totalmente sedentaria antes del embarazo, un período de entrenamiento de 20 a 30 minutos, incluyendo el precalentamiento y el enfriamiento en días alternos constituye una meta realista y sin riesgos. La mujer ya activa puede hacer más, con permiso de su médico.

Perseverar. Hacer ejercicio de un modo errático (cuatro veces la primera semana y ninguna vez a la siguiente) no ayuda a estar en buena forma física. Es necesaria la regularidad (tres o cuatro veces por semana, cada semana). Si la embarazada se siente demasiado cansada para realizar todo el programa, no es necesario que se fuerce, pero intentará realizar los ejercicios de calentamiento, para que sus músculos se mantengan flexibles y para que su voluntad no se desvanezca. Muchas mujeres opinan que se sienten mejor si hacen ejercicio cada día.

Incluir el ejercicio en el plan diario. El mejor modo en que la embarazada se asegurará de realizar cada día sus ejercicios consiste en asignarles un momento específico de la jornada: la primera cosa que hará por la mañana; o bien un rato antes de irse a trabajar; o durante la pausa de media mañana o antes de cenar. Si la futura madre no tiene un horario fijo en su tiempo libre para realizar su sesión de actividad física, puede incluir los ejercicios en las actividades diarias. Ir al trabajo caminando, si puede, o bien dejar el auto o bajar del autobús a una cierta distancia de la oficina. O llevar al hijo mayor a la escuela (o a casa de un amigo) caminando en vez de ir con el auto. También puede pasar la aspiradora de un modo más rápido y activo, después de unos pocos ejercicios de calentamiento, con lo que conseguirá limpiar las alfombras y los pisos y al mismo tiempo hacer el ejercicio que su cuerpo necesita. En lugar de dejarse caer en un sillón, delante de la TV, después de haber lavado los platos de la cena, puede pedir a su marido que la acompañe a dar un paseo. Por muy ocupado que tenga el día, si su volun-

LEVANTAMIENTO DE PIERNA

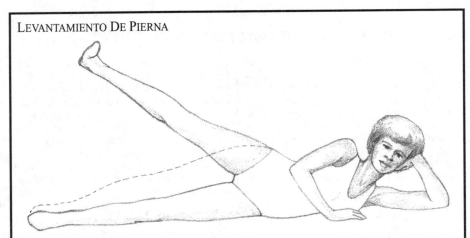

Echarse sobre el costado izquierdo, con los hombros, caderas y rodillas formando una línea recta. Colocar la mano derecha sobre el suelo delante del pecho y aguantarse la cabeza con la izquierda. Relajarse e inhalar; luego exhalar mientras se levanta lentamente la pierna derecha tan alto como se pueda, con el pie flexionado (apuntando hacia el vientre) y con la parte interna del tobillo mirando directamente hacia abajo. Inhalar mientras se baja lentamente la pierna. Repetir 10 veces a cada lado. Este ejercicio puede hacerse con las piernas rectas o dobladas por la rodilla.

tad es firme, la futura madre siempre encontrará el modo de incluir algún tipo de ejercicio en su jornada diaria.

Compensar las calorías que se queman. Es probable que la mejor parte del programa de ejercicios consista en los alimentos adicionales que se deberán tomar. Pero, como siempre, estas calorías son importantes. La futura madre aprovechará esta oportunidad para añadir a su dieta *más* nutrientes beneficiosos para su bebé. Deberá consumir entre 100 y 200 calorías adicionales por cada media hora de ejercicio intenso.

Si la gestante cree que está consumiendo suficientes calorías, pero todavía no gana peso, puede ser que esté haciendo mucho más ejercicio del necesario.

Reemplazar los líquidos perdidos. Por cada media hora de ejercicio vi-

goroso, la gestante precisará al menos un vaso de líquido extra para compensar los fluidos perdidos por transpiración. En días calurosos, o si suda mucho, deberá beber con más abundancia: lo mejor es beber antes, durante y después del ejercicio. La balanza puede indicar la cantidad de líquido que debe ser reemplazado: 2 tazas por cada libra (½ kilo) perdido durante el ejercicio.

Si se prefiere hacer ejercicio en grupo: se puede acudir a unas clases pensadas específicamente para las mujeres embarazadas. Se debe tener en cuenta que no es un experto todo aquel que dice serlo; antes de apuntarse a un curso, la embarazada hará bien en informarse sobre los títulos y la experiencia del instructor. Para algunas mujeres (sobre todo si no tienen mucha voluntad), las clases son más eficaces que el ejercicio en solita-

Escoger el ejercicio adecuado para el embarazo

La embarazada deberá elegir el tipo de ejercicio que más le convenga. Si bien es probable que pueda continuar un deporte o actividad física que ha venido practicando desde hace tiempo, no es aconsejable que inicie uno nuevo durante el embarazo. Son aconsejables:

◆ Caminar a buen ritmo.

◆ Nadar en aguas poco profundas, que no estén muy calientes ni muy frías.

◆ Montar en una bicicleta de interior a una velocidad y resistencia cómodas.

◆ Calistenia especialmente pensada para las embarazadas.

◆ Tonificación de la pelvis (ejercicios de Kegel).

◆ Técnicas de relajación.

Ejercicios que sólo pueden llevar a cabo durante el embarazo las atletas bien entrenadas y experimentadas:

◆ *Jogging,* 2 millas (3 km) diarias*.

◆ Dobles de tenis (pero no *singles,* que pueden ser demasiado extenuantes).

◆ Esquí de fondo por debajo de los 10,000 pies.

◆ Levantamiento de poco peso, si se evita la maniobra de Valsava (aguantar la respiración y tensar).

◆ Ir en bicicleta.

◆ Patinar sobre hielo (con grandes precauciones).

Los ejercicios que incluso una atleta debiera evitar, debido a sus grandes riesgos, incluyen:

◆ *Jogging,* 2 millas (3 km) diarias*.

◆ Cabalgar.

◆ Esquí acuático.

◆ Bucear y saltos de trampolín.

◆ Bucear con escafandra autónoma (la escafandra podría restringir la circulación y una mala descompresión podría ser peligrosa para el feto).

◆ Carreras de velocidad (exigen demasiado oxígeno).

◆ Esquí alpino (arriesgado debido a la posibilidad de una mala caída).

◆ Esquí de fondo por encima de los 10,000 pies metros (las grandes altitudes privan de oxígeno tanto a la madre como al feto).

◆ Ir en bicicleta sobre un suelo húmedo o por rutas donde haga mucho viento (donde son probables las caídas) y en posición de carreras, inclinada hacia delante (puede causar dolor de espalda).

◆ Deportes de contacto, tales como el fútbol (con un gran riesgo de lesiones).

◆ Ejercicios gimnásticos no pensados para el embarazo, incluidos aquellos ejercicios que tensan los músculos abdominales (tales como las flexiones desde la posición acostada a la posición sentada, la elevación de las dos piernas en posición tendida); los que pueden provocar la entrada de aire a presión en la vagina (como "hacer la bicicleta" en posición tendida), hacer la vertical sobre los hombros o poner las rodillas contra el pecho, cuando se está en una postura "a gatas"); los que tensan los músculos internos de los muslos (tales como sentarse en el suelo con las plantas de los pies juntas y presionando hacia abajo o rebotando las rodillas); los que causan la curvatura de la región lumbar hacia dentro; los que requieren "hacer el puente" (doblar la espalda hacia fuera) u otras contorsiones; o los que implican grandes flexiones o extensiones de las articulaciones (tales como doblar mucho las rodillas), saltar, rebotar, cambios bruscos de dirección o movimientos espasmódicos.

---

* Algunas mujeres muy bien entrenadas han continuado con programas de ejercicios más rigurosos durante el embarazo sin causar efectos negativos, pero no está claro que esto siempre sea seguro. La embarazada hablará con su médico si desea hacer algo parecido.

rio, ya que proporcionan apoyo y aliento. Los mejores programas ofrecen un ejercicio de intensidad moderada; presentan sesiones por lo menos tres veces por semana; ofrecen una atención individualizada; no emplean una música de ritmo rápido, que podría empujar a las participantes a esforzarse en demasía; asimismo, disponen de una red de especialistas médicos para responder a las preguntas.

LA SEGURIDAD

No hacer ejercicio con el estómago vacío. La norma materna de no nadar después de una comida tenía alguna validez. Pero hacer ejercicio con el estómago vacío puede resultar también peligroso. Si la embarazada no ha comido nada desde hace varias horas, es una buena idea que tome un bocadillo ligero y una bebida unos 15 ó 30 minutos antes de empezar los ejercicios de calentamiento. Si comer algo antes de hacer ejercicio la hace sentirse incómoda, puede tomar algo una hora antes.

Vestirse para la ocasión. La futura madre deberá llevar prendas holgadas o que sigan bien sus movimientos. Las telas deberán permitir que el cuerpo respire – hasta la ropa interior, que debería ser de algodón. Unos zapatos de deporte bien adaptados, protegerán sus articulaciones mientras hace *jogging* o da un paseo.

Seleccionar la superficie adecuada. De puertas adentro, los suelos de madera o las superficies bien cubiertas de alfombras o moquetas son mejores para hacer ejercicio que la cerámica o el concreto. (Si el suelo es resbaladizo, no se hará ejercicio con calcetines o con medias.) En el exterior, las pistas blandas de hierba o de tierra son mejores que las carreteras y aceras de superficies duras. Se evitarán, en todo momento, las superficies irregulares y empinadas.

Hacerlo todo con moderación. La mujer embarazada *nunca* deberá hacer ejercicio hasta el agotamiento; los productos químicos secundarios que se presentan tras una actividad agotadora no son buenos para el feto. (Si la embarazada es una atleta bien entrenada, no deberá hacer ejercicio hasta el máximo de su capacidad, tanto si ello la agota como si no.) Existen varios modos de comprobar si una se está excediendo. En primer lugar, si se encuentra bien es que probablemente no hay peligro. Si siente algún dolor o molestia, es que ha exagerado. Sudar un poco es beneficioso; pero una sudoración abundante es signo de que se debe disminuir el ritmo. El pulso que se mantiene aún por encima de las 100 pulsaciones al cabo de cinco minutos de haber terminado el programa de ejercicios indica que éste ha sido excesivo. Y lo mismo sucede si la embarazada siente la necesidad de tomar una siesta después de su actividad física de cada día. Después del ejercicio debería encontrarse en plena forma, no exhausta.

Saber detenerse. El cuerpo de la futura madre indicará cuándo debe parar. Entre sus señales se cuentan: dolor de cualquier tipo (caderas, espalda, pelvis, pecho, cabeza, etc.), una rampa o punzada, mareos, taquicardia o palpitaciones, falta de aliento muy acusada, dificultades para andar o pérdidas del control muscular, migraña, hinchazón en aumento de las manos, pies, tobillos, cara, salida de líquido amniótico o hemorragia vaginal, o después de la vigesimoctava semana, un descenso o cese de los movimientos fetales. Si los síntomas no se alivian con el reposo, se deberá hablar con el médico (pero se le avisará inmediatamente en caso de hemorragia o salida de líquido amniótico). En el segundo y el tercer trimestre, es probable que la embarazada perciba una disminución de su rendimiento físico; lo mejor será que acepte el consejo de su cuerpo y baje el ritmo del ejercicio.

Conservar la sangre fresca. La embarazada no deberá hacer ejercicio en días muy calurosos o húmedos, ni deberá acudir a saunas, baños de vapor, etcétera. Hasta que la investigación demuestre lo contrario, el ejercicio o el ambiente que aumenten la temperatura del cuerpo de la futura madre deben ser considerados peligrosos (la sangre es desviada hacia la piel en un intento del cuerpo para reducir su temperatura, con lo que el feto recibe menos sangre). Por consiguiente, la embarazada no hará sus ejercicios durante el periodo más caluroso del día o en una habitación muy caliente o mal ventilada. Y no se esperará a que el cuerpo avise de que está sobrecalentado – se parará antes de llegar a ese punto.

Proceder con precaución. Incluso la deportista más entrenada puede carecer de soltura cuando está embarazada. A medida que el centro de gravedad de su cuerpo se desplaza hacia

adelante con el útero, la probabilidad de una caída aumenta. La futura madre deberá ser consciente de ello y tomar precauciones. En las últimas fases del embarazo deberá evitar aquellos deportes que exigen movimientos bruscos o un buen sentido del equilibrio, como por ejemplo el tenis.

Ser consciente del mayor riesgo de sufrir accidentes. Debido a diversas razones (centro de gravedad alterado, articulaciones laxas, despiste), Las mujeres pueden sufrir más accidentes cuando están esperando.

Cuidado con la espalda y los pies. Después del cuarto mes, la futura madre no deberá hacer ejercicios tendida sobre la espalda, ya que el útero podría comprimir algún vaso sanguíneo importante, impidiendo la circulación. Extender o poner de punta los dedos de los pies –en cualquier momento del embarazo– podría producir calambres en las pantorrillas. En vez de ello se flexionarán los pies, volviéndolos hacia la cara.

Reducción gradual en el tercer trimestre. Aunque todas hemos oído contar historias sobre atletas embarazadas que han permanecido activas hasta el momento del parto, para la mayoría de las mujeres resulta aconsejable disminuir la actividad física durante los últimos tres meses de embarazo. Esto se aplica sobre todo al noveno mes, durante el cual los paseos rápidos y los ejercicios de extensión constituyen ya una actividad física suficiente. Los ejercicios atléticos en serio pueden realizarse de nuevo más o menos a las seis semanas después del parto.

SI NO SE HACE EJERCICIO

Es evidente que, durante el embarazo, el ejercicio físico puede ser muy beneficioso. Puede aliviar los dolores de espalda, evitar el estreñimiento y las venas varicosas y proporcionar un sentimiento general de bienestar durante la gestación; además, puede hacer que el parto sea un poco más rápido y fácil, y que la madre goce de una mejor forma física después del nacimiento de su bebé. Pero renunciar al ejercicio (ya sea por elección propia o por prescripción del médico), y reducir la actividad física a abrir y cerrar la puerta del automóvil, no perjudicará ni a la madre ni a su futuro bebé. De hecho, si la embarazada se abstiene de hacer ejercicio por orden del médico, puede tener la seguridad de que no está dañando, sino ayudando, a su bebé y también a ella misma. Es casi seguro que el médico restringirá el ejercicio si la embarazada tiene un historial de tres o más abortos espontáneos o partos prematuros, o si tiene una cérvix incompetente, hemorragias o manchas de sangre periódicas, un diagnóstico de placenta previa o una enfermedad cardíaca. La actividad también puede ser limitada si la presión sanguínea es alta, existe diabetes, una enfermedad tiroidea, anemia u otro trastorno sanguíneo, se tiene un peso excesivamente alto o bajo, o se ha llevado un estilo de vida extremadamente sedentario hasta el momento. Un historial de un parto precipitado (muy breve) o de un feto que no se desarrolló bien en un embarazo anterior también podrían ser razones para que no se pudiera hacer ejercicio.

En algunos casos, se permitirán ejercicios de los brazos, cuando los demás estén prohibidos. Se deberá consultar con el médico.

10
El sexto mes

QUÉ SE PUEDE ESPERAR EN LA VISITA DE ESTE MES

En este mes cabe esperar que el médico controle los siguientes puntos, aunque se pueden producir variaciones en función de las necesidades particulares de la paciente y de las costumbres del médico[1]:

- Peso y presión sanguínea.

- Orina, para detectar azúcar y albúmina.

- Latido cardíaco del feto.

- Altura del fondo uterino (parte superior del útero).

- Tamaño del útero y posición del feto, mediante palpación externa.

- Pies y manos, para detectar edema (hinchazón), piernas, para detectar venas varicosas.

- Síntomas que la embarazada puede haber experimentado, en especial los poco habituales.

- Preguntas y problemas que la paciente desee discutir – es aconsejable llevar una lista a la consulta.

QUÉ SE PUEDE SENTIR

Se pueden experimentar todos estos síntomas en un momento u otro, o bien únicamente algunos de ellos. Algunos habrán continuado desde el mes pasado, otros serán nuevos. La futura madre apenas habrá percibido ciertos síntomas, porque ya se habrá acostumbrado a ellos. También es posible que experimente otros síntomas menos habituales.

FÍSICOS:

- Actividad fetal más evidente.

- Flujo (leucorrea)

---

[1] Véase el Apéndice para una explicación de las intervenciones y los tests realizados

LA MADRE Y EL BEBÉ DURANTE ESTE MES

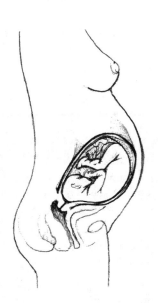

A finales del sexto mes, el feto mide 13 pulgadas (33 cm) y pesa aproximadamente 28 onzas (800 gramos). Su piel es fina y brillante, y carece de grasa subcutánea; son visibles ya las huellas dactilares de las manos y los pies. Los párpados empiezan a separarse, y los ojos se abren. El feto puede sobrevivir en caso de que nazca, siempre que reciba unos cuidados intensivos.

◆ Dolores en la parte baja del abdomen (a causa del estiramiento de los ligamentos que sostienen el útero).

◆ Estreñimiento.

◆ Acidez de estómago e indigestión, flatulencia e hinchamiento.

◆ Dolores de cabeza, mareos o desmayos ocasionales.

◆ Congestión nasal y hemorragias nasales ocasionales; embotamiento de los oídos.

◆ "Cepillo de dientes rosado" debido a que sangran las encías.

◆ Buen apetito.

◆ Calambres en las piernas.

◆ Edema benigno (hinchazón) de los tobillos y los pies, y ocasionalmente de las manos y la cara.

◆ Venas varicosas en las piernas y/o hemorroides.

◆ Picor en el abdomen.

◆ Dolor de espalda.

◆ Cambios de la pigmentación de la piel del abdomen y/o la cara.

◆ Aumento de tamaño de ambos pechos.

EMOCIONALES:

◆ Menos cambios de humor; continuación de las distracciones.

◆ Un inicio de tedio con respecto al embarazo ("¿No hay nadie que pueda pensar en otra cosa?").

◆ Una cierta ansiedad respecto al futuro.

QUÉ PUEDE PREOCUPAR

DOLOR Y ENTUMECIMIENTO DE LA MANO

"Me despierto a medianoche debido a que algunos de los dedos de mi mano derecha están entumecidos; a veces incluso me duelen. ¿Tiene eso que ver con el embarazo?"

Si el entumecimiento y dolor se limitan al pulgar, los dedos índice y medio y a medio dedo anular, probablemente esta mujer esté sufriendo el síndrome del túnel carpiano. Aunque este síndrome es más común en las personas que realizan con regularidad tareas que requieren movimientos repetitivos de la mano (como cortar carne, tocar el piano, escribir a máquina), también es común en las embarazadas. Ello es debido a que el túnel carpiano de la muñeca, a través del cual pasa el nervio de los dedos afectados, se hincha durante el embarazo (como muchos otros tejidos corporales), lo que resulta en una presión que causa entumecimiento, hormigueo, escozor y/o dolor. Estos síntomas también pueden afectar a la mano y la muñeca, y pueden irradiar hasta el brazo. Debido a que los líquidos se acumulan en la mano durante todo el día debido a la fuerza de la gravedad, la hinchazón y los síntomas acompañantes pueden hacerse más agudos por la noche. La embarazada intentará no dormir sobre sus manos, lo que podría agravar el problema. Cuando aparezca el entumecimiento, éste puede aliviarse dejando colgar la mano fuera de la cama y agitándola vigorosamente. Si no fuera así, y el entumecimiento (con o sin dolor) interfiere con el sueño, se discutirá el problema con el médico. A veces es de gran ayuda llevar una muñequera y tomar a diario vitamina B$_6$. Algunas personas han encontrado alivio en la acupuntura. Los fármacos antiinflamatorios no esteroideos y los esteroides que generalmente se prescriben para el síndrome del túnel carpiano podrían no ser recomendables durante el embarazo. Si otros tratamientos fallaran y este trastorno persiste tras el parto, una simple intervención quirúrgica podría ser lo indicado.

HORMIGUEOS

"Tengo a menudo una sensación de hormigueo en las manos y los pies. ¿Es acaso un signo de que tengo problemas de circulación?"

Como si no fuera suficiente con la ansiedad del embarazo, algunas mujeres experimentan ocasionalmente una desconcertante sensación de hormigueo en las extremidades. Aunque puede parecer que la circulación se ha detenido, no es esto lo que sucede. Nadie sabe la razón de este fenómeno ni el modo de eliminarlo, pero es seguro que no es un síntoma de algo grave. Muchas veces se alivia cambiando de posición. Si el hormigueo interfiere de algún modo en las actividades diarias, se deberá informar al médico.

PATADAS DEL BEBÉ

"Algunos días, el bebé está dando patadas todo el rato; pero otros días parece estar muy tranquilo. ¿Es esto normal?"

Los fetos son humanos. Al igual que todos nosotros, tienen días "buenos" en que les apetece golpear con los talones (y con los codos y las rodillas) y días "malos" en que prefieren estarse más quietos. Con frecuencia, sus respuestas se basan en lo que ha estado haciendo la futura madre. Al igual que los bebés ya nacidos, los fetos se adormecen cuando se les mece. Cuando la futura madre se pasa el día de aquí allá, el bebé es tranquilizado por el ritmo de sus movimientos y es muy posible que la embarazada no lo note – en parte porque el bebé está más tranquilo, y en parte porque la madre está demasiado ocupada para percibir sus movimientos. Cuando la madre se relaja, el feto entra de nuevo en actividad. Esta es la razón de que la mayoría de las futuras madres noten los movimientos de su bebé con mayor frecuencia cuando se hallan en la cama, durante la noche, o bien antes de levantarse por la mañana. La actividad también puede aumentar después de que la madre haya tenido una comida completa o un bocadillo, quizás en respuesta a la elevación de la glucosa (azúcar) en la sangre. Algunas embarazadas notan una mayor actividad fetal cuando están excitadas o nerviosas; es posible que el bebé sea estimulado por la mayor cantidad de adrenalina que circula por el sistema de su madre. En realidad los bebés despliegan su mayor actividad entre las semanas 24 y 28.

Pero sus movimientos son erráticos y generalmente breves, de forma que aunque son visibles en las sonografías, no siempre son sentidos por la futura madre. La actividad fetal suele volverse más organizada y consistente, con períodos más claramente definidos de reposo y actividad, entre las semanas 28 y 32.

La futura madre no debe comparar lo que ella siente con lo que otras embarazadas le expliquen sobre los movimientos del bebé. Cada feto, como cada recién nacido, tiene un esquema individual de actividad y de desarrollo. Algunos parecen siempre activos; otros están más tranquilos. Las patadas de algunos son tan regulares como un mecanismo de relojería; las de otros parecen totalmente irregulares. A menos que se observe una disminución radical de la actividad, todos los esquemas son normales.

Las recientes investigaciones sugieren que a partir de la vigesimooctava semana podría ser una buena idea que las madres comprobaran los movimientos fetales dos veces al día –una por la mañana, cuando la actividad tiende a ser más escasa, y una vez por la tarde, cuando la mayoría de los bebés suelen estar más activos. Las pruebas deben realizarse así:

Mirar el reloj al empezar a contar. Contar los movimientos de cualquier tipo (patadas, ondulaciones, sacudidas, vueltas). Se parará de contar cuando se alcancen diez y se anotará el tiempo. Muy a menudo, el tiempo de contar diez movimientos será de aproximadamente diez minutos. A veces más.

Si en el transcurso de una hora no se han contado los diez movimientos, la embarazada tomará leche o algún otro bocadillo; luego se echará, se relajará y volverá a empezar la cuenta. Si pasara otra hora sin los diez movimientos, se llamará al médico de inmediato. Esta ausencia de actividad no significa necesariamente que existan problemas, pero a veces puede indicar la existencia de sufrimiento fetal. En tales casos, se podría precisar una acción rápida.

Cuanto más cerca se halle la gestante de la fecha de término, más importante se hace la comprobación regular de los movimientos fetales.

"Algunas veces las patadas son tan intensas que duelen."

A medida que el bebé madura en el útero, se vuelve más y más fuerte, y aquellos movimientos fetales que antes parecían producidos por una mariposa resultan cada vez más intensos. La embarazada no debe sorprenderse si recibe una patada en las costillas, en la pared del vientre o en el cuello del útero, patada tan intensa que puede llegar a dolerle. Cuando le parezca que el ataque es particularmente fiero, puede intentar aminorarlo cambiando de posición. Con ello es posible que desequilibre a su pequeño agresor y detenga temporalmente el asalto.

"Me parece que el bebé me da patadas por todas partes. ¿Es posible que esté esperando mellizos?"

En algún momento del embarazo, casi toda futura madre llega a pensar que está esperando mellizos o bien un pulpo humano. Evidente-

mente, en la mayoría de los casos no es cierta ninguna de las dos cosas. Hasta el momento en que el feto adquiere un tamaño tal que sus movimientos se ven restringidos por los límites del útero (habitualmente hacia las 34 semanas), es capaz de llevar a cabo numerosas acrobacias. Así, aunque a la madre le pueda parecer que su barriga es golpeada por una docena de pequeños puños, lo más probable es que se trate siempre de los mismos dos puños que se mueven en su interior – junto con dos pequeñas rodillas, dos pequeños codos y dos pequeños pies.

Para más información sobre los gemelos y su diagnóstico, véase la página 177.

CALAMBRES EN LAS PIERNAS

"Los calambres que tengo en las piernas durante la noche me impiden dormir."

Entre las preocupaciones y la barriga cada vez más voluminosa, lo más probable es que la embarazada ya tenga bastantes dificultades para descansar por la noche sin que además deba sufrir de calambres en las piernas. Desgraciadamente, estos espasmos dolorosos que se producen con mayor frecuencia durante la noche son muy comunes entre las mujeres embarazadas, durante el segundo y el tercer trimestre. Pero, afortunadamente, existen modos de prevenirlos y de aliviarlos.

Puesto que se supone que la mayoría de calambres en las piernas son debidos a un exceso de fósforo y a un déficit de calcio en la sangre, la administración de pastillas de calcio que no contengan fósforo (el carbonato cálcico es el que se absorbe mejor) suele ser eficaz para aliviarlos. Puede ser necesario también –pero siempre bajo control médico– reducir la ingestión de fósforo disminuyendo la cantidad de leche y carne de la dicta. (Pero la embarazada deberá asegurarse de que obtiene suficiente calcio y proteínas de otras fuentes. Véase la dieta ideal que se encuentra en la página 97, para encontrar alimentos sustitutivos.) Se cree que el cansancio y la presión del útero sobre ciertos nervios contribuyen también a la aparición de calambres en las piernas, y por ello el uso de medias elásticas durante el día y la alternancia de períodos de descanso (con los pies en alto), con períodos de actividad física, pueden ayudar a eliminar este doloroso problema.

Cuando se experimenta un calambre en la pantorrilla, lo mejor es estirar la pierna y flexionar lentamente el tobillo y los dedos del pie en dirección a la nariz. Esto debe aliviar pronto el dolor. (Este ejercicio, repetido varias veces con cada pierna antes de acostarse, puede incluso evitar la aparición de los calambres.) A veces resulta útil también ponerse de pie sobre una superficie fría. Si cualquiera de estas dos técnicas reduce el dolor, el masaje o el color locales pueden aliviarlo aún más. Pero si, al contrario, ninguna de las dos medidas disminuye el calambre no se deberá aplicar masaje ni calor a la pantorrilla. En caso de que el dolor continúe, se llamará al médico, ya que existe una pequeña posibilidad de que se haya formado un coágulo sanguíneo en una vena, lo que haría necesario un tratamiento médico.

HEMORRAGIA RECTAL Y HEMORROIDES

"Me preocupa la hemorragia rectal que he sufrido."

Una hemorragia es siempre un síntoma atemorizador, especialmente durante el embarazo – y sobre todo en una zona tan próxima al canal de parto. Pero a diferencia de la hemorragia vaginal, la hemorragia rectal no es una señal de un posible peligro para el bebé. Durante el embarazo, con frecuencia se debe a unas hemorroides externas, y menos a menudo, a unas hemorroides internas. Las hemorroides, que son venas varicosas del recto, afligen a un porcentaje de mujeres embarazadas que oscila entre el 20 y el 50 %. Del mismo modo que las venas de las piernas son las venas del recto. Con frecuencia, el estreñimiento es la causa de estas varices, o bien complica el problema.

Las hemorroides, denominadas también almorranas, pueden provocar prurito y dolor además de hemorragias. La hemorragia rectal puede tener también su origen en las fisuras – grietas que aparecen en el ano a causa del estreñimiento, y que pueden acompañar a las hemorroides o aparecer de modo aislado. Suelen ser extremadamente dolorosas, a la vez que incómodas.

La embarazada no deberá autodiagnosticarse unas hemorroides. La hemorragia rectal es en ocasiones un signo de enfermedad grave y deberá siempre ser diagnosticada por un médico. Pero si la mujer sufre de hemorroides y/o fisuras, su papel será extraordinariamente importante en el tratamiento. Unos cuidados apropiados eliminarán generalmente la necesidad de una terapia médica más radical.

◆ Evitar el estreñimiento. Este *no* es un elemento necesario durante el transcurso del embarazo. (Véase la pág. 167. Por otro lado, la prevención del estreñimiento, desde el inicio del embarazo es con frecuencia un modo excelente de prevenir totalmente la aparición de hemorroides.)

◆ Dormir sobre el costado, no sobre la espalda, para evitar una presión adicional sobre las venas rectales; evitar también los períodos prolongados en posición de pie o sentada.

◆ No efectuar esfuerzos exagerados al ir al lavabo. La posición sentada con los pies sobre un taburete generalmente suele facilitar la evacuación.

◆ Realizar los ejercicios de Kegel: mejoran la circulación en toda esta zona. (Véase la pág. 234.)

◆ Tomar baños de asiento calientes dos veces al día.

◆ Aplicar compresas empapadas o compresas heladas (puede escoger lo que le proporcione más alivio) a la zona.

◆ Utilizar una medicación tópica o unos supositorios *sólo* si el médico que lo prescribe sabe que está embarazada. No tomar aceite mineral.

◆ Mantener en todo momento escrupulosamente limpia la zona perineal (desde la vagina hasta el recto). Limpiar esta zona con agua después de cada deposición, secándola siempre con suavidad en un movimiento de delante a atrás. Utilizar siempre y únicamente papel higiénico blanco.

◆ Si la posición sentada resulta dolorosa, adquirir un asiento hinchable especial (tiene la forma de la cámara de aire de una rueda).

◆ Tenderse varias veces al día –mejor sobre el costado. Utilizar esta posición para mirar la TV, para leer o para hablar con el marido.

Con los cuidados adecuados, es posible evitar que las hemorroides pasen a ser crónicas. Pueden empeorar por el parto, especialmente si la fase de empujar es larga, pero suelen desaparecer durante el posparto si se prosigue con las medidas preventivas.

PRURITO EN EL ABDOMEN

"Mi barriga me pica constantemente. Me está volviendo loca."

Las barrigas embarazadas son barrigas con picor, y éste puede aumentar a medida que pasan los meses. La piel se está estirando sobre el abdomen, y el resultado de ello es que se vuelve seca (fenómeno más pronunciado en unas mujeres que en otras) y causa comezón. La futura madre debe procurar no rascarse, o rascarse muy poco. Cuidar la piel de la barriga con una loción puede aliviar el prurito, pero probablemente no lo eliminará. Una loción específica contra el picor (tal como la calamina) puede proporcionar un mayor alivio.

TOXEMIA O PREECLAMPSIA

"Recientemente, una de mis amigas fue hospitalizada por una eclampsia. ¿Cómo puedo saber si padezco esta enfermedad?"

Por suerte, la toxemia, también denominada preeclampsia/eclampsia o hipertensión inducida por el embarazo (HIE), es poco común. Incluso en su forma más benigna sólo se da en un 5 a 10% de los embarazos —y la mayoría de estos casos son de mujeres que llegaron al embarazo con una hipertensión crónica. La toxemia es más común durante el primer embarazo y después de la vigésima semana de gestación. En las mujeres que reciben cuidados prenatales regulares, se diagnostica y trata pronto, con lo que se previenen complicaciones innecesarias. Aunque a veces las visitas rutinarias a la consulta del médico puedan parecer una pérdida de tiempo en un embarazo sano, es precisamente en esas visitas en las que se pueden detectar los primeros signos de preeclampsia.

Si la mujer ha experimentado un aumento de peso súbito aparentemente no relacionado con un exceso de ingestión de alimentos, una inflamación grave de manos y cara, dolores de cabeza inexplicados y/o trastornos de la visión, deberá llamar a su médico. Por lo demás, y asumiendo que la mujer esté recibiendo unos cuidados prenatales regulares, no es necesario que se preocupe de la toxemia. Véase la página 187 para los consejos sobre cómo prevenir y tratar la hipertensión durante el embarazo véase también la página 432 para obtener más información sobre la toxemia.

PERMANECER DE PIE DURANTE EL TRABAJO

"Mi profesión me obliga a permanecer mucho rato de pie; yo había pensado en continuar trabajando hasta el parto, pero ahora me pregunto si ello no puede tener riesgos."

En esta época, en que el número de mujeres que esperan un bebé por primera vez y al mismo tiempo trabajan es superior a las que no trabajan cuando esperan a su primer bebé, la cuestión de los efectos que la profesión de la madre puede ejercer sobre el feto es especialmente importante. Pero, por el momento, la respuesta aún no está clara. Todas nosotras conocemos a mujeres que fueron desde la oficina, el estudio o la tienda directamente al hospital y que tuvieron bebés perfectamente sanos. Y, de hecho, en un estudio sobre embarazadas médicos que seguían un arduo programa de entrenamiento para residentes, se encontró que aunque dichas mujeres estaban de pie durante 65 horas por semana, no parecía que padecieran más complicaciones en el embarazo que las mujeres embarazadas de los médicos residentes masculinos, que en general trabajaban muchas menos horas y con menos estrés. Otros estudios, no obstante, sugieren que la actividad prolongadamente vigorosa o estresante o estar muchas horas de pie durante el embarazo podría aumentar el riesgo de que la madre sufra de hipertensión, así como de tener una placenta dañada o un bebé de bajo peso al nacer. Algunos estudios ponen de manifiesto que el riesgo de complicaciones que se da al estar de pie en el trabajo después de la semana 28 aumenta si la futura madre tiene otros niños a los que cuidar en casa.

¿Deben continuar trabajando pasadas las 28 semanas aquellas mujeres cuya profesión les exige permanecer de pie – vendedoras, cocineras, camareras, enfermeras, etc.? Desde luego, harán falta más estudios para poder tener respuestas definitivas a esta pregunta. De hecho, la Asociación Médica Americana recomienda que las mujeres que tienen profesiones que les exigen permanecer de pie más de cuatro horas al día dejen el trabajo a las 24 semanas de embarazo y que aquéllas que deben permanecer de pie 30 minutos de cada hora lo abandonen a las 32 semanas. Pero muchos médicos que creen que esta recomendación es demasiado estricta, permitirán que las embarazadas continúen trabajando un poco más si se sienten bien. Sin embargo, continuar trabajando hasta antes del parto en un trabajo que exija permanecer mucho tiempo de pie, no es una buena idea, no tanto por el riesgo teórico para el feto como por el riesgo real de que se agraven las molestias del embarazo tales como el dolor de espalda, las venas varicosas y las hemorroides.

Las investigaciones muestran que las mujeres que pesan poco y que ganan poco peso durante el embarazo tienen un mayor peligro de tener bebés pequeños cuando tienen un empleo fuera de casa, y por lo tanto sería muy sensato que dichas mujeres –si realmente no pueden ganar el peso adecuado (aumentar de peso debería ser la primera forma de tratar el problema; véase pág. 98)– se acogieran a una baja temporal si les fuera posible, o al menos a una reducción de la jornada.

Algunos expertos recomiendan que

la mujer no trabaje después de pasada la vigésima semana en un trabajo que requiera levantar objetos[2], estirar, empujar, subir (escaleras de mano) o doblarse por la cintura, si este tipo de trabajo es intensivo, y pasada la vigesimooctava semana si es moderado. Probablemente también constituya una buena idea tomarse una licencia de maternidad más temprano si el trabajo requiere cambios de horarios frecuentes (que podrían afectar al apetito y al sueño, y aumentar la fatiga), si parece exacerbar los problemas del embarazo, tales como los dolores de cabeza, de espalda o la fatiga, o si la actividad laboral hace aumentar el riesgo de caídas o de heridas accidentales.

Por otro lado, la mujer embarazada puede pensar en pasar de la mesa de la oficina a la sala de partos sin amenazar con ello su salud o la de su bebé. De hecho, un trabajo sedentario que no cree exageradas tensiones puede resultar más beneficioso para la madre y el hijo que permanecer en casa con la aspiradora y el plumero. Y andar un poco en el camino hacia la oficina –hasta una o dos horas al día– no sólo es inofensivo, sino que puede resultar beneficioso (siempre que la

[2] Levantar objetos de 20 libras (unos 10 kilos) o menos, incluso de forma repetitiva, generalmente no crea problemas. Tampoco lo es levantar algunas veces objetos que pesen alrededor de 40 libras (unos 20 kilos). Esto tranquiliza a las mujeres embarazadas que ya tienen un hijo o hija en edad preescolar. Pero las mujeres que desempeñan un trabajo que requiere levantar repetidamente pesos entre 10 y 20 libras probablemente deberán dejar de trabajar alrededor de la semana 34 (en la samana 20 si los objetos pesan más de 20 libras).

futura madre no realice estos paseos llevando cargas pesadas).

Independientemente del tiempo en que la futura madre desee continuar trabajando, existen modos de reducir la tensión profesional física durante el embarazo:

- Usar medias elásticas.

- Si se debe permanecer de pie durante largo rato, mantener un pie sobre una silla baja, con la rodilla doblada, para reducir la presión sobre la espalda. (Véase la ilustración de la pág. 215.)

- Hacer frecuentes pausas. Levantarse y estirar las piernas si se trabaja sentada; sentarse y levantar los pies si se trabaja de pie. Realizar algunos ejercicios de estiramiento, sobre todo de la espalda y las piernas.

- Descansar mucho fuera de las horas laborables: prescindir de actividades cansadoras como correr, jugar al tenis, etc. Cuanto más cansadora sea la profesión, tanto más se deberán reducir las otras actividades.

- Si es posible, descansar sobre el costado izquierdo durante la hora del almuerzo. Dormir sobre el costado izquierdo por la noche.

- En la mesa de la oficina, mantener las piernas elevadas (sobre una silla o una caja) siempre que sea posible.

- Estar alerta al propio cuerpo. Frenar el ritmo si se está cansada; volver pronto a casa si se está muy cansada.

- Alejarse de las habitaciones y salas llenas de humo; no sólo son perjudiciales para el bebé, sino que además aumentan el cansancio de la madre.

- Evitar las temperaturas extremas.

- Si hay que levantar algún objeto, se hará de la forma apropiada para evitar aplicar tensión a la espalda (véase pág. 215), y se reducirá el peso que se levantaba antes al menos en un 25 %.

- Evitar las emanaciones y los productos químicos perjudiciales (véase pág. 82).

- Vaciar la vejiga por lo menos una vez cada dos horas.

- Si la profesión exige permanecer de pie o andar, reducir la jornada laboral si es posible y aumentar las horas de sueño o descanso con los pies en alto.

- Recordar que ningún trabajo es tan importante como alimentar al bebé. No hay que permitir que los demás trabajos interfieran con desayunar, comer o cenar cada día, ni con tomar los suplementos de los nutritivos bocadillos (se llevará un buen suministro al lugar de trabajo todos los días y se tendrán al alcance).

TORPEZA

"Últimamente se me cae todo de las manos. ¿Por qué de repente me he vuelto tan torpe?"

Al igual que las pulgadas (centímetros) extra de la cintura, una mayor torpeza es parte del embarazo. Como sucede con la mayoría de los efectos secundarios de la gestación, esta torpeza temporal es causada por la relajación de las articulaciones y por la retención de agua, que pueden hacer que la mujer sujete los objetos con menor firmeza y seguridad. Otro factor podría ser la falta de concentración, como resultado del síndrome de cabeza de chorlito (véase página 155).

Además de hacer un esfuerzo consciente para tomar las cosas con más cuidado, no se puede hacer mucho, por lo tanto, sería una buena idea dejar que la pareja maneje la porcelana durante los siguientes meses.

EL DOLOR DEL PARTO

"Ahora que el embarazo es ya una realidad patente, me preocupa si seré capaz de soportar el dolor del parto."

Aunque la mayoría de las futuras madres esperan con impaciencia el nacimiento de su bebé, muy pocas esperan con interés el parto que le precede. Especialmente para aquéllas que no han experimentado nunca una dolencia importante, este temor a lo desconocido es muy real –y muy natural. Desgraciadamente, este miedo se ve acrecentado muchas veces por los cuentos de horror de las madres, las tías y las amigos, horrores que las futuras madres temen no poder soportar.

No sirve de nada esperar con miedo el dolor – que finalmente puede ser peor de lo imaginado o que puede resultar no tan malo después de todo. Pero sí que vale la pena prepararse para el parto. Cuando las mujeres que se imaginan el parto como una experiencia incomparable y satisfactoria se encuentran con que todo se reduce a 24 horas de dolores de espalda, sufren tanto de la desilusión como del dolor. Y puesto que no esperaban el dolor, tienen dificultades para enfrentarse con él.

Por regla general, tanto las mujeres que temen los peores dolores como aquéllas que esperan sufrir muy poco dolor lo pasan peor durante la dilatación y la expulsión que las mujeres que son realistas en cuanto a lo que se puede esperar y están preparadas para cualquier eventualidad.

Si la futura madre prepara su mente y su cuerpo, ha de poder reducir su ansiedad en esta fase del embarazo y al mismo tiempo conseguirá que cuando llegue el momento del parto, éste le resulte más fácil de tolerar.

Educación. Una de las razones por las que las anteriores generaciones de mujeres encontraban tan intolerables los dolores del parto estribaba en que no comprendían lo que estaba sucediendo en sus cuerpos. Hoy en día, la embarazada debería seguir, junto con su marido, un curso de educación para el parto (véase el apartado dedicado a este tema, pág. 258) siempre que le fuera posible. En caso contrario, puede leer diversos libros sobre el tema del parto y el nacimiento (intentando informarse acerca de las diversas opiniones que existen al respecto), incluyendo la descripción del mismo a partir de la página 262 del presente libro. Lo que no se sabe puede doler más de lo que debiera.

Actividad. Nadie pensará en correr una maratón sin el entrenamiento físico apropiado. La futura madre tampoco debería enfrentarse al parto (que también es un trabajo de Hércules) sin un buen entrenamiento. Deberá practicar a conciencia todos los ₘercicios de respiración y de tonificación que le recomiende su médico o su monitor del curso de educación para el parto. (En caso de que nadie le haya recomendado estos ejercicios, puede remitirse a los ejercicios básicos de la página 233.)

Tratar el dolor con perspectiva. Sobre los dolores del parto, por intensos que sean, se pueden decir dos cosas positivas. En primer lugar, tienen un límite definido en el tiempo. Aunque puede resultar difícil de creer cuando llega el momento, ninguna mujer está de parto para siempre. Para un primer bebé, el parto dura como promedio entre 12 y 14 horas –y sólo unas pocas de estas horas son realmente incómodas. (Muchos facultativos no permitirán que la dilatación dure más de 24 horas, y practicarán una cesárea si transcurrido este período no se han hecho los progresos adecuados. En segundo lugar, se trata de un dolor con un fin positivo: las contracciones abren progresivamente el cuello del útero, y cada contracción acerca un poco más el momento del nacimiento del bebé. De todos modos, la embarazada no deberá sentirse culpable si pierde de vista esta finalidad durante unos dolores muy fuertes y si se encuentra con que lo único que le interesa es que acaben de una vez. Una escasa tolerancia ante el dolor no es, en ningún modo, un reflejo de una baja calidad de su amor maternal.

No pasarlo sola. Incluso si la futura madre no piensa en atravesar el parto cogida de la mano de su pareja, se sentirá confortada si sabe que el futuro padre (o una amiga íntima o un pariente) se halla cerca para secar su frente, para darle un poco de agua, para hacerle masaje en la espalda o la nuca o simplemente para aguantar sus gritos. Siempre que sea posible, la persona que acompañará a la futura madre durante el parto debería asistir también a las clases de educación al parto, o por lo menos, leer todo lo que pueda acerca de su papel en dicho momento (empezando por la página 356 de este libro).

Pedir un analgésico en caso necesario. Pedir o aceptar una medicación destinada a aliviar el dolor no es un signo de fracaso ni de debilidad (para ser madre no se tiene que ser mártir) y a veces es absolutamente necesario algún analgésico, para que la mujer que está dilatando pueda colaborar con mayor eficacia. Véase la página 279 para más detalles sobre el alivio del dolor en la dilatación y el parto.

PARTO

"Me siento cada vez más intranquila ante la perspectiva del parto. ¿Qué pasará si fracaso?"

La educación para el parto ha contribuido probablemente mucho más que cualquiera de los milagrosos progresos médicos de la última década a mejorar la experiencia de las mujeres durante el parto. Sin embargo, ha creado una mística sobre el parto perfecto, y por ello algunos futuros padres se sienten casi con la obligación de alcanzar dicho ideal. Las parejas se preparaban para el parto como para un examen final. No es de extrañar que muchas temieran fallar, y con ello no sólo defraudarse a sí mismas y el uno al otro, sino también a los médicos, comadronas y especialmente a los preparadores para el parto.

Pero por suerte la mayoría de preparadores para el parto hoy en día reconocen que existe más de una forma de vivirlo y que la única meta –compartida por todos los padres– es una madre y un bebé sanos. Ahora les hacen saber a los padres que un parto no es un examen que la madre pasa (si realiza sus ejercicios respiratorios, tiene un parto vaginal y no toma medicación alguna) o falla (si descuida sus ejercicios respiratorios, sufre una cesárea o acepta un analgésico). Esto es algo que toda futura madre debe reconocer. Incluso si se olvida, debido al dolor y a los nervios, todo lo que se "suponía" que debía hacer, no cambiará el resultado del parto ni la madre será una fracasada.

La embarazada aprenderá todo lo que pueda en las clases y de sus lecturas, pero no ha de obsesionarse hasta el punto de olvidar que el parto es un proceso natural por el que han pasado con éxito todas las mujeres durante miles de años antes de que la señora Lamaze diera a luz a su bebé, el doctor Lamaze.

"Tengo miedo de comportarme mal durante el parto."

La idea de chillar o llorar, o de vaciar involuntariamente la vejiga o el intestino, puede parecer embarazosa en este momento. Pero durante el parto, estas posibles humillaciones son lo que la parturienta tendrá más lejos de su mente. Además, nada de lo que pueda hacer o decir la futura madre durante el parto sorprende-

rá o disgustará a los especialistas que la atienden y que, sin lugar a dudas, ya lo habrán visto y oído todo con anterioridad. Lo importante es que la futura madre sea ella misma, que haga aquello que le permita sentirse mejor. Si habitualmente es una persona emotiva y extrovertida, no es necesario que intente retener sus quejas. Por otro lado, si se trata de una persona muy cerrada y que prefiere ahogar sus sollozos en la almohada, no debe sentir la más mínima necesidad de superar con sus lamentos a la parturienta de la habitación de al lado.

"Me horroriza la idea de perder el control durante el parto."

Para los miembros de la generación cuyo lema es "tomar las riendas de tu propia vida", la idea de ceder el control del parto al personal médico puede resultar un poco desagradable. Evidentemente, toda mujer desea que los médicos y las enfermeras tengan las mejores atenciones posibles con ella y con su bebé. Pero a pesar de ello desearía conservar una cierta parte de control. Y no tiene por qué renunciar a ello – trabajando a fondo ahora sus ejercicios de preparación al parto, familiarizándose con todos los pasos del proceso del alumbramiento (véase la pág. 356) y manteniendo una buena relación con un médico que respete sus opiniones. Establecer un programa para el parto (véase pág. 278) conjuntamente con el médico, especificando lo que a la mujer le gustaría y lo que no durante el parto, también aumentará su autocontrol.

Pero aunque se haya hablado y hecho todo esto, es importante que la embarazada entienda que no necesariamente será capaz de tener un control absoluto sobre el parto y que no todo irá a su gusto. Los planes mejor establecidos por las pacientes obstétricas y sus médicos pueden dar lugar a toda una serie de circunstancias imprevistas. Sería muy sensato estar mentalmente preparada para las circunstancias más variadas que pueden rodear a un parto, y para la posibilidad de que los procedimientos e intervenciones que la mujer esperaba poder evitar se vuelvan inevitables en el último minuto. Por ejemplo, si la mujer esperaba dar a luz sin una episiotomía, pero su perineo rehúsa a ceder después de tres horas de empujar. O si se había planeado no tomar ningún analgésico, pero un parto extremadamente largo y cansado la ha privado de sus fuerzas. Aprender cuándo renunciar a llevar las riendas en interés de la madre y el bebé deberá ser una parte importante de la preparación para el parto.

Qué Es Importante Saber:
LA EDUCACIÓN PARA EL PARTO

En la generación de nuestros padres, estar preparado para el nacimiento de un bebé significaba que la habitación del bebé estaba recién pintada, que su ropita estaba preparada y que junta a la puerta de la casa se encontraba una maleta con varios camisones bonitos para la estancia en el hospital. Lo que se esperaba y planeaba era la llegada del bebé, no la experiencia del nacimiento. Las mujeres sabían poco acerca del parto, y sus maridos aún menos. Y puesto que la madre estaría probablemente inconsciente durante el parto, y el padre se hallaría en la sala de espera, hojeando nerviosamente las revistas, su ignorancia no tenía demasiada importancia.

Pero ahora que la anestesia general está limitada principalmente a las cesáreas de emergencia, que las salas de espera están destinadas a los abuelos nerviosos, y que el padre y la madre pueden pasar juntos la experiencia del nacimiento, la ignorancia no es ni aconsejable ni aceptable. Prepararse para el nacimiento del bebé ha pasado a significar prepararse para la experiencia del parto tanto como prepararse para recibir al nuevo bebé. Los futuros padres devoran montañas de libros, de artículos y de folletos. Participan plenamente en las visitas prenatales, buscando respuesta a todas sus preguntas y preocupaciones. Y es cada vez más frecuente que acudan a las clases de educación al parto.

¿De qué tratan estas clases, y por qué están proliferando con mayor rapidez que las estrías durante el sexto mes? Las primeras de estas clases intentaban explicar un nuevo enfoque del nacimiento –sin medicación y sin miedo– y eran conocidas como clases de "parto natural". Pero desde entonces, el énfasis ha pasado desde el parto natural (aunque éste es considerado aún el caso ideal) hasta la educación y preparación con vistas a todas las eventualidades posibles del parto. Por ello, ya sea que el parto se realice con medicación o sin ella, por vía vaginal o quirúrgica, con episiotomía o sin ella, los futuros padres entenderán lo que sucede y podrán participar en el proceso todo lo que sea posible. La mayoría de los programas de estas clases se basan en lo siguiente:

◆ Proporcionar una información detallada, con vistas a reducir los temores, aumentar la capacidad de enfrentarse al dolor y fomentar la posibilidad de tomar decisiones.

◆ Enseñanza de unas técnicas especiales de relajación, distracción, control muscular y actividad respiratoria – todas las cuales pueden incrementar la sensación de la pareja de controlar la situación, al mismo tiempo que aumentan la resistencia de la mujer y permiten una reducción de su percepción del dolor.

◆ El desarrollo de una relación de trabajo eficaz entre la futura madre y su acompañante, relación que si se mantiene durante todo el parto, puede proporcionar un ambiente de apoyo que ayudará a la madre a reducir su ansiedad y a aprovechar al máximo sus esfuerzos.

BENEFICIOS DE LAS CLASES DE EDUCACIÓN PARA EL PARTO

El grado en que una pareja se beneficiará de un curso de educación para el parto depende del propio curso, del profesor y de la actitud de la pareja. Estas clases dan mejores resultados en unas parejas que en otras. Algunas parejas se encuentran a gusto en el grupo y consideran natural y útil compartir sus sentimientos con los demás; otras se sienten incómodas en el grupo y encuentran la comunicación difícil e inútil. Algunas disfrutan aprendiendo técnicas de relajación y de respiración, mientras otras encuentran que la repetición rítmica de dichos ejercicios es forzada e incómoda, produciendo tensión en lugar de aliviarla. Finalmente, algunas creen que estos ejercicios son efectivos en el control del dolor durante la dilatación; otras terminan por no usarlos en absoluto. Pero de todos modos, prácticamente todas las parejas ganan algo con asistir a unas *buenas* clases de educación —y con seguridad no pierden nada con ellas. Entre los beneficios de dichas clases se cuentan:

◆ La oportunidad de encontrarse con otras parejas que esperan un bebé: de compartir las experiencias del embarazo, comparar los progresos y discutir temas tales como preocupaciones, dolencias y dolores. También representan una oportunidad de hacer "amigos con bebés", para más tarde. Muchos de estos cursos realizan luego "reuniones" cuando los bebés ya han nacido.

◆ Una mayor implicación del padre en el embarazo, lo que es particularmente importante si no ha podido asistir a las visitas prenatales. Las clases le familiarizarán con el proceso del parto, con lo que resultará un acompañante más eficaz y le permitirán hablar con otros futuros padres. Algunos cursos incluyen incluso una sesión especial únicamente para los padres, lo que les da la oportunidad de expresar y encontrar alivio para aquellas ansiedades que de ninguna manera desean comunicar a sus esposas.

◆ Una oportunidad semanal de plantear las preguntas que vayan surgiendo entre las visitas prenatales, o que la pareja prefiere no hacer a su médico.

◆ Una oportunidad de recibir instrucción práctica sobre técnicas de respiración, relajación y asistencia al parto y de que un experto controle el modo en que se llevan a cabo.

◆ Una oportunidad para desarrollar la confianza en la propia capacidad para hacer frente a las exigencias del parto, por medio de un mayor conocimiento (que ayuda a eliminar el temor ante lo desconocido) y de la adquisición de las técnicas necesarias que permiten una mayor sensación de control.

◆ Una oportunidad de aprender los métodos que pueden ayudar a reducir la percepción del dolor y por consiguiente a tolerarlo mejor durante el parto – lo que puede traducirse en una menor necesidad de medicación.

◆ La posibilidad de un parto mejor, menos agotador, gracias a una mejor comprensión del proceso y al desarrollo de las técnicas apropiadas. Por regla general, las parejas que han asistido a cursos de educación para el parto consideran que la experiencia del nacimiento es más satisfactoria.

◆ Posiblemente, un parto ligeramente más corto. Los estudios realizados al respecto muestran que la duración media del parto en las mujeres que asistieron a cursos de preparación al parto es algo inferior al de las mujeres que no recibieron esta educación, probablemente debido a que el entrenamiento y la preparación les permitió trabajar en colaboración y no en contra del trabajo del útero. (No existe garantía de un parto corto, tan sólo la posibilidad de uno *más corto*.)

ELECCIÓN DEL CURSO

En aquellos lugares en que las clases de educación para el parto son escasas, la elección es relativamente simple. En otros, la variedad de la oferta puede resultar abrumadora. Existen cursos organizados por hospitales, por instructores privados, por médicos. Existen clases prenatales "precoces" –a las que se asiste durante el primer trimestre o el segundo–, que cubren temas del embarazo tales como la nutrición, el ejercicio, el desarrollo fetal, la higiene, la sexualidad, los sueños y las fantasías; y existen clases de 6 a 10 semanas, que suelen empezar en el séptimo u octavo mes, y que se centran en el parto y en los cuidados de la madre y el bebé después del parto.

Si existen pocas oportunidades de elegir, lo más probable es que asistir a algunas clases sea de todos modos mejor que no asistir a ninguna –siempre que la pareja de futuros padres conserve la perspectiva y no acepte sin más, todo lo que se diga en la clase. Si la pareja tiene la oportunidad de elegir el tipo de clases, los aspectos que se enumeran a continuación pueden ayudar a seleccionar el curso que les conviene:

◆ Con frecuencia da muy buenos resultados asistir a las clases impartidas por el propio médico o realizadas bajo su dirección. Si las ideas acerca del parto que sostiene el instructor de las clases son muy diferentes a las del médico que asistirá a la futura madre durante el alumbramiento, es posible que se produzcan contradicciones y conflictos desagradables. Si surgen diferencias de opinión, la futura madre deberá hablar de ellas para su posible aclaración con su médico antes del parto.

◆ Las clases reducidas son mejores. Lo ideal son cinco o seis parejas por clase: más de 10 no es recomendable. Si el grupo es reducido, el profesor podrá prestar más tiempo y más atención a cada caso –lo que es particularmente importante en las sesiones prácticas de las técnicas de respiración y relajación– y además se establecerá una mejor camaradería entre las parejas del grupo.

◆ Las clases que fomentan esperanzas poco realistas pueden ser contraproducentes. (La pareja deberá desconfiar de un curso que prometa que el parto será corto, indoloro o incluso glorioso, por ejemplo.) No existe modo de saber con certeza cuál es la filosofía de las clases hasta que se ha asistido a ellas, pero se puede tener una idea de ello teniendo una entrevista con el profesor o la profesora antes de inscribirse.

◆ ¿Cuál es el promedio de partos sin anestesia entre las participantes de las clases? La respuesta a esta pregunta puede ser una información útil, pero también puede inducir a error. ¿Indica un promedio bajo que las estudiantes estaban tan bien preparadas en las distintas técnicas para reducir el dolor que rara vez necesitaron que se les administrara una medicación? ¿O estaban tan convencidas de que pedir la administración de un medicamento era un signo de fracaso que soportaron estoicamente todo dolor? Quizás el mejor modo de saber la respuesta es hablar con algunas de las personas que efectuaron estos cursos.

◆ ¿Cómo es el programa? Antes de inscribirse, la pareja deberá informarse y, si es posible, asistir "como oyente" a alguna clase. Un curso apropiado incluirá en su programa el tema del parto por cesárea (reconociendo que cabe la posibilidad de que el 15 ó 25 % de las asistentes al curso deberá finalmente recurrir a él) y de la medicación (reconociendo que algunas la necesitarán). Además de las técnicas y procedimientos, el curso deberá hablar también necesariamente acerca de los sentimientos. Tratará de los aspectos psicológico y emocional, al igual que de las técnicas del parto.

◆ ¿Cómo se imparten las clases? ¿Se muestran películas de partos reales? ¿Se hablará de casos recientes? ¿Habrá discusiones o tan sólo lecciones magistrales? ¿Tendrán los futuros padres la oportunidad de plantear preguntas? ¿Se dispondrá del tiempo necesario durante las clases para practicar las diversas técnicas enseñadas? ¿Se sigue una filosofía particular –por ejemplo de Lamaze o Bradley?

LOS MÉTODOS PRINCIPALES

Existen tres filosofías principales de preparación al parto, aunque muchos cursos combinan elementos de cada una de ellas.

Grantly Dick-Read. Combinando las técnicas de relajación con la educación prenatal para romper el ciclo miedo-tensión-dolor del parto, este enfoque psicofísico se remonta a los años 40 y 50 y fue el primer enfoque organizado de la preparación al parto en los Estados Unidos, y también fue el primero en incluir a los padres en el proceso educativo y en llevarlos a la sala de partos. Los programas empiezan al cuarto mes y son llevados por instructores entrenados y diplomados para el método Gamper, que recibe su nombre de Margaret Gamper, la enfermera que inspiró al doctor Dick-Read.

Lamaze. Denominado también método psicoprofiláctico, este enfoque, cuyo pionero fue el Dr. Ferdinand Lamaze, es parecido en algunos aspectos al enfoque psicofísico, dado que sus principales armas contra el dolor son los conocimientos y las técnicas de relajación. Además, el enfoque del Dr. Lamaze depende del condicionamiento de Pavlov, quien condicionó a unos perros a segregar saliva cuando oían una campana. Mediante un entrenamiento intensivo, las futuras madres son condicionadas para producir respuestas útiles, en lugar de respuestas contraproducentes, ante el estímulo de las contracciones del parto. También el padre u otro acompañante asiste a las clases, junto con la futura madre, para aprender a ayudarla.

Bradley. Este enfoque, que fue el origen de la asistencia del marido al parto como ayudante de su esposa, subraya la importancia de una buena dieta y utiliza los ejercicios para aliviar las incomodidades del embarazo y para preparar los músculos con vistas al parto y los pechos con vistas a la lactancia. Las mujeres aprenden a imitar la posición y la respiración del sueño (que es profunda y lenta) y a utilizar la relajación para hacer más agradables las primeras fases del parto. En lugar de los esquemas de respiración rápidos y jadeantes, el método Bradley emplea la respiración abdominal profunda; en lugar de utilizar la distracción y un centro de concentración situado fuera del cuerpo para alejar a la mente de las molestias, Bradley recomienda que durante el parto la mujer se concentre en sí misma y trabaje con su cuerpo. La medicación está reservada para las complicaciones y las cesáreas, y aproximadamente un 94 % de las mujeres formadas según el método de Bradley pueden prescindir de ella. Las clases basadas en el método de Bradley se inician tan pronto como es confirmado el embarazo y continúan durante el período posterior al parto, con la idea de que se necesitan nueve meses enteros para prepararse, física y emocionalmente, para el parto.

Otras clases de preparación para el parto. Muchos preparadores para el parto son partidarios de los cuidados centrados en la familia y de un mínimo de intervención médica. También existen clases de educación para el parto diseñadas para preparar a los padres para dar a luz en una clínica particular, y clases patrocinadas por algún grupo médico o una organización de mantenimiento de la salud u otros grupos afines. Muchas clases de preparación para el parto no tienen una línea definida, seleccionando la mejor forma conocida de preparación para el parto y cambiando sus proce-dimientos cuando se dispone de más información. Hay muchas ciudades en las que existen cursos de educación para el embarazo y el parto, que suelen empezar durante el primer trimestre.

Información sobre las clases de preparación para el parto

Se preguntará al ginecólogo dónde se pueden tomar las clases de preparación al parto, o se llamará al hospital donde se piensa dar a luz. Si la embarazada está muy interesada en dichas clases, preguntará durante una de sus primeras visitas; si no, podrá esperar hasta el tercer trimestre. También se puede encontrar información sobre las clases en:

Véase la página 552 donde aparce una lista de organizaciones (y sus respectivos teléfonos) que le pueden ofrecer información gratuita.

11
El séptimo mes

QUÉ SE PUEDE ESPERAR EN LA VISITA DE ESTE MES

La embarazada puede esperar que su médico controle en esta visita los siguientes puntos, aunque puede haber variaciones en función de las necesidades particulares de la paciente y de las costumbres del médico[1]:

- Peso y presión sanguínea.
- Orina, para detectar azúcar y albúmina.
- Latido cardíaco del feto.
- Altura del fondo del útero (parte superior de la matriz).

- Tamaño y posición del feto, mediante palpación externa.
- Manos y pies, para detectar edema (hinchazón); piernas, para detectar venas varicosas.
- Síntomas que ha experimentado la futura madre, especialmente aquéllos que son poco habituales.
- Preguntas y problemas que la embarazada desee discutir – es aconsejable que siempre lleve una lista a la consulta.

QUÉ SE PUEDE SENTIR

La embarazada puede experimentar todos estos síntomas en un momento u otro, o tan sólo algunos de ellos. Algunos pueden continuar desde el mes pasado, otros serán nuevos. Y otros pasarán casi desapercibidos porque la mujer se habrá acostumbrado ya a ellos. También puede experimentar otros síntomas menos frecuentes.

FÍSICOS:

- Actividad fetal más intensa y más frecuente.

[1] Véase el Apéndice de una explicación de los procedimientos y pruebas efectuadas.

- Pérdidas vaginales blanquecinas (leucorrea) progresivamente más abundantes.

- Dolores en la parte inferior del abdomen.

- Estreñimiento.

- Acidez de estómago, indigestión, flatulencia, hinchazón.

- Dolores de cabeza, mareos o desvanecimientos ocasionales.

- Congestión nasal y hemorragias nasales ocasionales; embotamiento de los oídos.

- "Cepillo de dientes rosado" debido a que las encías sangran.

- Calambres en las piernas.

- Dolor de espalda.

- Edema benigno (hinchazón) de los tobillos y los pies, ocasionalmente de las manos y la cara.

- Venas varicosas en las piernas.

- Hemorroides.

- Picor en el abdomen.

- Falta de aliento.

- Dificultades para dormir.

- Contracciones de Braxton Hicks ocasionales, habitualmente indoloras (el útero se endurece durante un minuto y luego vuelve a su estado normal).

- Torpeza (lo que puede provocar una caída).

- Calostro en los pechos, que sale espontáneamente o al presionarlos.

EMOCIONALES:

- Aprensión creciente por la mater-

LA MADRE Y EL BEBÉ DURANTE ESTE MES

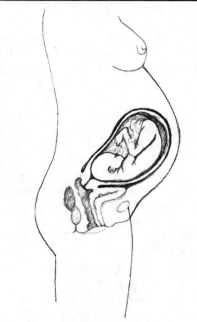

Hacia el final del séptimo mes se empieza a depositar grasa en el feto. Éste puede chuparse el dedo, tener hipo, llorar; percibe los sabores dulce y amargo; responde a los estímulos, incluidos el dolor, la luz y el sonido. La función de la placenta empieza a disminuir, al igual que el volumen del líquido amniótico, a medida que el feto de 3 libras (1,400 kilos) va llenando el útero. El feto tiene muchas probabilidades de sobrevivir si nace en este mes.

nidad, la salud del bebé y también por el parto.

- Distracción.

- Aumento de los sueños y las fantasías sobre el futuro bebé.

- Aumento del hastío y de la pesadez del embarazo, inicio de la ansiedad por terminar de una vez.

QUÉ PUEDE PREOCUPAR

AUMENTO DE LA FATIGA

"He oído decir que las embarazadas se encuentran maravillosamente bien durante el último trimestre. Pero yo me siento cansada todo el tiempo."

Las generalizaciones deberían ser borradas del vocabulario de una embarazada. No existe una norma sobre el modo en que se deben sentir las futuras madres en cualquier fase del embarazo. Aunque algunas mujeres se pueden sentir menos cansadas en el tercer trimestre que en el primero y el segundo, también puede ser perfectamente normal que la embarazada continúe sintiéndose cansada o incluso que su cansancio parezca aumentar. En realidad, existen probablemente más razones para que se sienta cansada durante el último trimestre que para que se encuentre maravillosamente bien. En primer lugar, lleva mucho más peso que antes. En segundo lugar, el volumen de su abdomen puede impedir que duerma de un tirón toda la noche. También es posible que la actividad de su mente le haga perder sueño. También la puede cansar el ocuparse de otros hijos, el dedicarse a su trabajo profesional o ambas cosas a la vez– al igual que el prepararse para el nuevo bebé.

Pero el hecho de que la fatiga sea una parte normal del embarazo no quiere decir que deba ser ignorada. Como siempre, es una señal del cuerpo, que indica que la mujer debe esforzarse menos. Es mejor seguir el consejo del cuerpo, descansar y relajarse tanto como sea posible. La mu-

jer necesitará toda la energía que pueda ahorrar para el parto, y, lo que es aún más importante, para lo que viene después.

Un cansancio extremo que no disminuye o desaparece con el descanso debería ser notificado al médico. La anemia ataca a veces al empezar el tercer trimestre, y muchos médicos realizan un análisis rutinario de sangre en la visita del séptimo mes. (Véase la pág. 189.)

PREOCUPACIÓN POR EL BIENESTAR DEL BEBÉ

"Estoy preocupada siempre pensando si todo va bien para el bebé."

Probablemente no existe ninguna futura madre (ni futuro padre) que no se haya obsesionado con este mismo temor. Algunas incluso retrasan la compra de los vestiditos y muebles del bebé, así como la elección de su nombre, hasta que han podido contar todos sus deditos, hasta que le ha sido efectuado el test de Apgar y hasta que el doctor la ha felicitado a ella y a su marido por su sano y maravilloso bebé.

Pero las probabilidades de tener un bebé completamente normal no habían sido nunca tan altas como ahora. La mortalidad infantil en los Estados Unidos es la más baja de toda la historia: un poco por encima de 9 de cada 1.000 nacimientos (y en mujeres de clase inferior a la media)[2]. La mayoría de estas muertes perinatales (de alrededor del momento del nacimiento) se producen entre los recién nacidos de las mujeres indigentes que reciben una atención médica tardía o nula y que no están bien alimentadas. Una gran parte de las restantes muertes se producen en los bebés de las mujeres con alto riesgo: las que tienen un historial familiar de enfermedad genética; las que sufren una enfermedad crónica no controlada; las que toman mucho alcohol, fuman y/o toman drogas; o las que llevan fetos múltiples. Pero incluso para estas mujeres, la estricta vigilancia médica y los cuidados prenatales adecuados han incrementado en gran medida las posibilidades de tener bebés sanos[3].

Algunos expertos habían augurado que, a medida que descendiera la tasa de mortalidad –porque los milagros médicos salvaban a un mayor número de bebés con defectos congénitos– aumentaría la proporción de niños con incapacidades. Pero esto no ha sucedido; de hecho, el porcentaje de defectos congénitos parece disminuir. Cuando un niño nace con un defecto, esto no significa necesariamente que estará incapacitado para siempre. En la actualidad se puede corregir la mayoría de los defectos menores y muchos de los defectos graves. Si son diagnosticados en el útero, algunos pueden ser tratados antes del nacimiento ya sea quirúrgicamente o con administración de una medicación.

---

[2] Estimado por fuentes gubernamentales en 1990. Aunque ello constituye una mejora con respecto al pasado, esta tasa aún es mucho mayor que la de muchos otros países. La razón: cuidados inadecuados para las mujeres de clase baja.

[3] Con el pasar de los años y los últimos adelantos en la medicina han disminuido considerablemente los peligros que producen la muerte prenatal.

Los defectos cardíacos y otras anomalías internas pueden ser paliados con la microcirugía aplicada poco después del parto; el paladar hendido y las anomalías óseas o de las extremidades pueden ser reparados quirúrgicamente. Los niños que tienen una incapacitación intelectual pueden efectuar progresos notables si se les estimula precozmente.

Por consiguiente, si la mujer embarazada se ve atacada por las preocupaciones al respecto, lo mejor es que ataque a su vez: con el conocimiento de que su bebé no habría podido escoger una mejor época para nacer (y crecer) en buena salud. Y, desde luego, continuar haciendo todo lo posible para proporcionarle a su bebé las mejores posibilidades.

EDEMA (HINCHAZÓN) DE MANOS Y PIES

"Tengo los tobillos hinchados, sobre todo en los días calurosos. ¿Es un mal signo?"

Cualquier grado de edema (hinchazón debida a una acumulación excesiva de líquido en los tejidos) era considerado antes como un signo de peligro potencial durante el embarazo. Pero actualmente los médicos reconocen que un edema benigno está relacionado con el aumento normal y necesario de los líquidos corporales durante el embarazo. Se considera totalmente normal una ligera hinchazón de los tobillos y los pies, no acompañada por síntomas que sugieran el desarrollo de una preeclampsia (véase más adelante). De hecho, un 75 % de las mujeres presentan un edema de este tipo en algún momento del embarazo[4]. Es particularmente común a últimas horas del día, en los días calurosos o después de permanecer largo rato de pie o sentada. Pero una gran parte de la hinchazón debería desaparecer después de una noche de descanso.

Por lo general, el edema no es más que un poco molesto. Para aliviarlo, la embarazada puede sentarse con las piernas levantadas, o bien acostarse un rato, si puede, preferentemente sobre el costado izquierdo; llevará zapatos cómodos y evitará las medias o calcetines con un elástico apretado.

Si la mujer encuentra que la hinchazón es muy fastidiosa, intentará usar unas medias o calcetines especiales. Existen varios tipos de estos artículos para embarazadas –incluyendo las medias que llegan a la cintura (con mucho espacio para el vientre) y los calcetines hasta las rodillas. Hay que consultar con el médico para ver si le recomienda un tipo en particular. Al comprar, se seleccionará la talla basándose en el peso durante el embarazo. Las medias o calcetines se colocarán antes de levantarse por la mañana, cuando aún no se haya presentado la hinchazón.

Ayude al sistema excretor a eliminar los productos residuales y el exceso de líquido. Debe beber cada día por lo menos, de ocho vasos a un cuarto de agua u otros líquidos. Paradójicamente, beber cantidades aún mayores de líquidos –hasta 4 litros diarios– ayuda a muchas mujeres a evitar una retención de agua excesiva. Pero no se beberán más de dos vasos

cada vez, y la gestante no se llenará de tanto líquido que no tenga sitio para los otros 11 componentes de la dieta diaria. Aunque ya no se cree que se deba restringir la sal durante un embarazo normal (la sal puede tenerse que reducir en el caso de hipertensión), una ingestión de sal excesiva no es lo más razonable y podría aumentar la retención de líquidos.

Si a la embarazada se le hinchan también las manos y/o la cara, o si el edema persiste durante más de 24 horas, es necesario que informe de ello al médico. Esta hinchazón puede carecer de importancia o podría ser una señal del comienzo de una preeclampsia (hipertensión inducida por el embarazo; véase la pág. 252).

CALOR EXCESIVO

"La mayor parte del tiempo tengo mucho calor y sudo una barbaridad. ¿Es normal?"

La razón del calor se encuentra en un aumento de aproximadamente el 20 % del metabolismo basal (la velocidad con que el cuerpo gasta energía en estado de reposo total). No sólo es probable que la embarazada tenga demasiado calor en los días calurosos, sino que además puede sentirse acalorada en invierno –cuando las demás personas sienten frío. También es probable que sude más, especialmente por la noche, lo que constituye una ventaja, ya que ayuda a refrigerar el cuerpo y a eliminar los productos residuales, pero al mismo tiempo es francamente desagradable.

Para reducir la incomodidad: bañarse a menudo; y llevar ropas que

---

[4] Una de cada cuatro mujeres embarazadas no experimentan nunca un edema, y ello puede ser totalmente normal. Otras pueden no darse cuenta de la hinchazón.

permitan ir reduciendo la cantidad de abrigo, sobre todo en invierno, a medida que se sienta más calor. La embarazada deberá recordar además que debe beber más líquido para sustituir el que pierde a través de los poros.

EL ORGASMO Y EL BEBÉ

"Cada vez que tengo un orgasmo, el bebé deja de dar patadas durante una media hora. ¿Es posible que el coito sea perjudicial para él en esta fase del embarazo?"

Los bebés tienen su propia personalidad incluso cuando se hallan aún en el seno materno. Y sus reacciones ante la relación sexual de sus padres son variables. Algunos se sienten acunados y se duermen debido al movimiento rítmico del coito y a las contracciones uterinas que siguen al orgasmo. Otros, estimulados por la actividad, se vuelven más agitados. Ambas reacciones son normales; ninguna de las dos indica que el feto se dé cuenta de lo que sucede entre sus padres o que en ese momento se produzca algún tipo de sufrimiento fetal.

Actualmente es un tema cada vez más controvertido la existencia o no de riesgos a causa de la relación sexual durante los dos últimos meses del embarazo. Hace varios años, el coito durante las últimas semanas del embarazo fue declarado inocente de las acusaciones de provocar un parto prematuro e infecciones perinatales, pero en la actualidad los investigadores vuelven a achacarle estas complicaciones. Véase el apartado dedicado al acto sexual durante el embarazo, página 202.

PARTO PREMATURO

"¿Hay algo que pueda hacer para asegurarme de que mi bebé no será prematuro?"

El número de bebés que nacen tarde es mucho más elevado que el de los prematuros. Tan sólo un 7 % aproximadamente de los nacimientos en los Estados Unidos son prematuros o pretérmino; es decir, ocurren antes de las 37 semanas de gestación. Una tercera parte de los nacimientos prematuros se deben a que la dilatación empieza muy pronto, un tercio debido a que las membranas se rompen prematuramente y un tercio debido a problemas maternales o fetales. Aproximadamente 3 de cada 4 se dan en mujeres que se sabe que tienen un alto riesgo de dar a luz prematuramente. La tasa es menor para las mujeres blancas (menos del 6 %) y más elevada para las mujeres negras (casi un 13 %), en parte debido a razones socioeconómicas. Los espectaculares progresos en la prevención del parto pretérmino, combinados con una mejor atención, conseguirán sin duda reducir en gran medida la incidencia de nacimientos prematuros.

Existe una gran variedad de factores de los que se cree que aumentan el riesgo de un parto prematuro. Cuanto más factores de riesgo aparezcan en el historial de la mujer, tanto más elevada será la probabilidad de que dé a luz prematuramente. Los factores de riesgo que se enumeran a continuación pueden ser eliminados, incrementando con ello las probabilidades de que la mujer consiga llevar a término su embarazo:

Tabaco. Dejar de fumar lo más pronto posible al empezar el embarazo, o mejor aún antes de quedar en estado.

Alcohol. Evitar la ingestión regular de cerveza, vino y licores (puesto que por el momento nadie sabe aún con certeza qué cantidad de alcohol puede resultar excesiva, lo mejor es abstenerse).

Abuso de los fármacos; drogas. No hay que tomar medicación alguna sin la aprobación de un médico que sepa que la mujer está embarazada: no se tomará ningún tipo de droga.

Aumento insuficiente de peso. Si el peso anterior al embarazo era normal, la mujer deberá aumentar por lo menos 21 libras (9,5 kilos); si estaba delgada en demasía, puede aumentar hasta 31 libras (14 kilos). (Las mujeres con exceso de peso pueden aumentar menos, si están bien alimentadas y se hallan bajo control médico.)

Nutrición insuficiente. Seguir una dieta bien equilibrada (véase la dieta ideal, pág. 97) durante todo el embarazo. Asegurarse de que el suplemento vitamínico contiene cinc; unos estudios recientes han relacionado la deficiencia de cinc con el parto prematuro.

Permanecer de pie y trabajo físico pesado. Si la profesión o la profesión y los trabajos domésticos le exigen permanecer de pie durante varias horas cada día, la embarazada deberá dejar de trabajar o reducir su jornada.

Relación sexual (para algunas mujeres). A las futuras madres que presentan un alto riesgo de parto prematuro se les suele aconsejar que se abstengan del acto sexual y/o del orgasmo durante los dos o tres últimos meses de embarazo, debido a que en dichas mujeres el podría activar las contracciones uterinas.

Desequilibrio hormonal. Al igual que puede desencadenar un aborto espontáneo tardío, un desequilibrio hormonal puede a veces desencadenar un parto prematuro; un tratamiento hormonal puede evitar ambos problemas.

Otros factores de riesgo no siempre pueden ser eliminados, pero sus efectos pueden a veces ser modificados.

Infecciones (tales como las enfermedades venéreas, las infecciones vaginales, del tracto urinario y del líquido amniótico, y la rubéola). Cuando existe una infección que podría dañar al feto, parece ser que el parto prematuro es la forma que el cuerpo elige para poner al bebé a salvo de un medio ambiente peligroso. En el caso de una infección del líquido amniótico (corioamnionitis), que puede ser causa de parto prematuro, parece ser que la respuesta inmunitaria del cuerpo desencadena la producción de prostaglandinas, que pueden iniciar el parto, así como de sustancias que podrían dañar las membranas fetales, provocando su ruptura prematura.

Para reducir el riesgo de contraer una infección, hay que mantenerse alejada de los enfermos y asegurarse de tener un descanso y ejercicio adecuados, una nutrición óptima y unos cuidados prenatales regulares. Algunos médicos también recomiendan usar un condón durante los últimos meses del embarazo, para reducir el riesgo de una infección del líquido amniótico.

Cuello uterino incompetente. Esta situación, en la que el cuello uterino débil se abre antes de tiempo, queda a menudo sin diagnosticar hasta que se ha producido un aborto espontáneo o un parto prematuro. Una vez diagnosticada, el parto prematuro puede ser evitado efectuando un cerclaje del cuello uterino durante la gestación. También se sospecha que en algunas mujeres, por razones desconocidas y aparentemente no relacionadas con una cérvix incompetente, ésta empieza a borrarse y dilatarse demasiado pronto, lo que conduce a un parto prematuro. Los exámenes rutinarios del cuello uterino, para descubrir cambios de este tipo durante los últimos meses de embarazo en las gestantes de alto riesgo, son una práctica común y probablemente muy útil.

Irritabilidad uterina. Las investigaciones sugieren que en algunas mujeres el útero es particularmente irritable, y que esta irritabilidad hace que sea susceptible de sufrir contracciones extemporáneas. Si este tipo de complicación se pudiera identificar y controlar durante el tercer trimestre, algunos creen que es posible que el parto prematuro se pudiera evitar mediante un reposo en cama parcial o total y/o el uso de medicación para parar las contracciones.

Placenta previa (cuando la placenta se halla en una posición baja en el útero, cerca del cuello uterino o por encima de él). Esta situación puede ser diagnosticada precozmente mediante el uso de los ultrasonidos, o

puede ser puesta de manifiesto por una hemorragia a mitad del embarazo o hacia el final del mismo. El parto prematuro puede ser evitado entonces con un reposo total en cama.

Enfermedad crónica materna (hipertensión; enfermedad cardiaca, hepática o renal; diabetes). Una atención médica adecuada, y en ocasiones el reposo en cama, pueden con frecuencia evitar el parto prematuro.

Estrés. A veces, la causa puede ser eliminada o minimizada (abandonando una profesión muy exigente, acudiendo a un centro especializado en caso de que el matrimonio no vaya bien), a veces eliminar la causa es más difícil (cuando la embarazada podría perder su trabajo o cuando está sola). Pero todos los tipos de estrés pueden ser reducidos mediante la educación, las técnicas de relajación, una buena nutrición, una cantidad equilibrada de ejercicio y descanso, y la discusión del problema – a menudo en un grupo de autoayuda.

Edad inferior a los 17. La nutrición óptima y la buena atención prenatal pueden ayudar a compensar el hecho de que la madre, al igual que el feto, aún está creciendo.

Edad superior a los 35. La nutrición óptima, la buena atención prenatal, la reducción del estrés y la detección prenatal de los posibles problemas obstétricos específicos de las mujeres mayores pueden reducir los riesgos.

Nivel educativo o socioeconómico bajo. También en este caso, el riesgo puede ser reducido mediante una buena nutrición y un acceso temprano y una participación en unos cuidados prenatales sensatos desde el punto de vista cultural, así como la eliminación de todos los factores de riesgo que sea posible.

Anomalías estructurales del útero.

Una vez diagnosticado el problema, su corrección quirúrgica puede prevenir a menudo los futuros nacimientos prematuros.

Gestaciones múltiples.

Por término medio, las mujeres que llevan más de un feto suelen dar a luz unas tres semanas antes. La atención médica meticulosa, una nutrición óptima, la eliminación de otros factores de riesgo, junto con una mayor cantidad de tiempo de reposo estando echada, y la restricción de la actividad según se precise durante el último trimestre ayudan a prevenir un parto prematuro.

Anormalidad fetal.

En ciertos casos el diagnóstico prenatal puede detectar un defecto que puede ser tratado mientras el feto se halla aún en el útero; a veces la corrección de este problema puede permitir que el embarazo llegue a término.

Historial de partos prematuros.

Si existe una causa diagnosticada, quizás ésta puede ser corregida; una atención prenatal muy cuidadosa, la reducción de otros factores de riesgo y la limitación de las actividades pueden ayudar a evitar que se repita el drama.

Algunas veces no existe ninguno de los factores de riesgo descritos anteriormente. Una mujer sana con un embarazo perfectamente normal súbitamente puede entrar en una dilatación prematura, sin razón alguna aparente. Quizás algún día se identifique la causa de tales partos prematuros, pero por el momento se les ha etiquetado de "causa desconocida".

Las investigaciones muestran que cuando existen factores de riesgo, es posible reducir la incidencia de los nacimientos prematuros mediante la educación y el control uterino doméstico. No está claro si es la educación y el contacto con una enfermera o bien el control, o ambos, lo que ayuda, pero algunos investigadores han visto que tales programas reducen los partos prematuros.

Cuando se inicia una dilatación prematura, a menudo se puede posponer la expulsión hasta que el bebé está más maduro. Incluso un retraso breve puede ser beneficioso; cada día adicional que el bebé permanece en el útero mejora sus posibilidades de supervivencia. Resulta evidente que es importante que la futura madre esté familiarizada con los signos de un parto precoz, que se enumeran a continuación, y que avise a su médico tan pronto como tenga la más leve sospecha de que el parto está empezando. *No debe preocuparse por si*

No aguantarse

El hábito de no orinar cuando se tienen ganas aumenta el riesgo de que la vejiga hinchada irrite el útero y desencadene las contracciones, así que *no hay que aguantarse*.

molestará al médico, sea cual fuere el día o la hora.

◆ Calambres parecidos a los de la menstruación, con o sin diarrea, náuseas o indigestión.

◆ Dolor o presión en la parte baja de la espalda, o un cambio en el tipo de dolor de espalda.

◆ Dolor o sensación de presión en la base de la pelvis, los muslos o las ingles.

◆ Un cambio en las pérdidas vaginales, particularmente si resultan ser acuosas o manchan de color rojizo o café a causa de la presencia de sangre. Estas "pérdidas sanguinolentas" pueden ir precedidas o no por la expulsión de un tapón mucoso gelatinoso.

◆ Rotura de las membranas (se experimenta una salida más o menos intensa de líquido por la vagina).

Se pueden experimentar todos estos síntomas y no estar empezando un parto prematuro, pero sólo el médico puede diagnosticarlo con certeza. Si sospecha que la futura madre ha empezado a dar a luz, probablemente deseará examinarla sin pérdida de tiempo. Para la información de cómo se trata un parto prematuro, véase la página 444.

Si se produce el parto prematuro, a pesar de todas las medidas adoptadas para evitarlo o posponerlo, las probabilidades de salir del hospital con un bebé sano y normal son excelentes. (Evidentemente, esta vuelta a casa con el bebé deberá quizás retrasarse unos días, unas semanas o incluso unos meses, dependiendo del peso del bebé al nacer, para aumentar dichas probabilidades.)

INMINENCIA DE LA RESPONSABILIDAD

"Estoy empezando a preguntarme si seré capaz de salir adelante en mi profesión, mi hogar, mi matrimonio y mi bebé."

Lo más probable es que no lo consiga si intenta ser una mujer de carrera, un ama de casa, una esposa y una madre a tiempo completo, buscando la perfección en cada uno de los campos. Muchas madres noveles han intentado ser "supermujeres"; muy pocas lo han conseguido sin sacrificar su salud física y mental.

Pero la mujer podrá sobrevivir si se reconcilia con la idea de que no puede hacerlo todo – por lo menos al principio. Si la profesión, el marido y el bebé son importantes, quizás deberá abandonar la pretensión de tener el hogar inmaculadamente limpio. Si la maternidad a tiempo completo le resulta atractiva y si puede permitirse el lujo de permanecer en casa durante un cierto tiempo, quizás deberá optar por renunciar temporalmente a su carrera. O trabajar sólo media jornada, como solución de compromiso. Se trata únicamente de decidir por adelantado cuáles son las prioridades.

Sea cual fuere la decisión que tome la nueva madre, su nueva vida le resultará más fácil si no debe ponerla en práctica ella sola. Detrás de la mamá más feliz suele haber un papá cooperativo, dispuesto a compartir el trabajo. La madre no debería sentirse culpable de pedirle que cambie los pañales al bebé o que lo bañe si ha tenido un día largo y pesado en la oficina. Probablemente, esta actividad resultará relajante para el padre y además le proporcionará la oportunidad de conocer a su bebé. Si el papá no está disponible (nunca o parte del tiempo), la mamá deberá pensar en otras fuentes de ayuda: la madre, la suegra u otros familiares, una asistenta a domicilio, las guarderías, etc.

ACCIDENTES

"Al ir de paseo tropecé con el borde de la acera y caí al suelo, golpeándome en la barriga. No me preocupan las rodillas y los codos pelados, pero me horroriza la idea de haber dañado al bebé."

En el último trimestre del embarazo, la mujer no es exactamente la criatura más ágil del mundo. Un equilibrio menos estable, debido al desplazamiento hacia delante de su centro de gravedad, y unas articulaciones menos firmes contribuyen a aumentar su inestabilidad y su propensión a las caídas – especialmente a las caídas sobre la barriga. También contribuyen a ello su tendencia a cansarse con mayor rapidez, su predisposición a estar preocupada y a soñar despierta, y la dificultad que tiene en poder verse los pies.

Un tropezón con el borde de la acera le puede causar múltiples rasguños y heriditas (particularmente en su amor propio), pero es extremadamente raro que el feto llegue a sufrir las consecuencias de la torpeza de su madre. El bebé está protegido por el más sofisticado sistema de absorción de golpes, ya que está rodeado por el líquido amniótico, unas membranas resistentes, las paredes del útero y una cavidad abdominal envuelta por músculos y huesos. Para que este sistema resultara insuficiente y el bebé sufriera daños, el accidente de la madre debería ser muy grave –del tipo que exigiría probablemente su rápida hospitalización.

Aunque lo más probable es que una caída ligera de este tipo no haya ocasionado daños mayores, la mujer debería informar del suceso a su médico. Es posible que éste le pida que acuda a la consulta para poder escuchar el latido del bebé –más que nada, con el fin de tranquilizar a la madre.

En las raras ocasiones en que los daños que sufre un embarazo son el resultado de un accidente, normalmente se ha dado una separación (abruptio) de la placenta, parcial o completo, de la pared uterina –una situación que requiere una acción inmediata por parte del médico. Si la mujer sangra por la vagina; o pierde líquido amniótico, o nota sensibilidad en el abdomen o contracciones uterinas, o si el bebé parece extrañamente inactivo, buscará atención médica *de inmediato*. Hará que alguien la lleve a un servicio de urgencias si no puede hablar con su obstetra.

DOLOR DE LA PARTE BAJA DE LA ESPALDA Y LAS PIERNAS (CIÁTICA)

"Tengo un dolor en el lado derecho de la espalda que se extiende hacia la cadera y la pierna. ¿Qué sucede?"

Se trata de una más de las molestias que pueden afectar a las futuras madres. La presión del útero cada vez más voluminoso, que ya ha provocado tantas molestias, se puede extender también al nervio ciático, causando dolor en la parte inferior de la espalda, las nalgas y las piernas. El reposo y la aplicación sobre la zona de una bolsa de agua caliente pueden aliviar el dolor. Puede que el dolor cese cuando el bebé cambie de postura, o puede que perdure hasta el parto. En los casos graves, es posible que se recomienden unos pocos días de reposo en cama y unos ejercicios especiales.

ERUPCIONES CUTÁNEAS

"Por si las estrías fueran poco, ahora parece que me ha salido en ellas algún tipo de granitos que me pican."

Esta mujer debe animarse. Le quedan menos de tres meses para el parto, tras el cual podrá decir adiós a la mayoría de los efectos secundarios desagradables del embarazo –y entre ellos, a estas nuevas erupciones. Hasta entonces, podría ser de gran ayuda saber que aunque pueden ser incómodas, estas lesiones no son peligrosas para la madre ni para el bebé. Conocidas médicamente con el nombre de pápulas y placas puríticas de urticaria del embarazo, o PPPUE, desaparecen después del parto y generalmente no suelen reaparecer en los embarazos siguientes. Aunque las PPPUE se suelen desarrollar en las estrías abdominales, a veces también aparecen en los muslos, nalgas o brazos de la futura madre. La mujer le mostrará la erupción a su médico, que probablemente le prescribirá una medicación tópica y/o antihistamínica para aliviar las molestias.

Existe una gran variedad de trastornos de la piel y erupciones que pueden darse durante el embarazo. Aunque siempre deben mostrarse al ginecólogo, raras veces son serias. Algunas precisarán un tratamiento; otras seguirán un curso benigno y desaparecerán tras el parto.

HIPO DEL FETO

"Algunas veces percibo unos espasmos ligeros y regulares en el abdomen. ¿Se trata de patadas, o de contracciones, o de qué?"

Aunque parezca increíble, lo que sucede es que el bebé tiene hipo. Este fenómeno es muy común en los fetos durante la segunda mitad del embarazo. Algunos bebés tienen hipo varias veces al día, un día tras otro. Otros no lo tienen nunca. Y el fenómeno puede continuar después del nacimiento.

Pero la futura madre no debe preocuparse, ya que el hipo no provoca las mismas molestias en los bebés (dentro y fuera del útero) que en los adultos – incluso cuando dura 20 minutos o más. Por consiguiente, la embarazada puede tranquilizarse y disfrutar de esta pequeña diversión procedente del interior de su barriga.

SUEÑOS Y FANTASÍAS

"He tenido tantos sueños, tan reales, sobre el bebé, que estoy empezando a creer que me vuelvo loca."

Aunque el gran número de sueños nocturnos y diurnos (tanto horripilantes como deliciosos) que puede experimentar una mujer embarazada durante el último trimestre puede hacerle pensar que está perdiendo el juicio, en realidad estos sueños la están ayudando a conservar su cordura. Los sueños y las fantasías son sanos y normales, y ayudan a la embarazada a superar los temores y preocupaciones.

Cada uno de los temas de los sueños y fantasías de las mujeres embarazadas expresa uno o varios de los profundos sentimientos y preocupaciones que las afectan:

◆ No estar preparada, olvidar o perder cosas –no alimentar al bebé; saltarse la visita del médico; salir a comprar y olvidarse del bebé; no estar preparada para acoger al bebé cuando éste llega; perder las llaves del coche, o incluso perder el bebé– pueden expresar el temor de no estar a la altura de la misión de madre.

◆ Ser atacada o lesionada –por intrusos, ladrones o animales; caer por las escaleras tras recibir un empujón o tras sufrir un resbalón– pueden indicar un sentimiento de vulnerabilidad.

◆ Estar encerrada o no ser capaz de escapar –quedar atrapada en un túnel, en el auto, en una habitación pequeña; ahogarse en una piscina, un lago, un túnel de lavado de autos– pueden significar el temor de verse atada y privada de libertad a causa del bebé.

◆ Saltarse la dieta –aumentar demasiado de peso, o ganar mucho peso de un día para otro; atiborrarse de comida; comer o beber cosas perjudiciales (por ejemplo, una botella de vino) o no ingerir los alimentos necesarios (olvidarse de beber la leche: durante una semana)– son pesadillas frecuentes entre las mujeres embarazadas que intentan ajustarse a una dieta rígida.

◆ Perder el atractivo –resultar poco atractiva o repulsiva para el marido; el marido encuentra otra mujer– expresan el temor de casi todas las mujeres de que el embarazo destruirá su buena figura para siempre y alejará a su marido.

◆ Relaciones sexuales –positivas o negativas, provocadoras de placer o de culpabilidad; pueden ser un signo de la confusión y la ambivalencia sexuales que se experimentan a menudo durante el embarazo.

◆ Muerte y resurrección –los padres u otros parientes ya difuntos reaparecen; puede ser el modo subconsciente de unir la vieja generación a la futura generación.

◆ Vida familiar con el nuevo bebé –prepararse para el bebé; amar al bebé y jugar con él; práctica de la maternidad, establecimiento del vínculo entre la madre y el bebé antes del nacimiento.

◆ El aspecto que tendrá el bebé: puede indicar muy diversas preocupaciones. Los sueños en que el bebé está deformado o tiene un tamaño inhabitual expresan la ansiedad sobre la salud del futuro bebé. Las fantasías en las que el bebé tiene capacidades extraordinarias (por ejemplo, sabe hablar o andar en el momento de nacer) pueden indicar la preocupación sobre la inteligencia del bebé y la ambición con respecto a su futuro. Las premoniciones sobre el sexo del bebé pueden indicar la presencia de un problema – es posible que el corazón de la madre se incline más por un hijo o por una hija. El mismo significado pueden tener los sueños sobre el color del cabello o de los ojos del bebé, o sobre su parecido con el padre o con la madre. Las pesadillas en las que el bebé nace ya completamente desarrollado podrían indicar otro problema: el temor de la madre a cuidar un pequeño bebé.

Aunque ya se sabe que durante el embarazo, los sueños y las fantasías provocan más ansiedad que en otras épocas de la vida, también son más útiles. Si la futura madre presta atención a lo que le dicen sus fantasías sobre sus sentimientos y hace caso de sus avisos, conseguirá tener una transición más fácil hacia la maternidad real.

UN BEBÉ QUE PESA POCO AL NACER

"He leído mucho sobre la gran cantidad de bebés con un peso demasiado bajo al nacer. ¿Hay algo que yo pueda hacer para que al mío no le suceda esto?"

Dado que la mayoría de los casos de un peso demasiado bajo al nacer se pueden prevenir, esta mujer puede hacer mucho –y en vista de que está leyendo este libro, lo más posible es que ya lo haga. En Estados Unidos, casi 7 de cada 100 recién nacidos entran en la categoría de los que tienen un peso bajo (por debajo de 5 libras–2,5 kilos) y un poco más de 1 bebé de cada 100 tiene un peso *muy* bajo (3 libras–1,5 kilos). Pero entre las mujeres informadas que son conscientes de los cuidados médicos y de los que pueden otorgarse ellas mismas, así como de sus estilos de vida, la tasa es mucho más baja. La mayoría de las causas más comunes de un peso bajo al nacer se pueden prevenir (tabaco, alcohol o uso de drogas, una nutrición pobre, cuidados prenatales inadecuados, por ejemplo); muchas otras (tales como una enfermedad crónica de la madre) pueden ser controladas mediante una buena colaboración entre la madre y su médico. Una causa principal –el parto prematuro– puede también prevenirse en algunos casos (véase pág. 269).

Desde luego, a veces el bebé es pequeño al nacer por razones que nadie puede controlar –el bajo peso de la propia madre cuando nació, por ejemplo, o una placenta inadecuada, o un defecto genético (véase pág. 435 para más información sobre las causas de un retraso del crecimiento fetal). Pero incluso en dichos casos, una buena dieta y los cuidados prenatales a menudo pueden compensar. Y cuando se sabe que un bebé es pequeño, los mejores cuidados médicos, de los que se dispone hay en día, le proporcionan incluso al bebé más pequeño unas probabilidades cada vez mayores de sobrevivir y crecer con salud.

Si la mujer cree que tiene razones para preocuparse por la posibilidad de tener un bebé de bajo peso, deberá compartir sus inquietudes con el médico. Probablemente una sonografía podrá determinar en ese momento si el feto está creciendo a un ritmo normal o no. Si no crece lo suficiente, se podrán tomar medidas para descubrir la causa de ese crecimiento lento y, posiblemente, se pueda encontrar una solución para corregirlo (véase pág. 436).

UN PLAN PARA DAR A LUZ

"Una amiga mía que hace poco dio a luz me ha explicado que preparó un plan para el parto con su médico antes del nacimiento. ¿Es eso corriente?"

Al planificar con el obstetra la asistencia al parto, la embarazada puede plantearse alguna de las cuestiones que se exponen a continuación para que el médico se las conteste, pero hay que tener en cuenta que el parto es un fenómeno natural y por ello muy susceptible de sufrir variaciones, por lo que lo importante es la confianza que se deposita en quien debe asistirlo.

Un plan para dar a luz debe tratar una amplia variedad de temas; el contenido preciso de cada uno dependerá de los padres, del médico y del hospital, así como de la situación en particular. Algunos de los temas sobre los que la mujer podría expresar sus preferencias incluyen los siguientes (se consultarán las páginas apropiadas antes de tomar la decisión):

- Cuánto tiempo desea la mujer permanecer en casa durante la dilatación (véase pág. 333).

- Comer y/o beber durante la dilatación (pág. 357).

- Estar fuera de la cama (pasear o estar sentada) durante la dilatación (pág. 359).

- Llevar lentes durante la dilatación y el parto (generalmente no se permite si se requiere anestesia general).

- El lugar donde dar a luz, sala de dilatación, sala de partos (página 323).

- Personalización de la atmósfera (con música, iluminación, objetos de casa).

- El uso de una cámara fotográfica o de video.

- Administración de enemas (página 343).

- Afeitado de la zona púbica (página 344).

- Uso de IV (administración intravenosa de fluidos, pág. 345).

- Cateterización rutinaria (página 463).

- Uso de fármacos analgésicos (página 279).

- Monitorización fetal externa (continua o intermitente); monitorización fetal interna (pág. 347).

- Uso de oxitocina (para inducir o aumentar las contracciones; página 337)

- Posiciones para la expulsión (página 369).

- Episiotomía; el uso de los pasos necesarios para reducir la posibilidad de tener que practicar una episiotomía (pág. 350).

- Uso de fórceps (pág. 354).

- Cesárea (pág. 299).

- Aspiración de mucosidades del recién nacido; participación del padre.

- La presencia de otras personas importantes (además del esposo) durante la dilatación y/o la expulsión.

- La presencia de otros niños más mayores durante la expulsión o inmediatamente después.

- Tomar en brazos al bebé inmediatamente después de nacer; dar de mamar de inmediato.

◆ Posponer pesar el bebé y administrarle gotas para los ojos hasta después de que madre e hijo se hayan conocido.

Quizás la madre también desee incluir algunos temas referentes al posparto en el plan para el parto, tales como:

◆ Su presencia en el momento de pesar al bebé, de administrarle las gotas para los ojos, del examen pediátrico y de su primer baño.

◆ Alimentación del bebé en el hospital (si será controlada por el horario de la sala de recién nacidos o por el hambre del bebé; si la madre tendrá ayuda al amamantar; si se administrarán biberones suplementarios).

◆ Control de la congestión de los pechos si no se da de mamar (página 466).

◆ Circuncisión.

◆ Compartir la habitación con el bebé.

◆ Visitas de los demás niños a la madre y/o al bebé.

◆ Medicación o tratamientos tras el parto para la madre o el bebé.

◆ Duración de la estancia en el hospital, salvo complicaciones.

QUÉ ES IMPORTANTE SABER: TODO SOBRE LA MEDICACIÓN DURANTE EL PARTO

E l 19 de enero de 1847, el médico escocés James Young Simpson depositó media cucharadita de cloroformo sobre un pañuelo y luego mantuvo éste sobre la nariz de una mujer que iba dar a luz. Menos de media hora más tarde, esta mujer se convirtió en la primera que dio a luz bajo los efectos de la anestesia. (Sólo se produjo una complicación: cuando la mujer, cuyo primer bebé había nacido después de tres días de doloroso parto, despertó, el doctor Simpson no conseguía convencerla de que ya había tenido a su hijo.) Esta revolución de la práctica obstétrica fue bienvenida por las mujeres, pero rechazada por la clerecía y también por algunos miembros de la profesión médica, quienes creían que el dolor durante el parto (el castigo de la mujer por las indiscreciones de Eva en el Edén) era una cargo que la mujer debía soportar. El alivio del dolor sería inmoral.

Pero la oposición estaba condenada al fracaso. Cuando se supo que el parto no tenía por qué doler necesariamente, las pacientes de los obstetras ya no aceptaron más un "no" como respuesta a su deseo de ser aliviadas del dolor. Muy pronto, la pregunta ya no fue si la anestesia tenía o no un lugar en la obstetricia, sino qué tipo de anestesia sería más adecuada en el parto.

La búsqueda del analgésico perfecto —un fármaco que eliminara el dolor sin perjudicar a la madre ni al bebé— había empezado. Se realizaron progresos enormes (y aún se continúa progresando): los analgésicos y las anestesias son cada vez más seguros y eficaces.

Y luego, en los años 50 y 60 de nuestro siglo, la relación entre la medicación para el parto y las pacientes de los obstetras empezó a tambalearse. Las mujeres deseaban estar despiertas durante el nacimiento de sus hijos y experimentar cada una de las sensaciones del mismo, a pesar de las molestias. Deseaban que sus hijos llegaran al mundo tan despiertos como antes– en lugar de atontados por los efectos de la anestesia.

Durante los años 70 y a principios de los 80, un grupo de resueltas mujeres declararon la guerra a los médicos más recalcitrantes, al grito de guerra "parto natural para todos". Hoy en día, los facultativos y las pacientes bien informadas reconocen por igual que desear el alivio de los dolores es algo natural, y que por lo tanto la medicación analgésica puede tener un lugar en el parto natural. Aunque el parto sin medicación es considerado ideal, se admite que existen casos en que este ideal puede no serlo para la madre y/o el bebé.

Se recomienda la medicación cuando:

- La fase de dilatación es larga y complicada –dado que la tensión del dolor puede conducir a desequilibrios químicos que podrían interferir en las contracciones, comprometer el flujo sanguíneo al feto, y dejar exhausta a la madre, reduciendo su capacidad de empujar con eficacia.

- El dolor es más de lo que la madre puede tolerar, o interfiere en su capacidad para empujar.

- Se requiere el uso de fórceps (para facilitar la salida del bebé una vez que puede verse la cabeza por la vagina).

- Es necesario frente a una dilatación precipitada (preligrosamente rápida).

- La madre está tan nerviosa que está obstaculizando el proceso de dilatación.

La utilización prudente de cualquier tipo de medicación exige siempre una cuidadosa consideración de los riesgos y los beneficios. En el caso de los fármacos obstétricos, los riesgos y beneficios deben ser examinados para la madre y el bebé, lo que complica la ecuación. En algunas ocasiones, los riesgos de la medicación son claramente superiores a los beneficios que ofrece –como sucede por ejemplo cuando el feto, debido a que es prematuro o a otros factores, no parece ser lo bastante fuerte para enfrentarse al estrés combinado del parto *y* los fármacos.

La mayoría de los expertos opinan que cuando se utiliza una medicación para el parto, los beneficios pueden ser incrementados y los riesgos reducidos aplicando las siguientes medidas:

- Escogiendo un fármaco que tenga los menores efectos secundarios o riesgos posibles para la madre y el hijo y que a pesar de ello proporcione un alivio eficaz del dolor; suministrando el fármaco en las menores dosis que tengan eficacia, y administrándolo en el momento óptimo del parto. La exposición a un anestésico general suele ser minimizada en los partos por cesárea extrayendo el feto a los pocos minutos de administrarlo a la madre, antes de que tenga la posibilidad de atravesar la placenta en cantidades significativas.

◆ Solicitando que un anestesiólogo o anestesista experto administre la anestesia. (La embarazada tiene derecho a insitir en ello si debe ser sometida a anestesia general o local –espinal, epidural, etc.)

Una de las preocupaciones primordiales de la medicación en obstetricia estriba no sólo en la seguridad de la persona que recibe la medicación (la madre), sino también en la de un espectador inocente (el bebé). Los bebés cuyas madres reciben medicación durante el parto pueden nacer atontados, amodorrados, insensibles y a veces con dificultades de respiración y succión y con un latido cardíaco irregular. Sin embargo, los estudios realizados al respecto demuestran que si los fármacos han sido utilizados correctamente, estos efectos adversos desaparecen en gran parte poco después del nacimiento. Un feto puede superar un cierto grado de depresión o detención de la actividad que a veces es el resultado de un exceso de medicación durante la dilatación o demasiada anestesia durante la expulsión; solamente la depresión extrema es peligrosa. Si un bebé está tan drogado que no respira espontáneamente en el momento de nacer, la rápida aplicación de los métodos de reanimación impedirá que se produzcan lesiones permanentes.

Otra preocupación más en la administración de los analgésicos es cómo afectarán al progreso de la dilatación; si se proporcionan en un mal mo-

mento pueden retrasarla e incluso detenerla.

¿QUÉ TIPOS DE ALIVIO DEL DOLOR SE EMPLEAN COMÚNMENTE?

Durante la dilatación y el parto se pueden administrar diversos analgésicos (alivian el dolor), anestésicos (sustancias que producen una pérdida de la sensación) o ataráxicos (tranquilizantes). El fármaco que se administrará, si es que llega a utilizarse alguno, dependerá de la fase en que esté la dilatación, las preferencias de la paciente (excepto si se trata de una emergencia), el historial anterior de la madre, y sus condiciones en el momento del parto, así como las del bebé, y también de las preferencias y la pericia del obstetra y/o el anestesista. La eficacia dependerá de la mujer, de la dosificación y de otros factores. (En algunas pocas ocasiones, un fármaco no produce el efecto deseado y procura un alivio escaso o nulo del dolor.) En la obstetricia, el alivio del dolor se suele conseguir con uno de los fármacos siguientes:

Analgésicos. El clorhidrato de meperidina, un producto eficaz para aliviar el dolor, conocido habitualmente con el nombre comercial de Demerol[5], se utiliza frecuentemente como analgésico obstétrico. Es más eficaz administrado por vía intravenosa (inyectado lentamente en un aparato IV, de modo que sus efectos puedan ser calibrados) o por vía intramuscular

[5] En algunos países, Dolantina. Fue muy usada, pero hoy su uso es excepcional.

(una inyección, generalmente en los glúteos, aunque puede repetirse cada dos a cuatro horas según se precise). El Demerol no suele interferir en las contracciones, aunque a dosis elevadas puede parecer que las contracciones son menos frecuentes o más débiles. Puede ayudar realmente a normalizar las contracciones en caso de mal funcionamiento uterino. Al igual que otros analgésicos, el Demerol no suele administrarse hasta que el parto está ya bien establecido y se ha descartado la posibilidad de un parto falso, pero por lo menos dos o tres horas antes de la prevista para el nacimiento. La reacción de la madre ante este fármaco y el grado de alivio del dolor varían considerablemente. Algunas mujeres encuentran que las relaja y les permite controlar mejor las contracciones. Otras encuentran muy desagradable la sensación de adormecimiento y se sienten menos capaces por ello de colaborar en el parto. En función de la sensibilidad de la mujer, los posibles efectos secundarios que se pueden presentar son: náuseas, vómitos, depresión y un descenso de la presión sanguínea. El efecto que el Demerol ejercerá sobre el recién nacido depende de la dosis total y del momento en que fue administrado con respecto a la hora del nacimiento. Si es demasiado cerca del nacimiento, el bebé puede presentarse soñoliento e incapaz de succionar; en ocasiones se puede observar una depresión de la respiración y puede ser necesaria la administración de oxígeno. Estos efectos suelen ser de corta duración y en caso necesario, pueden ser combatidos. El Demerol también puede ser administrado después del parto, para aliviar el dolor de una cesárea o una episiotomía.

Tranquilizantes. Estos fármacos (como el Fenergán y el Tranxilium) se utilizan para relajar y calmar a una mujer que se muestre ansiosa, con el fin de que pueda participar más plenamente en el parto. Los tranquilizantes también pueden aumentar el efecto de los analgésicos, como por ejemplo del Demerol. Al igual que los analgésicos, los tranquilizantes suelen administrarse cuando el parto está ya bien establecido, y con bastante anterioridad al nacimiento. Pero ocasionalmente son utilizados en las primeras etapas del parto si una madre primeriza se muestra extremadamente nerviosa. Las reacciones de las mujeres a los efectos de los tranquilizantes son variables. Algunas agradecen la somnolencia que procuran; pero otras encuentran que dicha somnolencia les impide conservar el control. Una dosis pequeña puede servir para reducir la ansiedad sin menoscabar la atención. Una dosis mayor puede provocar un entorpecimiento del habla y un cierto entorpecimiento entre las contracciones – lo que dificulta la utilización de las técnicas aprendidas en los cursos de preparación al parto. Aunque los riesgos de los tranquilizantes para el feto o el recién nacido son mínimos (salvo en casos de sufrimiento fetal), es aconsejable que la parturienta y su asistente intenten aplicar las técnicas de relajación sin medicamentos antes de pedir una medicación.

Inhalantes. El óxido nitroso se usa muy poco hoy en día, salvo en combinación con otros fármacos para conseguir una anestesia general.

Bloqueadores nerviosos locales. Los anestésicos inyectados a lo largo del curso de un nervio o de varios nervios pueden ser utilizados para eliminar la sensibilidad de dicha región. En los partos, Los anestésicos pueden insensibilizar por completo el cuerpo de la cintura para abajo cuando se trata de partos quirúrgicos, o insensibilizar de modo parcial o total un área más reducida cuando se trate de un parto espontáneo. El bloqueo local presenta una ventaja con respecto a la anestesia general para los partos quirúrgicos: la madre está despierta durante el nacimiento y está consciente después del mismo. En un parto vaginal poseen el posible inconveniente de inhibir la necesidad de empujar. Ocasionalmente se puede administrar oxitocina para reavivar las contracciones que se han debilitado por efecto del anestésico. Con frecuencia se inserta un catéter (un tubo) en la vejiga para drenar la orina (ya que ha quedado suprimida también la necesidad de orinar). Los bloqueos utilizados con mayor frecuencia son: bloqueo pudendo, epidural o peridural[6] y caudal.

El bloqueo pudendo, utilizado ocasionalmente para aliviar el dolor del principio de la segunda fase del parto, suele ser reservado para los partos espontáneos o ayudas instrumentales fáciles. Administrado a través de una aguja insertada en el área perineal o vagina (mientras la madre se encuentra tendida de espaldas, con los pies en los estribos), reduce el dolor de la zona, pero no la molestia uterina. Resulta útil cuando se emplean los fórceps bajo, y sus efectos pueden prolongarse durante la episiotomía y la sutura. Es empleado a menudo en combinación con el Demerol o con un tranquilizante, para proporcionar un excelente alivio del dolor con relativa seguridad– incluso cuando no está presente un anestesiólogo.

El bloqueo epidural (o peridural lumbar) es cada vez más popular para los partos vaginales y por cesárea, así como para el alivio del dolor del parto. La razón principal de ello estriba en su relativa seguridad (se necesita menos cantidad de fármaco para conseguir el efecto deseado) y su facilidad de administración. El fármaco (habitualmente la bupivacaína, la lidocaína o la cloroprocaína) es administrado en función de las necesidades durante la dilatación y/o el parto, a través de un fino tubo que ha sido insertado a través de una aguja en la espalda (después de aplicar una anestesia local a la zona) hasta el espacio epidural existente entre la médula espinal y la membrana exterior, habitualmente mientras la madre se halla tendida sobre su lado izquierdo o se sienta y se apoya en la mesa para conservar el equilibrio. Puede dejarse la medicación a tiempo de permitir que la madre tenga un control completo sobre los esfuerzos para empujar, y puede volverse a administrar después del parto, durante la reparación de la episiotomía, si es que ésta se ha practicado. Se controla con frecuencia la presión sanguínea, ya que esta intervención puede hacerla bajar súbitamente. Para contrarrestar esta reacción se puede administrar líquido, y posiblemente una medicación, por vía intravenosa. También puede resultar útil la inclinación del útero hacia la izquierda. Debido al riesgo de un descenso de la presión sanguínea, la epidural no se suele utilizar cuando existe una complicación he-

---

[6] Raquianestesia. (*Nota del revisor.*)

morrágica, como por ejemplo una placenta previa, una preeclampsia grave o una eclampsia o sufrimiento fetal. Debido a que la anestesia epidural a veces se encuentra asociada a una disminución del latido cardíaco fetal, generalmente se requiere un control fetal continuado.

A medida que la anestesia epidural se ha ido haciendo más popular, se han ido poniendo de manifiesto algunas desventajas. Debido a que puede bloquear los deseos de empujar de la madre, las extracciones mediante fórceps o al vacío son más frecuentes para poder completar la expulsión. También existen ciertas pruebas que sugieren que en los partos de primerizas la epidural puede aumentar las probabilidades de que se precisa una cesárea. Por ello, aunque la epidural es un medio analgésico valioso durante la dilatación, no debería usarse rutinariamente.

La raquianestesia (para una cesárea y para un parto vaginal) se administra en una dosis única inmediatamente antes del parto. La madre se tiende sobre el costado (con la espalda doblada, y con las rodillas y el cuello flexionados) y se le inyecta un anestésico en el líquido que rodea a la médula espinal. Se pueden producir náuseas y vómitos mientras duran los efectos del fármaco, entre 1 y 1 1/2 horas. Al igual que en el bloqueo epidural, existe el peligro de una caída de la presión sanguínea. La elevación de las piernas, el desplazamiento del útero hacia la izquierda, la administración intravenosa de líquido, y ocasionalmente, de medicación, se utilizan para prevenir o contrarrestar esta complicación. Después del parto, las pacientes con bloqueo espinal suelen permanecer tendidas sobre la espalda durante unas ocho horas y unas pocas experimentan a veces dolor de cabeza. Al igual que en el caso de los bloqueos epidurales, los espinales no se suelen utilizar cuando existe placenta previa, preeclampsia o eclampsia, o sufrimiento fetal.

El bloqueo caudal es similar al epidural, salvo por el hecho de que bloquea la sensibilidad en un área más limitada, de que necesita una dosis mayor para ser eficaz y de que exige una mayor habilidad por parte del anestesiólogo. También inhibe los trabajos del parto. Debido a estos riesgos potenciales, actualmente se emplea menos que años atrás.

Anestesia general. Aunque antiguamente era el modo más popular de aliviar los dolores del parto, en la actualidad la anestesia general –que hace dormir a la paciente– se utiliza casi exclusivamente para los partos quirúrgicos, y ocasionalmente para la salida de la cabeza en un parto vaginal de nalgas. Debido a su rápido efecto, es el tipo de anestesia empleado con mayor frecuencia en las cesáreas de emergencia, cuando no hay tiempo para administrar un anestésico regional.

Los inhalantes, como los utilizados para obtener un efecto analgésico, se emplean para inducir la anestesia general – a menudo en combinación con otros agentes. Los administra un anestesiólogo en la sala de operaciones/partos. La madre está despierta durante las preparaciones y queda inconsciente sólo unos pocos minutos mientras nace el bebé. Cuando se despierta, es posible que se sienta desorientada e intranquila. Puede tener un acceso de tos o la garganta dolorida (debido al tubo endotraqueal), náuseas y vómitos, y encontrarse con que su vejiga y sus intestinos pueden mostrarse perezosos. Otro posible efecto secundario es un descenso temporal de la presión sanguínea.

El problema principal de la anestesia general es que el feto queda tan sedado como la madre. Sin embargo, el efecto sedante sobre el feto puede ser minimizado administrando la anestesia lo más cerca posible del nacimiento. De este modo, el bebé puede nacer antes de que el anestésico haya llegado hasta él en cantidades significativas. La administración de oxígeno a la madre y que ésta se eche sobre el costado (generalmente el izquierdo) pueden ayudar también a que el feto obtenga oxígeno.

El otro riesgo importante de la anestesia general consiste en que la madre puede vomitar y aspirar (inhalar) luego el material vomitado, lo que puede causar complicaciones, como por ejemplo una neumonía por aspiración. Esta es la razón de que se pida a las futuras madres que no coman cuando van de parto y de que, en caso de que deba administrárseles una anestesia general, se les inserte un tubo a través de la boca, hasta la garganta, para impedir la aspiración. También se les pueden administrar antiácidos para neutralizar los ácidos del estómago en caso de que hayan inhalado los vómitos.

Hipnosis. A pesar de la mala reputación que haya podido adquirir en los cabarets y clubs nocturnos, la hipnosis manejada por personas expertas puede proporcionar una vía legítima, médicamente aceptable, para aliviar el dolor. En realidad, la hipnosis no tiene nada de misteriosa. La sugestión y el poder de la mente sobre la materia son enseñados en toda buena clase de preparación al parto. Con la hipnosis se consigue un nivel muy elevado de sugestión, gracias al cual (y en función de la susceptibilidad individual y del tipo de hipnosis utilizado) se puede conseguir desde la relajación de la paciente hasta la completa supresión de su conciencia del dolor. Sólo uno de cada cuatro adultos es hipnotizable hasta cierto grado. (Un porcentaje muy reducido de pacientes pueden incluso sufrir un parto por cesárea sin medicación y sin sentir ningún dolor.)

El adiestramiento hipnótico de una paciente para el parto debería empezar semanas o incluso meses antes, con un médico titulado en la materia u otro médico recomendado por el obstetra. Se puede emplear la autohipnosis o bien depender del médico, quien será el encargado de hacer las sugestiones. En cualquier caso, la hipnosis se debe aplicar con cautela –la hipnosis también se puede usar incorrectamente.

Otros métodos de aliviar el dolor. Existen diversas técnicas destinadas a reducir la percepción del dolor que no requieren el uso de fármacos, y que a veces son eficaces. Son particularmente adecuados para mujeres que se están recuperando del uso habitual de alcohol o drogas, y para aquéllas que no desean utilizar los fármacos por otras razones.

ENET (Estimulación nerviosa eléctrica transcutánea). La ENET usa electrodos para estimular las vías nerviosas al útero y la cérvix. Existe la teoría de que esta estimulación bloquea otras señales sensoriales que también pasan por dichas vías. La intensidad de la estimulación es controlada por la paciente, lo que le permite incrementarla durante las contracciones y reducirla entre ellas. Cada vez hay más hospitales que disponen de este sistema, y podría valer la pena saber si donde se atenderá es uno de ellos.

Acupuntura. Popular desde hace mucho tiempo en China y a veces utilizada en los EE.UU. y Europa, probablemente la acupuntura actúa según los mismos principios que la ENET. Pero la estimulación es suministrada por unas agujas insertadas y manipuladas a través de la piel.

Alteración de los factores de riesgo de aumentar la percepción del dolor. Diversos factores, tanto emocionales como físicos, pueden afectar a cómo una mujer percibe el dolor del parto. Alterándolos, a menudo se puede aumentar el bienestar durante la dilatación (véase pág. 368).

Terapia física. Masajes, calor, presión o contrapresión administrados por un profesional de la salud, la pareja o un amigo, a menudo aminoran la percepción del dolor.

Distracción. Cualquier cosa —ver la TV, oír música, meditar, practicar ejercicios de respiración— que mantenga la mente de la mujer alejada del dolor, puede hacer disminuir la percepción de éste.

DECISIÓN

Ante el nacimiento de sus bebés, las mujeres tienen hoy en día más opciones que nunca. Y con la excepción de ciertas situaciones de emergencia, la decisión de recibir o no una medicación durante el parto podrá tomarla en gran parte la propia interesada. A continuación se detalla el modo de tomar la mejor decisión posible, para la madre y para el bebé:

◆ Hablar del alivio del dolor y de la anestesia con el médico mucho antes de que empiecen los dolores del parto. La experiencia del médico lo convierte en un aliado muy valioso en el momento de tomar una decisión al respecto. La futura madre deberá informarse de lo siguiente mucho antes de que empiece la primera contracción: qué tipos de fármacos o procedimientos suele emplear su médico; qué efectos secundarios puede experimentar la madre y/o el bebé; cuándo considera el médico como absolutamente necesaria la medicación; cuándo considera que la opción tan sólo incumbe a la futura madre.

◆ Reconocer que, aunque el parto es una experiencia natural por la que muchas mujeres pueden pasar sin medicación, no es un intento de pasar una dura prueba o un examen de valentía, fuerza o resistencia. El dolor del parto ha sido descrito como el más intenso que puede experimentar un ser humano. La tecnología médica ha proporcionado a las mujeres la opción de aliviar ese dolor mediante la medicación. Esta opción no sólo es aceptable, en ciertos casos es la preferible.

◆ Tener en cuenta que tomar medicación para el parto (o cualquier medicación) entraña tantos riesgos como beneficios, y sólo debería usarse cuando los segundos superen a los primeros.

◆ No decidirse ni aferrarse a una idea con anticipación. Aunque está bien que la embarazada teorice sobre lo que podría ser mejor para ella bajo ciertas circunstancias, es imposible predecir qué tipo de dilatación o de expulsión tendrá, cómo responderá a las contracciones, y si deseará, necesitará o estará obligada a recibir medicación. Incluso en el caso de que sepa ya que el parto será por cesárea, puede planificar provisionalmente la administración de una anestesia epidural o espinal; Las complicaciones de última hora podrían exigir el uso de una anestesia general.

◆ Si durante el parto siente la necesidad de que se le administre una medicación, deberá discutirlo con su asistente y con la enfermera o el médico. Pero es mejor que no insista en que le sea administrada inmediatamente. Debe intentar aguantar durante unos 15 minutos, haciendo el mejor uso posible de este tiempo – concentrarse aún más en las técnicas de relajación y respiración; aceptar toda la ayuda que su acompañante pueda proporcionarle. Es posible que se dé cuenta de que, con un poco más de ayuda, puede soportar el dolor, o de que los progresos que ha efectuado en estos 15 minutos le han dado el coraje necesario para continuar sin medicación. Si después de esperar estos 15 minutos, la mujer considera que aún necesita un alivio del dolor, o que lo necesita incluso bastante antes, deberá pedirlo – y sin sentirse culpable por ello. En caso de que el médico decida que la mujer necesita inmediatamente una medicación, por ella o por su bebé, no es aconsejable esperar.

◆ Recordar que el bienestar de la mujer y el de su bebé constituyen la prioridad número uno (como ha sucedido durante todo el embarazo) y no una imagen sobre el parto preconcebida e idealizada. Todas las decisiones deberán tomarse teniendo esta prioridad en mente.

12
El octavo mes

Qué Se Puede Esperar En La Visita De Este Mes

Después de las 32 semanas, es probable que el médico le pida a la futura madre que acuda a la consulta cada dos semanas, para poder controlar más de cerca su estado. El médico examinará probablemente los siguientes puntos, en función de las necesidades particulares de la embarazada y de las costumbres del propio médico[1]:

- Peso y presión sanguínea.

- Orina, para detectar azúcar y albúmina.

- Latido cardíaco del feto.

- Altura del fondo del útero (parte superior de la matriz).

- Tamaño (es posible establecer un peso aproximado) y posición del feto, mediante palpación.

- Manos y pies, para detectar edema (hinchazón); piernas, para detectar venas varicosas.

- Síntomas que ha experimentado la futura madre, en especial los poco habituales.

- Preguntas y problemas que la mujer desee discutir –es aconsejable llevar una lista a la consulta.

Qué Se Puede Sentir

Se pueden experimentar todos estos síntomas en un momento u otro, o bien sólo unos pocos. Algunos pueden continuar desde el mes pasado y otros serán nuevos o apenas perceptibles. También es posible que la embarazada experimente otros síntomas menos comunes.

FÍSICOS:

- Actividad fetal intensa y regular.

- Flujo vaginal blanquecino paulatinamente más abundante (leucorrea).

---

[1] Véase el Apéndice para una explicación de los procedimientos y pruebas efectuados.

- Estreñimiento creciente.

- Acidez de estómago e indigestión, flatulencia e hinchazón.

- Dolores de cabeza, mareos o desvanecimientos ocasionales.

- Congestión nasal y hemorragias nasales ocasionales; embotamiento de los oídos.

- "Cepillo de dientes rosado" debido a que sangran las encías.

- Calambres en las piernas.

- Dolor de espalda.

- Edema benigno (hinchazón) de los tobillos y los pies, y ocasionalmente de las manos y la cara.

- Venas varicosas en las piernas

- Hemorroides.

- Prurito en el abdomen.

- Falta creciente de aliento a medida que el útero se desplaza a los pulmones, que se alivia al bajar el bebé.

- Dificultades para dormir.

- Contracciones de Braxton Hicks en aumento.

- Torpeza creciente.

- Calostro en los pechos, que sale espontáneamente o por presión (aunque esta sustancia anterior a la leche puede no aparecer hasta después del parto).

EMOCIONALES:

- Ansiedad creciente de que termine el embarazo.

LA MADRE Y EL BEBÉ DURANTE ESTE MES

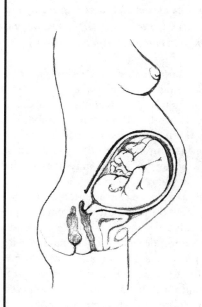

Hacia el final del octavo mes, el bebé mide aproximadamente 18 pulgadas (45 centímetros) y pesa 5½ libras (2,5 kilos). Durante este período experimenta un importante crecimiento, sobre todo en el cerebro, y el feto puede ver y oír. La mayoría de los sistemas de su cuerpo están bien desarrollados, pero los pulmones pueden ser aún inmaduros. El bebé tiene excelentes posibilidades de sobrevivir si nace en este mes.

- Aprensión acerca de la salud del bebé y acerca del parto.

- Distracciones crecientes.

- Excitación al darse cuenta de que *ahora* ya no falta mucho.

QUÉ PUEDE PREOCUPAR

FALTA DE ALIENTO

"Algunas veces siento dificultades para respirar. ¿Puede significar que mi bebé no recibe el oxígeno suficiente?"

La falta de aliento no significa que la madre –o el bebé–, esté falta de oxígeno. De hecho, los cambios que se producen durante el embarazo en el sistema respiratorio permiten que las mujeres aspiren *más* oxígeno y lo aprovechen con mayor eficacia. Sin embargo, la mayoría de las embarazadas experimentan dificultades más o menos intensas para respirar (algunas las describen como una sensación de necesidad consciente de respirar más profundamente) – sobre todo durante el último trimestre, cuando el útero presiona cada vez más sobre el diafragma, empujando a los pulmones. El problema suele disminuir cuando se produce el aligeramiento (cuando el feto desciende hacia la pelvis, en el primer embarazo habitualmente dos o tres semanas antes del parto). Mientras tanto, la futura madre podrá respirar mejor si se sienta bien recta en vez de dejarse caer en un sillón, si duerme con el cuerpo algo levantado y si evita el cansancio exagerado.

Las mujeres que tienen un vientre "bajo" durante todo su embarazo quizás no experimenten jamás una falta de aliento tan exagerada, y esto también es normal.

La falta de aliento grave, no obstante, que va acompañada de una respiración rápida, labios y puntas de los dedos azulados, dolor pectoral y/o pulso rápido requieren una llamada inmediata al médico o para más seguridad el traslado a un servicio de urgencias.

UN COSQUILLEO EN LAS COSTILLAS

"Me siento como si mi bebé me hubiera introducido los pies en la caja toráccica –y eso duele de verdad."

Durante los últimos meses, cuando los fetos no siempre se encuentran cómodos en su reducido espacio, a menudo parece que encuentran un ajustado hueco para sus pies entre las costillas de su madre, y este es un tipo de cosquilleo en las costillas que no resulta agradable. Si la madre cambia de posición, quizás convenza al bebé de hacer lo mismo. Unos pocos movimientos del dromedario (pág. 236) pueden desalojarlo. O se intentará respirar hondo mientras se levanta un brazo por encima de la cabeza, y luego se exhalará mientras se baja el brazo; y se repetirá el ejercicio varias veces con cada brazo.

Si ninguna de estas tácticas surte efecto, se renunciará. Cuando el bebé baje hacia la pelvis, lo que suele suceder dos o tres semanas antes de dar a luz en los primeros embarazos (pero no hasta empezar la dilatación en los subsiguientes), probablemente no será capaz de hacer llegar sus pies tan alto.

INCONTINENCIA DE LA ORINA

"A veces se me escapa algo de orina. ¿Pasa alga malo?"

Durante el último trimestre, a algunas mujeres se les escapa un poco de orina –generalmente, sólo cuando ríen (o tosen, o estornudan). Esto se denomina incontinencia de la orina y durante el embarazo es el resultado de la presión que el útero que va creciendo ejerce sobre la vejiga. Hacer los ejercicios de Kegel (véase pág. 234), que también son útiles para dar firmeza a los músculos pélvicos para el parto y la recuperación del posparto, puede ser de gran ayuda. También pueden ayudar a prevenir la incontinencia del posparto.

AUMENTO DE PESO Y TAMAÑO DEL BEBÉ

"He aumentado tanto de peso que me temo que el bebé será muy grande y que el parto resultará difícil."

El que la futura madre haya aumentado mucho de peso no significa necesariamente que también lo haya hecho su bebé. Incluso con un aumento de 35 a 40 libras (16 ó 18.5 kilos) se puede tener un bebé de 5 a 6 libras (2.5 ó 3 kilos), o incluso uno más pequeño si el peso se ganó en gran proporción mediante alimentos poco sanos. Pero, por término medio, un mayor aumento de peso producirá un bebé más grande. El tamaño del bebé puede determinarse también por el tamaño que tenía la madre cuando nació (si era grande al nacer, su bebé

también puede serlo) y por el peso que tenía antes de quedar embarazada (en general, las mujeres más pesadas tienen bebés más pesados). Mediante la palpación del abdomen y la medición de la altura del fondo del útero (la parte superior de la matriz), el médico podrá hacerse una idea sobre el tamaño del bebé, aunque estas "valoraciones aproximadas" pueden tener un error de 1 libra (½ kilo) o más. Con una sonografía se puede obtener una idea más aproximada, pero también en este caso puede haber errores.

Pero incluso si el bebé es grande, ello no significa automáticamente que el parto será difícil. Aunque un bebé de 5 a 6 libras (2.5 ó 3 kilos) nace a menudo con mayor rapidez que uno de 7 a 8 libras (3.5-4 kilos), muchas mujeres pueden dar a luz de modo natural y sin problemas a un bebé bastante grande. Hace tiempo se realizaba de modo rutinario una radiografía de la madre para detectar si existía o no una desproporción feto-pélvica. Pero la experiencia y la investigación han demostrado que la radiografía no es un medio exacto para predecir si el bebé puede pasar o no a través del canal del parto, debido en parte a que no puede prever hasta qué punto la cabeza fetal se amoldará a las dimensiones de dicho canal. Aunque el riesgo de una radiografía es bajo, sólo se realiza cuando los beneficios de este método de exploración son superiores a sus riesgos.

En los casos en que existe alguna sospecha de desproporción feto-pélvica, es más común hoy en día que el médico permita que el parto se inicie. Este intento de dilatación es cuidadosamente controlado, y si la cabeza del feto desciende y la cérvix se dilata a un ritmo normal, se permitirá que el parto prosiga. Si no progresa, se intentará acelerarlo mediante la administración de oxitocina. Y si a pesar de ello no adelanta, se suele practicar una cesárea.

VOLUMEN Y FORMA DE LA BARRIGA

"Todo el mundo me dice que mi barriga parece pequeña y baja para los ocho meses de embarazo. ¿Puede ser que mi hijo no esté creciendo correctamente?"

Sería una buena idea incluir los tapones para las orejas y los antifaces para tapar la vista en el vestuario maternal de toda mujer embarazada. Con su uso se evitarían durante nueve meses las preocupaciones generadas por los desencaminados comentarios y consejos de los parientes, los amigos e incluso de los desconocidos, y no necesitaría comparar su barriga con la de otras mujeres embarazadas, que la tienen más voluminosa, más pequeña, más alta o más baja.

Del mismo modo que no existen dos mujeres no embarazadas que tengan exactamente las mismas proporciones, tampoco se encuentran dos mujeres embarazadas cuyas siluetas sean idénticas. La forma de la barriga, así como su tamaño, dependerán de si la futura madre es alta o baja, de si estaba delgada o no tan delgada antes de quedar encinta, etc. Y pocas veces constituye una indicación del tamaño del bebé. Una mujer bajita y menuda, con una barriga baja y poco voluminosa, puede dar a luz a un bebé más grande que una mujer de estructura ósea más ancha cuya barriga sea alta y más pronunciada.

El médico es el único que puede determinar de manera fiable los progresos y la salud del bebé. Cuando la embarazada no se encuentra en la consulta de su obstetra, lo mejor que puede hacer es ponerse los tapones en las orejas y el antifaz delante de los ojos – así se evitará muchas preocupaciones.

PRESENTACIÓN Y POSICIÓN DEL BEBÉ

"El doctor me ha dicho que el bebé se encuentra en una posición de nalgas. ¿Cómo afectará esto al parto?"

Nunca es demasiado pronto para que la embarazada se prepare para la posibilidad de un parto de nalgas, pero el octavo mes es decididamente demasiado pronto para que se resigne a ello. La mayoría de los bebés se giran y se disponen cabeza abajo entre las semanas 32 y 36 del embarazo, pero algunos mantienen a sus padres y al médico en estado de suspenso hasta unos pocos días antes del parto.

Algunas enfermeras comadronas recomiendan a las embarazadas que realicen ejercicios en las últimas ocho semanas para conseguir que un bebé en posición de nalgas gire sobre sí mismo en el útero. No se dispone de pruebas médicas que demuestren que dichos ejercicios sean eficaces, pero tampoco existen pruebas de que puedan ser perjudiciales.

Cuando el feto se encuentra aún en posición de nalgas cuando está próxima la fecha calculada del parto, algunos médicos abogan en favor de una versión fetal – un giro del feto desde la posición de nalgas a la posición de vértice o cabeza abajo. Aplicando las manos sobre el abdomen de la madre, el médico desplaza de modo suave, y a menudo guiándose con ultrasonidos, al feto hasta cambiarlo gradualmente de posición. El estado del feto es controlado continuamente para asegurarse de que el cordón umbilical no queda accidentalmente comprimido o de que la placenta no es lesionada. La versión se realiza mejor al final del embarazo o incluso en las primeras fases del parto, cuando el útero se halla aún relativamente relajado. Una vez que han dado la vuelta, la mayoría de los fetos permanecen cabeza abajo, pero unos pocos vuelven a la posición de nalgas antes del parto.

Cuando tiene éxito (lo que sucede en más de la mitad de los casos) la versión fetal puede reducir las probabilidades de que sea necesario practicar una cesárea. Por ello, la versión fetal se ha hecho muy popular, y la

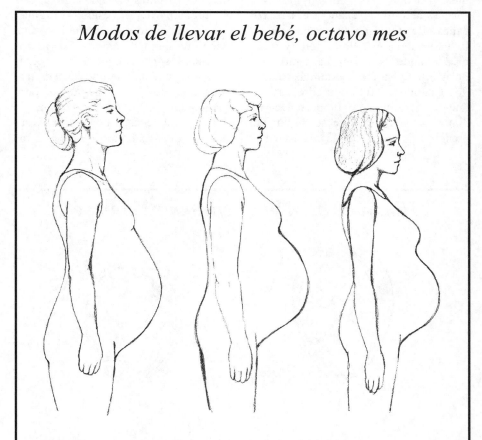

Modos de llevar el bebé, octavo mes

Estas son sólo tres de las muy distintas maneras en que una mujer puede llevar su bebé hacia el final del octavo mes de embarazo. Las variaciones al respecto son incluso mayores que en meses anteriores. En función del tamaño y de la posición del bebé, así como de la altura de la madre y del peso que haya aumentado, la barriga será más alta o más baja, más ancha o más estrecha.

mayoría de los médicos la usan al menos en ciertos casos. No obstante, algunos dudan en usarla debido a la posibilidad de que surjan complicaciones. Sólo los facultativos entrenados para llevar a cabo la versión fetal –y preparados para llevar a cabo una cesárea de emergencia si surgen problemas– deberían ponerla en práctica.

La presentación de nalgas es más común cuando el feto es más pequeño de lo normal y no llena totalmente el útero, cuando la matriz tiene una forma inhabitual, cuando existe un exceso de líquido amniótico, cuando la madre lleva más de un feto, y también cuando la mujer ha tenido ya otros hijos y su útero está más relajado. Cuando la futura madre se encuentre con que su bebé pertenece al 3 ó 4 % de bebés que se hallan en posición de nalgas al llegar el térmi-

no del embarazo, deberá discutir las posibilidades con su médico (por lo general, las matronas no tratan los casos de presentación de nalgas). Es posible que pueda tener un parto vaginal normal, o que, en función de diversos factores, deba ser sometida a una cesárea. (Lo que, por otra parte, *no* es el fin del mundo; toda mujer embarazada debería estar preparada de todos modos para esta eventualidad. Véase la pág. 379.)

Parece ser que existen pocas pruebas consistentes de que una u otra forma, el parto por cesárea o vaginal, sea la mejor forma de dar a luz un bebé que viene de nalgas. Los partos vaginales son perfectamente seguros en aproximadamente uno de cada tres o de cada dos partos de nalgas, pero *únicamente* si el médico tiene la experiencia necesaria para ello. Algunos estudios realizados acerca de los

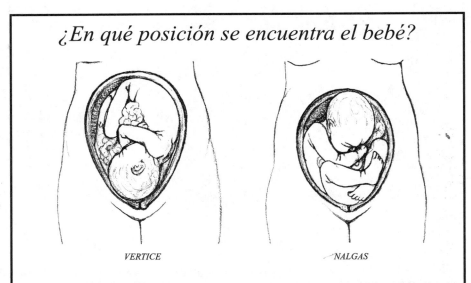

¿En qué posición se encuentra el bebé?

VERTICE   NALGAS

Aproximadamente un 96 % de todos los bebés se presentan con la cabeza hacia abajo (de vértice). Los restantes suelen encontrarse en una u otra de las posiciones de nalgas. La ilustración muestra una presentación de nalgas completa.

partos vaginales con presentación de nalgas muestran que los riesgos potenciales no siempre proceden del parto mismo, sino de la propia causa de la presentación anormal del feto: por ejemplo, si el bebé es prematuro o pequeño, si existen fetos múltiples o bien si se presenta algún otro problema congénito.

Algunos médicos practican la cesárea de forma rutinaria cuando el bebé se presenta de nalgas, en la creencia de que ésta es la mejor ruta que el feto puede seguir (en el actual clima de negligencias médicas, también puede ser la mejor ruta para el mismo médico, ya que evita la posibilidad de ser culpado si el bebé resulta perjudicado al nacer por vía vaginal en vez de por cesárea). Otros, persuadidos por sus buenas experiencias o por las de sus colegas, de que un feto que viene de nalgas puede nacer vaginalmente sin ningún problema, permiten que se dé un intento de dilatación cuando existen las condiciones siguientes:

◆ El bebé se halla en posición de nalgas completas (con las piernas dobladas contra la parte anterior del cuerpo).

◆ Se ha determinado que el bebé es suficientemente pequeño (por lo general de menos de 8 libras/4 kg) para pasar fácilmente por la pelvis, pero no tan pequeño (de menos de 5½ libras/2,5 kg) que un parto vaginal fuera peligroso. Por regla general, los bebés de menos de 36 semanas que se presentan de nalgas nacen por cesárea.

◆ No hay pruebas de que exista placenta previa, prolapso del cordón umbilical o sufrimiento fetal que no puedan ser remediados con facilidad.

◆ La madre no presenta ningún problema médico u obstétrico que pudiera complicar el parto vaginal, tiene un tamaño pélvico adecuado y no tiene en su historial partos dificultosos o traumáticos. Algunos médicos precisan además el requisito de que la madre tenga menos de 35 años.

◆ La parte presentada del feto se encuentra encajada en la pelvis cuando empieza el parto.

◆ La cabeza del feto no está hiperextendida, sino doblada sobre el pecho.

◆ Todo está preparado para un parto quirúrgico de emergencia por si de repente fuese necesario realizar uno.

El parto de nalgas es iniciado a modo de prueba en una sala de partos equipada quirúrgicamente. Si todo va bien, se le deja continuar. Si no progresa, o si el cuello de la matriz se dilata con demasiada lentitud, el médico y el equipo quirúrgico se hallan preparados para realizar una cesárea en cuestión de minutos. Es absolutamente esencial un continuo registro electrónico del feto. Con frecuencia se administra un bloqueo nervioso epidural (véase la pág. 282) para impedir que la madre empuje con demasiada intensidad antes de que haya dilatado totalmente (lo que podría provocar que el cordón quedara comprimido entre el bebé y la pelvis). En algunas ocasiones se administra una anestesia general a la madre cuando el bebé está ya a medio camino, para permitir la rápida conclusión del parto por parte del médico. Se pueden utilizar los fórceps para mantener la cabeza adecuadamente flexionada, y para ayudar a salir la cabeza sin tirar demasiado del cuerpo o del cuello. Con frecuencia se efectúa una episiotomía para facilitar el proceso.

A veces, cuando se ha planificado una cesárea, la dilatación es tan rápida que las nalgas del bebé resbalan introduciéndose dentro de la cavidad pélvica antes de que se inicie el proceso quirúrgico. En tal caso, la mayoría de los médicos intentarán que tenga lugar un parto vaginal en vez de una cesárea dificultosa y con prisas.

"¿Cómo puedo saber si mi bebé está colocado en la posición correcta para el parto?"

Jugar a "adivinar qué es este bulto" (intentando decidir qué son los hombros, los codos y las nalgas) puede ser más entretenido que mirar la TV, pero no es el modo más exacto de determinar la posición del bebé. El médico o la enfermera comadrona logrará hacerse una idea bastante más correcta de la posición del feto, palpando el abdomen de la embarazada con las manos planas, para reconocer las distintas partes del cuerpo del bebé. Así, por ejemplo, la espalda del bebé suele ser una superficie lisa, convexa, situada en la cara opuesta de una serie de pequeñas irregularidades que son las manos, los pies y los codos. En el octavo mes del embarazo, la cabeza del feto suele estar situada cerca de la pelvis; es redonda, firme y después de empujarla, vuelve a su posición inicial sin que se mueva el resto del cuerpo. Las nalgas del bebé tienen una forma menos regular

y son más blandas que su cabeza. La localización del latido cardíaco fetal constituye otra indicación de la posición del bebé – si éste se halla cabeza abajo, su corazón suele ser detectado en la mitad inferior del abdomen de la madre; el latido cardíaco será más sonoro si la espalda del bebé se halla en la parte frontal del abdomen de la madre. En caso de dudas, una sonografía ayudará a verificar la posición del feto.

SEGURIDAD DE LA MADRE DURANTE EL PARTO

"Ya sé que la ciencia médica ha eliminado casi todos los riesgos del parto, pero a pesar de todo tengo miedo de morir durante el nacimiento de mi bebé."

Hubo un tiempo en que las madres arriesgaban su vida cada vez que tenían un bebé; y aún sucede así en algunas partes del mundo. Pero hoy en día, en los países occidentales, el riesgo para la vida de la madre durante el parto es virtualmente nulo. Tan sólo 1 de cada 10,000 mujeres mueren en el alumbramiento. Y esta cifra incluye no sólo a las mujeres que padecen una dolencia cardíaca crónica y otras enfermedades graves, sino también a aquéllas que dan a luz en lugares aisladas y sin asistencia médica.

En resumen, incluso cuando el embarazo se halla dentro del grupo de los de mayor riesgo —cosa poco probable— las posibilidades de sobrevivir al parto son mejores que las de sobrevivir a una ida al supermercado en auto o a una caminata por una calle muy concurrida.

POSIBILIDAD PARA UN PARTO NORMAL

"Mido sólo 5 pies (1,5 metros) y soy más bien estrecha. Me temo que tendré problemas para dar a luz."

Afortunadamente, lo que cuenta cuando se trata de un parto, es lo que hay dentro del cuerpo, y no fuera de él. La forma y el tamaño de la pelvis en relación con el tamaño de la cabeza del bebé es lo que determina la dificultad del parto. Y no siempre se puede enjuiciar la pelvis desde fuera. Una mujer baja y esbelta puede tener una pelvis más ancha que una mujer alta y cuadrada. Sólo el médico puede estimar correctamente las medidas de la pelvis – habitualmente sobre la base de las mediciones realizadas durante el primer examen prenatal. Si se plantea alguna duda acerca de la suficiencia de la pelvis durante el parto, se realizará una sonografía.

Evidentemente, el tamaño de la pelvis, como el de todas las estructuras óseas, suele ser más reducido en las personas de estatura baja. Así, por ejemplo, las mujeres asiáticas suelen tener la pelvis más pequeña que las mujeres nórdicas. Pero afortunadamente, la naturaleza es sabia y no dota a una mujer asiática con un bebé de tamaño nórdico – incluso si el padre mide 5'10" (1,80). Por regla general, los bebés se ajustan bastante bien al tamaño de sus madres.

PARTO DE GEMELOS

"Estoy esperando gemelos. ¿En qué se va a diferenciar mi parto del de otra mujer?"

Puede que no existan diferencias –aparte de que los esfuerzos se verán recompensados por duplicado. Muchos partos gemelares son normales, vaginales y sin complicaciones[2].

No obstante, no es sorprendente que existan más posibilidades de complicaciones cuando se dan a luz gemelos. En la mayoría de los casos los problemas no aparecen durante la primera fase de la dilatación, que en realidad es más corta, como promedio, en los partos gemelares. (Y aunque la dilatación activa y la fase de empujar generalmente son más largas, el tiempo transcurrido desde la primera contracción hasta el nacimiento de los bebés generalmente es más corto.) Aunque la mayoría de los gemelos pueden nacer por vía vaginal (a veces con el uso de fórceps para evitar que los bebés sufran un trauma excesivo), generalmente se recomienda que haya un anestesista cerca para el caso de que se deba practicar una cesárea. Generalmente también se halla presente un pediatra o un especialista en medicina neonatal, listo para tratar de inmediato cualquier problema de los recién nacidos. A menudo ambos fetos son monitorizados, uno externamente y el otro internamente, mediante electrodos en el cuero cabelludo.

Con los gemelos, como bien pronto podrá constatar esta mujer, puede esperarse lo inesperado. Y esto puede empezar ya en el parto. Debido a que hay más de un bebé, y posiblemente más de una serie de circunstancias, puede que haya más de un tipo de parto. A veces, después de que el pri-

---

[2] Con cada aumento del número de fetos, no obstante, aumenta también la probabilidad de tener que sufrir una cesárea.

mer bebé nazca fácilmente por vía vaginal, el segundo, que se encuentra atravesado y no puede ser girado, tiene que ser extraído por el abdomen. Puede darse el caso de que, a pesar de que la bolsa amniótica del primer feto se haya roto espontáneamente, la del otro gemelo deba romperse artificialmente.

En la mayoría de los casos, el segundo gemelo nace en los 20 minutos que siguen a la salida del primer bebé. Si el segundo va a paso de tortuga, puede que el médico administre oxitocina o use los fórceps para facilitar el parto, o que practique una cesárea. Una vez que los dos bebés han nacido, la placenta o placentas suelen separarse rápidamente. Pero a veces el alumbramiento es lento y entonces se requiere de alguna ayuda por parte del médico.

ALMACENAMIENTO DE LA SANGRE DE LA PROPIA MADRE

"Estoy preocupada por la posibilidad de tener que sufrir una transfusión durante el parto y de recibir sangre contaminada. ¿Puedo almacenar mi propia sangre con anticipación?"

En primer lugar, existen muy pocas probabilidades de que se precise una transfusión de sangre. Sólo un 1% de los partos vaginales y un 2 % de los partos por cesárea la precisan. Típicamente, la mujer pierde sólo de 1 a 2 tazas de sangre (de 1/4 a 1/2 litro) durante el parto vaginal y de 2 a 4 tazas durante una cesárea. Dicha pérdida no presenta problemas, dado que el volumen sanguíneo

durante el embarazo ha aumentado de un 40 a un 50 %. En segundo lugar, el riesgo de contraer el SIDA o la hepatitis B o C (las enfermedades que se transmiten más corrientemente por la sangre) por una transfusión hoy en día es muy bajo (se estima que en Estados Unidos está entre 1/40.000 y 1/250.000), dado que toda la sangre que proviene de donaciones es controlada por pruebas muy exactas (aunque no infalibles). En tercer lugar, debido a que los medios para la autodonación de sangre son limitados y se da prioridad a los que van a sufrir operaciones quirúrgicas de alto riesgo, puede que las mujeres que van a dar a luz ni siquiera sean aceptadas para este tipo de donación.

Si, no obstante, la mujer tiene razones para creer que puede tener un alto riesgo de hemorragia durante el parto debido a que su sangre no coagula normalmente, debido a que va a sufrir un parto por cesárea, o por cualquier otra razón, hablará con su médico sobre la posibilidad de hacer una autodonación. (Donar sangre a finales del embarazo podría ser un problema, debido a que podría hacer disminuir demasiado el volumen sanguíneo o producir anemia.) O planeará que un pariente o amigo con sangre compatible haga una donación directa (donación a una persona específica) justo antes del parto, o que se encuentre disponible en todo momento durante el parto por si fuera necesario. No todos los hospitales están equipados o dispuestos a practicar donaciones directas, y puede que el personal alegue que los riesgos de contraer el SIDA durante una transfusión no son de ningún modo menores si la donación proviene de un amigo o pariente.

PARTO POR CESÁREA

"El médico me acaba de decir que tendré que sufrir una cesárea. Tengo miedo de que esta intervención quirúrgica sea peligrosa."

Aunque la creencia popular asegura que el parto por cesárea debe su nombre al hecho de que Julio César nació por vía abdominal, esto es virtualmente imposible. Julio César habría podido sobrevivir a dicha operación, pero su madre no – y se sabe que la madre de César continuó viviendo muchos años después de dar a luz a su hijo.

Sin embargo, hoy en día las cesáreas son casi tan seguras como los partos vaginales para la madre, y en los casos difíciles, o cuando existe sufrimiento fetal, son a menudo la vía más segura para el bebé. Aunque desde el punto de vista técnico se trata de una operación de cirugía mayor, la cesárea tiene riesgos relativamente menores – más parecidos a los de una operación de amígdalas que a los de la extirpación de la vesícula biliar, por ejemplo.

La futura madre deberá aprender todo lo que pueda acerca de los partos por cesárea – de su médico, de sus clases de preparación al parto (lo ideal es una clase especial sobre cesáreas) y de todo tipo de lecturas; ello la ayudará a superar sus temores.

"El médico me dice que probablemente deberá practicarme una cesárea. Me preocupa que esto pueda ser peligroso para el bebé."

Lo más probable es que si la madre es sometida a una cesárea, su bebé esté tan seguro, o en algunos casos incluso más seguro, que si el parto fuera vaginal. Cada año, miles de bebés que quizás no habrían sobrevivido al peligroso viaje a través del canal del parto (o habrían sobrevivido a ello con problemas), son extraídos sanos y salvos del abdomen de sus madres.

Aunque se ha especulado algo acerca de que las cesáreas podrían ser perjudiciales en ciertos aspectos para los bebés, no existen pruebas concluyentes de que esto sea así. Evidentemente, una proporción más elevada de bebés nacidos con cesárea tiene problemas médicos después de nacer – pero generalmente a causa del sufrimiento original que requirió la operación, y no a causa de la operación misma. Muchos de estos niños ni tan sólo habrían sobrevivido en caso de que hubieran tenido que nacer por parto vaginal.

Los niños nacidos con cesárea no se diferencian en casi nada de los que han nacido por parto vaginal – aunque los primeros tienen ventaja en cuanto a su aspecto externo. Puesto que no han tenido que adaptarse al estrecho conducto de la pelvis, suelen tener la cabeza sin deformaciones.

La valoración de Apgar (escala numérica utilizada para valorar el estado de un bebé al cabo de uno y de cinco minutos de nacer) de los bebés de ambos tipos de parto son comparables. Los bebés nacidos por cesárea presentan la ligera desventaja de no haber expulsado una parte de la mucosidad excesiva de su tracto respiratorio durante el proceso del nacimiento, pero esta mucosidad puede ser succionada con facilidad después del parto. Es muy raro que un bebé reciba una lesión grave, de cualquier tipo, durante un parto por cesárea –

mucho más raro que durante los partos vaginales.

El tipo más probable de lesión que puede sufrir un bebé nacido por cesárea es psicológico – no a causa del parto mismo, sino a causa de la actitud de la madre ante la cesárea. En algunas ocasiones, la madre que ha sido sometida a una cesárea, acusa en su subconsciente al bebé, al que cree culpable de haberla privado de su momento más bello y de haber inflingido tal daño a su cuerpo[3,4]. Puede sentir celos de las madres que han dado a luz normalmente, y sentirse culpable de su "fracaso", y ambos sentimientos pueden entorpecer el establecimiento de una buena relación entre ella y su bebé. O bien, puede creer, equivocadamente, que su bebé nacido por cesárea es extraordinariamente frágil (pocos lo son) y convertirse en una madre excesivamente protectora. En caso de que desarrolle estos sentimientos, la madre deberá enfrentarse a ellos y eliminarlos, si es necesario pidiendo ayuda profesional para resolverlos.

Pero con frecuencia las actitudes destructivas pueden ser evitadas desde el principio. En primer lugar, reconociendo que el método por el que nace un niño no desacredita de ninguna manera ni a la madre ni a su bebé; una mujer no es menos madre y el bebé no es menos el fruto de su vientre si ha nacido por cesárea en vez de por vía vaginal. En segundo lugar, asegurándose de que se producirá la oportunidad para que la madre establezca lo más rápidamente posible un vínculo con su bebé. Mucho antes de que haya empezado el parto, la mujer debería decirle al médico que, en caso de que deba ser sometida a una cesárea, desea tomar a su bebé en brazos o incluso alimentarlo mientras aún está en la mesa de operaciones, o si esto no es posible, en la sala de recuperación. Si espera hasta el día del parto para explicar sus deseos, es posible que en aquel momento no tenga la fuerza o la oportunidad para hacerlo. Si se piensa en ello con tiempo, es posible que incluso se puedan hacer revocar algunas normas de algún hospital contrarias a los deseos de la madre, como por ejemplo la regla que exige que todo recién nacido extraído por cesárea pase un cierto tiempo en la unidad de cuidados intensivos neonatales. Si la madre expone sus argumentos de modo racional, sin histerismos, puede conseguir que el hospital haga una excepción en su caso.

Pero, si a pesar de todas las buenas intenciones, la madre se siente demasiado débil para iniciar el establecimiento de un vínculo madre-bebé (lo que les sucede a muchas mujeres, independientemente de si el parto ha sido vaginal o por cesárea), o si el bebé necesita ser mantenido en observación o sometido a determinados cuidados en una unidad de cuidados intensivos neonatales durante un cierto tiempo, la madre no debe preocuparse. A pesar de todo el revuelo originado, no existe ninguna prueba que demuestre que este vínculo tenga que ser establecido inmediatamente después del parto (véase pág. 468).

---

[3] Las mujeres que pasan por un parto vaginal pueden tener un resentimiento similar, casi siempre transitorio, a causa del dolor del parto.

[4] En algunas culturas africanas el parto por cesárea conlleva un descrédito social y para evitarlo siguen practicando sinfiotomías y no secciones quirúrgicas de la sínfisis púbica. (*Nota del revisor.*)

"Deseo de todo corazón tener un parto natural; pero me da la impresión de que en los últimos tiempos todas las embarazadas son sometidas a cesárea, y me horroriza la idea de esta operación."

No es cierto que "todas" Las embarazadas sean sometidas a una cesárea en los últimos tiempos – aunque sí lo es que esta operación es practicada hoy en día más que antes. A principios de los años 60, la posibilidad de sufrir una cesárea era de aproximadamente 1 entre 20. Hoy en día es de casi 1 entre 4 (mayor en algunos hospitales, menor en otros), y si el embarazo entra dentro de la categoría de alto riesgo, 1 de cada 3.

¿A qué se debe este aumento de las cesáreas? Muchas personas levantan un dedo acusador contra la comunidad médica: contra el médico que prefiere planificar una cesárea durante las horas de trabajo que ser despertado a las 3 de la madrugada o que, con el más mínimo pretexto médico, aprovecha la oportunidad de obtener los honorarios más altos de una cesárea. Y contra el médico temeroso de incurrir en negligencia profesional y que practica una cesárea cuando el parto vaginal presenta el más ligero de los problemas potenciales. (Se establecen más pleitos contra obstetras que *no* realizaron una: cesárea –y por consiguiente tuvieron malos resultados– que contra los que sí la realizaron.) Añádase a estos casos el del médico que decide practicar una cesárea tan pronto como el monitor fetal da una lectura negativa (sin comprobar de nuevo los datos para estar seguro de que es el monitor, y no el bebé, el que tiene problemas), y parecerá que la culpable es la mala medicina.

Pero la razón principal del aumento de las cesáreas no se halla en la mala práctica médica, sino en la *buena* medicina: las cesáreas salvan la vida de los bebés que no pueden nacer felizmente a través de la vagina. La mayoría de los médicos realizan cesáreas no por conveniencia, ni por más dinero, ni por temor a ser acusados de negligencia, sino porque creen que en ciertas circunstancias es el mejor modo, o a veces el único, de proteger al bebé.

Diversos cambios de la práctica obstétrica han contribuido también al aumento de las cesáreas. En primer lugar, el parto con fórceps medio debido a las dudas sobre la seguridad de introducir en el canal vaginal un instrumento metálico para extraer un feto recalcitrante por la cabeza[5] (véase la pág. 354). En segundo lugar, el parto por cesárea ha pasado a ser extremadamente rápido y seguro – y en la mayoría de los casos las madres pueden estar despiertas para ver nacer a sus bebés. En tercer lugar, el monitor fetal y otras pruebas fetales pueden indicar de modo más exacto (aunque no infaliblemente) cuándo un feto tiene problemas y necesita ser extraído con rapidez. En cuarto lugar, la tendencia actual de embarazadas de aumentar más del peso recomendado 35 libras (más de 16 kilos) ha conducido a que haya un número mayor de bebés más grandes, que a veces son más difíciles de nacer por

---

[5] Queda claro que la tasa de partos mediante fórceps y las cesáreas están correlacionados, comparando las tasas de cada uno de ellos en EE.UU. (donde las proporciones de cesáreas son altas y las de fórceps medios bajas) y Gran Bretaña (donde las proporciones de fórceps medios son altos y las de cesáreas bajas).

vía vaginal. Además existe la tendencia hacia la obstetricia no intervencionista–que deja que la naturaleza imponga su propio ritmo, en vez de acelerar el proceso rompiendo las membranas usando oxitocina o fórceps– con el resultado de que las dilataciones tienen más posibilidades de detenerse. También existen cada vez más mujeres con problemas médicos crónicos que son capaces de tener un embarazo normal pero que requieren cesáreas. Finalmente, un factor principal, pero que ahora se ha reconocido que en gran parte no es determinante, en la proliferación de partos por cesárea son las cesáreas repetidas.

Pese a las numerosas razones legítimas para practicar una cesárea, existe un acuerdo general en la comunidad médica de que actualmente se están llevando a cabo un número significativo de cesáreas innecesarias. Para poder detener esta tendencia, muchas compañías aseguradoras, hospitales, grupos médicos y otros individuos o

Preguntas al médico sobre el tema de la cesárea

◆ ¿Será posible intentar alguna otra alternativa antes de recurrir a la cesárea (salvo en situaciones de emergencia)? Por ejemplo, administración de oxitocina para estimular las contracciones, o ponerse en cuclillas para que las contracciones sean más eficaces.

◆ Si la razón para que se practique una cesárea es una presentación de nalgas, ¿se intentará que el bebé gire dentro del útero (versión externa)?

◆ ¿Qué tipos de anestesia se pueden utilizar? La anestesia general, que hace dormir a la madre, suele ser necesaria cuando el tiempo apremia, pero la anestesia espinal o epidural permitirá a la madre permanecer despierta durante un parto abdominal sin urgencia. (Véase el apartado dedicado a la medicación durante el parto, pág. 279).

◆ ¿Utiliza el obstetra rutinariamente una incisión transversal baja del útero cuando le es posible, para que la próxima vez se pueda intentar un parto vaginal? Puede que la embarazada también desee saber, por razones estéticas, si la incisión abdominal (que no está relacionada con la uterina) suele ser baja o "de bikini".

◆ ¿Podrá permanecer con la madre también su enfermera comadrona (si la tiene)?

◆ ¿Puede la comadrona de la embarazada, si es que ésta tiene una, estar también presente?

◆ ¿Podrán la madre y el padre coger en brazos al bebé inmediatamente después del nacimiento (si la madre está despierta y si todo va bien) y podrá la madre darle el pecho en la sala de recuperación? ¿Se le permitirá al padre coger en brazos al bebé si la madre está dormida?

◆ Si el bebé no necesita unos cuidados especiales, ¿podrá alojarse con la madre? ¿Puede el marido pasar la noche con la mujer, para poder ayudarla?

◆ Después de un parto con cesárea sin complicaciones, ¿qué tiempo de recuperación necesitará la madre en el hospital y fuera de él? ¿Qué incomodidades físicas puede esperar la madre?

◆ Si el monitor fetal indica que el bebé puede estar sufriendo, ¿se utilizarán otros métodos (tales como tomar una muestra de sangre fetal del cuero cabelludo, o evaluar la respuesta fetal a los sonidos o a la presión (véase pág. 325), para verificar la lectura del monitor antes de tomar la decisión de practicar una cesárea? ¿Será posible pedir una segunda opinión?

instituciones demandan o estimulan a que se pida una segunda opinión, cuando es posible, antes de que se lleve a cabo una cesárea; que se intente la dilatación en todas las mujeres que previamente han dado a luz mediante cesárea, para ver si pueden hacerlo por vía vaginal (véase pág. 27); un mejor entrenamiento de los facultativos en la interpretación de las lecturas de los monitores fetales, de forma que no se practiquen intervenciones quirúrgicas innecesarias; partos vaginales para los bebés que se presentan de nalgas; más paciencia con las dilataciones lentas y con la fase de empujar, asumiendo que la madre y el bebé se hallen en buen estado, antes de dictaminar que se precisa cirugía; un uso juicioso de la oxitocina para volver a poner en marcha una fase de dilatación que se ha detenido; y el uso de toda una variedad de técnicas de evaluación fetal más fiables (tales como el muestreo sanguíneo fetal por vía del cuero cabelludo, el perfil biofísico o la estimulación acústica) para confirmar el sufrimiento fetal que se ha sospechado a partir de las lecturas del monitor fetal. Hoy en día, algunos hospitales envían por fax las lecturas del monitor fetal que resultan ambiguas a especialistas en el tema para obtener una respuesta inmediata sobre las condiciones del feto. Otros han visto que si instituyen un sistema de revisión similar –por el cual todas las primeras cesáreas son cuidadosamente estudiadas caso por caso y los médicos que practican cesáreas innecesarias deben enfrentarse a una acción disciplinaria– se reduce en gran medida la tasa de partos por cesárea. En general, también se está de acuerdo en que un mejor entrenamiento de los médicos residentes en

cuanto a los partos vaginales después de una cesárea, la versión cefálica externa, y el parto vaginal de bebés con presentación de nalgas, ayudarán a reducir el número de cesáreas practicadas. Pero en el caso del parto vaginal tras una cesárea, los médicos necesitarán la cooperación de la madre. Algunas mujeres que han dado a luz una o más veces por cesárea rehúsan volver a intentar dilatar –ya sea porque están preocupadas por los riesgos de un parto vaginal o porque no quieren tener que enfrentarse de nuevo con una dilatación larga y dolorosa.

La mayoría de las mujeres no sabrán si les practicarán o no una cesárea hasta que ya vayan a dar a luz. Sin embargo, existen algunas indicaciones previas que señalan esta posibilidad.

- Desproporción cefalopélvica (cuando la cabeza del feto es demasiado grande para pasar por la pelvis materna, véase pág. 297), sugerida por el tamaño del bebé detectado por ultrasonidos o por un parto previo difícil.

- Una enfermedad o anormalidad fetal que haga que la dilatación y la expulsión vaginal sean inaceptablemente arriesgadas o traumáticas.

- Una cesárea previa (véase pág. 26), si la razón para ella aún prevalece (una enfermedad materna o una pelvis anormal, por ejemplo) o si se practicó previamente una incisión vertical del útero.

- Hipertensión (pág. 407) o enfermedad renal maternal, debido a que la madre podría ser incapaz de tolerar el estrés del parto.

Los hospitales y las cesáreas

Las tasas de cesáreas varían de hospital a hospital. Los principales centros médicos tienen tasas muy altas, debido a que atienden grandes cantidades de partos de alto riesgo. Pero algunos hospitales de municipios o vecindades más pequeños también tienen tasas altas debido a que no tienen a mano a todas horas el personal especializado para practicar una cesárea de emergencia; si existe alguna posibilidad de que el parto vaginal no tenga éxito, se cita al anestesista y al resto del personal necesario para una intervención quirúrgica y se practica la cesárea antes de que se dé la situación de emergencia. Un hospital más grande puede tomar la actitud de esperar para ver lo que sucede. La embarazada hablará con su médico sobre la tasa de cesáreas de su hospital, y le preguntará si existe allí algún tipo de procedimiento especial para intentar evitar las cesáreas innecesarias.

◆ Presentación inusual del feto, como la de nalgas (con las nalgas o los pies por delante) o transversal (el feto está atravesado, con el hombro por delante), que puede hacer que el parto vaginal sea difícil o imposible (véase pág. 292).

La cesárea se puede planificar antes de iniciarse la dilatación por varias razones, que incluyen:

◆ Diabetes de la madre, en los casos en que un parto anticipado se hace necesario y la cérvix no está lo bastante madura para que se pueda inducir la dilatación.

◆ Infección por herpes de la madre (pág. 42), presente cuando empieza la dilatación, para evitar que dicha infección pase al feto durante un parto vaginal.

◆ Placenta previa (cuando la placenta bloquea totalmente o en parte la abertura cervical) para evitar entrar en la fase de dilatación, que podría tener como resultado una hemorragia si la placenta se despega prematuramente (véase página 438).

◆ Abruptio placentae (pág. 440), cuando existe una separación extensa de la placenta de la pared uterina y el feto se halla en peligro.

También se puede planificar una cesárea cuando se necesita un parto inmediato y no hay tiempo para inducir el parto o se cree que la madre y/o el bebé serán incapaces de tolerar su estrés. Cualquiera de las siguientes situaciones podría hacer necesario este tipo de intervención:

◆ Preeclampsia o eclampsia (página 432) que no responde al tratamiento.

◆ Un feto demasiado maduro (dos o más semanas después de la fecha de salida de cuentas; véase página 323), cuando el medio ambiente uterino se ha empezado a deteriorar.

◆ Sufrimiento maternal o fetal, debido a cualquier causa.

No obstante, en la mayoría de los casos, la posible necesidad de practicar una cesárea no se hace aparente hasta la fase de dilatación activa. Las razones más probables son:

◆ La dilatación no progresa (la cérvix no se ha dilatado lo bastante deprisa) después de 16 a 18 horas (algunos obstetras esperarán aún más)[6].

◆ Sufrimiento fetal, señalado por el monitor fetal o por otras pruebas sobre el bienestar del feto (véase pág. 325).

◆ Prolapso del cordón umbilical (es cuando el cordón umbilical sale por el cuello del útero o por la vagina), que puede quedar comprimido entre el cuello uterino y el bebé, con lo que se reduce el flujo sanguíneo hacia el feto y podría cortarle el suministro de oxígeno, causando sufrimiento fetal. Con frecuencia es necesaria una cesárea de emergencia. (Véase pág. 442.)

◆ Casos de placenta previa o abruptio placentae no diagnosticados con anterioridad, particularmente si existe riesgo de hemorragia.

Si las cesáreas son tan seguras, y a veces vitales, ¿por qué la mayoría de

las mujeres les tenemos horror? En parte porque una intervención quirúrgica mayor, incluso cuando es rutinaria y casi exenta de riesgos, resulta siempre un poco temible; pero sobre todo porque, aunque pasamos nueve meses preparándonos para un idílico parto natural, solemos entrar en la sala de partos muy mal preparadas para la posibilidad bien real de que en lugar del parto natural debamos ser sometidas a una cesárea. Durante nueve meses impedimos la entrada en nuestra mente de esta desagradable posibilidad. Devoramos los libros sobre el tema del nacimiento, pero saltándonos el capítulo dedicado a las cesáreas. Hacemos decenas de preguntas sobre el parto natural en las clases de educación al nacimiento, pero ni una acerca del parto quirúrgico. Nos imaginamos a nosotras mismas, cogidas de la mano de nuestro marido, mientras jadeamos y empujamos a nuestro bebé hacia el mundo – pero no nos imaginamos pasivas y posiblemente inconscientes, mientras que unos instrumentos esterilizados abren nuestro abdomen para extraer

---

[6] En tales casos, algunos médicos intentarán dar impulso a las contracciones lentas o débiles administrando oxitocina, antes de decidirse por una cesárea.

Hacer que el parto por cesárea se convierta en un acontecimiento familiar

El parto por cesárea centrado en toda la familia se está haciendo cada vez más común en algunos centros hospitalarios norteamericanos y la gran mayoría de facultativos y de hospitales permiten el relajamiento de las normas quirúrgicas usuales en el caso de los partos por cesárea. Durante las cesáreas que no son de emergencia, se suele permitir que la madre esté despierta, que el padre asista a la intervención y que la nueva familia se conozca justo después del nacimiento, tal como

sucedería en un parto vaginal sin complicaciones. Los estudios muestran que esta "normalización" del parto quirúrgico ayuda a las parejas a sentirse mejor en cuanto a esta experiencia, se reduce la posibilidad de que se presente una depresión puerperal y una subestima en la madre (ambas es más probable que aparezcan tras un parto por cesárea), y permite que el proceso de unión entre los miembros de la familia empiece antes.

a nuestro bebé como si fuera un apéndice inflamado. Al enfrentarnos bruscamente con una cesárea nos sentimos privados del control sobre el nacimiento de nuestro bebé. Desde nuestro punto de vista, la tecnología médica se encarga de todo, causándonos frustración, desilusión, enfado y culpabilidad.

Pero esto no debe ser así. No si la mujer está tan preparada para un parto abdominal como lo está para el parto vaginal; si reconoce que ambos pueden ser bellos, y si dirige su atención hacia el producto del parto en vez de hacia el proceso en sí.

Se pueden tomar varias medidas previas para que la idea de una cesárea resulte menos nefasta y para que la realidad sea más satisfactoria. Incluso en el caso de que la embarazada no tenga ninguna sospecha de que pueda necesitar una cesárea, deberá asegurarse de que en el curso de preparación al parto se incluye por lo menos una sesión dedicada a este tema. Y si tiene alguna razón para creer que será necesario practicarle una cesárea, lo mejor que puede hacer es asistir a un curso preparatorio para esta intervención. También puede leer sobre el tema.

Si el obstetra decide por adelantado que la cesárea será necesaria, la mujer debe pedirle una explicación detallada de las razones. También le preguntará si no existe ninguna alternativa, por ejemplo un parto a prueba —en que una vez se han iniciado espontáneamente las contracciones, se permitirá que el proceso prosiga mientras vaya progresando normalmente. (Puede que esta opción no pueda aprovecharse en los pequeños hospitales que no tienen la capacidad para practicar una cesárea de emergencia si ésta fuera precisa en un momento dado; algunos han sugerido que dichos hospitales no deberían dedicarse a los partos en absoluto.) Si la embarazada sale de la consulta de su obstetra preguntándole si la principal razón por la que éste le ha recomendado una cesárea es su propia conveniencia, deberá pedir otra opinión.

Tanto si la mujer se prepara para una cesárea ya planeada o simplemente para la posibilidad de una cesárea, existen diversos temas de los que debería hablar con el médico o con el médico al que suele llamar su enfermera comadrona cuando lo precisa (véase pág. 302). La mujer no deberá disuadirse aunque le aseguren que no es probable que precise una cesárea; explicará que desea estar preparada por si acaso. Le dirá al médico que le gustaría formar parte del equipo que toma las decisiones en el caso de que una cesárea parezca probable.

Desde luego, la mayoría de las embarazadas no desean verse obligadas a elegir una cesárea como método para dar a luz, y más de 3 de cada 4 acabarán teniendo un parto vaginal. Pero para las que los acontecimientos no se desarrollen así, no existe razón alguna para que se lleven el desengaño ni tengan sentimientos de fracaso o culpabilidad. Cualquier parto (vaginal o abdominal, con medicación o sin ella) que tiene como resultado una madre y un bebé sanos constituye un éxito total.

SEGURIDAD EN LOS VIAJES

"Tengo un importante viaje de negocios planeado para este mes. ¿Puedo

viajar sin problemas o es mejor que cancele la cita?"

En este momento del embarazo es mejor evitar los viajes en lo posible. El viajar hacia el final del embarazo no sólo es incómodo, sino que además puede ser peligroso – ya que podría sobrevenir el parto (el parto prematuro no siempre puede ser previsto) a cientos o miles de millas del médico que ha atendido a la embarazada. El riesgo de que el parto ocurra a gran altura en el aire (y a varias horas del aterrizaje) es suficientemente grande como para que las líneas aéreas no permitan que una mujer embarazada de ocho meses o más vuele en sus aviones sin una carta del médico dando su consentimiento. Esta carta puede resultar difícil de obtener, ya que la mayoría de los médicos no recomiendan los viajes durante el último trimestre, particularmente en los meses octavo y noveno. En caso de que el viaje sea necesario, leer atentamente los consejos de la página 223. Es particularmente importante conocer el nombre de un obstetra de confianza de la localidad a la que se viaja.

CONDUCIR AUTOMÓVIL

"¿Puedo continuar conduciendo el automóvil?"

Los viajes de larga duración en automóvil (de más de una hora) probablemente son demasiado cansados para la etapa final del embarazo, sin importar quién sea el conductor. Sin embargo, si la gestante debe hacer un viaje largo y tiene el permiso de su médico, se asegurará de parar cada hora o dos para pasear un poco. Conducir a cortas distancias hasta el día mismo del parto no constituye ningún problema, siempre que la mujer no haya tenido mareos y se sienta cómoda detrás del volante. No obstante, no debe intentar conducir ella misma hasta el hospital cuando haya comenzado la dilatación. Y no debe olvidar –en ningún viaje en auto, y ya sea conductora o pasajera– abrocharse el cinturón de seguridad.

CONTRACCIONES DE BRAXTON HICKS

"De vez en cuando me parece que el útero se contrae y endurece. ¿Qué está pasando?"

Se trata probablemente de las contracciones de Braxton Hicks, que suelen empezar a preparar al útero para el parto en algún momento después de la vigésima semana de gestación. Dichas contracciones las sienten antes y de forma más intensa las mujeres que ya han tenido otros bebés. En efecto, el útero está contrayendo sus músculos, precalentándose para prepararse para las contracciones reales, que deberán empujar al bebé fuera de la matriz cuando sea el momento. La embarazada notará estas contracciones en forma de un endurecimiento indoloro (pero posiblemente incómodo) del útero, que empieza en la parte superior y se extiende gradualmente hacia abajo antes de que se produzca de nuevo la relajación. Estas contracciones suelen durar unos 30 segundos (tiempo suficiente para que la madre practique sus ejercicios respiratorios), pero a veces pueden durar 2 minutos o más.

A medida que el embarazo se acerca a su término, en el noveno mes, las contracciones de Braxton Hicks se pueden volver paulatinamente más frecuentes, más intensas –a veces incluso dolorosas– y por ello más difíciles de distinguir de las verdaderas contracciones del parto (véase el apartado dedicado al preparto, el falso parto y el parto verdadero, pág. 330). Aunque no son suficientemente eficaces para expulsar el feto, las contracciones de Braxton Hicks pueden hacer que empiecen los procesos previos de borramiento y dilatación, ayudando así al parto antes de que éste haya comenzado realmente.

Para aliviar cualquier molestia que pueda sentir durante estas contracciones, la mujer intentará echarse y relajarse, o levantarse y pasear. Quizá cambiando de posición se detengan las contracciones por completo.

Aunque las contracciones de Braxton Hicks no constituyen una verdadera dilatación, puede que sean difíciles de diferenciar de la actividad uterina del tipo que precede a un parto prematuro. Por lo tanto, la mujer se asegurará de describir las contracciones a su médico durante la siguiente visita. Informará de ellas de inmediato si son muy frecuentes (más de 4 por hora) y/o acompañadas de dolor (de espalda, abdominal o pélvico) o por cualquier tipo de flujo vaginal inusual, o si la embarazada entra dentro de la categoría de alto riesgo en cuanto a un parto prematuro (véase pág. 269).

BAÑARSE

"Mi madre me ha dicho que no se le permitió bañarse después de las 34 se-
manas de gestación. Mi médico me dice que no hay problema. ¿Por qué?"

Este es uno de los casos en que la madre no lo sabe todo mejor que nadie. Aunque su intención es buena, está mal informada. Es probable que esté basando su advertencia en las órdenes que le dio el médico cuando iba a dar a luz ella misma. La mayoría de los médicos, hace 20 ó 30 años, creía que las sustancias extrañas, como por ejemplo el agua sucia del baño, podían subir por la vagina y llegar hasta el cuello uterino durante el embarazo, provocando una infección. Pero aunque se ha de investigar más este tema, los médicos creen actualmente que el agua no penetra en la vagina a menos que entre a presión, como sucede en las duchas vaginales; por consiguiente, no hay motivo de preocupación. Incluso en el caso de que el agua entre en la vagina, el tapón mucoso que cierra el cuello uterino protege eficazmente a las membranas que rodean al feto, al líquido amniótico y al propio feto de los posibles microorganismos infectantes. Por lo tanto, a menos que las membranas ya se hayan roto o que el tapón haya sido expulsado, la mayoría de los médicos permiten bañarse a las futuras madres que presentan un embarazo normal.

Pero los baños y las duchas no carecen totalmente de riesgos, sobre todo el último trimestre, cuando la torpeza puede provocar resbalones y caídas. Para evitarlos, la embarazada se bañará con cuidado, se asegurará de que su bañera o ducha tiene una superficie antideslizante o usará una alfombrilla antideslizante y tendrá alguien al lado, si es posible, para ayudarla a entrar y salir de la bañera.

LA RELACIÓN CON LA PAREJA

"Aún no ha nacido el bebé y parece que la relación con mi marido ya está cambiando. Estamos muy absortos con el próximo nacimiento y con el bebé –en vez de uno con el otro, tal como solíamos estar."

Todos los matrimonios, en mayor o menor grado, sufren ciertas alteraciones en su dinámica y una reorganización de sus prioridades después de aparecer el tercer personaje, pero los estudios demuestran que el impacto de este trastorno es menor si la pareja inicia este proceso durante el embarazo. Así, aunque los cambios que esta mujer está notando en su relación no parezca que sean para mejorar, es mejor que los experimente ahora, en vez de después del nacimiento. Las parejas con una visión romántica de un cariñoso terceto, y que no cuentan al menos con un poco de desintegración o interrupción de su romance, a menudo encuentran que la realidad de la vida con un exigente recién nacido es más difícil de sobrellevar.

No obstante, aunque es muy normal –y sano– verse obsesionado con el embarazo y el parto, la mujer no debería dejar que esta nueva faceta de su vida bloqueara por completo las demás, especialmente la relación con su pareja. Ahora es el momento de aprender a combinar los cuidados y la alimentación del bebé con los cuidados y alimentación de su matrimonio. Se deberá reforzar con regularidad la relación de pareja. Una vez por semana sus miembros harán algo juntos –irán al cine, cenarán fuera de casa, visitarán un museo–que no tenga que ver con partos o bebés. Cuando la embarazada esté comprando la canastilla, parará en el departamento de hombres y le comprará un regalito especial (e inesperado) al marido. Cuando salga de la consulta del médico después de la próxima visita, sorprenderá a su marido con un par de entradas para su ópera favorita o para ver un partido. A la hora de cenar, le preguntará cómo ha pasado el día, hablará del suyo y discutirán de las noticias –todo ello sin dejarse llevar de nuevo por una conversación sobre el bebé. Nada de eso hará que el maravilloso acontecimiento sea menos especial, pero les recordará a los miembros de la pareja que en la vida hay algo más que gimnasia prenatal y canastillas.

Si se tiene esto en mente, será más fácil mantener encendida la llama del amor más adelante, cuando la pareja se tenga que turnar paseando a las dos de la mañana. Y la llama del amor es, después de todo, lo que hará que el acogedor nido que ahora está preparando la mujer para su bebé sea seguro y feliz.

HACER EL AMOR

"Estoy un poco desconcertada, ya que he oído muchas informaciones contradictorias acerca de las relaciones sexuales en las últimas semanas del embarazo."

El problema estriba en que las pruebas médicas de que se dispone al respecto son desconcertantes y contradictorias. Está generalmente aceptado que ni el acto sexual ni el orgasmo pueden, por sí solos, precipitar el parto a menos que las condiciones estén maduras para ello (aunque muchas parejas deseosas de tener ya su bebé han disfrutado mucho intentándolo, sin conseguirlo). Por esta razón, muchos médicos y comadronas permiten que las pacientes con embarazos normales hagan el amor –suponiendo que tengan interés en ello– hasta el mismo día del parto. Y parece que la mayoría de las parejas lo hacen así sin sufrir ningún tipo de complicaciones.

Sin embargo, podría ser que existiera algún riesgo de que el acto sexual desencadenara un parto prematuro, por lo menos en las mujeres con elevado riesgo de nacimiento pretérmino (como por ejemplo las que llevan fetos múltiples, las que empiezan pronto el borramiento y la dilatación y las que presentan un historial de parto prematuro). La rotura prematura de las membranas podría estar relacionada también con el acto sexual, particularmente cuando existe también inflamación de las membranas. Éste también podría producir infección, tanto antes del parto (de la bolsa o el líquido amniótico) como después. Para ayudar a prevenir una posible infección, y también las posibles contracciones prematuras producidas por la exposición de la cérvix a las irritantes prostaglandinas que se hallan en el semen, muchos médicos recomiendan el uso de condones durante las relaciones sexuales durante las últimas ocho semanas del embarazo.

De todos modos, lo mejor es que la embarazada trate de aligerar su confusión preguntándole a su médico cuál es la última opinión médica. Si el médico le da el visto bueno, puede hacer el amor sin preocuparse – si lo desea. Si el médico no se lo permite (y esto es lo que hará si se trata de un embarazo de alto riesgo de parto prematuro, con placenta previa o abruptio placentae, si experimenta hemorragias inexplicadas o si ya se han roto las membranas), entonces deberá buscar la intimidad con su pareja por otros caminos: una cita romántica, con cena a la luz de las velas, o un paseo a la luz de las estrellas. O bien, la pareja puede pasar la tarde acurrucada en la cama o en el sofá delante de la TV, besándose y abrazándose; o tomar una ducha a dos; o darse una sesión de masaje en la nuca, la espalda, los pies y naturalmente la barriga y los genitales.

QUÉ ES IMPORTANTE SABER:
SOBRE LA LACTANCIA MATERNA

A finales del siglo XIX todos los bebés eran amamantados; no había elección. Pero a principios de este siglo, las mujeres empezaron a exigir derechos que nunca habían tenido –el de votar, el de trabajar, el de fumar cigarrillos, el de dejarse el cabello suelto o cortárselo, el de desprenderse de la engorrosa ropa interior, y el de echar una ojeada fuera de sus cocinas y de la habitación de los niños. Criar los bebés al pecho quedó pasado de moda, limitaba la libertad y representaba todo aquello de lo que las mujeres querían liberarse. Ser una madre moderna era alimentar a los bebés con biberón. Y hacia los años 50, las únicas mujeres que continuaban amamantando a sus bebés (salvo la mayor de las autoras del presente libro y una serie de mujeres bohemias) eran aquéllas a las que no había llegado aún la emancipación.

Irónicamente, fue el movimiento feminista revitalizado de los años 60 y 70 el que puso otra vez de moda la lactancia materna. Las mujeres deseaban no sólo la libertad, sino también el control –el control de sus vidas y de sus cuerpos. Sabían que el control venía con el conocimiento, y el conocimiento les decía que criar a los hijos al pecho era lo mejor –lo mejor para los bebés y, en conjunto, también para ellas mismas. Hoy en día existe una clara tendencia a volver a la lactancia materna.

POR QUÉ ES MEJOR EL PECHO

Es indudable que, en condiciones normales, la crianza al pecho proporciona una nutrición perfecta para los bebés:

◆ La leche de la madre contiene por lo menos cien ingredientes que no se encuentran en la leche de vaca y que no pueden ser imitados perfectamente por las leches artificiales. La leche materna está individualmente adaptada a cada bebé; las materias primas son seleccionadas en la sangre de la madre en la proporción necesaria, que varía de día en día, de una toma a la siguiente, a medida que el bebé crece y cambia. Los nutrientes están adaptados a las necesidades del lactante. Las fórmulas a base de leche de vaca muestran con respecto a la leche humana unas diferencias que pueden conducir a deficiencias por malnutrición.

◆ La leche materna es más fácil de digerir que la leche de vaca. La proporción de proteínas en la leche materna es más baja (1.5 %) que en la leche de vaca (3.5 %), por lo que el bebé puede digerirla mejor. Las proteínas es en gran parte lactalbúmina, que es más nutritiva y digerible que el componente proteico principal de la leche de vaca, el caseinógeno. El contenido en grasas de ambas leches es similar, pero la grasa de la leche materna resulta de más fácil digestión para el bebé.

◆ La leche materna tiene menos tendencia a producir exceso de peso en los lactantes y luego, obesidad en la vida adulta.

◆ Prácticamente ningún bebé es alérgico a la leche materna (aunque algunos pueden presentar reacciones alérgicas ante ciertos alimentos de la dieta de la madre, incluyendo la leche). La beta-lactoglobulina, sustancia que se encuentra en la leche de vaca, puede desencadenar una respuesta alérgica, y tras la formación de anticuerpos, incluso puede provocar un shock anafiláctico (reacción alérgica que puede resultar mortal) en los lactantes –del que algunos especialistas suponen que podría contribuir a la aparición del síndrome de la muerte súbita de los lactantes (muerte en la cuna). Las fórmulas a base de leche de soja, que se usan a veces como sustituto cuando un lactante es alérgico a la leche de vaca, tienen una composición que se diferencia aún mucho más de la pensada por la sabia naturaleza para los bebés.

◆ Los bebés alimentados al pecho no presentan nunca estreñimiento debido a la mejor digestibilidad de la leche materna. También es raro que presenten diarrea – puesto que parece que la leche materna destruye algunos de los microorganismos causantes de la diarrea y al mismo tiempo favorece el desarrollo de la flora beneficiosa del tracto digestivo, contribuyendo así también a la eliminación de los trastornos digestivos. Como nota puramente estética, las defecaciones de un bebé alimentado al pecho tienen un olor más dulce (por lo menos hasta que se introducen los alimentos sólidos en la dieta) y tienen menos tendencia a provocar escoceduras.

◆ La leche materna contiene tres veces menos sales minerales que la leche de vaca. Esta cantidad adicional de sodio resulta difícil de eliminar para los riñones inmaduros del bebé.

◆ La leche materna contiene menos fósforo. El mayor contenido en fósforo de la leche de vaca se relaciona con un menor nivel de calcio en la sangre de los bebés alimentados artificialmente.

◆ Los bebés alimentados al pecho están menos sujetos a enfermedades en el primer año de vida. Se hallan protegidos en parte por los factores inmunitarios que les llegan a través de la leche materna y de la sustancia que precede a la leche, el calostro.

◆ La succión del pecho requiere más esfuerzo que tomar el biberón, y por ello favorece el desarrollo óptimo de las mandíbulas, los dientes y el paladar.

◆ La leche materna carece del riesgo de que se contamine o se estropee.

◆ Alimentar al bebé al pecho es cómodo. No exige una planificación por adelantado ni un equipo apropiado; está siempre a punto (en el auto, en un avión, en medio de la noche) y a la temperatura correcta. Cuando la madre y el hijo no van a estar juntos para una de las tomas, la leche puede ser extraída por adelantado y conservada en la nevera para ser utilizada en el momento oportuno.

◆ La lactancia materna es económica. No requiere la compra de biberones, esterilizadores o leche en polvo; no se desperdician biberones medio vacíos ni botes de fórmula abiertos. Y una dieta nutritiva (tal como la dieta ideal, pág. 97) que permite a la madre alimentar bien a su bebé, es probablemente más barata que una dieta típica americana –saturada de calorías vacías, pero cara– de los bares y restaurantes rápidos.

◆ Se ha sugerido, pero no se ha demostrado, que el riesgo de contraer cáncer del seno es menor en las mujeres que dan el pecho a sus bebés.

◆ Dar el pecho ayuda a acelerar la vuelta del útero a su tamaño anterior al embarazo, y reduce el flujo de los loquios (la pérdida vaginal que se produce después del parto).

◆ La lactancia suprime la ovulación y la menstruación, por lo menos hasta cierto punto. Aunque no se debería confiar en ello con vistas al control de la natalidad, puede retrasar la reaparición de los períodos de la mujer durante meses, o por lo menos durante todo el tiempo que dé el pecho a su hijo.

◆ La lactancia puede ayudar a quemar la grasa acumulada durante el embarazo. Si la mujer pone cuidado en consumir sólo las calorías suficientes para mantener su suministro de leche y la energía que necesita (véase pág. 481), y se asegura de que todas esas calorías provienen de alimentos nutritivos, podrá servir todas las necesidades alimentarias de su hijo al tiempo que recupera su propia figura.

◆ La alimentación al pecho obliga a la nueva madre a tomar unas pausas de reposo – lo que es particularmente importante durante las seis semanas que siguen al parto.

◆ Cada vez es mejor aceptado que una madre dé el pecho a su hijo en público. Con un poco de discreción y una servilleta suficientemente grande, la madre y el hijo pueden comer en la misma mesa del restaurante.

◆ La alimentación al pecho une a la madre y al bebé, piel contra piel, de seis a ocho veces al día. La gratificación emocional, la intimidad, la comunidad de amor y placer, pueden ser muy especiales y plenas.

(Nota especial para las madres de mellizos: todas las ventajas de la lactancia materna de un solo bebé quedan en este caso multiplicadas por dos. Véase la página 484 para una serie de consejos que facilitan el dar el pecho.)

POR QUÉ ALGUNAS PREFIEREN EL BIBERÓN

Del mismo modo que hace 30 años había detractoras acérrimas de la alimentación con biberón, en la actualidad hay mujeres que eligen no dar el pecho a su bebé. Y aunque las ventajas del biberón parecen ser muy pequeñas en comparación con las de la lactancia materna, pueden ser reales y convincentes para algunas mujeres.

◆ La alimentación con biberón no ata a la madre. Ésta puede trabajar, ir a comprar, salir por la noche, e incluso dormir toda la noche de un tirón – siempre que alguna persona se ocupe de la obligación de alimentar al bebé.

◆ La alimentación con biberón permite que el padre comparta las responsabilidades y las ventajas de la crianza del bebé con mayor facilidad. (Aunque el padre de un bebé alimentado al pecho puede obtener los mismos beneficios, asumiendo que su bebé quiera tomarse un biberón, alimentándolo con un biberón de leche extraída de su madre.)

◆ La alimentación con biberón no interfiere en la vida sexual de la pareja (a menos que el bebé se despierte con hambre en el momento menos oportuno). En cambio, la lactancia materna sí puede interferir. En primer lugar, porque las hormonas de la lactancia pueden mantener seca la vagina; y en segundo, porque la leche que sale de los pechos puede resultarle desagradable a algunas parejas al hacer el amor. Para las parejas que alimentan al bebé con biberón, los pechos pueden continuar siendo eróticos en lugar de ser utilitarios.

◆ La alimentación con biberón no dicta una dieta a la madre, que puede comer todo el ajo, todos los alimentos muy condimentados y toda la col que desee, y que no deberá beber ni un vaso de leche si no le apetece.

◆ La alimentación con biberón puede ser la preferida por una mujer que siente inhibición frente a su propio cuerpo, que siente reparos ante un contacto tan íntimo con su bebé y ante la idea de darle el pecho en público. O por una mujer que se siente demasiado activa o demasiado impaciente para esta misión.

ELEGIR

En la actualidad, para más y más mujeres la elección es fácil. Algunas saben que optarán por la lactancia natural en lugar del biberón incluso antes de decidirse a quedar en estado. Otras mujeres, que no concedieron demasiada atención al tema del embarazo, se deciden por la lactancia natural después de haberse informado sobre sus muchos beneficios. Algunas se debaten en la incertidumbre durante todo el embarazo e incluso el parto. Unas pocas, aunque convencidas de que dar el pecho a su bebé no es lo suyo, no pueden eliminar el sentimiento de que deberían probarlo de todos modos.

Hay un buen consejo para todas estas mujeres: vale la pena intentarlo; les gustará. Siempre pueden dejarlo si no les va bien, pero por lo menos habrán acallado aquellas dudas tan incómodas. Y sobre todo, tanto ellas como sus bebés se habrán aprovechado de las ventajas de la lactancia materna, aunque sólo sea por breve tiempo.

De todos modos, se debe intentar el proceso con buena fe. Las primeras semanas son siempre difíciles, incluso para las más adeptas a la lactancia materna. Algunos expertos sugieren que es necesario todo un mes o incluso 6 semanas de amamantamiento para que se establezca con éxito una relación de alimentación y para que la madre tenga tiempo de decidir si le gusto o no.

CUÁNDO NO SE PUEDE O NO SE DEBE DAR EL PECHO

Desgraciadamente, la decisión de dar o no el pecho no se halla abierta para todas las nuevas madres. Algunas mujeres no pueden o no deben amamantar al recién nacido. Las razones de ello pueden ser emocionales o físicas, basarse en la salud de la madre o en la del bebé, ser transitorias o a largo plazo[7]. Los factores maternos más comunes que contribuyen a

---

[7] Se han hecho algunas sugerencias de que en las familias con un historial de cáncer del seno premenopáusico, la enfermedad podría pasar de madre a hija a través de un virus presente en la leche materna. Esta teoría no tiene base alguna, y parece ser que las mujeres con un historial de este tipo, e incluso las que han tenido cáncer de seno, pueden dar de mamar a sus bebés con éxito y de forma segura.

que el amamantamiento sea poco aconsejable incluyen:

◆ Enfermedad grave o debilitante (como por ejemplo dolencias cardíacas o renales, o anemia grave) o delgadez extrema.

◆ Infección grave, como por ejemplo tuberculosis.

◆ Estados que exigen una medicación que pasa a la leche y que podría ser perjudicial para el bebé, como: fármacos antitiroideos, anticancerígenos o antihipertensores; litio, tranquilizantes, sedantes. Si la madre toma cualquier tipo de medicación, deberá consultar al médico antes de empezar a dar el pecho a su bebé[8].

◆ El SIDA, que puede transmitirse por vía de los fluidos corporales, incluyendo la leche materna.

◆ Abuso de las drogas –incluido el uso de tranquilizantes, heroína, metadona, marihuana, cocaína; consumo intenso de cafeína o alcohol[9].

---

[8] La necesidad temporal de una medicación, por ejemplo de penicilina, incluso en la época en que se debe empezar a dar el pecho, no tiene por qué eliminar totalmente las posibilidades de la lactancia materna. Es posible que se pueda empezar a alimentar al bebé con biberón de modo transitorio, extrayendo mientras tanto la leche del pecho para que éste continúe produciéndola, y pasar a la crianza al pecho tan pronto como se prescinda de la medicación.

[9] Las fumadoras que dan el pecho le pasarán la nicotina a sus bebés, y deberían dejar su hábito. Si no pueden, al menos deben intentar reducir la cantidad – pero no deben usar el tabaco como excusa para no amamantar.

◆ Profunda aversión a la idea de criar un bebé al pecho.

◆ Un trastorno del tipo de la intolerancia a la lactosa o la fenilcetonuria, en cuyo caso no se puede tomar ni leche humana ni leche de vaca.

◆ Labio hendido y/o paladar hendido, u otras deformaciones de la boca que puedan dificultar el proceso de succión del bebé.

EL BUEN USO DEL BIBERÓN

Aunque la crianza al pecho es una buena experiencia tanto para la madre como para el bebé, no hay ninguna razón para que la crianza con biberón no pueda serlo también. Millones de bebés sanos y felices han sido alimentados con biberón. Si la madre no puede, o no desea, dar el pecho a su bebé, el peligro no reside en el biberón, sino en la posibilidad de que pueda comunicar al bebé cualquier sentimiento de culpabilidad o frustración que ella pueda sentir. La madre debe saber que, con un poco más de esfuerzo, el amor puede pasar de ella a su bebé a través del biberón igual que a través del pecho. Cada una de las sesiones de biberón se debe convertir en un momento para acariciar y mimar al bebé, igual que sucedería si éste mamara (no se apuntalará el biberón). Y cuando sea posible, se mantendrá un contacto piel a piel abriendo la blusa y dejando que el bebé descanse contra el pecho desnudo mientras se alimenta.

13
El noveno mes

Qué Se Puede Esperar
En La Visita De Este Mes

Pasadas las 36 semanas, la mujer acudirá semanalmente al médico. Tanto la frecuencia como la importancia de estas visitas le recordarán que se está acercando el día D. Por regla general, se puede esperar que el médico controle los siguientes puntos, aunque puede haber variaciones en función de las necesidades particulares de la embarazada y de las costumbres del médico[1]:

◆ Peso (el aumento de peso seguramente disminuirá o incluso cesará por completo) y presión sanguínea (puede ser ligeramente superior a la encontrada a mitad del embarazo).

◆ Orina, para detectar azúcar y albúmina.

◆ Latido cardíaco del feto.

◆ Altura del fondo del útero.

◆ Tamaño (se puede obtener una estimación aproximada del peso), presentación (de cabeza o de nalgas), posición del feto (¿mirando hacia atrás o hacia adelante?) y descenso (¿está ya encajado?)

◆ Manos y pies, para detectar edema (hinchazón); piernas, para detectar venas varicosas.

◆ El cuello uterino (por examen interno, generalmente en algún momento después de la semana 38) para detectar borramiento y dilatación, o cuando sea conveniente, para realizar cultivos de la cérvix.

◆ Síntomas que haya experimentado la futura madre, en especial los poco habituales.

◆ Frecuencia y duración de las contracciones de Braxton Hicks, que pueda haber sufrido la madre.

◆ Preguntas y problemas que la paciente desee discutir, particularmente los relacionados con el parto –es aconsejable llevar una lista.

◆ La embarazada recibirá instrucciones del médico sobre cuándo llamar si cree que está dilatando; si no fuera así, deberá preguntar.

---

[1] Véase el Apéndice para una explicación de las intervenciones y tests realizados.

QUÉ SE PUEDE SENTIR

Se pueden sentir todos estos síntomas en un momento u otro, o tan sólo unos pocos. Algunos pueden continuar desde el mes pasado, otros serán nuevos. Algunos apenas serán percibidos por la embarazada, porque ésta ya se habrá acostumbrado a ellos y/o porque son eclipsados por signos nuevos y más excitantes que indican que el parto ya no está lejos.

FÍSICOS:

◆ Cambios en la actividad fetal (más contorsiones y menos patadas, a medida que el útero resulta menos espacioso para el bebé).

◆ Flujo vaginal (leucorrea) más intenso y con mayor mucosidad, que puede presentar estrías rojas de sangre o ser de un tono pardo o rosado después del acto sexual o tras un examen de la pelvis.

◆ Estreñimiento.

◆ Acidez de estómago e indigestión, flatulencia e hinchamiento.

◆ Dolores de cabeza, mareos y desvanecimientos ocasionales.

◆ Congestión nasal y hemorragias nasales ocasionales; embotamiento de los oídos.

◆ "Cepillo de dientes rosado" debido a que sangran las encías.

◆ Calambres en las piernas durante el sueño.

◆ Dolor de espalda y sensación de pesadez creciente.

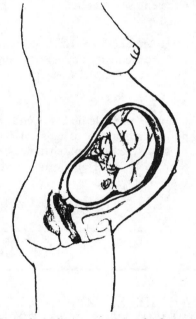

LA MADRE Y EL BEBÉ DURANTE ESTE MES

Se producen las preparaciones finales para el nacimiento, que en esta etapa puede ocurrir sin riesgos en cualquier momento. Los pulmones están desarrollados. El bebé aumenta 2 pulgadas (unos 5 cm) y aproximadamente 2 libras (alrededor de 1 kilo). Como promedio, los bebés al nacer miden 20 pulgadas (unos 50 cm) y pesan 7 libras (unos 3.5 kilos). Sin embargo, al estar encajados en la pelvis, los bebés son menos activos y se mueven mucho manos durante esta etapa.

◆ Molestias y dolor de las nalgas y la pelvis.

◆ Aumento del edema (hinchazón) de los tobillos y los pies, ocasionalmente de las manos y la cara.

◆ Venas varicosas en las piernas.

- Hemorroides.

- Picor en el abdomen.

- Respiración más fácil desde que el bebé ha "bajado".

- Micción más frecuente desde que el bebé "ha bajado".

- Crecientes dificultades para dormir.

- Contracciones de Braxton Hicks más frecuentes e intensas (algunas pueden resultar dolorosas).

- Torpeza creciente.

- Calostro que sale de los pechos espontáneamente o a causa de una presión (aunque esta sustancia anterior a la leche puede no presentarse hasta después del parto).

- Cansancio o mucha energía, o períodos alternos de cada uno de estos estados.

- Aumento del apetito, o pérdida del apetito.

EMOCIONALES:

- Más excitación, más ansiedad, más aprensión, más distracción.

- El alivio de haber llegado ya casi al final.

- Irritabilidad e hipersensibilidad (especialmente con las personas que preguntan: "¿Aún estás así?").

- Impaciencia e intranquilidad.

- Sueños y fantasías sobre el bebé.

QUÉ PUEDE PREOCUPAR

CAMBIOS EN LOS MOVIMIENTOS FETALES

"Mi bebé, que solía dar unas patadas muy vigorosas, ahora ya no lo hace, sólo se retuerce."

Cuando la futura madre sintió por primera vez a su bebé, hacia el quinto mes de embarazo, el útero le ofrecía mucho espacio para sus movimientos acrobáticos – y para sus patadas y puñetazos. Ahora, el útero le resulta bastante más angosto, y su gimnasia queda restringida. En esta "camisa de fuerza" que es ahora el útero, sólo le queda espacio para girarse, volverse y retorcerse. Y cuando su cabeza quede firmemente encajada en la pelvis, el bebé podrá moverse aún menos.

En esta fase del embarazo, lo importante no es el tipo de movimientos fetales, sino el hecho de que la madre perciba cada día la actividad de su bebé.

"Casi no he sentido las patadas del bebé en toda la tarde. ¿Debería alarmarme?"

Puede que el bebé esté echando una siesta, o que la mujer haya estado demasiado ocupada o activa para notar sus movimientos. Para estar más segura, comprobará la actividad de forma más seria, mediante el test de la página 248. Es una buena idea repetir este test un par de veces al día durante el último trimestre. Diez o más movimientos en cada prueba significan que el nivel de actividad del bebé es normal. Menos, sugieren que podría ser necesaria una evaluación médica para determinar la causa de esta inactividad –así que la gestante deberá llamar a su médico de inmediato. Aunque un bebé que está relativamente inactivo en el vientre de su madre podría ser perfectamente sano, la inactividad a veces indica que existe sufrimiento fetal. El reconocimiento temprano de este trastorno a través de las pruebas de movimiento fetal y la intervención médica a menudo pueden prevenir serias consecuencias.

"He oído decir que los movimientos fetales se reducen a medida que se acerca el parto. Pero mi bebé parece estar más activo que nunca. ¿Significa esto que será hiperactivo?"

Antes del nacimiento resulta demasiado pronto para empezar a preocuparse sobre la hiperactividad. Los estudios demuestran que los fetos que se muestran muy activos en el seno materno no tienen más probabilidades que los fetos tranquilos de convertirse en niños hiperactivos, aunque puede muy bien que resulten ser niños muy activos.

Las investigaciones recientes contradicen también la idea de que, por término general, el feto se vuelve perezoso poco antes del parto. Hacia el final del embarazo se suele producir una disminución gradual de los movimientos (desde 25 a 40 movimientos por hora a las 30 semanas hasta 20 a 30 movimientos por hora a término), relacionada probablemente con el menor espacio disponible, la reducción de la cantidad de líquido amniótico y la mejor coordinación fetal. Pero a menos que controlen y cuenten los movimientos de su bebé, muchas mujeres no llegan a notar una diferencia significativa.

MIEDO A OTRO PERÍODO DE DILATACIÓN PROLONGADO

"En mi primer parto, la dilatación duró 48 horas, y finalmente di a luz tras 4 horas y media de empujar. Aunque los dos salimos bien del acontecimiento, temo pasar de nuevo por esa tortura."

Cualquiera que sea lo bastante valiente para volver al ring después de un primer round tan desafiante se merece un cambio. Y existen muchas probabilidades de que lo tenga. El segundo parto y los siguientes suelen ser más fáciles y cortos que los primeros – a menudo con mucha diferencia. El canal del parto, ahora más espacioso, ofrecerá menos resistencia, y la musculatura estará más laxa, y aunque el proceso no carecerá de esfuerzos (raras veces es así), será menos doloroso. La mayor diferencia radicará en la cantidad de esfuerzos para empujar que la madre tendrá que hacer; los segundos bebés a menudo salen en unos pocos minutos, en vez de tardar horas.

Desde luego, aunque las posibilidades de tener un parto más fácil son significativamente mayores la segunda vez, no hay nada seguro en cuanto al parto. Ni con una bola de cristal se puede predecir con precisión lo que cada parto puede conllevar.

SANGRAR O MANCHAR

"Inmediatamente después de que mi marido y yo hiciéramos el amor esta mañana, empecé a sangrar. ¿Significa esto que el parto ha empezado –o que algún tipo de peligro amenaza al bebé?"

Cualquier síntoma nuevo que aparece en el noveno mes hace surgir inmediatamente una de estas dos preguntas –o las dos: ¿Ha llegado ya el momento? ¿Algo va mal? La sangre y las manchas son dos de estos acontecimientos que provocan ansiedad. Lo que indican depende del tipo de hemorragia y de las circunstancias que la rodean:

- Una mucosidad teñida de rosa o con un veteado rojo, que aparece inmediatamente después del coito o de un examen vaginal, o una mucosidad teñida de color café que aparece unas 48 horas después, son probablemente sólo el resultado de que el cuello uterino sensible ha sido magullado o manipulado. Se trata de un signo normal y no peligroso –aunque se deberá informar de él al médico. Es posible que éste aconseje a la pareja que se abstenga de las relaciones sexuales hasta el parto.

- La pérdida de sangre roja y brillante, o la aparición persistente de manchas podrían tener su origen en la placenta y requieren un examen médico inmediato. La emba-razada deberá llamar a su médico sin demora. En caso de que no pueda localizarle, deberá trasladarse al hospital.

- Una mucosidad teñida de rosa o de color café, o una mucosidad sanguinolenta, acompañada de contracciones u otros signos de parto inminente (véase el apartado dedicado al preparto, parto falso y parto verdadero, pág. 330), ya sea después de mantener relaciones sexuales o no, podrá señalar que se está iniciando el período de dilatación. Se deberá llamar al médico.

ALIGERAMIENTO Y ENCAJAMIENTO

"Ya he pasado de las 38 semanas y el bebé aún no se ha encajado. ¿Significa esto que el parto se retrasará?"

El encajamiento es el descenso del feto hacia la cavidad pélvica. En los primeros embarazos, suele producirse entre dos y cuatro semanas antes del parto. En las mujeres que ya han tenido bebés, rara vez se produce antes de que empiece el parto. Pero como sucede con casi todos los aspectos del embarazo, también aquí la excepción a la regla es la regla. Una madre primeriza puede experimentar el encajamiento cuatro semanas antes de la salida de cuentas y dar a luz con dos semanas de "retraso" o bien puede ir de parto sin haber sufrido el descenso del feto.

Con frecuencia, el aligeramiento es muy patente. La embarazada nota que su voluminosa barriga parece haber descendido y haberse inclinado hacia adelante. Las consecuencias felices: debido a que la presión hacia arriba del útero sobre el diafragma se alivia, es más fácil respirar hondo, y con el estómago menos apretado, resulta más cómodo tomar una comida completa. Estas ventajas se ven oscurecidas por la incomodidad de la presión sobre la vejiga, las articulaciones de la pelvis y la zona perineal –lo que da lugar a una micción más frecuente, a una movilidad más dificultosa, a una sensación de mayor presión perineal y, a veces, a dolores perineales. La embarazada puede experimentar unas punzadas agudas cuando la cabeza del feto presiona sobre la base de la pelvis. Algunas mujeres notan cuando la cabeza del bebé gira en su pelvis. Y es frecuente que, una vez producido el aligeramiento, la embarazada se sienta desequilibrada, ya que su centro de gravedad ha vuelto a desplazarse.

Pero también es muy posible que el encajamiento se produzca sin que la mujer se dé cuenta de ello. Si, por ejemplo, su barriga ya era del tipo bajo, es posible que la forma del abdomen no varíe notablemente con el aligeramiento. O si la mujer no experimentó nunca dificultades respiratorias o tomando una comida abundante, es probable que no note ningún cambio significativo en su estado.

El encajamiento significa que la parte que se presenta primero, generalmente la cabeza del feto, se halla introducida en la parte superior de los huesos pelvianos[2]. El médico confiará en dos indicaciones básicas para determinar si la cabeza del bebé está encajada: en el examen interno, la parte que se presenta primero se nota en la pelvis; al palpar externamente la cabeza del feto, se nota que está fija, que ya no "flota".

El recorrido de la parte de presentación a través de la pelvis es objetivado por los obstetras señalando unos planos referidos a los salientes de la pelvis. Se dice que está en un primer plano cuando la presentación entra en ella y en un segundo plano cuando está a mitad de camino. El tercer plano señala el encajamiento y el cuarto plano cuando va a salir, cuando se dice que corona. Aunque una mujer que empieza el parto con la presentación encajada tiene probablemente menos trabajo por delante que la que empieza con la cabeza libre, esto no es invariablemente cierto, ya que la altura de la presentación no es el único factor que influye sobre el progreso del parto.

Aunque el encajamiento de la cabeza fetal sugiere que el bebé podrá pasar probablemente a través de la pelvis sin dificultades, esto no quiere decir que el feto que aún está flotando cuando empieza el parto vaya a plantear necesariamente dificultades. Y de hecho, la mayoría de los fetos que aún no se han encajado cuando empieza la dilatación pasan a través de la pelvis suavemente. Ello es particularmente cierto en las mujeres que ya han tenido uno o más bebés.

EL MOMENTO DEL PARTO

"¿Puede predecir el médico con exactitud el tiempo que me falta aún para que empiece el parto?"

---

[2] En castellano vulgar se habla del puente, bajo el que debe pasar el niño y se dice que es baja de puente por estrecha de pelvis. La expresión es muy gráfica, pero resultaría más acorde con la verdad si se hablara de túnel. (*Nota del revisor.*)

No. Y la embarazada no deberá creerle en caso de que afirme lo contrario. Existen indicios de que un parto empezará pronto, indicios que el médico empieza a buscar en el noveno mes. ¿Se ha producido el encajamiento? ¿Qué plano de la pelvis ha alcanzado la parte de presentación del bebé? ¿Han empezado ya el borramiento (adelgazamiento del cuello uterino) y la dilatación (apertura del cuello uterino)?

Pero "pronto" puede significar dentro de una hora o dentro de tres semanas o más. Pregúntesele a la mujer cuya euforia al decirle el médico que "iría de parto aquella misma tarde" se convierte en depresión a medida que las semanas de embarazo continúan pasando sin que se presente ni una contracción.

El pronóstico del médico de que, ya que el borramiento y la dilatación aún no han empezado, el parto se halla aún a varias semanas de distancia, puede ser igualmente erróneo. Tal como testificarán las mujeres que, tras oír un pronóstico de este tipo, han salido de la consulta y han llegado a su casa resignadas a pasar otro largo mes de embarazo, sólo para dar a luz a su bebé a la mañana siguiente.

El hecho es que el encajamiento, el borramiento y la dilatación se pueden producir de modo gradual a lo largo de un período de semanas o incluso de un mes o más en algunas mujeres. En otras ocurren en cuestión de horas. Nadie, por mucha experiencia que se tenga, puede predecir con exactitud el comienzo del parto – ya que nadie sabe exactamente qué es lo que lo desencadena. (Esta es la razón de que algunos médicos sean tan reacios a aventurar pronósticos sobre el momento en que empezará el parto como a adivinar si será un niño o una niña.)

Por consiguiente, como todas las mujeres embarazadas de todos los tiempos, es necesario tener paciencia y esperar, sabiendo de cierto únicamente que el día o la noche, llegará –en algún momento.

SALAS DE DILATACIÓN Y DE PARTO

"Me siento incómoda ante la idea de tener que ir al hospital y dar a luz a mi bebé en un lugar desconocido."

La sección de partos de un hospital es, con mucho, la más feliz de

---

¿Parto inducido por una misma?

Un estudio ha demostrado que las mujeres que a partir de la semana 39 estimulan sus pezones durante tres horas o más al día es menos probable que tengan un retraso en la fecha del parto. En el estudio, las mujeres estimulaban el pezón, la areola y el pecho con las yemas de los dedos, 15 minutos cada pecho, alternándolos, durante una hora tres veces al día. Las cremas y las lociones eran opcionales, así como la ayuda del marido. El problema estriba en que esta técnica no sólo requiere mucho tiempo y energías, sino que si no se cuenta con una supervisión médica cuidadosa, puede ser peligrosa. Puede producir contracciones muy fuertes (mucho más que la oxitocina), que podrían producir problemas. Así que no debemos ensayar esta técnica a menos que el médico lo recomiende.

todo el edificio. Pero a pesar de ello, la futura madre puede sentirse nerviosa ante lo que no conoce. La mayoría de los hospitales permiten –de hecho aconsejan– que las parejas que esperan un hijo den una vuelta durante el embarazo por las salas de dilatación y de parto. La embarazada puede informarse acerca de esta posibilidad cuando reserve la habitación. Si estas visitas no son una práctica normal del hospital, la mujer puede pedirle a su médico que trate de conseguir el permiso necesario. Algunos hospitales tienen cintas de video de la sala de dilatación y la sala de partos, que la mujer puede alquilar. También puede ir al hospital en las horas de visita, y aunque entonces no podrá entrar en la sala de partos, sí podrá ver las habitaciones de las pacientes del área de maternidad y echar una ojeada a la sala de los bebés. Además de tranquilizarla, esta visita le proporcionará la oportunidad de comprobar el aspecto que tiene un recién nacido antes de tener a su propio bebé en brazos.

Las salas de dilatación y de parto varían de un hospital a otro. Algunas son muy austeras y frías; otras son más acogedoras. Cada vez se están poniendo más de moda las habitaciones de parto con aspecto acogedor: con mecedoras, cuadros en las paredes, cortinas en las ventanas y camas de parto más parecidas a una cama normal que a una camilla de hospital.

Aunque resulta agradable encontrarse en un ambiente acogedor, lo que es importante en último término para la salud y seguridad de la madre y del recién nacido no es el talento del decorador sino la habilidad y el interés del personal médico.

¿UNA MEDICINA MEJOR PARA LA DILATACIÓN?

Unos estudios recientes demuestran que cuando una parturienta que está dilatando es animada, consolada, tocada e informada de lo que está sucediendo por una madre experimentada, el número de cesáreas y partos con fórceps, y la necesidad de anestesia, la tasa de complicaciones e incluso la duración de la dilatación pueden reducirse.

ATRASO

"Llevo una semana de retraso y el médico ha dispuesto someterme a una prueba no estresante. ¿Es posible que no llegue a ir de parto sin inducción del mismo?"

La fecha mágica está marcada con un círculo rojo en el calendario; cada uno de los días de las 40 semanas que la precede es tachado con gran ilusión. Y luego, finalmente, llega el gran día. Pero en aproximadamente la mitad de los embarazos el que no llega entonces es el bebé. La ilusión se convierte en desaliento. El cochecito y la cuna para el bebé quedan vacíos un día más. Y luego una semana más. Y luego, en el 10 % de los embarazos, dos semanas más. ¿Es que no terminará nunca el embarazo?

Aunque las mujeres que han llegado a las 42 semanas pueden no creerlo, en toda la historia no se ha registrado ningún caso de embarazo que continuara para siempre – ni tan sólo cuando aún no se había inventado la inducción del parto. (Es cierto que, de vez en cuando, un embarazo continúa hasta las 44 semanas o un poco más, pero en la actualidad, la mayor parte de los partos son inducidos antes de que el embarazo vaya más allá de las 42 semanas.)

Los estudios demuestran que aproximadamente un 70 % de los embarazos aparentemente demasiado largos no lo son en absoluto. Se cree que el parto se ha retrasado debido a errores en el cálculo de la fecha de la concepción, generalmente gracias a que la fecha de la última menstruación era incorrecta. Y de hecho, cuando se usan los ultrasonidos para confirmar la fecha de salida de cuentas, la cantidad de diagnósticos de embarazos demasiado largos desciende espectacularmente desde el porcentaje estimado hace tiempo del 10% a un 2% aproximadamente.

Cuando una mujer embarazada se halla en post-término (técnicamente 42 semanas o más, aunque algunos médicos toman cartas en el asunto antes de este plazo), el médico estudia la situación, considerando dos factores principales: primero, ¿es correcto el cálculo de la fecha de término? El médico puede estar razonablemente seguro de la exactitud de este cálculo si la fecha correspondió durante todo el embarazo con la altura del fondo uterino y con el tamaño de la matriz y si también coincidieron con este cálculo el momento de los primeros movimientos fetales percibidos por la madre y de los primeros latidos del corazón del feto detectados por el médico. Las sonografías o los análisis sanguíneos para detectar los niveles de GCh (véase pág. 6) llevados a cabo en los inicios del embarazo pueden revisarse para confirmar la fecha correcta.

El segundo factor que se suele considerar es si el feto sigue progresando. Muchos bebés continúan creciendo y desarrollándose hasta bien entrado el décimo mes (aunque esto puede plantear un problema si el bebé llega a ser demasiado grande para pasar fácilmente por la pelvis materna). Algunas veces, no obstante, el que una vez fue el medio ambiente uterino ideal empieza a deteriorarse. La placenta, que va envejeciendo, no suministra la nutrición y el oxígeno adecuados, y la producción de líquido amniótico disminuye, reduciendo peligrosamente los niveles de fluido del útero. En este caso, se hace difícil que el feto continúe estando en buenas condiciones.

Los bebés nacidos después de pasar algún tiempo en un medio ambiente de este tipo se denominan hipermaduros. Están delgados y arrugados, tienen la piel seca, cuarteada, laxa y que se pela, y han perdido el barniz caseoso común en los recién nacidos a término. Al ser "mayores" que otros recién nacidos, tienen las uñas más largas y el pelo más abundante, y a menudo tienen los ojos abiertos y están alerta. Los que han estado más tiempo en un útero que se está deteriorando pueden tener la piel y el cordón umbilical manchados de un tono verdoso (meconio). Los que han pasado un período de tiempo máximo en el útero tienen un tinte amarillento, y la mayoría están en peligro durante el parto e incluso antes.

Debido a que generalmente son mayores que los bebés de 40 semanas, poseen una mayor circunferencia cefálica, y a que pueden estar sufriendo un suministro de oxígeno y nutrición deficientes o pueden haber aspirado meconio, los bebés hipermaduros tienen más posibilidades de tener

¿Cómo le va al bebé?

De día en día los médicos van descubriendo nuevas formas de determinar qué suerte está corriendo el feto en el interior del útero. Estos tests pueden llevarse a cabo en cualquier momento del embarazo cuando existe algún motivo de preocupación, o durante la semana 41 ó 42 cuando se cree que el bebé lleva retraso. Los más comunes son:

Valoración en caso del movimiento fetal. El registro por parte de la madre de los movimientos fetales (véase pág. 347), aunque no constituye un procedimiento infalible, puede suministrar algunas indicaciones sobre las condiciones del bebé y puede utilizarse para detectar posibles problemas. Si la madre no detecta una actividad normal, se llevarán a cabo otros tests.

El test de no-estrés (TNE). La madre es conectada al monitor fetal tal como lo estaría si estuviera dilatando, con lo que se puede observar la respuesta del corazón fetal a los movimientos fetales. Si, durante este test, el ritmo cardíaco no reacciona a los movimientos o el bebé no se mueve en absoluto, o si se descubre cualquier otra anormalidad, podría existir sufrimiento fetal. Un inconveniente del TNE (y de la monitorización electrónica fetal) es que la exactitud de la prueba depende de la habilidad de la persona que la interpreta.

Estimulación acústica del feto (EAF), o estimulación vibroacústica. Este test de no-estrés evalúa la reacción del feto a los sonidos o vibraciones, y se ha comprobado que es más exacto que los tests de no-estrés tradicionales.

El test del estrés, o test de desafío de la oxitocina (TDO). Se trata de una prueba utilizada para evaluar la reactividad del corazón a las contracciones uterinas. En este test, algo más complejo y largo (pueden precisarse hasta tres horas), la madre es conectada a un monitor fetal. Si las contracciones no son lo bastante frecuentes por sí mismas, son aumentadas por vía intravenosa con oxitocina, o estimulando los pezones de la madre (con toallas calientes y, si fuera necesario, manualmente, por parte de la gestante). La respuesta fetal a las contracciones indica las probables condiciones del feto y de la placenta. Esta simulación aproximada de las condiciones de la dilatación permite predecir si el feto puede permanecer aún en el útero o no, o si, en caso necesario, se podrá enfrentar a las grandes demandas de la verdadera dilatación.

Perfil biofísico (PBF). El PBF se obtiene mediante ultrasonidos, la evaluación de los movimientos y respiración fetales, y la cantidad de líquido amniótico. Si estos tres son los adecuados, probablemente el bebé estará bien. Si se combina con un control del latido cardíaco fetal, el PBF proporciona una imagen muy adecuada de las condiciones del bebé.

Perfil biofísico "modificado". Esta combinación de los resultados del perfil biofísico (arriba) con los de un test de no-estrés (véase abajo) proporciona una valoración muy exacta del bienestar del bebé.

Otros tests sobre el bienestar fetal. Éstos incluyen: sonografías en serie para documentarse sobre el crecimiento fetal; comprobación por ultrasonidos del volumen de líquido amniótico (un menor volumen podría indicar una insuficiencia placentaria); muestreo de líquido amniótico (por amniocentesis, véase pág. 53); velocimetría de Doppler (que mide la velocidad del flujo sanguíneo a través del cordón umbilical); el "test de admisión fetal" (que combina la EAF con una comprobación del volumen de líquido amniótico), usado al iniciarse la dilatación para predecir problemas fetales potenciales; electrocardiografía fetal (para saber el estado del corazón fetal, generalmente mediante un electrodo adherido al cuero cabelludo); estimulación del cuero cabelludo fetal (que comprueba la reacción fetal a una a un pellizco en el cuero cabelludo); y toma de muestras de sangre del cuero cabelludo fetal.

un parto difícil y de nacer por cesárea. Puede que también precisen cuidados especiales en la sección de cuidados neonatales intensivos durante un corto período de tiempo. Sin embargo, los bebés nacidos a las 42 semanas tras un embarazo sin complicaciones no tienen un mayor riesgo de presentar problemas permanentes que los bebés nacidos a las 40 semanas.

Cuando se ha determinado con certeza que un embarazo pasa de las 41 semanas, y al examinar el cuello uterino se ve que está maduro (blando), muchos médicos toman la decisión de inducir la dilatación (véase la página 337). También se inducirá el parto o se practicará una cesárea, tanto si el cérvix está maduro como si no, si complicaciones tales como la hipertensión (crónica o inducida por el embarazo) o la diabetes amenazan a la madre, o si el teñido por meconio, la posibilidad de un crecimiento inadecuado u otros problemas amenazan al feto. Si el cérvix no está maduro, puede que el facultativo intente que madure administrando antes un fármaco, tal como la prostaglandina E^2 (generalmente por vía de un gel o supositorios vaginales). O quizás prefiera esperar un poco más, llevando a cabo uno o más tests (véase la página 325) para ver si el feto aún está bien, y repitiendo dichos tests una o dos veces por semana hasta que empiece la dilatación.

Algunos médicos esperarán hasta las 42 semanas o incluso algo más antes de decidirse a engañar a la madre naturaleza –asumiendo que el feto continúe dando buenos resultados en los tests y que la embarazada continúe bien. Si en algún momento los resultados de las pruebas indican una insuficiencia placentaria o unos niveles inadecuados de líquido amniótico, o si existen otros signos de que el bebé o la madre están en problemas, el facultativo entrará en acción y, dependiendo de la situación, inducirá el parto o llevará a cabo una cesárea. Afortunadamente para las ansiosas futuras mamás, se permite que pocos embarazos vayan más allá de las 42 semanas confirmadas.

A veces se recomiendan un par de formas de reducir las posibilidades de dar a luz con retraso, pero ambas tienen sus inconvenientes. Una –la estimulación diaria de los pezone– puede ser llevada a cabo en casa por la madre (véase pág. 322), pero es peligrosa debido a que podría desencadenar unas contracciones excesivamente fuertes. La otra –despegar las membranas fetales– requiere una separación manual de las membranas corióncias que rodean al feto en la parte inferior del útero, y debe ser llevada a cabo por el médico. Muchos facultativos creen que la separación de las membranas no es aconsejable, debido a la posibilidad de que éstas se rompan o surja una infección.

ROTURA DE LAS MEMBRANAS EN PÚBLICO

"Vivo con el temor de 'romper la bolsa de aguas' en público."

Esta mujer no está sola con sus temores. La idea de que la "bolsa de las aguas" se rompa en un autobús lleno de gente o en un supermercado atestado resulta tan humillante para la mayoría de las mujeres embarazadas como la de perder en público el control sobre la vejiga de la orina. Se sabe del caso de una mujer que estaba tan obsesionada que llegó a llevar consigo siempre un pote con pepinillos en remojo, para poder dejarlo caer al suelo cuando sintiera los pri-

Qué se debe llevar al hospital

Para la sala de dilatación o de parto

◆ Este libro.

◆ Un reloj con segundero para contar las contracciones.

◆ Una radio o un radiocasete con las cintas preferidas, si la música le resulta relajante o tranquilizante a la futura madre.

◆ Una máquina fotográfica, una cinta magnetofónica y/o un equipo de video, si la embarazada no se fía de su memoria para captar totalmente el acontecimiento (y si las normas del hospital permiten la grabación de los nacimientos).

◆ Talcos, lociones o cualquier otro producto con que la embarazada guste de darse masaje.

◆ Una pequeña bolsa de papel en la que poder respirar en caso de que se produzca una hiperventilación a causa de los ejercicios respiratorios.

◆ Una pelota de tenis o un rodillo de plástico para un buen masaje de la espalda para el caso de que el dolor en esta zona sea intenso.

◆ Caramelos sin azúcar para mantener la boca húmeda (aunque se suelen recomendar los caramelos con azúcar, éstos sólo consiguen producir más sed y más deshidratación en la parturienta).

◆ Calcetines gruesos para el caso de que los pies se enfríen.

◆ Un cepillo para el cabello, si el hecho de que le cepillen el pelo le resulta reconfortante a la madre.

◆ Una toalla para enjuagar el sudor, aunque es probable que el hospital la proporcione (es mejor no llevar una toalla blanca, ya que podría terminar accidentalmente en el servicio de lavandería del hospital).

◆ Un bocadillo para el futuro papá (un acompañante que se desmaye de hambre no resultará de gran ayuda).

◆ Una botella de champaña, envuelta y con una etiqueta con el nombre de la madre, para celebrar el acontecimiento (el acompañante le puede pedir a la enfermera que la guarde en la nevera), aunque según la hora en que se produzca el parto, es posible que la pareja prefiera brindar con jugo de naranja.

Para la habitación del hospital

◆ Una bata y/o camisones, en caso de que la madre prefiera llevar su propia ropa en lugar de la del hospital. De todos modos, se debe pensar que si bien un camisón bonito puede ayudar a levantar los ánimos, también es posible que quede manchado de sangre. Lo mismo se puede decir de las batas y albornoces. Un buen compromiso podría ser la mañanita preferida de la embarazada, para llevarla sobre el camisón del hospital.

◆ Perfume, talcos o cualquier otro producto que haga sentir fresca a la parturienta.

◆ Artículos de tocador, incluidos el champú, el cepillo y la pasta de dientes, una loción (la piel puede secarse a causa de la pérdida de líquidos), una pastilla de jabón en una cajita apropiada, el desodorante, el cepillo para el cabello, un espejo de mano, maquillaje y cualquier otro producto esencial de belleza e higiene.

◆ Compresas sanitarias, preferiblemente del tipo autoadhesivo, aunque el hospital suele proporcionar compresas.

◆ Una baraja de naipes, libros (incluidos los libros sobre los nombres para el bebé en caso de que se haya dejado esta decisión para el último momento) y otras distracciones.

◆ Paquetes de pasas, nueces, galletas de trigo integral y otros bocadillos saludables, para que la madre no sufra estreñimiento a pesar de la dieta hospitalaria.

◆ Unas prendas para volver a casa; hay que recordar que en ese momento la nueva madre tendrá aún una barriga considerable.

◆ Un conjunto "de calle" para el bebé –un pelele, un jersey, unas botitas, una mantita más o menos gruesa según el tiempo que haga; probablemente, el hospital proporcionará los pañales, pero siempre es una buena idea llevar unos cuantos por si acaso.

meros indicios de salida del líquido amniótico.

Pero antes de empezar a buscar en la despensa un pote de pepinillos, la embarazada debe recordar dos cosas. En primer lugar, la ruptura de las membranas antes de que empiece el parto es poco frecuente – ocurre en menos del 15 % de los embarazos. Y si llegan a romperse, el flujo de líquido amniótico no suele ser importante, a menos que la futura madre se halle en posición tendida (cosa que no suele hacer en público). Cuando la mujer anda o está sentada, la cabeza del feto tiende a bloquear la salida del útero igual que el tapón de una botella de vino.

Y en segundo lugar, si las membranas se rompen y el líquido amniótico sale bruscamente, las personas que se hallen cerca de la embarazada no la señalarán con el dedo, ni sacudirán enfadadas la cabeza ni –lo peor de todo– se reirán. En lugar de ello, le ofrecerán su ayuda o bien la ignorarán discretamente. La embarazada debe tener en cuenta, después de todo, que nadie dejará de comprender que se encuentra en estado ni confundirá el líquido amniótico con orina.

Algunas mujeres que rompen la bolsa de aguas antes de la dilatación nunca experimentan la salida precipitada del líquido amniótico cuando las membranas se rompen —en parte debido al efecto de corcho, en parte debido a que no existen contracciones que hagan salir el líquido. Todo lo que estas mujeres notan es un goteo constante e intermitente.

El uso de una compresa higiénica durante las últimas semanas puede proporcionar una sensación de seguridad, además de un sentimiento más agradable a medida que aumenta la leucorrea.

CRIANZA AL PECHO

"Mis pechos son muy pequeños y los pezones son planos. ¿Podré dar el pecho a mi hijo?"

Por lo que se refiere a un bebé hambriento, la satisfacción le puede venir de todo tipo de fuentes. El pecho no debe tener la forma o el tamaño ideal, desde el punto de vista estético y puede estar equipado con casi cualquier tipo de pezón: pequeño y aplanado, grande y puntiagudo, incluso invertido. Todas las combinaciones de pecho y pezón tienen la capacidad de producir y proporcionar leche —cuya cantidad o calidad no depende, en modo alguno, del aspecto externo del pecho. Pero desgraciadamente existen tantas falacias y leyendas acerca del tipo de pecho que puede o no satisfacer al bebé, que muchas mujeres renuncian innecesariamente a criar a sus hijos.

Los pezones invertidos que no quedan erectos como respuesta a la estimulación sexual suelen requerir alguna preparación antes del nacimiento del bebé. El uso de pezoneras, que se pueden adquirir en las tiendas para futuras mamás y bebés, y producen una suave succión, son la mejor forma de "estirar hacia fuera" los pezones invertidos. Primero se deberían llevar sólo a intervalos cortos por la mañana y por la tarde. Gradualmente se va prolongando el tiempo hasta llevarlas durante todo el día. Una bomba manual, usada varias veces al día, también puede ayudar a corregir los pezones invertidos, pero no se usará si estimula las contracciones uterinas o si la embarazada tiene muchas posibilidades de tener un parto prematuro.

Algunos expertos recomiendan que todas las mujeres que esperan dar el pecho a su bebé se preparen para ello, extrayendo una pequeña cantidad de calostro diariamente de los pezones, a partir del octavo mes (aunque no todas las mujeres serán capaces de obtener calostro exprimiendo su pecho), y dando un masaje a los pezones, entre el índice y el pulgar, también a diario, para robustecerlos. Otros médicos dicen que la lactancia es un proceso natural, y que los pezones no requieren una preparación especial.

"Mi madre me ha dicho que cuando estaba de nueve meses se le escapaba leche de los pechos; pero a mí no me pasa. ¿Significa esto que no tendré leche?"

La secreción amarillenta, líquida, que algunas mujeres embarazadas pueden extraer de sus pechos aplicando una suave presión o que escape involuntariamente de sus pechos, no es leche. Se trata de un líquido denominado calostro, precursor de la leche. Más rico en proteína y más pobre en grasa y lactosa que la leche que aparece dos o tres días después del parto, contiene anticuerpos que pueden ser importantes para proteger al bebé contra las enfermedades.

Pero muchas mujeres no producen perceptiblemente el calostro hasta después del parto. E incluso entonces pueden no darse cuenta de ello. En cualquier caso, esto no indica que deban existir dificultades para alimentar al bebé a pecho.

CUIDADO DEL BEBÉ

"Ahora que la llegada del bebé está tan próxima, estoy empezándome a preocupar por el trabajo de cuidarle. Nunca he tenido en brazos a un recién nacido."

Las mujeres no nacen madres ni saben de modo instintivo la manera de acunar a un bebé que llora y lograr que se duerma, de cambiar unos pañales o de darle un baño. La maternidad –al igual que la paternidad– es un arte que se aprende, que requiere mucha práctica para llegar a ser perfecto (o casi perfecto). Hace cien años, esta práctica solía producirse muy pronto, cuando las niñas aprendían a cuidarse de sus hermanos menores –del mismo modo que aprendían a cocinar y a zurcir calcetines.

En la actualidad, un elevado porcentaje de mujeres adultas no han amasado nunca el pan, ni han tomado una aguja para zurcir un calcetín, ni han tomado en brazos un bebé –sin hablar ya de cuidarle. La práctica de la maternidad la adquieren sobre la marcha y con la ayuda de libros, revistas y si se tiene la suerte de que las haya en el hospital local, una clase de cómo cuidar al bebé. Lo que significa que durante una o dos semanas después del nacimiento, el bebé llorará más que dormirá, sus pañales no estarán bien colocados y derramará posiblemente muchas lágrimas sobre el "no llores más" bordado en la almohada de su cuna. Pero la nueva madre empieza a sentirse de modo lento pero seguro como una profesional en la materia. Su inquietud se convierte en seguridad. El bebé que antes tenía miedo de tomar en brazos (¿y si se rompe?) es acunado ahora tranquilamente con el brazo izquierdo, mientras con la mano derecha la madre coloca los platos sobre la mesa o pasa la aspiradora. La administración de gotas de vitaminas, los baños y la introducción de los pequeños bracitos en las mangas de las camisitas han dejado de ser temibles. Al igual que todas las demás tareas diarias de la maternidad, han pasado a ser ya naturales. La mujer se ha convertido en madre –al igual que lo harán más tarde todas las embarazadas, por difícil que les resulte creerlo antes del parto.

Aunque nada puede hacer más fáciles estos primeros días con un primer bebé, empezar el proceso de aprendizaje antes del parto puede que éstos parezcan algo menos abrumadores. Podría ser de gran ayuda: visitar una sala de recién nacidos y ver a los últimos en llegar; tener en brazos, cambiar los pañales y tranquilizar al recién nacido de una amiga; leer sobre el primer año de los bebés; y tomar clases de cómo cuidar a un recién nacido.

QUÉ ES IMPORTANTE SABER:
PREPARTO, FALSO PARTO, PARTO VERDADERO

En las series y películas de la TV siempre parece muy fácil. Hacia las 3 de la madrugada, la mujer embarazada se sienta en la cama, coloca una mano sobre su barriga y extiende la otra para despertar a su marido con un sereno "ha llegado el momento, cariño".

Pero nos preguntamos: ¿cómo sabe esta mujer que ha llegado el momento? ¿Cómo puede reconocer los dolores del parto con una confianza tan fría, tan clínica, si *nunca* los había sentido antes? ¿Por qué está tan segura de que no llegará al hospital, será examinada y se le notificará que aún no ha dilatado y ni tan siquiera está cerca del momento del parto? ¿De que no la mandarán de nuevo a casa –entre las sonrisas más o menos veladas del turno de noche– tan embarazada como antes?

En este lado de la pantalla de la TV, lo más probable es que nos despertemos a las 3 de la madrugada en un estado de total incertidumbre. ¿Se trata verdaderamente de los dolores del parto o tan sólo de otra contracción de Braxton Hicks? ¿Debo encender la luz y empezar a tomar el tiempo? ¿Debo despertar a mi marido? ¿Llamo al médico en mitad de la noche para avisarle de lo que puede ser en realidad un falso dolor de parto? Si lo hago y no ha llegado aún el momento, ¿me convertiré en aquella mujer embarazada que gritó "¡parto!" tantas veces que nadie se la tomó en serio cuando hubo llegado el momento? ¿O seré la única mujer que no es capaz de reconocer los dolores del parto? ¿Iré al hospital demasiado tarde y tendré quizás a mi bebé en un taxi? Las preguntas se multiplican con más rapidez que las contracciones.

El hecho es que la mayoría de las mujeres, por muy preocupadas que hayan estado, *no* valoran equivocadamente el inicio de su parto. Gracias al instinto, a la suerte o a unas contracciones "indudablemente" dolorosas, la gran mayoría de las mujeres llegan al hospital ni demasiado pronto ni demasiado tarde, sino en el momento oportuno. Pero, de todos modos, no hay razón para dejar el asunto en manos de la suerte. El conocimiento de los signos del preparto, del parto falso y del parto verdadero sin duda ayudará a aliviar la preocupación y a eliminar las confusiones cuando empiecen dichas contracciones (¿o son las verdaderas?).

Nadie sabe con exactitud lo que desencadena el parto. Se cree que un grupo de sustancias naturales producidas por el cuerpo, denominadas prostaglandinas (PGs) son de gran trascendencia en este proceso. Se sabe que las PGs producidas por el útero durante el embarazo aumentan durante el parto espontáneo a término; estimulan la actividad muscular uterina y desencadenan la liberación de oxitocina por parte de la glándula pituitaria, ambos importantes factores en la iniciación de la dilatación. Y los inhibidores de la prostaglandina, tales como la aspirina, pueden retrasar el inicio del parto. Probablemente es responsable del desencadenamiento una combinación de factores fetales, placentarios y maternales.

SÍNTOMAS DE PREPARTO

Los cambios físicos del preparto pueden anticiparse al parto verdadero en un mes o más –o sólo en unas pocas horas. El preparto se caracteriza por el inicio del borramiento y la dilatación del cuello uterino, que sólo pueden ser confirmados por el médico, así como por una gran variedad de signos adicionales que la embarazada puede detectar en sí misma:

Aligeramiento y encajamiento. Generalmente entre dos y cuatro semanas antes del parto, en las madres primerizas, el feto empieza a descender hacia la pelvis. Pero en los partos posteriores, este fenómeno no suele producirse hasta que el parto ya ha comenzado.

Sensación creciente de presión en la pelvis y el recto. Los calambres y el dolor en las ingles es particularmente común en los segundos embarazos o embarazos posteriores. También se puede presentar un dolor en la parte baja de la espalda.

Pérdida de peso o cese del aumento de peso. Cuando el parto ya está cerca, sin que ello quiera decir que es inminente, algunas mujeres pierden peso; por regla general, el aumento de peso no es mucho durante el noveno mes.

Cambios del nivel de energía. En el noveno mes, algunas embarazadas se sienten más fatigadas. Otras, por el contrario, experimentan un aumento de energía, vitalidad y ganas de hacer cosas. La necesidad incontrolable de limpiar los pisos o pulir los muebles ha sido relacionada con el "instinto de anidamiento" –la hembra de la especie prepara el nido para la inminente llegada.

Cambios de las pérdidas vaginales.
Es posible que las pérdidas vaginales sean más intensas y más espesas.

Expulsión del tapón mucoso.
A medida que el cuello uterino empieza a adelgazarse y dilatarse, el "corcho" de mucosidad que cierra el orificio del útero queda desalojado. Esta masa gelatinosa de mucus puede bajar por la vagina una o dos semanas antes de que aparezcan las contracciones reales o justo al iniciarse la dilatación.

Pérdidas rosadas o sanguinolentas.
Cuando el cuello de la matriz se borra y dilata, es frecuente que se rompan capilares, tiñendo la mucosidad de rosa o veteándola de sangre. Estas "pérdidas" suelen significar que el parto empezará dentro de las 24 horas siguientes –pero también puede suceder que no empiece hasta varios días después.

Intensificación de las contracciones de Braxton Hicks.
Estas contracciones habituales pueden volverse más frecuentes y más intensas, incluso dolorosas.

Diarrea.
Algunas mujeres sufren de diarrea inmediatamente antes del inicio del parto.

SÍNTOMAS DE FALSO PARTO

El verdadero parto probablemente no ha comenzado aún si:

- Las contracciones no son regulares y no aumentan de frecuencia o de intensidad.

- Si el dolor se experimenta en la parte baja del abdomen más que en la parte baja de la espalda.

- Las contracciones desaparecen si la futura madre se pasea un poco o cambia de posición.

- Las pérdidas, si existen, son parduscas[3]. (Suelen ser el resultado de un examen interno o de una relación sexual en las 48 horas anteriores.)

- Los movimientos fetales se intensifican brevemente con las contracciones. A menudo, una gran actividad puede indicar sufrimiento fetal.

SÍNTOMAS DEL VERDADERO PARTO

Cuando las contracciones del preparto son sustituidas por unas contracciones más intensas, más dolorosas y más frecuentes, surge la pregunta: "¿Ahora va en serio o se trata de un falso parto?" Tal vez la cosa va en serio si:

- Las contracciones se intensifican, en lugar de aminorar, con la actividad, y no se reducen o desaparecen al cambiar de posición.

- El dolor comienza en la parte baja de la espalda y se extiende hacia la parte inferior del abdomen; también puede irradiar hacia las piernas. Las contracciones pueden ser experimentadas como un trastorno gastrointestinal e ir acompañadas de diarrea.

---

[3] La presencia de pérdidas de sangre roja requiere la consulta inmediata al médico.

- Las contracciones son progresivamente más frecuentes y dolorosas y por regla general (pero no siempre) más rítmicas, o sea con intervalos menos variables. (Esta progresión no es absoluta –cada contracción no es más dolorosa o más prolongada que la anterior, pero su intensidad general aumenta a medida que progresa el parto verdadero. Tampoco su frecuencia aumenta a intervalos regulares, perfectamente iguales –pero aumenta.)

- Existen pérdidas rosadas o con un veteado sanguinolento.

- Se rompen las membranas. En un 15 % de los casos, las membranas se rompen antes de que empiece el parto.

CUÁNDO LLAMAR AL MÉDICO

En caso de duda, es mejor llamarle. Incluso si la futura madre ha comprobado una y otra vez las listas de síntomas de las páginas anteriores, es posible que se sienta insegura acerca de si ya ha empezado realmente el parto. No esperará a estar completamente segura –a menos que prefiera un parto en su casa. Al llamar al médico, éste podrá notar, por el sonido de la voz de su paciente en trance si sufre una contracción, si la cosa va en serio. (Pero únicamente si la futura madre no intenta disimular el dolor en nombre del estoicismo o de la buena educación.) El temor de que se produzca una situación embarazosa si resulta que el parto aún no ha comenzado no deberá impedir que la mujer llame a su médico. Si al final no era más que una falsa alarma, nadie se burlará de ello: por lo tanto no cabe la menor duda de que la futura madre no es la primera paciente del médico que se equivoca al juzgar los signos del parto –y seguramente no será la última.

- Llamar a cualquier hora, de día o de noche, si todos los signos indican que la madre está ya preparada para ir al hospital. Es importante que un exagerado sentido de culpabilidad o de cortesía no impida a la madre despertar a su médico en mitad de la noche o molestarle durante el fin de semana. Los médicos que se ganan la vida ayudando a nacer a los bebés no cuentan, por supuesto, con trabajar en un estricto turno de 9 a 5.

- Es probable que el médico le haya dicho a su paciente que le avise cuando las contracciones se produzcan en una determinada frecuencia –por ejemplo, cada 5, 8 ó 10 minutos. La futura madre le llamará cuando por lo menos algunas de sus contracciones se presenten con dicha frecuencia, sin esperar a que los intervalos sean totalmente regulares– es posible que no lleguen a serlo nunca.

- Es probable que el médico haya instruido también a su paciente acerca del momento en que debe avisarle si rompe aguas, pero los dolores de parto aún no han empezado. Algunos médicos dicen: "Si las membranas se rompen a las 3 de la madrugada, espere hasta mañana". Otros dicen que se les llame inmediatamente[4], pero lo más co-

---

[4] La ruptura de la bolsa exige el traslado al hospital. (*Nota del revisor.*)

rrecto es ir lo antes posible a la clínica. La futura madre deberá seguir las instrucciones de su médico a menos que: falten aún varias semanas para la fecha de término de embarazo; la embarazada sepa que su bebé es pequeño o no está encajado en la pelvis; o el líquido amniótico no es limpio, sino que se halla teñido de pardo verdoso. En estos casos se llamará inmediatamente al médico.

♦ La futura madre no deberá suponer que, si no está segura de que se trata de los dolores de parto, es que no se ha iniciado aún el parto. Es preferible pecar por un exceso de precaución y llamar al médico.

La mejor medicina para el parto

Algunos estudios realizados reciemente muestran que el número de cesáreas o nacimientos en los que se utilizan fórceps se reduce cuando las mujeres reciben aliento, apoyo, caricias y se les informa constantemente de lo que sucede durante el parto.

14
Parto
y nacimiento

El crecimiento de un bebé tarda nueve meses y su llegada al mundo se realiza en tan sólo unas horas. No obstante, parece que son esas horas las que ocupan más la mente de las futuras madres –el proceso del parto está rodeado de más preguntas, miedos y preocupaciones que cualquier otro aspecto del embarazo. ¿Cuándo empezará? Y más importante, ¿cuándo terminará? ¿Podré aguantar el dolor? ¿Me tendré que poner un enema? ¿Llevaré un monitor fetal? ¿Sufriré una episiotomía? ¿Qué pasará si no hago ningún pro-

greso? ¿Qué pasará si todo va tan deprisa que no tengo tiempo de llegar al hospital?

En el siguiente capítulo la futura madre encontrará respuestas a sus preguntas y comentarios tranquilizadores a sus miedos y preocupaciones. Éstos, junto con un gran apoyo por parte del padre y el personal que ayuda al parto, y el conocimiento de que el parto nunca ha sido más seguro y manejable que hoy en día, deberían contribuir a preparar a la mujer para todo lo que pudiera surgir durante el nacimiento de su bebé.

QUÉ PUEDE PREOCUPAR

PÉRDIDAS SANGUINOLENTAS

"Tengo unas pérdidas mucosas rosadas. ¿Significa esto que el parto está a punto de empezar?"

La futura madre no debe precipitarse. La presencia de pérdidas mucosas, teñidas de color rosado o color café por su contenido en sangre, es un signo de que el cuello de la matriz se está borrando y/o dilatando y de que ha empezado ya el proceso

que conduce al parto. Pero se trata de un proceso que muestra un horario bastante excéntrico y que mantendrá a las afectadas en suspenso hasta las primeras contracciones. En el caso de estas pérdidas sanguinolentas, el parto puede hallarse aún a una, dos o incluso tres semanas de distancia, durante las cuales el cuello uterino continuará dilatándose. O también es posible que el parto se produzca en menos de una hora.

Si las pérdidas pasaran a ser repentinamente de color rojo sangre o de una cantidad superior a 30 gramos, se deberá avisar inmediatamente al médico. Una hemorragia podría indicar una separación prematura de la placenta, o la existencia de placenta previa, lo que exige una rápida atención médica.

ROTURA DE LAS MEMBRANAS

"Me desperté en medio de la noche con la cama mojada. ¿Es que había perdido el control de la vejiga, o bien se habían roto las membranas?"

Para contestar a esta pregunta basta probablemente con oler las sábanas. Si la mancha húmeda tiene un olor dulzón y no huele a amoníaco, se trata seguramente de líquido amniótico. Otro indicio: seguramente la embarazada continúa perdiendo líquido amniótico, que es de color paja pálido (y que no se termina ya que continúa siendo producido hasta el momento del parto; cada tres horas se reproduce toda la cantidad del mismo). Pero si la futura madre se pone de pie o se sienta, la cabeza del bebé actuará como un tapón y reducirá o detendrá totalmente la salida de líquido amniótico.

Sin embargo si la salida de líquido amniótico prosigue y si la mujer sospecha que las membranas se han roto, deberá llamar al médico. Hasta conseguir hablar con él, deberá actuar como si efectivamente así hubiera sido (véase más abajo).

"He roto la bolsa de aguas, pero no he tenido ninguna contracción. ¿Cuándo empezará el parto y qué debo hacer mientras tanto?"

Si este caso es como el de la mayoría de las mujeres embarazadas que rompen la bolsa antes de iniciarse el parto, lo más probable es que éste empiece en las próximas 12 horas; en la mayoría de las demás empezará dentro de las primeras 24 horas. Aproximadamente 1 de cada 10 mujeres tarda incluso más en ir de parto. A causa del creciente riesgo de infección para el bebé y/o la madre a través del saco amniótico roto, la mayoría de los médicos inducen el parto con oxitocina dentro de las 24 horas que siguen a la rotura si la fecha de término de embarazo está próxima, aunque algunos esperan sólo 6 horas. Los estudios más recientes demuestran que cuando un embarazo alcanza este punto, no existe ninguna ventaja en retrasar la inducción más de 24 horas, y que hay una desventaja obvia: un mayor peligro de infección (véase la página 441).

Si la mujer experimenta un flujo o un goteo vaginal de líquido amniótico, llamará al médico o a la enfermera comadrona. Mientras tanto deberá mantener su área vaginal lo más limpia posible para evitar infecciones. No tomará un baño ni mantendrá relaciones sexuales; utilizará compresas sanitarias para absorber el flujo de líquido amniótico (no tampones), no intentará realizar ella misma un examen interno y se limpiará de delante a atrás después de ir de vientre.

En algunos pocos casos de rotura prematura de las membranas (con mayor frecuencia en los partos prematuros y de nalgas), cuando la parte de presentación no está encajada en la pelvis, el cordón umbilical queda "prolapsado" –penetra en el cuello del útero o incluso en la vagina, arrastrado por el flujo de líquido amniótico. Si la embarazada observa que en su vagina aparece un asa de cordón umbilical o siente algo dentro de la vagina, deberá consultar la página 442 y conseguir ayuda médica de inmediato.

LÍQUIDO AMNIÓTICO OSCURO (COLORACIÓN POR MECONIO)

"Las membranas se han roto y el líquido es de color verde amarillento. ¿Qué significa?"

El líquido amniótico probablemente está teñido por el meconio, una sustancia de olor desagradable y de color amarillento que precede del tracto digestivo del bebé. Normalmente, el meconio es expulsado después del nacimiento, con las primeras heces del bebé. Pero algunas veces –sobre todo cuando existe algún tipo de sufrimiento fetal y muy a menudo cuando el bebé es tardío– es expulsado antes del nacimiento y va a parar al líquido amniótico.

La coloración por meconio, por sí misma, no es un signo seguro de sufrimiento fetal, pero como existe esta posibilidad, lo mejor es informar de ello al médico inmediatamente.

INDUCCIÓN AL PARTO

"El médico desea inducir el parto. Lo lamento, ya que deseaba tener un parto espontáneo."

Aunque unos 20 años atrás los médicos opinaban que era mejor inducir rutinariamente el parto para que el nacimiento se produjera en una hora conveniente, en la actualidad los médicos no inducen el parto sin una buena razón. Esto es debido en parte a que la ley ha quitado su apoyo al uso electivo (no absolutamente necesario) del fármaco oxitocina, con el que se induce el parto, y en parte debido al temor de las denuncias por tratamiento erróneo si algo saliera mal. Pero se debe sobre todo a que los médicos reconocen que, cuando es posible, es mejor que la naturaleza siga su curso.

En casi 1 de cada 3 partos, no obstante, la naturaleza necesita un empujoncito. Existen diversas situaciones en las cuales es necesario que el bebé nazca antes de que la naturaleza así lo disponga. En algunos casos, una cesárea es la mejor solución. En otros, cuando el tiempo no apremia, si se considera que tanto la madre como el bebé podrán tolerar el estrés de la dilatación y el médico tiene razones para creer que es posible un parto vaginal normal, suele elegirse la inducción. Por ejemplo:

◆ Cuando la dilatación es débil o errática, o se ha detenido.

◆ Cuando el bienestar del feto se ha puesto en entredicho (debido a una nutrición inadecuada, una función placentaria pobre, a que es un feto hipermaduro o por cualquier otra razón) y éste está bastante desarrollado para poder sobrevivir bien fuera del útero.

◆ Cuando un test de estrés o de no-estrés sugiere que la placenta ya no funciona de forma óptima y el medio ambiente uterino ya no es sano.

◆ Cuando se ha dado una rotura prematura de las membranas a término (véase pág. 441).

◆ Cuando el embarazo se ha prolongado una o dos semanas más a partir de una fecha de término de embarazo que se considera correcta (véase pág. 323).

◆ Cuando la madre es diabética y la placenta se está deteriorando prematuramente, o cuando se teme que su bebé será muy grande –y por lo tanto difícil de salir– si se ha alcanzado la fecha de término embarazo.

◆ Cuando la madre padece una preeclampsia (toxemia) que no puede ser controlada mediante reposo en cama y medicación, y es necesario que el bebé nazca por el bien de éste y/o de su madre.

◆ Cuando la madre padece una enfermedad crónica o aguda, tal como una presión sanguínea alta o una enfermedad renal, que amenace su bienestar o el de su bebé si el embarazo prosigue.

◆ Cuando el feto padece una enfermedad grave por incompatibilidad de Rh que precise de un nacimiento a corto plazo.

Algunas veces, todo lo que se precisa para inducir la dilatación es que el médico rompa las membranas que rodean al feto (bolsa de aguas) prematuramente. Si el cuello uterino no está maduro, durante este proceso se pueden administrar analgésicos. Algunos médicos le darán a la madre una dosis de aceite mineral y/o le indicarán que intente la estimulación de los pezones para que se inicien las contracciones. También pueden usarse unos óvulos vaginales o un gel de prostaglandina E_2 para ayudar a que el cuello uterino madure. Pero en la mayoría de los casos, se hace necesaria la administración de oxitocina para activar el útero de forma consistente.

La oxitocina es una hormona producida naturalmente por la glándula pituitaria materna a lo largo de todo el embarazo. A medida que la gestación avanza, el útero se vuelve más y más sensible a dicha hormona, aunque no se sabe con certeza si ésta desempeña un papel significativo en el desencadenamiento del parto. Se sabe que la hormona puede ser liberada por la mujer embarazada cuando sus pezones son estimulados, provocando la contracción del útero –esta es la razón de que la estimulación de los pezones a veces desencadene el parto. No obstante, la administración de oxitocina constituye un método de inducción más fiable. Cuando el cuello uterino está maduro, la oxitocina es capaz de iniciar una dilatación que es muy similar a la que se da de forma natural. Cuando la cérvix no está madura, la inducción puede llevarse a cabo (asumiendo que el tiempo no apremie) durante un período de dos o tres días, para permitir una maduración gradual. O pueden hacerse esfuerzos para que el cuello uterino madure usando prostaglandina E_2 o abrirlo manualmente usando dilatadores de tamaño creciente antes de iniciar la inducción. Estos procedimientos pueden mejorar las posibilidades de que se dé un parto vaginal espontáneo dentro de las siguientes 24 horas.

Para inducir la dilatación, la oxitocina se administra mediante un goteo intravenoso con una bomba de infusión. Ésta es la forma más fácil y segura de controlar la cantidad prescrita de administración. El líquido se introduce por medio de una aguja clavada en el brazo o en el dorso de la mano, conectada mediante un tubo a dos botellas. Una de ellas contiene líquido intravenoso sin fármacos, y la otra la oxitocina. Al introducirse la oxitocina en el tubo primario a través de una bomba de infusión, es posible controlar la dosis con gran precisión. Por lo general, la inducción empieza lentamente, con una dosis muy baja de oxitocina, y se controla cuidadosamente la reacción del útero y del feto. (Durante todo el período de la inducción debe estar de vigilancia un médico o una enfermera.) La cantidad de infusión es aumentada gradualmente hasta que se establecen unas contracciones efectivas. Si el útero de la mujer demuestra ser extremadamente sensible al fármaco y ser hiperestimulado, con contracciones demasiado prolongadas o demasiado intensas, este método permite que la infusión sea reducida inmediatamente o incluso detenida por completo, pasando el medicamento a la botella de reserva.

Las contracciones suelen iniciarse al cabo de 30 minutos en las mujeres en que la fecha ha llegado o casi lo han hecho, y suelen ser más regulares y más frecuentes que las naturales, desde un buen principio. Si después de seis a ocho horas de administración de oxitocina la dilatación no ha empezado o progresado, probablemente se dará por concluido este procedimiento y se buscará una solución alternativa, recurriéndose generalmente a una cesárea. Puede que también termine el tratamiento si las contracciones se han establecido bien y prosiguen por sí mismas.

La inducción a la dilatación no es un procedimiento apropiado cuando se precisa un parto inmediato o cuando existen dudas de que el feto pueda pasar por la pelvis de la madre; también se evita cuando la placenta está cerca o cubriendo la abertura uterina (placenta previa), cuando se cree que la mujer está pasando por un falso parto, y generalmente en mujeres que han tenido cinco o más niños o que tienen una cicatriz vertical de una cesárea anterior, ya que tienen un gran riesgo de rotura uterina. Algunos médicos tampoco intentarán la inducción cuando la mujer esté esperando más de un bebé o cuando el feto se presente de nalgas. El Colegio Americano de Obstetricia y Ginecología recomienda que cuando se induce el parto mediante oxitocina el médico esté preparado y disponible para llevar a cabo una cesárea de emergencia, por si fuera necesaria.

Algunas mujeres encuentran desagradable el brusco comienzo de las contracciones intensas que se suele producir con la inducción; algunas incluso sienten que se les ha privado de una parte de la experiencia del parto. En cambio, otras prefieren esta manera de "ir al grano". Con su acompañante al lado, atraviesan el parto inducido, que por lo demás es normal, utilizando todos los ejercicios respiratorios y todos los otros mecanismos que han aprendido en las clases de preparación. Y lo mismo puede hacer toda mujer que tenga en cuenta que un parto (independientemente de cómo se ha iniciado) es siempre un parto.

PARTO CORTO

"¿Es posible que un parto corto llegue a ser perjudicial para el bebé?"

Un parto corto no siempre es tan corto como parece. Con frecuencia, la futura madre ha estado experimentando contracciones indoloras durante horas, días o incluso semanas, contracciones que han dilatado gradualmente su cuello uterino. En el momento en que nota la primera contracción está ya en la fase de transición del parto (véanse las fases del nacimiento, a partir de la página 356). Este tipo de parto, de preparación lenta y resolución rápida, no significa evidentemente una tensión adicional para el feto, e incluso puede resultarle menos agotador que el parto promedio de 12 horas.

Ocasionalmente, el cuello uterino se dilata con gran rapidez, consiguiendo en cuestión de minutos lo que la mayoría de los cuellos uterinos (particularmente los de las madres primerizas) tardan horas en alcanzar. Pero incluso en estos partos relámpagos o precipitados (que tardan tres horas o menos desde el principio hasta el final) rara vez existe una amenaza para el bebé. No existe ninguna evidencia que apoye la idea de que un bebé deba pasar por un tiempo mínimo de parto para llegar en buenas condiciones al mundo.

Muy de vez en cuando, no obstante, una dilatación extremadamente rápida priva al feto de oxígeno u otros gases necesarios, o tiene como resultado el desgarro u otros daños de la cérvix, la vagina o el perineo de la madre. Así, si parece que el parto empieza con gran precipitación –con contracciones fuertes y muy seguidas– la madre deberá dirigirse al hospital de inmediato. La medicación puede ser de gran ayuda para que las contracciones sean más lentas y aliviar la presión sobre el feto o sobre el cuerpo de la propia madre.

LLAMAR AL MÉDICO DURANTE LA DILATACIÓN

"Acabo de empezar a sentir las primeras contracciones, pero éstas se producen cada tres o cuatro minutos. No sé si llamar al médico, ya que me dijo que debería pasar en casa las primeras horas de la dilatación."

La mayoría de las madres primerizas (cuyos partos suelen empezar lentamente, con un aumento gradual de las contracciones) *pueden* contar con pasar en su casa las primeras horas del parto. Pero si las contracciones empiezan ya con intensidad –con una duración de por lo menos 45 segundos y con una frecuencia inferior incluso a los 5 minutos– y/o la madre no es primeriza, es probable que las primeras horas del parto sean también las últimas. Es muy posible que la mayor parte de la primera fase del parto haya sido indolora, y que el cuello uterino se haya dilatado ya considerablemente durante este tiempo. Esto significa que no llamar al médico –y correr el riesgo de tener que acudir apresuradamente al hospital en el último minuto– sería bastante más tonto que coger el teléfono y avisarle.

De todos modos, antes de hacerlo es mejor tomar el tiempo de varias contracciones consecutivas. Se anotará con claridad su frecuencia, su duración y su intensidad, para poder informar bien al médico. La embarazada tampoco debe intentar minimizar sus molestias al hablar con el médico, tratando de conseguir que su voz aparezca tranquila. (Los médicos están acostumbrados a juzgar la fase del parto en parte a través del sonido de la voz de la mujer que está experimentando una contracción en ese momento.)

Si la futura madre cree que todo está a punto, pero el médico no parece creerlo así, la embarazada no debe aceptar un "espere un poco" como respuesta. Le preguntará si puede ir al hospital para que la examinen. Véase el apartado sobre llamar al médico, en el capítulo acerca del preparto, el parto falso y el parto verdadero, pág. 330.) La madre puede llevar consigo su maleta, sólo "por si acaso", pero deberá estar preparada a dar media vuelta y a volver a casa si sólo está empezando a dilatar.

PARTO DE RIÑONES

"El dolor que siento en la espalda desde que ha empezado el parto es tan intenso que no sé cómo podré soportarlo hasta el nacimiento del bebé."

Técnicamente, el "parto de riñones" se produce cuando el feto se encuentra en una posición posterior (u occipitoposterior), con la parte posterior de su cabeza haciendo presión sobre el sacro de la madre, el límite posterior de la pelvis. Sin embargo, es posible experimentar un parto de riñones cuando el bebé no se halla en esta posición o cuando el bebé se ha girado de una posición posterior a una anterior —posible-

mente porque la zona se ha convertido en un foco de tensión.

Cuando la futura madre experimenta este tipo de dolor –que con frecuencia no disminuye entre las contracciones y resulta insoportable durante éstas– la causa no es realmente un problema crucial. Lo que sí lo es es el modo de aliviarlo, aunque sólo sea ligeramente. Existen diversas medidas que pueden resultar útiles; siempre vale la pena probarlas, por lo menos:

- No cargar más la espalda. Intentar disminuir la presión cambiando de postura –andando un poco (aunque esto puede resultar humanamente imposible cuando las contracciones son frecuentes e intensas), poniéndose en cuclillas, poniéndose a cuatro patas, o adoptando aquella postura que sea más cómoda y menos dolorosa. Si la mujer cree que no puede ni moverse, y prefiere permanecer acostada, lo mejor es que se tienda sobre el costado, manteniendo la espalda doblada.

- El acompañante puede aplicar calor (una bolsa de agua caliente envuelta en una toalla, una compresa caliente, etc.) o frío (bolsas de hielo, compresas frías) –en función de cuál sea el que procure más alivio.

- Aplicar una contrapresión. Pedirle al acompañante que pruebe varios modos de aplicar presión al área de mayor dolor, o a las áreas adyacentes, hasta encontrar el que parezca aliviar mejor. Puede intentarlo con los nudillos o con la palma de una mano y ejerciendo presión con la otra, ya sea aplicando una presión directa o con firmes movimientos circulares. La presión puede ser ejercida mientras la mujer permanece sentada o mientras se halla tendida sobre el costado. El alivio que puede proporcionar una contrapresión realmente intensa vale la pena aunque a la mañana siguiente la mujer tenga marcas negras y azuladas en la espalda.

◆ Utilizar la acupresión. Se trata probablemente de la forma más antigua de aliviar el dolor –y no es necesario ser china para intentarlo. En el caso del parto de riñones consiste en aplicar una presión intensa con el dedo justo por debajo del centro de la parte carnosa del pie.

◆ Aplicar un masaje vigoroso a la zona dolorida. Con ello se puede aliviar el dolor sin utilizar la contrapresión o bien alternando los dos métodos. Un masaje especialmente firme se puede obtener con un rodillo de pastelería o con una pelota de tenis (aunque es probable que toda la zona quede después dolorida). Para evitar la irritación de la piel, se puede aplicar loción o polvos para masajes.

CONTRACCIONES IRREGULARES

"En las clases de preparación maternal nos dijeron que no debíamos acudir al hospital hasta que las contracciones fueran regulares y se presentaran cada cinco minutos. Las mías se presentan con menos de cinco minutos de intervalo, pero no son en absoluto regulares. No sé qué hacer."

No hay dos mujeres que tengan exactamente las mismas huellas dactilares. Ni tampoco hay dos mujeres que tengan un parto exactamente igual. El parto descrito en los libros, en las clases de educación de parto o en la consulta del médico, es el parto típico –parecido al que muchas mujeres pueden esperar. Pero no todos los partos, ni mucho menos, siguen fielmente el patrón de los libros de texto, con contracciones a intervalos regulares y prediciblemente progresivas.

Si la mujer tiene contracciones intensas, largas y frecuentes (cada 40 a 60 segundos), incluso si varían considerablemente en cuanto a duración e intervalo, no deberá esperar a que se vuelvan "regulares" antes de llamar al médico o de encaminarse al hospital –independientemente de lo que haya leído u oído decir. Es posible que sus contracciones sean ya tan regulares como serán en todo el parto y que se encuentre ya en la fase "activa" del parto. No deberá perder tiempo y llamar al médico o acudir al hospital; la futura madre que duda en un caso como éste podría terminar con un parto en casa inesperado.

NO LLEGAR A TIEMPO AL HOSPITAL

"Tango miedo de no llegar al hospital a tiempo."

Afortunadamente, la mayoría de los partos sorpresa se producen en el cine y la televisión. En la vida real, los partos rara vez ocurren sin avisar, especialmente los de las primerizas. Pero muy de vez en cuando, una mujer que no ha sentido los dolores del parto o que sólo ha tenido algunos dolores erráticos, experimenta bruscamente la imperiosa necesidad de parir; con frecuencia confunde esta necesidad con la de ir al lavabo.

Sólo por si se diera este caso, sería una buena idea que tanto la embarazada como su marido se familiarizaran con las nociones básicas de un parto de emergencia en casa (véanse las páginas 345 y 346). Pero no deben pasar mucho tiempo preocupándose por esta posibilidad tan remota.

ENEMAS

"He oído decir que los enemas que se administran en las primeras fases del parto no son realmente necesarios y que obstaculizan el parto natural."

Hasta hace relativamente poco, los enemas no eran una cuestión de elección por parte de la paciente. Eran administrados de modo rutinario a principios del parto, como parte del procedimiento de admisión en el hospital. La teoría que se sostenía, y que aún está vigente en muchos hospitales, decía que el vaciado de los intestinos antes del parto previene la compresión del canal de parto por la materia fecal dura que se encuentra en el recto (lo que dificultaría el descenso del bebé) y la contaminación de la zona estéril del parto a causa de la evacuación involuntaria durante la fase activa del mismo. Además, ahorra a la parturienta la "humillación" y disminuye la inhibición que pudiera experimentar en el momento de empujar.

Estas teorías están menos en boga hoy en día. Se reconoce que la compresión del canal del parto no será probablemente un problema si la mujer ha evacuado en las últimas 24 horas, o si no se percibe una masa fecal dura en el recto de la paciente durante el examen interno. Y el uso durante el parto de gasas estériles desechables para limpiar toda materia fecal expulsada elimina virtualmente el peligro de la contaminación fecal. Además, y de acuerdo con ciertos estudios, la posibilidad de una infección neonatal producida por microorganismos intestinales es altamente remota. Por estas razones, algunos hospitales han abandonado la práctica de la administración rutinaria de enemas y lo han sustituido por un supositorio de glicerina o similar; y es seguro que así lo harán también otros

---

Parto de emergencia en el camino hacia el hospital

1. Si la mujer se encuentra en su propio auto y el parto es inminente, detener el vehículo. Tocar la bocina o conectar las luces señalizadoras. Si alguien se detiene para ayudar, pedirle que busque un teléfono y llama a urgencias. Si la mujer se encuentra en un taxi, le pedirá al taxista que llame por la radio.

2. Si es posible, ayudar a la madre a que se acueste en el asiento trasero. Colocar un abrigo, una chaqueta o una manta debajo de ella. Luego proceder como se indica en la página 346. Tan pronto como el parto haya terminado, continuar a toda prisa hasta el hospital más próximo.

hospitales. Otros sugieren que los mismos enemas pueden aumentar el riesgo de infección.

Si el hospital en el que la mujer va a dar a luz no se cuenta aún entre éstos, y si la idea de un enema no le resulta particularmente atractiva, puede discutir el tema con su médico antes del parto. Si los argumentos de la embarazada son convincentes, es posible que el médico se incline a prescindir de esta práctica. (Pero es importante que la mujer se asegure de que la orden es transmitida al personal del hospital.) Por otro lado, si a la mujer le resulta más incómoda la idea de hacer sus necesidades en la mesa de partos (aunque un enema no le garantiza que no lo haga), no deberá dejar que nadie le haga aceptar la teoría de que los enemas resulten innecesarios y antinaturales. La embarazada incluirá sus preferencias en su plan para el parto si es que lo ha establecido (véase pág. 278).

Es probable que la mujer prefiera administrarse un enema en casa, durante las primeras fases del parto. Pero tanto, si se realiza en casa o en el hospital, un enema de agua templada puede proporcionar el beneficio adicional de acelerar las contracciones algo perezosas y de dar un nuevo impulso al parto.

Pero toda esta polémica no pasa de ser mera teoría si el parto empieza, como sucede muchas veces, con evacuaciones muy blandas o frecuentes que vacían eficazmente el colon; o si la mujer llega al hospital durante la fase activa del parto, con las contracciones tan próximas entre sí que el personal del hospital ya tiene dificultades en desvestir a la madre y colocarle la bata y no piensa siquiera en administrarle un enema.

AFEITADO DE LA ZONA PÚBICA

"La idea de que me afeiten el vello púbico me resulta desagradable. ¿Es obligatorio?"

Aunque el afeitado de la región púbica continúa siendo un procedimiento preparatorio de rutina en ciertos hospitales, cada vez se aplica menos. Muchas veces, este afeitado se realiza por la simple razón de que siempre se ha hecho así, y no porque sea necesario. Se creía antes que el pelo del pubis albergaba bacterias que podían infectar al bebé cuando éste pasaba por el orificio de la vagina. Pero puesto que toda la zona que rodea a la vagina es empapada con una solución antiséptica antes del parto, las infecciones de este tipo son poco probables. Y, de hecho, algunos estudios han demostrado que se produce una tasa *más elevada* de infección entre las mujeres que son afeitadas antes del parto que entre las que no lo son, probablemente debido a los pequeños cortes –a veces microscópicos– que incluso el afeitado más cuidadoso puede producir son un excelente campo de desarrollo para las bacterias. Desde el punto de vista de la mujer, la humillación del afeitado mismo y la sensación de picor en el posparto cuando crece de nuevo el pelo, son razones adicionales para protestar contra esta medida.

Algunos médicos opinan que el afeitado facilita la episiotomía y la sutura, ya que proporciona un área de trabajo más limpia. Pero también en este caso se trata más bien de una cuestión de costumbre más que de convicción. Un número creciente de médicos realizan y suturan la episio-

Parto de emergencia cuando la madre está sola

1. Intentar conservar la calma.

2. Llamar al teléfono de urgencias para que manden al equipo adecuado. Pedirles que avisen al médico.

3. Pedir a una vecina u otra persona que la ayude, si es posible.

4. Empezar a jadear para impedir el alumbramiento.

5. Lavarse las manos y el área perineal, si es posible.

6. Extender algunas toallas limpias, periódicos o sábanas sobre una cama, un sofá o sobre el suelo y acostarse hasta que lleguen los auxilios.

7. Si a pesar de los jadeos, el bebé empieza a llegar antes que los auxilios, ayudarle suavemente a salir, cada vez que viene una contracción y recogiéndolo con las manos.

8. Seguir los pasos 10 a 14 de la pág. 346, de la mejor manera posible.

tomía sin afeitar antes la zona –ya sea cortando el pelo con unas tijeras o separándolo a medida que realizan el trabajo.

El que una mujer sea afeitada o no depende de la flexibilidad de su médico y del hospital en el que va a dar a luz. Es cada vez más frecuente que la mujer pueda decidir esta cuestión de su parto, al igual que sucede con otras decisiones. Sin embargo, es mejor que no espere a llegar al hospital en trance de dar a luz para hacer saber su opinión acerca del afeitado. Deberá discutirlo con anterioridad con su médico; además, incluirá sus preferencias en su plan para el parto (véase pág. 278).

Si el médico o el hospital insisten en la necesidad del afeitado, la mujer puede pedir que no afeiten más que la zona absolutamente imprescindible. Por lo general es suficiente un afeitado que limpie de pelo la zona de cualquier posible incisión o desgarro. Una alternativa posible al afeitado en el hospital, y que la mujer deberá discutir también con su médico, estriba en que su marido le afeite o corte el vello púbico en casa.

EL GOTEO DE RUTINA

"Cuando visitamos el hospital, vi a una mujer que era devuelta a su habitación, saliendo de la sala de partos, con un goteo colocado. ¿Es esto necesario para un parto normal?"

Gracias a los reestrenos de M.A.S.H. y a las seriales, el público asocia con facilidad los tratamientos intravenosos con soldados heridos, heroínas con enfermedades fatales que se desvanecen con facilidad y héroes que reciben una soberana paliza de amantes celosos. Pero es difícil asociar el goteo con un parto normal.

Sin embargo, en muchos hospitales americanos es una práctica rutinaria colocar una perfusión intravenosa que contiene una simple solución de nutrientes y líquido a las mujeres que van de parto. Esto se hace en parte para asegurarse de que la mujer no se deshidratará a causa de la falta de líquidos o no se debilitará a causa de la falta de alimento durante el parto, y en parte para permitir un acceso

Parto de emergencia en casa
(o en la oficina)

1. Intentar conservar la calma. Recordar, aunque no se sepa nada de dar a luz un bebé, que el cuerpo de la madre y su bebé pueden hacer la mayoría del trabajo por sí mismos.

2. Llamar al teléfono de urgencias; pedir que localicen al médico o a la comadrona de la parturienta.

3. La futura madre debe empezar a jadear para evitar dar a luz.

4. Durante toda la preparación y durante el parto, la madre necesita consuelo y ayuda.

5. Si ha llegado el momento, lavar el área vaginal y lavarse las manos con detergente o con agua y jabón.

6. Si no hay tiempo para obtener una cama o una mesa, colocar periódicos o toallas limpias o prendas de vestir dobladas, debajo de las nalgas de la mujer, para conseguir una cierta altura, necesaria para la extracción de los hombros del bebé.

7. Si hay tiempo, colocar a la mujer sobre la cama (o sobre la mesa), con las nalgas algo fuera del borde de la cama; la mujer colocará las manos debajo de sus muslos para mantenerlos elevados. Un par de sillas pueden servirle de apoyo para los pies.

8. Proteger las superficies de la "sala de partos improvisada", si es posible, con cortinas de baño, periódicos, manteles de plástico, toallas, etcétera. Un recipiente o un plato hondo pueden ser utilizados para recoger el líquido amniótico y la sangre.

9. Cuando la parte superior de la cabeza del bebé empiece a aparecer, indicarle a la madre que jadee o sople (que no empuje) y aplicar una contrapresión suave para impedir que la cabeza salga súbitamente. Dejar que la cabeza emerja gradualmente – no tirar *nunca* de ella. Si el cordón umbilical está alrededor del cuello del bebé, colocar un dedo debajo de él y

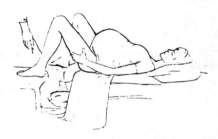

hacerlo pasar suavemente por encima de la cabeza del bebé.

10. Una vez salida la cabeza, empujar suavemente la nariz hacia abajo, el cuello y debajo de la barbilla hacia arriba, para ayudar a expeler la mucosidad y el líquido amniótico.

11. A continuación, tomar la cabeza con las dos manos, suavemente, y empujarla con gran suavidad hacia abajo (no estirar) pidiendo a la madre que empuje para extraer el hombro que se presenta primero. Cuando aparece el brazo, levantar la cabeza cuidadosamente, vigilando la salida del otro hombro. Una vez que los hombros han quedado libres, el resto del bebé debería resbalar con facilidad.

12. Envolver rápidamente al bebé en una sábana, una manta, una toalla o cualquier otra prenda que esté a mano (preferiblemente algo limpio; una tela recién planchada es relativamente estéril). Colocarlo sobre el abdomen de la madre o si el cordón es suficientemente largo (no tirar de él) sobre su pecho.

13. No intentar extraer la placenta. Pero si ésta sale naturalmente antes de que llegue la ambulancia, envolverla en toallas o papel de periódico y mantenerla elevada por encima del nivel del bebé. No intente seccionar el cordón umbilical.

14. Mantener a la madre y al bebé calientes y cómodos hasta que llegue la ayuda.

rápido de la medicación en caso de que fuera necesaria (la medicación es inyectada directamente en la botella o el tubo del IV, en lugar de a la paciente). En estos casos, el IV es preventivo.

Por otro lado, algunos médicos y comadronas prefieren esperar hasta que surge la necesidad del IV –por ejemplo, cuando el parto se alarga y la mujer se debilita. La futura madre puede preguntarle a su médico qué es lo que acostumbra hacer. Si es contraria a un IV de rutina, debe decírselo. Es posible que el médico prefiera esperar hasta que surja la necesidad de utilizar un IV.

Sin embargo, si el médico tiene la costumbre de aplicar un IV de modo rutinario, o si la mujer termina por necesitar que le apliquen uno, no debe desesperarse. El IV resulta sólo algo incómodo cuando es insertado, pero a partir de entonces casi pasa inadvertido. Si está instalado sobre un soporte móvil, la madre podrá llevarlo consigo al lavabo, o cuando quiera dar un pequeño paseo por los pasillos del hospital. (Si en algún momento la zona se vuelve dolorosa, se informará al médico o a la enfermera, rápidamente.)

Aunque la embarazada no puede siempre decidir si quiere o no que se le administre un IV, tiene el derecho de saber qué sustancia está entrando en sus venas a través del IV. Se lo preguntará a la enfermera o al médico que lo inserta. O puede pedirle a su acompañante que lea la etiqueta de la botella. En ocasiones, se prescribe sin consultárselo una medicación que la futura madre puede no desear. Si este fuera el caso, pedirá hablar, lo más pronto posible, con su médico.

MONITOR FETAL

"Mi médico utiliza el monitor fetal en todos los partos. He oído que la utilización de este aparato puede conducir a cesáreas innecesarias y además que hace que el parto sea más incómodo."

Para alguien que ha pasado los nueve primeros meses de su vida nadando tranquilamente en un baño amniótico tibio y confortable, el viaje a través de los límites estrechos de la pelvis materna no será un viaje de placer. El bebé será apretujado, comprimido y empujado con cada contracción.

Debido a que existe un cierto riesgo en esta agotadora jornada (y no debido a las ganas de aumentar la incomodidad de la madre o el número de cesáreas innecesarias), los monitores fetales han pasado a ser algo normal en las salas de parto. En algunos hospitales, todas las pacientes son controladas electrónicamente durante la dilatación y el parto. Y virtualmente en todos los hospitales, por lo menos la mitad de las pacientes son conectadas a un monitor electrónico –en especial las que pertenecen a las categorías de alto riesgo, las que presentan coloración con meconio del líquido amniótico, las que reciben oxitocina o las que están pasando por un parto difícil.

El monitor fetal evalúa la respuesta del bebé a las contracciones uterinas, registrando su latido cardíaco. La persona que interpreta el registro del monitor puede detectar signos de fatiga y sufrimiento fetal a través de las variaciones con respecto a las reacciones normales durante el parto. En algunos casos se conecta una alarma que se disparará en caso de que dichas variaciones aparezcan. El control del feto mediante el monitor puede ser externo o interno:

Monitor externo.

En este tipo de monitor, que es el utilizado con mayor frecuencia, se fijan con esparadrapo dos dispositivos al abdomen de la madre. Uno de ellos, un transductor de ultrasonidos, registra el latido cardíaco fetal. El otro, un marcador sensible a la presión, mide la intensidad y la duración de las contracciones uterinas. Ambos están conectados a un monitor que muestra en una pantalla o imprime las lecturas. Esto no significa que la parturienta deba permanecer inmóvil en cama, acoplada a la máquina como el monstruo de Frankenstein, durante horas y horas. En la mayoría de los casos, la monitorización sólo es necesaria de modo intermitente, y la mujer podrá pasearse entre cada lectura. Algunos hospitales están equipados con monitores portátiles que se pueden colgar de la ropa de la paciente, lo que le da a ésta una completa libertad para pasear por los pasillos mientras se van mandando datos de su bebé a la cabecera de su cama o a una unidad de asistencia.

Durante la segunda fase del parto (expulsión), cuando las contracciones pueden ser tan rápidas e intensas que es difícil saber cuándo empujar y cuándo detenerse, el monitor puede señalar exactamente el inicio y el final de cada contracción. O también es posible que el uso del monitor sea abandonado por completo durante esta fase, para no interferir en la concentración de la madre. En este caso, se controlará periódicamente el latido cardíaco con un estetoscopio.

Monitor interno.

Cuando se necesitan resultados más exactos –a menudo cuando se sospecha que existe sufrimiento fetal– se suele emplear un monitor interno. Dado que el electrodo que transmite las lecturas del latido cardíaco fetal ha sido fijado al cuero cabelludo del bebé a través del cuello uterino, la monitorización interna sólo es posible si el cuello uterino está dilatado por lo menos 1 o 2 cm y si las membranas ya se han roto. Las contracciones pueden ser medidas con un manómetro fijado con esparadrapo al abdomen de la madre o bien mediante un catéter (tubo) lleno de líquido insertado en el útero. Puesto que el monitor interno no puede ser desconectado y conectado de nuevo periódicamente, la movilidad queda algo limitada –pero son posibles los cambios de posición de la madre.

En algunas ocasiones, la monitorización interna utiliza la telemetría, que lee y transmite los signos vitales por medio de ondas de radio. Esta técnica, utilizada por primera vez en el programa espacial, permite que la paciente sea monitorizada sin una limitación de su movilidad. Con la telemetría, la parturienta puede adoptar cualquier postura que encuentre cómoda, puede ir al lavabo o incluso ir a dar un paseo.

Al igual que todo procedimiento médico agresivo (que penetra en el cuerpo), la monitorización fetal interna comporta un cierto riesgo –sobre todo de infección. En algunos casos, el feto puede desarrollar más tarde una erupción, u ocasionalmente absceso, en el punto en que había sido fijado el electrodo; incluso puede mostrar, en unos pocos casos, una mancha calva permanente en dicho punto. También es posible que la inserción del electrodo provoque al bebé un dolor o una molestia momentáneos. Debido a sus riesgos, por muy reducidos que sean, la monitorización fetal interna sólo se utiliza cuando sus beneficios son significativos.

Si el monitor fetal indica que existe algún problema, la futura madre no debe experimentar pánico. La tecnología no es perfecta y es frecuente que la máquina produzca lecturas equivocadas. Algunas veces, el monitor no funciona bien; otras veces la interpretación de la lectura es errónea. A menudo, la posición de la madre causa un cambio no deseable en el latido cardíaco del feto, debido a que la presión sobre el cordón umbilical o sobre la vena cava de la madre obstaculiza el flujo sanguíneo hacia el feto. El problema queda muchas veces resuelto con un cambio de posición de la madre, para acostarse sobre el lado izquierdo. Si la administración de oxitocina es la causante del problema, la reducción de la dosis o la eliminación total de la infusión eliminarán el problema. La administración de oxígeno a la madre puede ser también la solución.

Si las lecturas anormales continúan se pueden adoptar varias medidas. Si el peligro para el feto parece grande, el médico puede optar por una cesárea inmediata. Además, se realizarán algunos tests rápidos para confirmar el diagnóstico de sufrimiento fetal: se observará el líquido amniótico para detectar la presencia de meconio; se determinará el pH de una muestra de sangre fetal, tomada del cuero cabelludo; y/o se comprobará la respuesta del corazón fetal a la estimulación sonora, la presión o al ser pellizcado. Dado que es necesario un acceso directo al feto para que se puedan realizar algunas de estas determinaciones, las membranas deben romperse artificialmente en ese momento, si no lo han hecho ya espontáneamente. Además, el historial médico y obstétrico de la madre puede revisarse para determinar si las anormalidades del latido cardíaco fetal están relacionadas con una infección o enfermedad crónica de la madre, o con la medicación que está tomando, en vez de con el sufrimiento fetal. Un obstetra experimentado e informado tendrá en cuenta muchos factores antes de llegar a la conclusión de que un bebé está en problemas. En algunos casos, las gráficas del monitor pueden enviarse por fax a un experto para obtener una segunda opinión. Si se confirma la existencia de sufrimiento fetal, se suele decidir practicar una cesárea de inmediato. En algunos casos, el médico usará fármacos para intentar mejorar las condiciones del feto en el útero. Cuando tiene éxito, este intento proporciona más tiempo para preparar el parto por cesárea, aumenta las probabilidades de dar a luz un niño despabilado y en algunos casos incluso puede permitir que tenga lugar un parto vaginal.

No está claro si la monitorización fetal salva más vidas de recién nacidos que el anticuado método de la enfermera con el estetoscopio (comprobando cada 15 minutos durante la dilatación y cada 5 durante la expulsión), pero muchos médicos creen que es probable que algunos casos de sufrimiento fetal que de otro modo no serían advertidos sean detectados con el monitor fetal. No obstante, debido a que la monitorización electrónica es cara, a que se cree que ha llevado a un aumento innecesario de cesáreas en algunos hospitales (en gran parte por una mala interpretación de las lecturas), debido a que algunos la consideran únicamente como otra intrusión tecnológica en el proceso natural del nacimiento, y a que una máquina impersonal reemplaza la ayuda personal de una enfermera, su uso sigue siendo objeto de controversia[1]. El Colegio Americano de Obstetricia y Ginecología parece inclinarse hacia el criterio de que la monitorización sólo debe usarse en los partos de alto riesgo, pero parece ser que en Estados Unidos muchos médicos continúan monitorizando a todas sus propias pacientes. Evidentemente, los resultados aún no están claros.

El modo en que los futuros padres responden a la monitorización depende en gran medida de la propia actitud de la pareja. Si llegan a la sala de partos con resentimiento y temor ante todo lo que no sea "natural", probablemente encontrarán objeciones al monitor fetal. Si desean lo mejor de ambos mundos –el natural y el científico– se sentirán tranquilizados y más controlados al ver que el latido cardíaco de su bebé es registrado en el monitor situado junto a la cama.

PRESENCIA DE SANGRE EN EL PARTO

"Cuando veo sangre me siento desfallecer. ¿Y si me desmayo cuando estoy asistiendo a mi propio parto?"

[1] La controversia sólo puede justificarse ante el uso inadecuado de esta gran ayuda a la seguridad del bebé, o sea, una interpretación superficial del diagnóstico. Lo mismo puede suceder con cualquier otro medio diagnóstico, por ejemplo el electrocardiograma. (*Nota del revisor.*)

La visión de la sangre hace que a muchas personas les tiemblen las piernas. Pero es notable que, si bien pueden desmayarse al ver un parto en una película o al asistir al parto de otra persona, incluso las mujeres más remilgadas consiguen asistir a todo el propio parto sin necesidad del frasco de las sales.

En primer lugar, tampoco hay tanta sangre –no mucha más que durante la menstruación (aunque se puede producir alguna hemorragia adicional en caso de episiotomía o desgarro). En segundo lugar, la mujer no asiste a su parto como espectadora, sino como participante muy activa que dedica toda su concentración y su energía a empujar al bebé hacia el mundo exterior. Arrastrada por la excitación y el interés (y, por qué negarlo, por el dolor y el cansancio), lo más probable es que ni se dé cuenta de la existencia de la sangre y mucho menos que se sienta mareada por su vista. En realidad muy pocas madres pueden explicar después del parto si durante éste se produjo mucha o poca sangre.

Pero si la futura madre siente en su interior que no desea ver sangre, lo más sencillo es que desvíe la mirada del espejo (si se le ha colocado uno) durante la episiotomía y el momento del nacimiento. En lugar de ello mirará hacia abajo, más allá de su barriga, para poder ver a su bebé en el momento en que salga de su vientre. Desde este punto de observación le resultará imposible ver la sangre.

EPISIOTOMÍA

"El instructor de las clases de educación al parto nos ha dicho que no debe-

mos permitir por nada de este mundo que me hagan una episiotomía, que esto no es natural. Pero el médico, por otra parte, me dice que esto es ridículo. Ya no sé qué pensar".

Practicar o no practicar una episiotomía. Esta es la cuestión que muchos obstetras discuten acaloradamente con algunas feministas y con algunos instructores de las clases de educación al parto –y la embarazada queda en el centro de este fuego cruzado.

La intervención quirúrgica menor, que es el motivo de esta fuerte controversia fue realizada por primera vez en Irlanda, en el año 1742, para ayudar a facilitar los partos difíciles, pero no fue practicada de modo habitual hasta mediados de este siglo. Actualmente, la episiotomía (una incisión quirúrgica practicada en el perineo para agrandar el orificio vaginal inmediatamente antes de la salida de la cabeza del bebé) se realiza en un 80 o 90 % de los primeros nacimientos y aproximadamente en un 50 % de los partos siguientes.

Existen dos tipos básicos de episiotomía: la mediana y la mediolateral. La incisión mediana se realiza directamente hacia atrás, en dirección al recto. A pesar de sus ventajas (proporciona más espacio por centímetro de incisión, cicatriza bien y es fácil de reparar, provoca menos pérdida de sangre y ocasiona menos infecciones y molestias en el posparto) es utilizada con menos frecuencia ya que presenta un mayor riesgo de desgarrarse por completo hasta el recto. Para evitar este desgarro, la mayoría de los médicos prefieren realizar incisión mediolateral, que se dirige hacia un costado, alejándose del recto, espe-

cialmente en el caso de las mujeres que dan a luz por primera vez.

La sabiduría médica tradicional apoya el uso de la episiotomía por varias razones: sus bordes rectos son más fáciles de reparar que un desgarro irregular; aplicada a tiempo, puede impedir la lesión de los músculos del perineo y la vagina; evita a la cabeza del feto los golpes contra el perineo; y puede acortar en 15 a 30 minutos la fase de expulsión del parto –lo que resulta especialmente útil en los partos prolongados, cuando se puede producir sufrimiento fetal y/o también un agotamiento por parte de la madre.

Sus oponentes argumentan que las episiotomías son una intromisión tecnológica, antinatural, en gran parte innecesaria, en el proceso del nacimiento. Afirman que las incisiones practicadas son a menudo más extensas de lo que serían los desgarros, y que dan lugar a una hemorragia excesiva, a molestias inmediatas en el posparto, a dolor durante el acto sexual en los meses venideros y a posibles infecciones. En su lugar pregonizan el uso de los ejercicios de gimnasia perineal (pág. 234) y los masajes locales durante las cuatro o seis semanas que preceden al parto para preparar y endurecer el perineo para éste. Durante la dilatación recomiendan compresas calientes para hacer disminuir el malestar del perineo; los masajes, permanecer de pie o en cuclillas y exhalar o gruñir mientras se empuja para facilitar su estiramiento; y evitar la anestesia local, que hace que los músculos perineales se pongan fláccidos. Aunque todas estas medidas pueden hacer aumentar las posibilidades de que el nacimiento tenga lugar sin episiotomía y a veces sin desgarro, no lo garantizan. En los centros de nacimiento, entre un 15 y un 25 % de las mujeres necesitan una incisión y entre un 25 y un 30 % sufren desgarros que requieren sutura. Entre un 3 y un 4 % sufren laceraciones graves que se extienden hacia el recto.

Lo que los defensores acérrimos de ambas posturas (los que practican rutinariamente una episiotomía, incluso cuando no es necesaria, y los que nunca la realizan, incluso cuando es necesaria) no reconocen es que "practicar o no una episiotomía" es una cuestión que no debe ser contestada en la sala de clases o en la oficina, sino en la sala de partos, cuando la cabeza del bebé empieza a coronar. Sólo en este momento, un médico sin prejuicios puede juzgar con realismo si el perineo puede o no estirarse suficientemente para dejar pasar la cabeza del bebé sin desgarrarse y sin poner en peligro el bienestar de la madre o del feto al prolongar el parto. En caso de duda, el médico o la enfermera comadrona prudentes optarán generalmente por la episiotomía controlada en lugar de correr el riesgo de un desgarro incontrolado y difícil de reparar.

Si la mujer ve, después de leer esto, discutir los resultados con su médico y sopesar las evidencias, que prefiere no sufrir una episiotomía si fuera posible, deberá incluir esta preferencia en su plan para el parto si es que lo ha establecido (pág. 278) o, por el contrario, hacerle saber de algún otro modo al médico que la ha de atender. Pero deberá recordar que la decisión final debe tomarse en la sala de partos, siendo los factores decisivos el bienestar de la madre y el nacimiento rápido y seguro del bebé.

DISTENSIÓN PROVOCADA POR EL NACIMIENTO

"Lo que más me asusta es la idea de que la vagina se estire y desgarre. ¿Volveré a ser la misma de antes?"

La vagina es un órgano notablemente elástico, formado por pliegues en acordeón que se estiran para dejar pasar el hijo. Normalmente es tan estrecha que la inserción de un tampón puede resultar difícil, pero puede expandirse para dejar pasar a un bebé de 3,5 kilos sin desgarrarse. Después del nacimiento, vuelve casi a su tamaño original. Para la mayoría de las mujeres, el ligero aumento del diámetro vaginal es imperceptible y no interfiere con el goce sexual. Para las mujeres que eran inhabitualmente estrechas antes de la concepción, esto es una ventaja, ya que el acto sexual resultará más agradable.

El perineo, la zona que se extiende entre la vagina y el recto, es también elástico, pero menos que la vagina. En algunas mujeres, el perineo se estirará suficientemente para dejar pasar el bebé sin desgarrarse. Pero en otras se desgarrará a menos que se les practique una episiotomía. El estiramiento puede dejar los músculos algo más laxos que una episiotomía practicada a tiempo, es decir, efectuada antes de que el perineo haya podido estirarse exageradamente.

Pero los ejercicios de los músculos del parto, efectuados mucho antes de entrar en la sala de partos, pueden aumentar la elasticidad de los mismos y acelerarán el retorno de su tonicidad normal. Los ejercicios gimnásticos, que refuerzan el área perineal (véase la pág. 234), deben ser efectuados con regularidad durante el embarazo y durante por lo menos seis meses después del nacimiento.

Muchas parejas encuentran que las relaciones después del parto son incluso más satisfactorias que antes, gracias a la mayor conciencia muscular y al control que la mujer desarrolla como resultado de su preparación para el parto. En otras palabras, es posible que la mujer no vuelva a ser la misma después del parto ¡es posible que sea mejor!

En algunas pocas ocasiones, no obstante, en una mujer a la que "le iba bien" antes, la distensión vaginal del parto es lo suficientemente grande para reducir el goce sexual. A menudo los músculos vaginales se vuelven a estrechar con el paso del tiempo. Realizar fielmente los ejercicios de Kegel, a intervalos frecuentes durante el día –al ducharse, orinar, lavar los platos, pasear al bebé, conducir, estando sentada en la mesa del despacho– puede ayudar a acelerar el proceso. Si después de seis meses la vagina aún está demasiado floja, se deberá consultar con el médico.

FIJACIÓN A LA MESA DE PARTOS

"La idea de que me aten a la mesa de partos me horroriza. ¿Es realmente necesario?"

La perspectiva de verse atada de pies y manos a una mesa de partos puede ser horrible –en especial para las mujeres que desean participar plenamente en el nacimiento de su hijo. Afortunadamente, aunque antes era un procedimiento rutinario, hoy en día ha sido en gran parte abandonado. La mayoría de los obste-

tras simplemente le pedirán a la mujer que mantenga sus manos por encima de su cintura, fuera del campo estéril; si olvidara esta indicación en medio de una contracción particularmente dolorosa, su acompañante y/o la enfermera está allí para recordárselo.

El que los pies de la mujer descansen sobre unos estribos durante el parto (no hay necesidad de ello durante la fase de dilatación) y el que sus piernas sean fijadas a los estribos, depende de las costumbres del hospital, de las preferencias del médico y, a veces, de los deseos de la paciente.

El uso de los estribos durante el parto se debe a varias razones. Primera: mantienen las piernas de la mujer elevadas y fuera del camino, de modo que el médico tenga espacio suficiente para trabajar. Segunda: impiden que la mujer se golpee involuntariamente contra algún objeto durante una contracción intensa. Finalmente, mantienen a los pies de la mujer fuera del campo estéril.

Una de las razones para que los estribos se utilicen con menos frecuencia en muchos hospitales –y prácticamente nunca en todos los centros de nacimiento, en los que unas camas especiales de partos han sustituido a las mesas de partos– estriba en que diversas posiciones de alumbramiento han sustituido a la postura estándar de la mujer tendida sobre la espalda y con las piernas levantadas. Otra razón se halla en la intensa oposición ejercida por las mujeres que desean conservar toda la dignidad y el control posibles durante el parto. Además, las mujeres suelen estar hoy en día mejor preparadas para el nacimiento de sus bebés, y por ello es poco probable que se agiten incontroladamente de dolor y de miedo ante lo desconocido. No obstante, muchos médicos continúan pidiéndoles a sus pacientes que usen los estribos durante la expulsión, debido a que creen que eso les proporciona más espacio para maniobrar y para un parto seguro.

La futura madre debe hablar de este tema con su médico, exponiéndole sus deseos y escuchando sus opiniones. Es muy probable que los deseos de la madre sean tomados en consideración y, en último caso, se podrá llegar a un compromiso.

LA UTILIZACIÓN DEL FÓRCEPS

"He oído todo tipo de historias horrorosas sobre el fórceps. ¿Qué pasará si mi médico desea utilizarlo?"

En 1598, el cirujano británico Peter Chamberlen, el Viejo, ideó el primer par de fórceps, utilizando este instrumento en forma de tenazas para extraer a los bebés del canal del parto cuando un alumbramiento difícil habría costado de otro modo la vida a la madre y al hijo. Pero en vez de publicarlo en la principal revista de obstetricia, el doctor Chamberlen mantuvo en secreto su descubrimiento –utilizado sólo por cuatro generaciones de médicos Chamberlen y por sus pacientes, muchas de las cuales pertenecían a la realeza. De hecho, el uso de los fórceps podría haber terminado para siempre con la carrera del último doctor Chamberlen si a principios del siglo XIX no se hubiera encontrado una caja de instrumentos escondida bajo una tabla del piso en la casa solariega de la familia.

En opinión de algunas personas de nuestros días, el uso de los fórceps debería haber muerto con los Chamberlen. Pero esta frase no es demasiado amable ni justa. Antes de que los partos por cesáreas pasaran a ser algo habitual y seguro, los fórceps eran la única manera de extraer a un bebé encajado en el canal del parto. Las lesiones graves que causaban a veces eran consideradas un precio muy bajo que se debía pagar por las innumerables vidas que habían salvado. Los riesgos de los fórceps eran claramente inferiores a sus beneficios.

Pero el panorama es más complicado. Hoy en día, el procedimiento de fórceps alto, en el cual el médico penetra con él en la pelvis materna para extraer un bebé que se resiste a salir, y al que probablemente se pueden atribuir la mayoría de las historias de horror que la mujer haya podido oír, ha sido totalmente abandonado en favor de las cesáreas. Pero las asociaciones profesionales y la mayoría de los médicos aún creen que los partos con fórceps medio, bajo y de salida aún tienen una razón de ser. Tales procedimientos, según los estudios más recientes, no suponen un mayor riesgo para la madre y el bebé que la cesárea, *cuando los lleva a cabo apropiadamente alguien que tenga experiencia en el uso del fórceps.* Antes de recurrir a una cesárea, muchos médicos intentarán un uso juicioso del fórceps cuando la cabeza del bebé esté encajada y la dilatación se haya detenido. En países tales como Gran Bretaña, donde este procedimiento constituye una rutina, la tasa de partos por cesárea es relativamente baja.

El fórceps sólo debería usarse cuando existen indicaciones válidas (sufrimiento fetal, sufrimiento materno, una dilatación prolongada, una segunda fase prolongada). Y todo debería estar listo para practicar una cesárea por si los intentos con el fórceps fallaran.

Cuando se utiliza el fórceps, se administra un anestésico local o regional (véase la pág. 282). A continuación, las palas curvadas y romas del instrumento son introducidas una a una alrededor de la cabeza que ya corona, sobre las sienes, para ayudar a nacer al bebé[2].

La ventosa obstétrica, una alternativa al fórceps de salida, succiona al bebé para que salga del canal del parto. Se trata de una ventosa metálica o de plástico (menos traumática) que se aplica a la cabeza; es más popular en

Europa que en los países del continente americano.

Si la embarazada está preocupada por el posible uso de fórceps o de una ventosa obstétrica durante el parto, debe hablar de ello con el médico en este momento, antes de empezar a dilatar. Él sabrá calmar sus aprensiones y preocupaciones.

EL ESTADO DEL BEBÉ

"El médico me ha dicho que el bebé está bien, pero su valoración de Apgar fue sólo de 7. ¿Está realmente bien?"

El médico tiene razón. Toda valoración de Apgar con un resultado de 7 o más indica que el bebé se halla en buen estado. No obstante, la mayoría de los bebés con valores más bajos resultan ser normales y sanos.

El test de Apgar fue desarrollado por la doctora Virginia Apgar, re-

---

[2] Aún más inocua que la aplicación de un fórceps de ayuda, resulta la aplicación de las llamadas espátulas que no compriman la cabeza fetal y abrevian notablemente la expulsión. (*Nota del revisor.*)

TEST DE APGAR

SIGNO	PUNTOS		
	0	1	2
Aspecto (color)*	Pálido o azul	Cuerpo rosado, extremidades azules	Rosado
Pulso (latido cardíaco)	No detectable	Inferior a 100	Superior a 100
Mueca (irritabilidad refleja)	Sin respuesta a la estimulación	Mueca	Llanto vigoroso
Actividad (tono muscular)	Flaccidez (actividad nula o débil)	Algunos movimientos de las extremidades	Mucha actividad
Respiración	Nula	Lenta, irregular	Buena (llanto)

* En los bebés que no sean de raza blanca se examinará el color de las membranas mucosas de la boca, del blanco de los ojos, de los labios, de las palmas de las manos y las plantas de los pies.

nombrada anestesióloga ya fallecida, para permitir al personal médico una rápida valoración del estado de un recién nacido. A los 60 segundos del nacimiento, una enfermera o un médico examina el aspecto (color), el pulso (latido cardíaco), las muecas (reflejos), la actividad (tono muscular) y la respiración del bebé. (Véase la tabla del test de Apgar, pág. 355.) Los que tienen una valoración comprendida entre 4 y 6 necesitan a menudo ser reanimados –generalmente con aspiración de las vías aéreas y administración de oxígeno. Los bebés con una puntuación inferior a 4 necesitan que se les apliquen técnicas de reanimación más radicales.

El test de Apgar se realiza de nuevo a los cinco minutos del nacimiento. Si la puntuación es de 7 o más elevada en ese momento, las perspectivas para el bebé son muy buenas. Si es baja, significa que el bebé necesita de una estrecha vigilancia, pero aún es muy probable que todo vaya bien.

QUÉ ES IMPORTANTE SABER:
LAS FASES DEL NACIMIENTO

Existen pocos embarazos que parezcan sacados de un manual de obstetricia –con unos mareos matutinos que desaparecen al final del primer trimestre, con unos movimientos fetales percibidos exactamente a las 20 semanas, y con el aligeramiento ocurrido exactamente dos semanas antes del inicio del parto. Igualmente, pocos alumbramientos corresponden exactamente al descrito en un libro de texto –inicio con contracciones regulares y poco intensas, muy separadas y que aumentan con un ritmo predecible hasta el nacimiento del bebé. Sin embargo, del mismo modo que resulta útil tener una idea general acerca de lo que una mujer puede esperar típicamente cuando está esperando, también es valioso saber cómo es un parto por término medio –siempre que la mujer acepte que es muy probable que se produzcan unas variaciones notables del proceso que convertirán a su alumbramiento en una experiencia personal inolvidable.

El alumbramiento es dividido (de modo menos estricto por la naturaleza, más rígido por la ciencia obstétrica) en tres fases. La primera fase es la de dilatación, con sus etapas precoz, activa y de transición, y que acaba con la dilatación completa (apertura) del cuello uterino, la segunda fase es la de expulsión, que culmina en el nacimiento del bebé; y la tercera consiste en la expulsión de la placenta. Todo el proceso suele durar, por término medio, unas 14 horas en las madres primerizas, y unas 8 horas para las mujeres que ya habían tenido otros hijos.

A menos que la dilatación sea interrumpida por una cesárea, todas las mujeres cuyo embarazo ha llegado a término pasan por las tres etapas de la primera fase. Sin embargo, algunas de ellas pueden no darse cuenta de que van de parto hasta la segunda, o incluso la tercera etapa, debido a que sus contracciones iniciales fueron muy suaves o indoloras. La tercera etapa de la dilatación se completa cuando el cuello uterino ha llegado a dilatarse 10 centímetros. En unas pocas mujeres, toda la fase de dilatación pasa inadvertida; se puede decir que no se dan cuenta de que van ya de parto hasta que sienten la necesidad de empujar que caracteriza a la segunda fase.

La frecuencia y la intensidad de las contracciones permiten determinar en qué punto de parto se halla una mujer en un momento determinado. Si se realiza un examen interno del nivel de dilatación, se confirmará la estimación.

Si parece que la dilatación no sigue su curso normal, muchos médicos harán aumentar los esfuerzos de la Madre Naturaleza (con oxitocina, por ejemplo) y si eso fallara, se adjudicarán sus funciones mediante una cesárea. Otros dejarán pasar algo más de tiempo antes de tomar esta decisión, siempre que se tenga la seguridad de que la madre y el hijo estén en buen estado.

PRIMERA FASE DEL PARTO: DILATACIÓN

LA PRIMERA ETAPA: DILATACIÓN PRECOZ O LATENTE

Esta etapa suele ser la más larga y, afortunadamente, la menos intensa de la fase de dilatación. La dilatación del cuello uterino hasta 3 cm y el borramiento concomitante que caracterizan a esta etapa pueden ser alcanzados durante un período de días o semanas sin que se produzcan contracciones perceptibles o molestas o durante un período de dos a seis horas (o hasta 24 horas) de dolores inconfundibles.

En esta etapa, Las contracciones (si es que son percibidas) suelen durar entre 30 y 45 segundos. Su intensidad es de escasa a moderada; pueden ser regulares o irregulares (a intervalos de entre 5 y 20 minutos) y pueden resultar progresivamente más próximas, pero no necesariamente con un aumento continuo. Algunas mujeres no las notan en absoluto.

En la mayoría de los casos la futura madre se dirigirá hacia el hospital al final de esta etapa o al principio de la siguiente.

Qué se puede sentir o percibir.

Entre los signos y síntomas más habituales de esta etapa se cuentan el dolor de espalda (ya sea con cada contracción o de modo constante), los dolores cólicos parecidos a los de la menstruación, la indigestión, la diarrea, una sensación de calor en el abdomen, y unas pérdidas sanguinolentas (unas pérdidas mucosas teñidas de sangre). La futura madre puede experimentar todos estos síntomas, o quizá sólo uno o dos de ellos. Las membranas pueden haberse roto antes del inicio de las contracciones, pero es más probable que se rompan en algún momento de la fase de dilatación. (Si no se rompen espontáneamente, es posible que el médico decida romperlas artificialmente en algún momento de la fase activa.)

Desde el punto de vista emocional la futura madre puede sentir excitación, alivio, expectación, inseguri-

Posiciones para la fase de dilatación

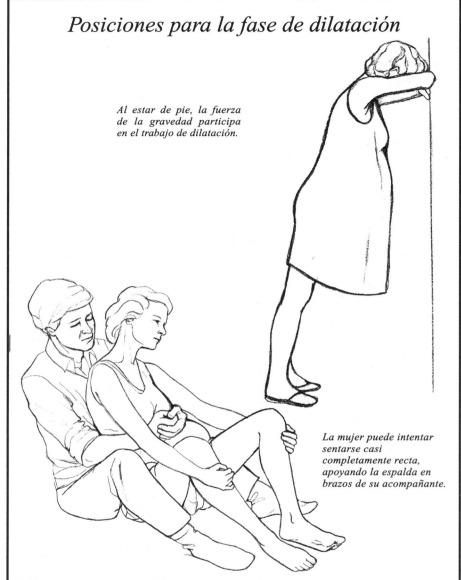

Al estar de pie, la fuerza de la gravedad participa en el trabajo de dilatación.

La mujer puede intentar sentarse casi completamente recta, apoyando la espalda en brazos de su acompañante.

Hablar previamente con el médico acerca de la posibilidad de permanecer levantada por lo menos durante una parte de la fase de dilatación: de pie, paseando o sentada (en una mecedora o en brazos del marido). Los estudios realizados al respecto demuestran que estas posiciones de la mujer levantada pueden acortar esta fase del parto al acelerar la dilatación y el descenso del feto —aunque la posición más eficaz y más cómoda varía de una mujer a otra. La posición acostada sobre la espalda no sólo puede retrasar el trabajo de dilatación, sino que además puede comprimir importantes vasos sanguíneos (sobre todo si la mujer se encuentra acostada sobre una superficie dura) y entorpecer el flujo de sangre hacia el feto. Si la mujer se encuentra más cómoda acostada, deberá tenderse sobre un costado, cambiando de lado y haciendo balancear periódicamente la pelvis.

dad, ansiedad, temor; algunas mujeres se hallan relajadas y se sienten parlanchinas, mientras que otras están tensas y sienten aprensión.

Qué puede hacer la mujer:

◆ Relajarse. El médico le habrá dicho probablemente que no le avise hasta que entre en una fase más activa. O le habrá sugerido que llame más pronto si el parto empieza durante el día o si las membranas se han roto. Sin embargo, la mujer deberá avisar a su médico si las membranas se han roto y el líquido amniótico es oscuro o verdoso, si pierde sangre de color rojo brillante, o si no nota la actividad del feto (es posible que la actividad fetal resulte difícil de percibir, ya que la futura madre se halla concentrada en sus contracciones; por ello es aconsejable que haga la prueba descrita en la página 248). Aunque la mujer no tenga muchas ganas de ello, es mejor que sea ella misma y no su acompañante, quien llame por teléfono y hable con el médico. En los diálogos a través de terceras personas se pueden perder muchos datos.

◆ Si es muy tarde por la noche, la mujer intentará dormir (pero no sobre la espalda; véase la pág. 214 para la posición recomendada para dormir). Es importante que descanse ahora, ya que es probable que más tarde no pueda hacerlo. Y no debe temer que se quede dormida y no se aperciba de la fase siguiente del parto –las contracciones serán demasiado insistentes. Si no consigue dormir, es aconsejable que no permanezca en la cama contando las contracciones –con ello sólo

conseguirá que el parto le parezca más largo. En lugar de ello, es mejor que se levante y haga cualquier tarea que la distraiga. Limpiar el lavabo; poner las sábanas en la cuna del bebé; terminar de hacer la maleta para el hospital (véase la página 327); preparar un bocadillo que su acompañante pueda comer en el hospital; jugar solitarios con una baraja de naipes.

◆ Si las contracciones de dilatación se presentan durante el día, la mujer continuará con su rutina diaria –siempre que ésta no la aleje de su casa. Si no tiene ninguna tarea por hacer, deberá buscar algo que la mantenga ocupada. Puede intentar algunas de las distracciones citadas antes, o bien dar un paseo (la fuerza de la gravedad ayuda en el trabajo de dilatación), mirar la TV, o preparar y congelar uno o dos platos de comida para tenerlos listos a la vuelta del hospital. Es mejor que avise a su marido, pero no es necesario que éste acuda –aún– corriendo a casa.

◆ La mujer deberá ponerse cómoda. Tomar un baño (sólo si aún no se han roto las membranas) o una ducha (pero con cuidado de no resbalar); utilizar una bolsa de agua caliente si le duele la espalda –pero no tomar una aspirina o tenderse sobre la espalda.

◆ Tomar un bocadillo ligero si se siente hambrienta (una taza de caldo, una tostada con mantequilla y mermelada, o un jugo de fruta). No deberá comer copiosamente y evitará los alimentos difíciles de digerir, tales como las carnes, los productos lácteos y las grasas. La digestión de una comida pesada competirá con el proceso del parto en cuanto a los recursos del cuerpo, y además un estómago lleno podría plantear problemas en caso de que, más tarde, la mujer debiera ser anestesiada.

◆ Contar las contracciones durante una media hora si parece que se presentan con menos de 10 minutos de separación, y contarlas periódicamente incluso si no son aún tan frecuentes. Pero no es necesario permanecer con los ojos pegados al reloj.

◆ Orinar con frecuencia para evitar la distensión de la vejiga, que podría inhibir el proceso de dilatación.

◆ Aplicar las técnicas de relajación si resultan útiles, pero no empezar aún con los ejercicios de respiración, ya que en caso contrario la mujer se encontrará agotada y cansada de ellos mucho antes de que los necesite.

Qué puede hacer el acompañante:

◆ Practicar la cuenta de las contracciones. El intervalo entre las contracciones se cuenta desde el comienzo de una hasta el comienzo de la siguiente. Contarlas periódicamente, y anotar los datos. Cuando se presentan con menos de 10 minutos de separación, cronometrarlas más a menudo.

◆ Procurar ser una influencia calmante. Durante esta fase precoz del parto, la función más importante del acompañante consiste en mantener relajada a la futura madre. Y la mejor manera en que puede conseguirlo es mantenerse relajado él mismo, tanto por dentro como por fuera. Su ansiedad y su tensión pueden comunicarse involuntariamente a la embarazada, no sólo a través de las palabras sino también del contacto. Pueden resultar útiles las técnicas de relajación o un masaje suave y tranquilo. Sin embargo, es aún demasiado pronto para empezar a practicar los ejercicios respiratorios.

◆ Conservar el sentido del humor y ayudar a mantenerlo; después de todo, el tiempo vuela si uno se está divirtiendo. Es más fácil reír ahora que cuando las contracciones sean más frecuentes e intensas.

◆ Ayudar a distraerse a la futura madre. Sugerir actividades que permitan mantener alejada la mente de ella, y también de él, del tema del parto: leer en voz alta, jugar a las cartas u otros juegos de sociedad, ver programas de televisión divertidos o dar un corto paseo.

◆ Ofrecer consuelo, seguridad y apoyo. Ella necesitará las tres cosas a partir de este momento.

◆ Ahorrar fuerzas, con el fin de poder ayudarla luego con más eficacia. Comer periódicamente (no necesariamente delante de ella), aunque ella no pueda hacerlo. Preparar un bocadillo para llevar al hospital (pero no con ingredientes que tengan un olor penetrante y que puedan hacer sentir mareos al acompañante o a la parturienta —como salame o atún).

LA SEGUNDA ETAPA: DILATACIÓN ACTIVA

La segunda etapa de la dilatación, o etapa activa, suele ser más breve que la primera; por término medio dura entre dos y tres horas y media (aunque las variaciones son grandes al respecto). Los esfuerzos del útero son ahora más concentrados y consiguen más en menos tiempo. Las contracciones resultan más intensas, más largas y frecuentes (generalmente, a tres o cuatro minutos de intervalo y con una duración de 40 o 60 segundos), y el cuello de la matriz se dilata hasta 7 cm. Pero las contracciones pueden no presentarse aún con un esquema regular. Es probable que cada contracción tenga ya un máximo bien patente (acmé o ápice), que constituye entre un 40 y un 50 % de su duración total. El tiempo de descanso entre cada contracción es más reducido.

La embarazada estará ya en el hospital en esta etapa.

Qué se puede sentir o percibir.

Los signos y síntomas más comunes de esta etapa son: la creciente molestia de las contracciones (es posible que la futura madre no pueda hablar mientras está pasando por una de ellas), el creciente dolor de espalda, molestias en las piernas, cansancio, pérdidas sanguinolentas más abundantes. Puede experimentar todos estos síntomas o tan sólo uno o dos. La rotura de las membranas se puede producir ahora si no ha ocurrido antes. (Si no se rompen espontáneamente, es posible que el médico decida romperlas artificialmente en algún momento de esta etapa.)

Desde el punto de vista emocional, la parturienta se puede sentir intranquila y tener más dificultad para relajarse; pero también es posible que su concentración sea más intensa y quede completamente absorbida en el trabajo que está efectuando. Puede suceder que su confianza empiece a tambalearse y que tenga la sensación de que el proceso nunca terminará; o puede sentir que las cosas sólo están empezando a suceder.

Qué puede hacer la mujer:

◆ Iniciar los ejercicios respiratorios, si planea utilizarlos, tan pronto como las contracciones resultan demasiado intensas para poder hablar mientras se producen. (Si nunca ha practicado dichos ejercicios, algunas sugerencias respiratorias simples por parte de la enfermera pueden ayudarla a sentirse más cómoda.) Sin embargo, si parece que los ejercicios la hacen sentir incómoda o tensa, es mejor que no los aplique. Las mujeres han dado a luz sin ellos durante siglos.

◆ Si el médico lo permite (algunos lo hacen, particularmente si no se está administrando medicación), tomar bebidas ligeras para reemplazar los líquidos y mantener la boca húmeda. Si la embarazada está hambrienta, y de nuevo con el permiso del médico, podrá tomar un bocadillo ligero a base de un alimento sin fibra ni grasas (por ejemplo, un jugo de manzana o un sorbete). Si el médico le prohíbe tomar líquidos, podrá chupar cubitos de hielo para refrescarse. No obstante, algunos médicos y hospitales desaconsejan incluso los

Si el parto no progresa

El progreso del parto se mide por la dilatación o apertura del cuello uterino y por el descenso del feto a través de la pelvis. Se cree que un progreso satisfactorio requiere tres componentes principales: contracciones uterinas intensas que dilaten eficazmente el cuello; un bebé de tamaño adecuado y en la posición adecuada para poder salir fácilmente; y una pelvis lo bastante espaciosa para permitir el paso del bebé.

Si falta uno o varios de estos factores, se suele producir un parto anormal (o no funcional) en el que el progreso es lento o nulo. Existen varios tipos de parto anormal:

Etapa latente prolongada –cuando se produce una dilatación muy escasa o nula después de 20 horas de trabajos de parto en una madre primeriza, o después de 14 horas en una mujer que ya ha tenido otros hijos. Algunas veces, el progreso es lento porque el parto no ha comenzado realmente, y porque las contracciones experimentadas fueron las de un parto falso. A veces, la causa se halla en una medicación excesiva antes de que el proceso de dilatación esté bien establecido. Se cree que, en otros casos, la causa puede ser psicológica: la mujer siente pánico cuando empieza el parto, desencadenando así la liberación de unos productos químicos en el cerebro que obstaculizan las contracciones uterinas.

En general, el médico puede sugerir la esti- mulación de una primera etapa lenta mediante la actividad (por ejemplo, andar) o mediante lo contrario (dormir y descansar, posiblemente, con la ayuda de las técnicas de relajación, y si la mujer está demasiado inquieta para relajarse, mediante la administración de un sedante, o de una bebida alcohólica). Este tratamiento ayudará también a descartar un parto falso (las contracciones de un parto falso suelen desaparecer con la actividad o con un breve sueño).

Una vez establecida la verdadera etapa latente de la dilatación, es posible acelerarla con un laxante o con aceite mineral, con un paseo, o con la administración de oxitocina. (Nota: es importante orinar periódicamente, ya que la vejiga llena podría obstaculizar el descenso del feto.) Si estas tácticas resultan infructuosas, el médico puede explorar la posibilidad de que exista una desproporción de tamaño entre la cabeza del feto y la pelvis de la madre (desproporción fetopélvica). La mayoría de los médicos llevarán a cabo una cesárea tras 24 ó 25 horas (a veces menos) si no se han hecho bastantes progresos en ese momento; algunos esperarán más, siempre que la madre y el bebé se hallen en buen estado.

Disfunción primaria de la etapa activa –cuando la segunda etapa, la etapa activa, de la dilatación progresa muy lentamente (menos de 1-1.2 centímetros por hora en las mujeres que

---

cubitos y usan el goteo intravenoso para mantener a sus pacientes hidratadas.

♦ Realizar un esfuerzo consciente para relajarse entre las contracciones. Esto resultará cada vez más difícil, a medida que las contracciones sean más frecuentes, pero también es cada vez más importante que la futura madre lo consiga, ya que su energía empieza a gastarse o disminuir.

♦ Andar un poco de arriba abajo, o por lo menos cambiar a menudo de posición, probando cuál de ellas resulta más cómoda. (Véase la página 358 para algunas posiciones para el parto.)

♦ Orinar frecuentemente; es necesario que la mujer se acuerde de ello, ya que debido a la tremenda presión pélvica, es posible que no sienta la necesidad de vaciar su vejiga.

♦ Si cree que necesita algún tipo de alivio para el dolor, debe hablar de ello con el especialista que la atiende. Es posible que éste sugiera esvan a tener su primer hijo, y menos de 1.5 centímetros por hora en las que ya han tenido otros hijos). Si existe un progreso, por muy lento que sea, muchos médicos dejan que el útero marque su propio ritmo –con la teoría de que la mujer acabará dando a luz de modo natural, tal como sucede en dos de cada tres casos de disfunción primaria. La mujer puede a veces acelerar el trabajo de su útero caminando, si le es posible, no tendiéndose sobre la espalda y manteniendo vacía su vejiga. Es probable que se le administre líquido por vía intravenosa si el parto se alarga.

Estancamiento de la dilatación –cuando, durante la etapa activa de dilatación, no se produce ningún progreso durante dos o más horas. Se calcula que en aproximadamente la mitad de estos casos existe una desproporción fetopélvica que requier un parto por cesárea. En la mayoría de los restantes casos, la oxitocina (a veces junta con la rotura artificial de las membranas) pondrá de nuevo en marcha el parto, sobre todo cuando el útero sufre únicamente de cansancio. También aquí, la mujer puede contribuir algo a la lucha contra un parto lento aprovechando la fuerza de la gravedad (sentándose bien recta o permaneciendo de pie si es posible) y vaciando periódicamente su vejiga.

Descenso anormal del feto –cuando el bebé se desplaza a lo largo del canal del parto a una velocidad inferior a 1 cm por hora en las muje-res que van a tener su primer bebé, o inferior a 2 cm por hora en las demás. En la mayoría de estos casos, el parto será lento pero por lo demás completamente normal. Intentar extraer con el fórceps al bebé que aún no se encuentra en la salida vaginal era antiguamente una práctica habitual, pero en la actualidad es considerado peligroso e innecesario. Hoy en día, la estimulación con oxitocina y/o la rotura artificial de las membranas son los medios preferidos –una vez descartadas las desproporción fetopélvica y una posición fetal que dificultarían el parto vaginal.

Segunda fase prolongada –una segunda fase que dura más de dos horas en un primer parto o algo menos de dos horas en los partos siguientes. Muchos médicos utilizan rutinariamente el fórceps de salida o practican una cesárea cuando la segunda fase dura más de dos horas; otros permiten que el parto vaginal espontáneo continúe si existen progresos y si la madre y el feto (cuyo estado es monitorizado cuidadosamente) están bien. Algunas veces, la cabeza del feto es extraída suavemente el poco trecho que le queda mediante un fórceps de salida. La rotación de la cabeza (de modo que mire hacia adelante, lo que le permite pasar mejor a través de la pelvis) puede ser también eficaz, ya sea manualmente o con el fórceps de salida. También aquí puede ser útil la ayuda de la fuerza de gravedad; una posición semisentada o medio en cuclillas es muy eficaz durante el parto.

perar unos 20 minutos o media hora antes de administrar una medicación –para entonces, el parto puede haber progresado tanto que ya no haya necesidad de la medicina, o también puede ser que la parturienta haya renovado sus fuerzas y ya no la desee.

Qué puede hacer el acompañante:

◆ Si es posible, mantener cerrada la puerta de la sala de dilatación o de partos, dejar sólo algunas luces encendidas y conseguir que la habita-ción esté tranquila para favorecer una atmósfera de descanso. Una música suave, si está permitida, puede ser también útil. Continuar con las técnicas de relajación entre las contracciones. Y conservar toda la calma posible.

◆ Cronometrar las contracciones. Si la esposa está conectada a un monitor fetal, pedirle al médico o a la enfermera el modo de leer los datos del monitor, para que más tarde, cuando las contracciones se sucedan con rapidez, pueda avisar a su mujer del momento en que empieza cada nueva contracción. (El monitor puede detectarlas antes de que la mujer las experimente.) También puede ayudarla anunciándole cuándo empieza a pasar el momento culminante de cada contracción. Esto les proporcionará a ambos algún sentido de control sobre la dilatación. Si no se dispone de monitor, el acompañante puede aprender a reconocer la llegada y el final de las contracciones colocando su mano sobre el abdomen de la esposa.

◆ Respirar con ella a lo largo de las contracciones difíciles, si esto la ayuda. No presionarla a hacer los ejercicios si ella los encuentra incómodos o desagradables, si la hacen estar en tensión o si la aburren.

◆ Si la mujer muestra cualquier síntoma de hiperventilación (mareos, visión borrosa, hormigueo en los dedos de manos y pies), colocarle una bolsa de papel delante de la boca (la enfermera proporcionará una bolsa si la pareja no ha traído una de casa) o bien hacerla respirar a través de las manos juntas. Debe inhalar el aire que ha sacado en la respiración anterior. Se encontrará mejor después de repetir varias veces este proceso. Si no fuera así, se informará a la enfermera o al médico de inmediato.

◆ Ofrecer palabras tranquilizadoras (si ello no pone a la embarazada más nerviosa); elogiar, pero no criticar, sus esfuerzos (pensando lo que le gustaría que ella le dijera si los roles estuvieran invertidos). Particularmente si el progreso es lento, recordarle que se concentre en una contracción cada vez, y que

cada dolor la acerca más al momento de ver a su bebé.

◆ Hacer un masaje al abdomen o a la espalda de la futura madre, o aplicar la contrapresión o cualquier otra de las técnicas aprendidas, para que se sienta más cómoda. Dejarse dirigir por ella; pedirle que manifieste el tipo de masaje que le va mejor. Si prefiere que no la toquen en absoluto (algunas mujeres lo encuentran molesto), es mejor ayudarla verbalmente.

◆ No pretender que el dolor no existe, incluso si ella no se queja; ella necesita comprensión. No decirle que sabe como se siente (el padre no lo sabe).

◆ Recordarle que debe relajarse entre las contracciones.

◆ Recordarle que debe orinar por lo menos una vez cada hora.

◆ No tomarlo como una ofensa personal si la mujer no responde a los consuelos verbales —o incluso si parece irritada con ello. El humor de una mujer durante el parto es cambiante. El acompañante debe estar allí para proporcionarle apoyo si ella lo necesita y desea. El acompañante debe recordar que su papel es importante, aunque a veces pueda llegar a sentirse superfluo.

◆ Asegurarse de que la mujer tiene a su disposición los cubitos de hielo para chupar o líquidos para sorber. Preguntarle de vez en cuando si desea chupar uno.

◆ Utilizar una toalla húmeda para refrescarle el cuerpo y la cara; mojar con frecuencia la toalla con agua fría.

En marcha hacia el hospital

Llegar al hospital. Hacia el final de la etapa precoz o el principio de la fase activa (probablemente cuando las contracciones llegan cada cinco minutos o menos, o más pronto si la mujer vive lejos del hospital o si éste no es su primer parto), siguiendo las indicaciones de su médico, la futura madre tomará su maleta y se dirigirá al hospital. Este viaje puede resultar más fácil si ya se ha planeado con anticipación el recorrido, si se conocen los lugares en que se puede estacionar y se sabe cuál de las entradas conduce más directamente hasta el piso de obstetricia. (Si la cuestión del estacionamiento puede ser un problema, es más razonable tomar un taxi.) Es posible que la mujer se encuentre más cómoda en el asiento trasero, con el cinturón de seguridad holgadamente abrochado por debajo del vientre, con una manta si siente escalofríos, y con una almohada debajo de la cabeza.

Admisión en el hospital. Los procedimientos de admisión pueden variar, pero por término general son los siguientes:

◆ Si la futura madre no se ha registrado con antelación (y sería mejor que lo hubiera hecho), este requisito suele ser breve; si el parto se encuentra ya en la fase activa, el marido puede ocuparse de ello.

◆ Una vez en el ala de dilatación y parto, la mujer será llevada a una sala de dilatación o de parto por la enfermera de turno. En función de las normas del hospital, es posible que el marido y otros familiares deban esperar fuera mientras la mujer es admitida y preparada. (Nota para el acompañante: éste es un buen momento para efectuar algunas llamadas telefónicas prioritarias, para comer algo, para llevar la maleta a la habitación de la esposa y para poner a enfriar el champaña de la celebración. Si al cabo de unos 20 minutos no le avisan que ya puede ir a reunirse con su mujer, será mejor que se lo recuerde a una enfermera. Deberá estar preparado para la posibilidad

de que le pidan que se ponga una bata estéril sobre su ropa.)

◆ La enfermera hará un breve historial, preguntando, entre otras cosas, cuándo empezaron las contracciones, qué intervalo las separa, si se ha roto la bolsa de aguas y cuándo comió la madre por última vez.

◆ La enfermera le pedirá a la madre que firme los papeles rutinarios del hospital.

◆ La enfermera le proporcionará a la futura madre una bata de hospital para que se la ponga y recogerá una muestra de orina. Comprobará el pulso, la presión sanguínea, la respiración y la temperatura; examinará el perineo por si produjera pérdida de líquido amniótico o de sangre; escuchará el latido cardíaco del feto mediante un estetoscopio o conectará a la madre a un monitor fetal; posiblemente también evaluará la posición del feto y tomará una muestra de sangre.

◆ Según las normas del hospital o del médico, y posiblemente según sus preferencias, el área púbica de la futura madre será parcial o totalmente afeitada; se administrará un enema y/o se iniciará un goteo IV.

◆ La enfermera, el médico de la paciente o un médico residente efectuará un examen interno de la paciente para determinar el grado de dilatación y de borramiento del cuello uterino. Si las membranas no se han roto espontáneamente y la dilatación es de por lo menos 3 ó 4 cm (muchos médicos prefieren esperar hasta una dilatación de por lo menos 5 cm), se procederá a la ruptura artificial de las mismas –a menos que la mujer y su médico hayan decidido dejarlas intactas hasta un momento posterior del parto. Esta intervención es indolora; todo lo que la mujer notará es la salida de líquido templado. Si la mujer tiene alguna pregunta que no ha sido contestada con anterioridad, ahora es el momento de hacerla.

◆ Si tiene frío en los pies, ofrecerle ir a buscar un par de calcetines y ayudarla a ponérselos.

◆ Continuar con las distracciones que resultan útiles (juegos de cartas, conversación entre las contracciones, lectura en voz alta) con el aliento y el consuelo.

- Sugerir un cambio de posición; caminar con ella por los pasillos, si esto es posible.

- Servirle de mensajero con el personal médico tanto como sea posible. Interceptar las preguntas que pueda contestar, pedir la explicación de las medidas adoptadas, el equipo, cualquier medicación administrada, de modo que le pueda explicar a ella lo que está sucediendo. Por ejemplo, ahora podría ser el momento para averiguar si se puede conseguir un espejo para que ella pueda ver el parto. Hacer de abogado defensor cuando sea necesario, pero intentar luchar por ella tranquilamente, quizás fuera de la habitación, con el fin de no molestarla.

- Si la mujer pide una medicación, transmitir este deseo a la enfermera o al médico, pero sugerir un período de espera antes de la administración. Durante este tiempo, el médico deseará probablemente discutir la necesidad de la medicación y realizar un examen interno para evaluar el progreso del parto. Es posible que la noticia de que el parto ha progresado mucho (o incluso tan sólo un breve período para pensarlo) confiera nuevas fuerzas a la mujer y ésta se muestre dispuesta a continuar sin medicación. No sentirse molesto si la mujer y el médico deciden que es necesaria una medicación. El nacimiento de un bebé no es una prueba de resistencia, y la esposa no habrá fracasado si pide o acepta un alivio.

Qué hará el personal del hospital:

- Proporcionar un ambiente relajado y cómodo, y responder a todas las preguntas y preocupaciones que le vayan surgiendo a la parturienta.

- Continuar monitorizando el estado del bebé con un estetoscopio o con un monitor fetal electrónico, y a través de la observación del líquido amniótico (un color café verdoso es un signo de posible sufrimiento fetal). La posición del feto es determinada mediante palpación externa.

- Continuar controlando la presión sanguínea de la madre.

- Evaluar periódicamente la frecuencia y la intensidad de las contracciones, y la cantidad y calidad de las pérdidas sanguinolentas. (Las compresas colocadas bajo las nalgas de la madre serán cambiadas siempre que sea necesario.) Cuando se produce un cambio evidente en la frecuencia o la intensidad de las contracciones, o cuando las pérdidas tienen más sangre, se efectuará un examen interno para poder controlar el progreso del parto.

- Posiblemente, estimular la dilatación si ésta está progresando muy despacio, mediante el uso de oxitocina o la rotura artificial de las membranas si aún están intactas, y si no se había hecho con anterioridad.

- Administrar sedantes y/o analgésicos si es necesario y lo solicita la madre.

LA TERCERA ETAPA: DILATACIÓN ACTIVA AVANZADA O DILATACIÓN DE TRANSICIÓN

La transición es la etapa más agotadora de la dilatación. La intensidad de las contracciones aumenta bruscamente. Son muy fuertes, se producen a intervalos de dos o tres minutos y duran entre 60 y 90 segundos –con puntos máximos muy intensos que se prolongan durante la mayor parte de la contracción. Algunas mujeres, en especial las que ya han tenido algún bebé, experimentan puntos máximos múltiples. Puede parecer que las contracciones no llegan a desaparecer por completo y que no es posible relajarse bien entre ellas. Los últimos 3 centímetros de dilatación, hasta llegar a los 10 centímetros, se producirán probablemente en un tiempo muy breve: por término medio, entre 15 minutos y una hora.

Qué se puede sentir o percibir. Durante la etapa de transición es probable que se experimente una intensa presión sobre la parte baja de la espalda y/o sobre el perineo. La presión rectal, con o sin una necesidad de empujar o de evacuar, puede provocar gruñidos involuntarios de la parturienta. La mujer puede sentirse acalorada y sudada, o bien sentir frío y tener escalofríos; también es posible que alterne ambos estados. Las pérdidas vaginales sanguinolentas aumentarán a medida que se rompen los capilares del cuello uterino. La mujer puede tener las piernas frías y con calambres, y puede temblar de modo incontrolable. También es posible que experimente náuseas y/o vómitos; puede sentir somnolencia entre las contracciones ya que el flujo de oxígeno es desplazado desde el cerebro hasta la zona corporal del parto. No resulta sorprendente que pueda sentirse exhausta.

Desde el punto de vista emocional, la mujer se puede sentir vulnerable y abrumada, como si se le estuviera acabando el mundo. Además de la frustración de no poder aún empujar, puede sentirse irritable, desorientada, descorazonada e intranquila, con dificultades para concentrarse y relajarse (esto último puede resultarle imposible).

Qué puede hacer la mujer:

◆ Tener ánimo. Al final de esta etapa, el cuello uterino ya está completamente dilatado y habrá llegado el momento de empujar al bebé hacia el mundo exterior.

◆ En lugar de pensar en todo lo que queda, intentar pensar en todo el camino que ya se ha recorrido.

◆ Si siente la necesidad de empujar, intentará jadear o soplar, a menos que haya recibido otras instrucciones. Al empujar contra el cuello uterino aún no totalmente dilatado podría provocar que el cuello de la matriz se hinchara, lo que podría retrasar el parto.

◆ Si no desea que nadie la toque si no es necesario, si las manos antes confortadoras del acompañante le resultan ahora irritantes, no debe dudar en manifestarlo.

◆ Si las encuentra útiles, utilizará las técnicas respiratorias que ha aprendido (o le pedirá a la enfermera que le sugiera algunas), que sean apropiadas para esta etapa de la dilatación.

◆ Intentará relajarse entre las contracciones (si le resulta humanamente posible) con una respiración torácica lenta y rítmica.

Qué puede hacer el acompañante:

◆ Ser específico y directo en sus instrucciones, sin malgastar palabras. La mujer puede encontrar incómodas las frases superfluas. Si ella no desea recibir ayuda en algún momento y quiere que la dejen sola, no tomarlo como una ofensa personal. Proporcionar el espacio que ella necesite durante el tiempo que precise, pero quedándose cerca por si pudiera ser de alguna ayuda.

◆ Ofrecer todo el aliento y las alabanzas posibles, a menos que ella prefiera que su acompañante se esté callado. En este momento, la mirada directa y comprensiva pue-

---

Factores que pueden influir en el dolor

La percepción del dolor puede verse aumentada por:	Puede ser reducida por:
Estar sola.	Tener la compañía y el apoyo de las personas amadas y/o de un personal médico experimentado.
Cansancio.	Estar bien descansada (intentar no exagerar las tareas durante el noveno mes); intentar descansar y relajarse entre las contracciones.
Hambre y sed.	Tomar bocadillos ligeros en las primeras fases del parto; chupar pedazos de hielo durante todo el proceso.
Pensar en el dolor y esperarlo.	Dirigir la mente a otros pensamientos y distracciones; pensar en las contracciones en términos de lo que consiguen y no en términos de lo mucho que duelen; y recordar que, por intensas que sean las molestias, su duración será relativamente breve.
Ansiedad y estrés; ponerse en tensión durante las contracciones.	Utilizar las técnicas de relajación entre las contracciones; concentrarse en el esfuerzo mientras se producen las contracciones.
Miedo de lo desconocido.	Aprender todo lo posible sobre el parto, con antelación; tomarse el parto enfrentándose a las contracciones de una en una; y no pensar en lo que vendrá después.
Autocompasión.	Pensar en la felicidad que se posee y en el maravilloso premio que llegará.
Sentirse fuera de control e indefensa.	Asistir a unos buenos cursos de preparación al parto; saber lo suficiente para sentir un cierto control y una cierta confianza.

de ser un medio de comunicación más expresivo que las palabras.

- Tocarla únicamente si ella lo encuentra reconfortante. El masaje abdominal puede resultar molesto en este momento, aunque la contrapresión aplicada a la zona lumbar puede proporcionar algo de alivio al dolor de espalda.

- Respirar con ella a través de cada contracción, si ello la ayuda a soportarlas.

- Recordarle que debe enfrentarse de una en una a las contracciones. Es posible que la mujer necesite la ayuda de su acompañante para avisarle del momento en que empieza una contracción y del momento en que disminuye.

- Ayudarla a relajarse entre las contracciones, acariciándole suavemente el abdomen para indicarle cuando ya ha pasado la contracción. Recordarle que debe respirar de modo lento y rítmico.

- Si parece que las contracciones son cada vez más frecuentes y/o si la mujer siente la necesidad de empujar –y no ha sido examinada recientemente– avisar a la enfermera o al médico. Es posible que ya haya dilatado completamente.

- Ofrecerle a menudo pedazos de hielo si se le permite, y limpiarle la frente con una toalla húmeda y fría.

Qué hará el personal del hospital:

- Continuar ofreciendo ayuda y consuelo.

- Continuar monitorizando el estado de la madre y del feto.

- Continuar controlando la duración y la intensidad de las contracciones, y los progresos que se producen.

- Preparar el momento del nacimiento, haciendo pasar a la madre a la sala de partos si es necesario.

LA SEGUNDA FASE DEL PARTO: EXPULSIÓN

La participación de la futura madre en el nacimiento de su hijo ha sido muy reducida hasta este momento. Aunque es indudable que la mujer ha tenido que soportar las consecuencias del proceso, su cuello uterino y su útero (y el bebé) han realizado la mayor parte del trabajo. Pero ahora que la dilatación ha terminado, se necesita la ayuda de la madre para empujar al bebé a través del canal del parto y hacia el mundo exterior. Este proceso suele durar entre media hora y una hora, pero puede ocurrir en 10 breves minutos o en dos o tres o más horas muy largas.

Las contracciones de la segunda fase son más regulares que las de la transición. Continúa durante unos 60 a 90 segundos, pero a veces están más distanciadas (por lo general se presentan cada dos a cinco minutos) y es posible que sean menos dolorosas –aunque a veces son más intensas. Entre cada contracción debería producirse ahora un período bien definido de reposo, aunque es posible que la mujer encuentre aún difícil reconocer el comienzo de cada nueva contracción.

Qué se puede sentir o experimentar. En la segunda fase es habitual una abrumadora necesidad de empujar (aunque no todas las mujeres la sienten). Es posible que la parturienta experimente un nuevo brote de energías (como una reserva de fuerzas) o de fatiga; una presión rectal tremenda; contracciones muy visibles, y el útero se endurece visiblemente en cada una de ellas; un posible aumento de las pérdidas sanguinolentas; una sensación de estiramiento, hormigueo, quemazón o punzadas en la vagina, cuando la cabeza del bebé corona y una sensación húmeda y resbaladiza cuando el bebé emerge.

Desde el punto de vista emocional, puede sentirse aliviada ante la posibilidad que tiene ahora de empujar (aunque algunas mujeres se sienten inhibidas); también es posible que se sienta excitada y feliz, o si la fase se prolonga mucho más de una hora, frustrada y abrumada. Cuando la segunda fase se prolonga, la preocupación de la mujer no se centra tanto en poder ver finalmente a su bebé como en la necesidad de que el calvario termine de una vez; esta es una reacción normal y transitoria, que de ningún modo refleja una incapacidad para el amor maternal.

Qué puede hacer la mujer:

◆ Adoptar una postura cómoda para empujar (dependerá de las normas del hospital, de las preferencias del médico, de la cama o la silla utilizada y, si es posible, de lo que resulte más cómodo y eficaz para la madre). Una posición semisentada o en cuclillas es probablemente la mejor, ya que aprovecha la fuerza de la gravedad para acelerar el proceso y proporciona a la madre una mayor fuerza para empujar.

◆ Dar todo lo posible. Cuanto más eficazmente empuje y cuanta más energía dedique al esfuerzo, tanto más rápidamente atravesará su bebé el canal del parto. Pero controlando sus esfuerzos, coordinando su ritmo con las instrucciones del médico o la enfermera. Si empuja de modo desorganizado y frenético, consume su energía pero adelanta poco.

◆ No dejar que la inhibición o la vergüenza rompan el ritmo de su esfuerzo. Puesto que la mujer está empujando con toda su zona perineal, cualquier cosa que se encuentre en su recto será expulsada también; si intenta controlar la defecación al mismo tiempo que empuja, no conseguirá gran cosa. Una pequeña evacuación involuntaria (o incluso una pequeña micción) se da en casi todos los partos. Ninguna de las personas que se encuentran en la sala de partos tendrá nada que decir sobre ello, y lo mismo debería hacer la parturienta. La enfermera utilizará gases estériles para limpiar inmediatamente cualquier excreción.

◆ Dejarse llevar por los impulsos naturales. Empujar si siente la necesidad de ello y si no se le dice lo contrario. Respirar varias veces, profundamente, cuando empieza la contracción; luego tomar aire y aguantarlo. A continuación, cuan-

El nacimiento del bebé

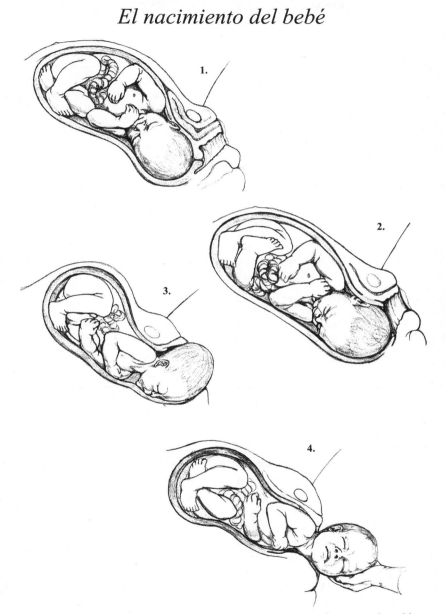

1. *El cuello uterino ha adelgazado algo (borramiento), pero aún no ha empezado a dilatarse.*
2. *El cuello uterino está ya totalmente dilatado y la cabeza del bebé ha empezado a presionar hacia el canal del parto (la vagina).* **3.** *Para que la parte menos ancha de la cabeza fetal pueda empezar a pasar a través de la pelvis materna. El bebé suele girarse ligeramente durante el parto. En la ilustración, la cabeza algo deformada ha empezado a coronar.* **4.** *La cabeza, que es la parte más ancha, ya ha sido expulsada. El resto del parto debe ser ahora rápido y sin problemas.*

Una primera mirada al bebé

Los que esperan que su bebé llegue al mundo tan redondeado y liso y rosado como un querubín de Botticelli pueden recibir una buena sacudida. Los nueve meses de baño en el líquido amniótico y la docena de horas de compresión en el útero en contracción y en el canal del parto, dejan sus huellas en el aspecto de un recién nacido. Los bebés nacidos mediante cesárea tendrán temporalmente cierta ventaja en cuanto al aspecto.

Afortunadamente, la mayoría de las características menos afortunadas del aspecto de los bebés son sólo transitorias. Una mañana, después de un par de meses de haber llevado a casa desde el hospital a un pequeño ser arrugado, ligeramente flacucho y con los ojos hinchados, la pareja se despertará para encontrarse que el querubín de Botticelli se encuentra realmente en la cuna.

Una cabeza de forma extraña. En el momento de nacer, la cabeza del bebé es, proporcionalmente, la parte más ancha de su cuerpo, con un diámetro aproximadamente igual al de su tórax. A medida que el bebé crece, el resto del cuerpo va ganando terreno. Con frecuencia, la cabeza se ha deformado para poder pasar a través de la pelvis materna, por lo que presenta una forma extraña, ligeramente puntiaguda; la presión contra el cuello uterino poco dilatado puede deformar aún más la cabeza, provocando la aparición de un bulto (denominado *caput succedaneum*). El caput desaparecerá en uno o dos días; el aspecto deforme al cabo de dos semanas –cuando, la cabeza del bebé empezará a adoptar la forma redondeada de un Botticelli.

El cabello del recién nacido. El cabello que cubre la cabeza del recién nacido puede tener poca relación con el cabello que poseerá más tarde el bebé. Algunos recién nacidos son virtualmente calvos; otros tienen espesas melenas, pero la mayoría tendrán un ligero mechón de suave pelo. En definitiva todos perderán su pelo de recién nacidos (aunque no se note), que gradualmente será reemplazado por el nuevo.

La capa de vernix caseosa. La sustancia grasa que recubre al feto en el útero está destinada, por lo que se cree, a proteger la piel del bebé contra la prolongada exposición al líquido amniótico. Los bebés prematuros tienen una capa

do la contracción alcanza su máxima intensidad, empujar con todas las fuerzas hasta que ya no se puede retener más el aliento. Es posible que la mujer experimente hasta cinco veces la necesidad de empujar en cada contracción. Se dejará llevar por esta necesidad, en lugar de intentar contener el aliento y empujar durante toda la contracción; contener el aliento durante períodos de tiempo largo puede provocar agotamiento y privar al feto de oxígeno. También puede aumentar el riesgo de romper vasos sanguíneos de los ojos y la cara. Respirar hondo varias veces cuando la contracción disminuya ayu-

dará a recuperar el equilibrio respiratorio. Si parece que el ritmo no se establece naturalmente –y no lo hace en todas las mujeres– el médico ayudará a dirigir los esfuerzos de la madre y a reorientarlos si ésta no se concentra.

- ◆ Relajar todo el cuerpo, incluyendo los muslos y el perineo mientras se empuja. La tensión va en contra de los esfuerzos para empujar.

- ◆ Dejar de empujar cuando se reciben instrucciones al respecto (como puede suceder para impedir que la cabeza del bebé salga al exterior con demasiada rapidez). En

de este tipo muy gruesa, los pasados de tiempo casi no la presentan, excepto en los pliegues de la piel y debajo de las uñas.

Hinchazón de los órganos genitales. Esta característica es común en los niños y niñas recién nacidos, y es particularmente pronunciada en los niños que han nacido por cesárea. Los pechos de los recién nacidos, niños y niñas, también pueden estar hinchados (a veces incluso congestionados y con secreción de una sustancia blanca) a causa de la estimulación provocada por las hormonas de la madre. Estas hormonas pueden ocasionar también una secreción vaginal blanquecina, lechosa, incluso teñida de sangre en las niñas. Estos fenómenos no son anormales y desaparecen en una semana o 10 días.

El lanugo. Una fina vellosidad denominada lanugo, puede cubrir los hombros, la espalda, la frente y las sienes de los bebés a término. Habitualmente suele desprenderse hacia el final de la primera semana de vida. Esta vellosidad puede ser más abundante y duradera en un bebé prematuro.

Ojos hinchados. La hinchazón que se observa alrededor de los ojos de los recién nacidos es provocada a menudo por las gotas que se les aplican para protegerles contra las infecciones, y desaparece en unos pocos días. Los ojos de los bebés de raza blanca son casi siempre de color azul pizarra, independientemente del color que tendrán más tarde. En las razas de piel oscura, los bebés tienen los ojos marrones al nacer.

Marcas de nacimiento y lesiones cutáneas. Una mancha rojiza en la base del cráneo, sobre el párpado o en la frente es muy común, especialmente en los niños de raza blanca. Las manchas mongólicas, pigmentaciones de color gris azulado de las capas profundas de la piel, pueden aparecer en la espalda, las nalgas y a veces en los brazos y los muslos, y son más frecuentes en los asiáticos, los europeos meridionales y los negros. Estas marcas desaparecen con el tiempo, habitualmente cuando el niño tiene unos cuatro años. Los hemangiomas, unas marcas protuberantes y de color rojo intenso, tienen un tamaño que oscila entre pequeño y el de una moneda. Con el tiempo palidecen, adquiriendo una coloración gris perla y finalmente desaparecen por completo. Las manchas de color café con leche pueden aparecer en cualquier parte del cuerpo, por lo general son poco evidentes y no palidecen. El recién nacido puede presentar también diversos tipos de erupción y granitos, todo lo cual es sólo temporal.

---

lugar de empujar, la mujer deberá jadear o soplar.

◆ Descansar entre las contracciones, con la ayuda del acompañante y del personal del hospital. Si la mujer está muy cansada, especialmente si la segunda fase se prolonga, es posible que el médico le sugiera que no empuje durante varias contracciones, para así poder acumular energías.

◆ No sentir frustración si se ve la cabeza del bebé que corona y luego desaparece de nuevo. El nacimiento es un proceso que se realiza con dos pasos hacia adelante y uno hacia atrás.

◆ Recordar echar una ojeada de vez en cuando al espejo (si se ha dispuesto uno). Al ver la cabeza del bebé coronada (y alargar la mano para tocarla, si el médico lo aprueba), la mujer sentirá más motivación para empujar cuando sea necesario. Además, no habrá una "segunda sesión", a menos que el acompañante esté grabando en vídeo el proceso del nacimiento y en tal caso será como espectadora.

Qué puede hacer el acompañante:

◆ Continuar ofreciendo apoyo y consuelo, pero sin sentirse herido si la mujer parece no notar su presencia. Es evidente que sus energías están centradas en otra parte.

◆ Guiarla durante sus esfuerzos de empujar y sus ejercicios respiratorios, utilizando las señales que se habrán aprendido durante las clases de preparación al parto; o bien fiarse de las instrucciones proporcionadas por la enfermera o el médico.

◆ No sentirse intimidado por la experiencia del equipo médico profesional que asiste al parto. La presencia del acompañante es también importante. De hecho, un "te quiero" murmurado al oído de la mujer le puede servir más en este momento que cualquier cosa que los expertos puedan ofrecerle.

◆ Ayudarla a relajarse entre las contracciones, por medio de palabras tranquilizadoras, una toalla humedecida con agua fría aplicada a su frente, su nuca y sus hombros, y si es factible, con ayuda de un masaje en la espalda o una contrapresión para aliviarle el dolor de espalda.

◆ Si se le permite, continuar proporcionándole pedazos de hielo para humedecerle la boca.

◆ Aguantarle la espalda mientras empuja, si es necesario; cogerle la mano, limpiarle la frente —o cualquier otra cosa que parezca ayudarla. Si resbala y queda en mala posición, será imprescindible ayudarla a volver a la posición adecuada.

◆ Indicarle frecuentemente los progresos efectuados. Cuando el bebé empieza a coronar, recordarle echar una ojeada al espejo para que pueda tener la confirmación visual de lo que está consiguiendo; cuando no esté mirando al espejo, o si no se dispone de espejo, hacerle una descripción detallada de lo que sucede. Tomar su mano y tocar juntos la cabeza del bebé para renovar la inspiración (siempre que el médico dé su consentimiento para ello).

◆ Si el acompañante tiene la oportunidad de "atrapar" al bebé cuando éste emerge o más tarde, la de cortar el cordón umbilical, nada de pánico. Ambas cosas son fáciles —y además el acompañante recibirá instrucciones paso a paso, apoyo y comprensión del personal del hospital.

Qué hará el personal del hospital:

◆ Llevar a la futura madre a la sala de partos, si no se encuentra ya allí. Si la madre se halla sobre una cama de partos, se limitarán a quitar los pies de la cama para preparar el parto.

◆ Proporcionarle apoyo e instrucciones a medida que progresa el parto.

◆ Continuar el control periódico del estado del feto, habitualmente conectando brevemente el monitor fetal.

◆ En el momento en que la cabeza empieza a coronar, prepararlo todo para la expulsión —extender sábanas estériles, disponer los instrumentos, poner al médico la bata y los guantes, embadurnar el área perineal con antiséptico.

◆ Practicar una episiotomía inmediatamente antes de la salida de la cabeza del bebé, si es necesario. Probablemente primero se inyectará un anestésico local en el perineo. Ello se hará en el momento culminante de una contracción, cuando la presión de la cabeza del bebé entumezca de forma natural la zona; la incisión se realizará también en el momento culminante de una contracción y si el perineo está anestesiado, probablemente no será dolorosa.

◆ Optar por la utilización del fórceps, espátulas o ventosa para sacar la cabeza del bebé si la segunda fase dura más de dos horas (algunos médicos esperan más tiempo si la madre y el bebé están bien), si el bebé muestra signos de tolerar mal el esfuerzo del parto, si el estado médico de la madre le impide continuar empujando, o si el progreso está detenido a causa de una presentación fetal ligeramente irregular o de una ligera desproporción entre el feto y la pelvis. (Véase el apartado dedicado al uso del fórceps, pág. 354.) Generalmente se administrará un anestésico regional si no se ha aplicado ya una anestesia epidural o de otro tipo, ya que el parto instrumental puede ser doloroso. Si el fórceps no puede ser aplicado o no da resultado, la cesárea será el camino más seguro para el feto y para la madre.

◆ Una vez emergida la cabeza, se succionará rápidamente la nariz y la boca del bebé para eliminar las mucosidades, y luego se ayudará a salir a los hombros y el cuerpo.

◆ Pinzar y cortar el cordón umbilical, posiblemente mientras el recién nacido se halla sobre el abdomen de la madre. Es posible que se le pida al marido que sea él el que seccione el cordón. (Algunos médicos prefieren esperar a que la placenta haya sido expulsada o a que el cordón haya dejado de latir para cortarlo.)

◆ Proporcionar los cuidados iniciales de protección al recién nacido: evaluar su estado y compararlo en la escala Apgar al cabo de un minuto y de cinco minutos del nacimiento (véase la pág. 355); proporcionarle un masaje rápido, estimulante y secarlo; identificar al bebé tomando las huellas de sus pies y las huellas dactilares para el registro del hospital, y fijándole una banda de identificación en la muñeca y/o el tobillo del bebé; administrarle un colirio no irritante para evitar las infecciones oculares; pesar al bebé y envolverlo para evitar las pérdidas de color. (En algunos hospitales no se llevan a cabo algunos de estos procedimientos; en otros se llevarán a cabo más tarde, en la sala dedicada a los bebés.)

◆ Mostrar el bebé ya limpio a sus padres. A menos que existan problemas, ambos deberían cogerlo en brazos durante algún tiempo. La madre podrá, si así lo desea, intentar amamantarlo (sin preocuparse si las cosas no funcionan inmediatamente –véase el apartado dedicado a los primeros días de la lactancia, pág. 476).

◆ Cuando los miembros de la familia se hayan familiarizado unos con otros, probablemente se llevarán al bebé a la sala de recién nacidos (al menos temporalmente) y transferirán a la madre a su habitación.

LA TERCERA FASE DEL PARTO: EXPULSIÓN DE LA PLACENTA

Lo peor ya ha pasado, y lo mejor ya ha llegado. Todo lo que queda por hacer ahora es atar algunos cabos sueltos, por decirlo así. Durante esta fase final del nacimiento (que generalmente dura entre cinco minutos y media hora o más), será expulsada la placenta, que constituyó la fuente de vida para el bebé en el seno materno. La mujer continuará experimentando débiles contracciones de aproximadamente un minuto de duración, aunque también es posible que no las note. El estrechamiento del útero separa a la placenta del útero y la desplaza hacia el segmento inferior del útero y hasta la vagina, con lo que puede ser extraída. Una vez expulsada la placenta, el médico se ocupará de suturar la episiotomía o cualquier desgarro que se haya producido.

Qué se puede sentir o experimentar.

Ahora que el trabajo ha terminado, la mujer puede sentirse exhausta o, por el contrario, llena de energías. Es probable que tenga mucha sed y también hambre, especialmente si el parto ha sido largo. Algunas mujeres tienen escalofríos en este momento; todas ellas experimentan una pérdida vaginal sanguinolenta (denominada loquios), comparable a la de una menstruación intensa.

Para muchas mujeres, la reacción emocional inmediata es un sentimiento de alivio. También puede sentirse animada y parlanchina; o sentir exaltación, frenada un poco por un nuevo sentido de responsabilidad; impaciencia por tener que expulsar la placenta o por someterse a la sutura de la episiotomía o un desgarro, aunque es posible también que ello le tenga sin cuidado por encontrarse demasiado excitada o cansada. Algunas mujeres experimentan una fuerte sensación de intimidad con el marido y un lazo inmediato con el nuevo bebé; otras se sienten algo distanciadas (¿quién es este bebé extraño?) o incluso resentidas (¡cómo me ha hecho sufrir!), en especial después de un parto difícil. (Véanse las pág. 329 y 468 para más detalles sobre los lazos entre madre y bebé y sobre el nuevo amor maternal.)

Qué puede hacer la mujer:

- Ayudar a expulsar la placenta, empujando a la indicación del médico.

- Mantenerse tranquila mientras le suturan la episiotomía o un posible desgarro.

- Alimentar o tomar en brazos al bebé, una vez el cordón umbilical haya sido cortado. En ciertos hospitales, y en determinadas circunstancias, el recién nacido es mantenido durante un rato en una incubadora o en brazos de su padre.

- Sentirse orgullosa de lo que ha conseguido, relajarse y ser feliz. Y no hay que olvidar darle las gracias al acompañante.

Qué puede hacer el acompañante:

◆ Decir a la mujer algunas palabras de alabanza bien merecidas –y felicitarse a sí mismo por el trabajo bien hecho.

◆ Empezar a formar los vínculos con el bebé teniéndolo en brazos y apretándose contra él.

◆ No olvidarse tampoco de los vínculos entre marido y mujer.

◆ Pedirle a la enfermera que le traiga algún jugo u otra bebida a la mujer, que se sentirá muy sedienta. Después de que ella se haya rehidratado, y si los dos se sienten con ganas de ello, descorchar la botella.

◆ Tomar fotografías, y grabar el primer llanto del bebé si se ha ido preparado para ello.

Qué hará el personal del hospital:

◆ Ayudar a extraer la placenta. El procedimiento exacto varía según el médico y la situación. Algunos médicos tiran suavemente del cordón con una mano, mientras que con la otra presionan sobre el útero; otros médicos ejercen una presión descendente sobre la parte superior del útero, pidiéndole a la partera que empuje en el momento apropiado. Muchos médicos utilizarán la oxitocina, por inyección o IV, para acelerar las contracciones uterinas, lo que acelerará la expulsión de la placenta y reducirá la hemorragia.

◆ Examinar la placenta para asegurarse de que está intacta. Si no lo está, el médico inspeccionará manualmente el útero para extraer cualquier fragmento residual de la placenta.

◆ Cortar el cordón umbilical si no se había hecho antes.

◆ Suturar la episiotomía o un desgarro, si es necesario. Probablemente se aplicará un anestésico local (si no había sido utilizado con anterioridad o si sus efectos ya han desaparecido) para insensibilizar la zona. La mujer sentirá un pellizco.

◆ Revisar la vagina para quitar los coágulos de sangre o las esponjas usadas en la reparación de la episiotomía.

◆ Lavar la parte inferior del cuerpo de la paciente, ayudarla a ponerse una bata limpia y a colocarse una compresa perineal fijada con un cinturón.

◆ Trasladar a la madre a la sala de recuperación o a su habitación. Si la mujer se halla en una cama de partos, volverán a colocar los pies de ésta en su lugar.

◆ Llevar al bebé a la sala de recién nacidos para que le den un baño y le apliquen algunas medidas preventivas adicionales. (Si el bebé debe alojarse en la habitación, será trasladado a ella lo más pronto posible.)

PARTO DE NALGAS

En lo que se refiere a la madre y a su acompañante, el parto de un feto que se presenta de nalgas no difiere mucho del que se presenta de vértice (cabeza abajo); los consejos para enfrentarse a los dolores y para proporcionar consuelo y ayuda son virtualmente idénticos. Sin embargo, las actividades del personal del hospital serán diferentes, y variarán también en función del tipo de presentación de nalgas y del procedimiento de parto que el médico decida seguir.

Hasta la segunda fase, un parto vaginal de nalgas progresa más o menos igual que un parto de vértice. Pero siempre es considerado un parto de ensayo, al que sólo se permitirá progresar si el proceso sigue su curso normal. Debido a la posibilidad siempre presente de que llegue a ser necesaria una cesárea, la mujer será probablemente instalada en una sala de partos/operaciones. En función de la posición de nalgas exacta del feto, el médico elegirá el modo más seguro y eficaz de proceder. (Lo que resulta más aconsejable en cada caso depende también de la experiencia del médico. Pedirle a un médico que efectúe un parto de nalgas sobre el que se ha leído u oído algo, pero si el médico no tiene experiencia, no redunda en beneficio de la madre ni del hijo.)

Un procedimiento habitual consiste en dejar que el feto sea expulsado naturalmente hasta la salida al exterior de sus piernas y de la parte baja de su cuerpo. A continuación se administra un anestésico local y el médico extrae los hombros y la cabeza del feto, con o sin la ayuda de los fórceps.

No es probable que se intente un parto vaginal si el bebé se halla en posición de nalgas completo (véase la pág. 294) o en posición de pies (con una pierna colgando hacia abajo), si la cabeza del bebé está extendida (mirando hacia arriba), si se estima que el niño es muy grande, o que la pelvis de la madre es pequeña, si el parto es prematuro o si existen signos de sufrimiento fetal.

A menudo es necesaria una amplia episiotomía para el parto de nalgas, aunque en algunas ocasiones puede ser evitada. La posición de parto para el nacimiento vaginal de nalgas es variable, en función de las circunstancias y de la experiencia del médico. Algunos consideran que pueden controlar mejor la situación si la mujer se halla tendida de espaldas, con las piernas levantadas y apoyadas en los estribos.

Una vez extraído el feto, el proceso continúa igual que en un parto de vértice.

LA CESÁREA: PARTO QUIRÚRGICO

A diferencia de lo que sucede en el parto vaginal, en un parto por cesárea la mujer no puede participar activamente. Y, de hecho, su contribución más importante al éxito del nacimiento por cesárea de su hijo puede ser realizada antes de la llegada al hospital –posiblemente incluso antes de que la futura madre sepa que deberá ser sometida a una cesárea. Esta contribución consiste en la preparación. Al estar preparada, tanto intelectualmente como emocionalmente, para una cesárea, en el caso de que llegara a ser necesaria, se reducirá la desilusión que muchas mujeres experimentan ante la noticia, y la experiencia del parto quirúrgico será positiva.

Gracias a la anestesia local y a la liberalización de las normas de los hospitales, muchas mujeres (y con frecuencia sus maridos) pueden ser espectadoras de su parto por cesárea. Puesto que no deben preocuparse por empujar ni sienten molestias, a menudo son capaces de relajarse y de apreciar el nacimiento –cosa que las mujeres con un parto vaginal rara vez consiguen. Esto es lo que se puede esperar en un parto típico por cesárea:

◆ Es posible que se afeite el vello del pubis y/o del abdomen, y se inserta un catéter (un tubo fino) en la vejiga, para mantenerla vacía y fuera del área de acción del cirujano.

◆ En la sala de operaciones se dispondrán unas sábanas estériles alrededor del abdomen al descubierto de la madre, que será lavado con una solución antiséptica. Si la madre permaneciera despierta du-

rante el parto, se colocará una pantalla aproximadamente al nivel de sus hombros, para que no pueda observar la incisión practicada.

◆ Se conectará un IV gota a gota, con el fin de disponer de un acceso fácil para la medicación adicional.

◆ Se administrará anestesia: un bloqueo epidural o caudal (que insensibiliza la parte interior del cuerpo, pero que permite a la madre continuar consciente) o bien una anestesia general (que hace dormir a la madre; a veces es necesario cuando el bebé debe ser extraído inmediatamente).

◆ Si la mujer ha recibido un anestésico local y el acompañante asiste al parto, se le suministrarán prendas estériles. Permanecerá sentado cerca de la cabeza de la mujer, para procurarle su apoyo, y tendrá la oportunidad de observar la intervención quirúrgica. (Independientemente de que la mujer sepa o no con antelación si va a necesitar una cesárea, es una buena idea que hable con tiempo a su médico de las condiciones bajo las cuales su esposo no podrá estar con ella durante el procedimiento quirúrgico.) Si se aplica anestesia general, se le pedirá al marido que espere fuera del quirófano[3].

---

[3] En América Latina no se autoriza al marido la entrada en un quirófano por razones de asepsia. Si el marido debe alejarse del campo operatorio y de sus servidores no verá nada, y si está al lado de su mujer estorba a los anestesiólogos y puede contaminar la sala. (*Nota del revisor.*)

- Si se trata de una cesárea de emergencia, las cosas irán muy aprisa. La futura madre no debe dejarse trastornar por la gran actividad que la rodea en estos casos. Estar preparada para la posibilidad de que la política del hospital, y la preocupación por la seguridad de la madre y el bebé, dictaminen que el marido se vaya durante la expulsión, que puede durar sólo cinco o diez minutos.

- Cuando el médico está seguro de que la anestesia ha hecho efecto, practica una incisión en la parte baja del abdomen. Si la mujer está despierta, puede notar una sensación como de "abrir una cremallera", pero no sentirá dolor.

- A continuación se practica otra incisión, esta vez en el segmento inferior del útero. Se abre el saco amniótico, si aún no se había roto, y se succiona el líquido que contiene; la mujer puede oír una especie de gorgoteo.

- Luego se extrae el bebé, ya sea manualmente o con ayuda del fórceps; habitualmente, un ayudante presiona al mismo tiempo el extremo superior del útero. Si la mujer ha sido sometida a una anestesia epidural, probablemente notará una cierta sensación de presión. Si la mujer está ansiosa por presenciar la llegada de su bebé, puede pedirle al médico si sería posible bajar un poco la pantalla, lo que le permitirá ver el nacimiento, pero no los detalles más cruentos.

- Después se succiona la nariz y la boca del bebé, que emitirá su primer grito; si el cordón umbilical es suficientemente largo, la madre podrá dar una primera ojeada a su bebé.

- El cordón es luego pinzado y cortado rápidamente, y mientras el bebé es sometido a las mismas atenciones que el bebé que ha nacido por parto vaginal, el médico procederá a extraer manualmente la placenta.

- A continuación, el médico examinará rápidamente los órganos reproductores de la madre y suturará las incisiones practicadas.

- Es posible que se administre una inyección de oxitocina, ya sea por vía intramuscular o a la botella del IV, para ayudar a contraer el útero y controlar la hemorragia. Pueden administrarse antibióticos por vía intravenosa para minimizar las posibilidades de infección.

- En función del estado de la madre y del bebé, así como de las normas del hospital, la madre podrá o no tomar a su bebé en brazos en la misma sala de operaciones. Si no le es permitido, quizás pueda hacerlo el padre. En caso de que el bebé sea trasladado rápidamente a la unidad de cuidados intensivos neonatales, los padres no deben alarmarse. Se trata de una medida rutinaria en muchos hospitales, y no indica que el estado del bebé sea motivo de inquietud. En lo que hace referencia al establecimiento del vínculo con el recién nacido, también más tarde será posible establecerlo sin ninguna clase de problemas.

Parte 3

CASOS
ESPECIALES

15
Si la embarazada se pone enferma

Todas las mujeres esperan sucumbir al menos a algunos de los síntomas menos deseables del embarazo durante la gestación –mareos matutinos y calambres en las piernas, por ejemplo, o malas digestiones y cansancio. Pero a algunas les sorprende descubrir que también son susceptibles a síntomas que no tienen nada que ver con el embarazo: los que están asociados a enfermedades tan "de paisanos" como el resfriado, la gripe, la gastroenteritis e incluso el sarampión y las paperas. A pesar de que, como ya sabemos, la mayoría de todas estas enfermedades no afectan al embarazo, algunas de ellas sí que pueden hacerlo. Desde luego, la prevención es la mejor forma de tener un embarazo saludable. Pero aunque esto fallara, un tratamiento inmediato y seguro, en la mayoría de los casos bajo la supervisión del médico, es esencial para proteger a la mujer y a su bebé de las complicaciones.

QUÉ PUEDE PREOCUPAR

PADECER UN RESFRIADO O UNA GRIPE

"Tengo un resfriado terrible y me preocupa que pueda afectar a mi bebé."

La mayoría de las mujeres sufren de un resfriado o una gripe al menos una vez durante los nueve meses, y aunque pueden sentir muchas molestias, una enfermedad benigna como ésta no afectará al embarazo. No obstante, la medicación que la mujer acostumbra a tomar para estas enfermedades, tal como las tabletas para el resfriado y los antihistamíni-cos, sí podrían ser perjudicial. Por lo tanto, no se tomarán esos u otros medicamentos, incluyendo la aspirina (véase pág. 395) o grandes dosis de vitamina C, sin la aprobación del médico. Éste podrá decir qué tratamientos para el resfriado son seguros durante el embarazo, y cuál será mejor en cada caso. Ninguno, desde luego, curará el resfriado, pero algunos aliviarán sus síntomas. (Véase la página 397 para información sobre la medicación durante el embarazo.)

Si la mujer ya ha tomado unas pocas dosis de una medicación u otra, no tiene que asustarse. Es muy poco probable que se haya producido algún daño.

Por fortuna para la mujer y el bebé, algunos de los mejores remedios contra el resfriado y la gripe son también los más seguros:

◆ Cortar de raíz el resfriado, antes de que florezca dando lugar a un peligroso caso de bronquitis u otra infección secundaria. Al primer estornudo, hay que meterse en cama o al menos organizarse para poder descansar un poco más.

◆ Al estar recostada o al dormir, mantener la cabeza ligeramente levantada para facilitar la respiración.

◆ No "matar de hambre" al resfriado, la fiebre –o al bebé. Mantenerse en las directrices de la dieta ideal tanto si se tiene apetito como si no, esforzándose por comer cuando se deba. Asegurarse de tomar cítricos o sus jugos cada día, pero no tomar suplementos de vitamina C (no más de los que se toman con el complejo vitamínico especial para el embarazo) si no son prescritos por el médico.

◆ Inundarse de líquidos. La fiebre, los estornudos y la secreción nasal harán que el cuerpo pierda líquidos que tanto la madre como el bebé necesitan con urgencia. Tener un termo con naranjada (½ taza de concentrado de jugo helado y no endulzado disuelto en 1 litro de agua caliente) cerca de la cama, y beber al menos una taza cada hora. Probar también con una fórmula tan eficaz como: la sopa de pollo. Las investigaciones médicas han demostrado que no sólo reemplaza los fluidos, sino que también ayuda

a que los que sufren el resfriado se encuentren más cómodos.

◆ Mantener los orificios nasales húmedos mediante un humidificador (véase el Apéndice), y pulverizando el interior de la nariz con un atomizador lleno de agua salada.

◆ Si la garganta está dolorida o pica, o si se tose, se recomiendan gargaras con agua salada (1 cucharada de té de sal disuelta en 220 ml de agua), caliente como una infusión pero no hirviendo.

◆ Hacer bajar la fiebre de forma natural. Tomar baños o duchas frías, o frotarse con una esponja y agua tibia; ingerir bebidas frías; poner en la cama ropa ligera. Si la fiebre alcanza los 39 grados o más, llamar al médico de inmediato (véase pág. 395)

Por desgracia, los resfriados suelen durar más si se está embarazada, posiblemente debido a que el sistema inmunitario trabaja un poco más despacio para proteger al bebé (un cuerpo extraño) del rechazo inmunológico. Si el resfriado o la gripe son lo suficientemente graves para interferir con la ingestión de alimentos o el sueño, si se expectoran esputos verdosos o amarillentos, o si los síntomas duran más de una semana, hay que llamar al médico. Puede que éste prescriba un preparado más fuerte que sea seguro durante el embarazo, o si existe riesgo de una infección bacteriana, puede que sea necesario un análisis de esputos y/o se prescriba un antibiótico.

No se aplazará llamar al médico ni se rehusará tomar la medicación prescrita que nos recomienden como segura para el embarazo por mucho que hayamos oído que todos los fármacos son malos durante la gestación. Eso no es cierto.

Para el importante tema de la prevención, para la siguiente vez que la mujer se vea expuesta a los gérmenes del resfriado, véase la página 395.

ENFERMEDADES GASTROINTESTINALES

"Tengo molestias en el estómago y no puedo ingerir nada. ¿Será esto dañino para mi bebé?"

Por suerte, la gastroenteritis (una inflamación del estómago, y los intestinos) generalmente dura poco –a menudo no más de 24 horas, muy raras veces más de 72. Y siempre que el equilibrio de líquidos se mantenga al ser éstos reemplazados, incluso si faltan por completo los alimentos sólidos durante un día o dos, no dañará al bebé.

Sin embargo, el hecho de que el virus no afecte la salud del bebé no significa que se le deba ignorar. Se tomarán las siguientes medidas para aumentar el bienestar y acelerar la recuperación mientras se espera que las molestias del estómago desaparezcan.

◆ Guardar cama, si es posible. Parece que el reposo en cama, particularmente en una habitación oscura y tranquila, reduce los síntomas de gastroenteritis.

◆ Reemplazar los fluidos perdidos. La diarrea y los vómitos son extremadamente deshidratantes. Y dado que la ingesta de fluidos es más importante que la de sólidos a corto plazo, es esencial que los lí- quidos continúen entrando en nuestro cuerpo. Se tomarán en cualquier forma que nos apetezca (agua, agua de Seltzer, té descafeinado suave, jugo de naranja diluido con una cantidad igual de agua, o si también se padece de diarrea, jugo de manzana o uvas diluido), a pequeños sorbos tan a menudo como sea posible (se intentará que sea cada 15 minutos). Si la embarazada no puede ni siquiera tomar esto, chupará trocitos o cubitos de hielo. Se evitará el tradicional remedio de las bebidas refrescantes azucaradas –que sólo prolongarán los síntomas. Puede que la leche tenga el mismo efecto.

◆ Modificar la dieta. La sabiduría tradicional dice que a menos que se esté realmente hambrienta, probablemente es mejor no comer nada durante las primeras 12 horas aproximadamente, cuando se tiene un virus en el estómago. No obstante, las investigaciones más recientes sugieren que en realidad ingerir alimentos sólidos puede ser preferible a pasar hambre. Hay que consultar con el médico. Tanto si se continúa tomando sólidos como si se espera de 12 a 24 horas, la dieta deberá ser simple. En primer lugar se tomarán jugos de frutas no ácidas diluidos, caldos claros, cremas de trigo o de arroz diluidas, pan blanco tostado sin mantequilla, arroz blanco hervido o al vapor, papas hervidas o asadas sin la piel, plátanos, jugo de manzana y postres a base de gelatina (hay que prepararlos con gelatina no aromatizada y con jugos de fruta en vez de las mezclas azucaradas). Añadir gradualmente, según vayan apeteciendo, requesón, yogur, pollo, pescado y luego hortalizas cocidas y fruta, antes de volver a la dieta normal.

◆ **Suplementar la dieta, si es posible.** Especialmente ahora es una buena idea tomar el refuerzo de vitaminas; así se intentará tomar el suplemento cuando sea menos probable que sea devuelto. No obstante no hay que preocuparse si no se puede tomar durante unos pocos días; no será perjudicial.

◆ **Consultar con el médico.** Discutir con él todos los síntomas, particularmente la fiebre, que podrían precisar tratamiento. Se volverá a llamar cuando el facultativo lo diga, y/o si los síntomas no desaparecen después de 48 horas. Podría ser necesario tomar medicación.

Si otras personas que han comido con la embarazada también se enferman, podría tratarse de una intoxicación alimentaria en vez de un virus. O si hace poco se ha viajado a un lugar exótico, los responsables de la enfermedad podrían ser los parásitos y otros organismos infecciosos exóticos. Si se sospecha de este tipo de infección, se consultará con el médico.

Desde luego, mucho mejor que intentar curar una enfermedad es prevenirla. Por lo tanto, se observarán siempre los consejos dados en la página 399.

RUBÉOLA

"He estado expuesta a la rubéola durante un viaje al extranjero. ¿Tendré que abortar?"

Esta es una cuestión a la que sólo tiene que enfrentarse 1 de cada 7 embarazadas. Por suerte, las otras seis son inmunes a la rubéola, ya que la han contraído en algún momento de sus vidas (generalmente durante la infancia) o porque han sido vacunadas contra ella (generalmente al iniciarse la adolescencia o cuando se casaron)[1]. Puede que la embarazada no sepa si es inmune, pero esto se puede saber mediante un simple análisis, que mide el nivel de anticuerpos contra el virus que se hallan en la sangre, y que llevan a cabo rutinariamente la mayoría de los tocólogos durante la primera visita prenatal. Si no se hizo este análisis, ahora es el momento de hacerlo.

Si resulta que la mujer no es inmune, todavía no se debe considerar la posibilidad de tomar medidas drásticas de inmediato. La simple exposición no puede dañar al bebé. Para que el virus pueda ser dañino, la madre debe contraer la enfermedad. Los síntomas, que aparecen dos o tres semanas después de la exposición, suelen ser benignos (malestar, fiebre no muy alta e hinchazón de los ganglios, seguidos de un ligero sarpullido que aparece un día o dos más tarde) y a veces pueden pasar desapercibidos. No obstante, un análisis sanguíneo en ese momento puede demostrar si la paciente está sufriendo una infección activa o no. Hacia la vigesimosegunda semana es posible saber si el feto ha sido infectado (antes, puede que la infección no sea detectable), pero ra-

---

[1] La vacuna es más eficaz si se aplica en la adolescencia, pero toda mujer no vacunada en aquella etapa de su vida es conveniente que se vacune en tanto tenga posibilidades de quedar embarazada. (*Nota del revisor.*)

ras veces se precisa realizar este análisis.

Por desgracia, no existe ninguna forma de prevenir por completo que una mujer que se ha visto expuesta a la infección contraiga la enfermedad. Hace tiempo el procedimiento de rutina consistía en inyectar gammaglobulinas, pero se ha visto que no contribuyen a prevenir la infección. Si la mujer contrae efectivamente la rubéola, deberá discutir con su médico todos los posibles riesgos que ello supone para el feto antes de tomar la decisión de poner fin al embarazo. Es importante comprender que los riesgos disminuyen cuanto más avanzado está el embarazo. Si una mujer contrae la infección durante el primer mes, el peligro de que su bebé presente malformaciones congénitas es alto, de un 35 % aproximadamente. Durante el tercer mes, el riesgo baja a un 10-15%. Después, el peligro es muy pequeño.

Por suerte, las posibilidades de verse expuesta a la rubéola son pequeñas. Dado que en muchos países la inmunización es una práctica rutinaria, la enfermedad se está haciendo cada vez más rara. No obstante, si la mujer no está inmunizada y no contrae la rubéola durante este embarazo, evitará posibles preocupaciones en los embarazos siguientes haciendo que el médico la vacune después del parto. Como medida de precaución, se le pedirá que no quede embarazada durante dos o tres meses después de la vacuna. Pero si concibe accidentalmente durante este período –o si fue vacunada al principio de este embarazo, antes de saber de su estado– no deberá preocuparse. Aunque existe un riesgo teórico de daños al feto, no se ha informado de defectos congénitos del tipo asociado a la rubéola congénita en bebés cuyas madres fueron vacunadas al principio de un embarazo inadvertido o que concibieron después de la vacuna.

TOXOPLASMOSIS

"Aunque le he traspasado a mi marido todas las tareas del cuidado de los gatos, el hecho de vivir con ellos hace que me preocupe contraer una toxoplasmosis. ¿Cómo podré saber que he contraído la enfermedad?"

Probablemente esta mujer no podría saberlo. La mayoría de la gente que es infectada por esta enfermedad no presenta síntoma alguno, aunque algunas sienten un ligero malestar, algo de fiebre e hinchazón de los ganglios dos o tres semanas después de la exposición, seguidos de un sarpullido uno o dos días después.

La única forma de determinar realmente si existe una infección es mediante un análisis de sangre; éste indicará si el parásito *Toxoplasma gondii,* se ha desarrollado súbitamente en una mujer que previamente no poseía anticuerpos. La embarazada consultará con su médico para saber si pasó un análisis antes de quedar en estado. Si entonces tenía anticuerpos –lo que es muy probable si se ha estado viviendo con gatos– ya está inmunizada y no tiene que preocuparse, ya que no desarrollará la enfermedad. Si no tenía anticuerpos, la mujer no está inmunizada. En ese caso, el procedimiento recomendado es repetir un análisis de anticuerpos IgG cada mes o dos hasta el parto. Si los análisis dieran un resultado positivo en cualquier momento, es muy probable que se haya producido una infección[2].

En el caso poco probable de que tuviera lugar la infección, el próximo paso sería una concienzuda discusión de las opciones con el médico, con un especialista en medicina maternofetal, o posiblemente con un consejero genético. Un factor a tener en consideración es el momento en que tiene lugar la infección. El riesgo de que un feto sea infectado durante el primer trimestre es relativamente pequeño, probablemente menor del 15 %, pero el peligro de que se produzcan daños serios en dicho feto es grande. Durante el segundo trimestre, la probabilidad de infección es un poco mayor, pero los riesgos de daños al feto son algo menores. Durante el tercer trimestre el bebé tiene muchas posibilidades de ser infectado, pero los peligros de daños graves son menores. Sólo un bebé de cada 10.000 nace con una toxoplasmosis congénita grave.

Otro factor a tener en consideración es si el mismo feto ha sido infectado o no. Los avances tecnológicos recientes han hecho posible analizar mediante amniocentesis si existe infección fetal, así como mediante un examen de una muestra de sangre fetal y/o líquido amniótico, aunque generalmente no antes de la semana 20 o 22. Si el feto no ha sido infectado, probablemente no se verá afectado. Finalmente, se recomienda que si una mujer embarazada presenta una infección y no desea poner fin a su embarazo cualquiera sean los resultados de los análisis, será tratada con antibióticos especiales –posiblemente durante varios meses. Parece que dicho tratamiento reduce en gran medida los riesgos de que el bebé nazca con problemas graves.

Si la mujer no se hizo antes un análisis, se cree, según las últimas investigaciones, que no vale la pena que se analice ahora, a menos que presente los síntomas. Los tests no son lo bastante exactos para mostrar si una mujer que nunca se los ha hecho antes tiene una infección nueva o simplemente presenta los anticuerpos de una infección aguda.

El mejor "tratamiento" para la toxoplasmosis es la prevención. Véase la página 78 para los consejos para evitar esta infección.

CITOMEGALOVIRUS (CMV)

"Trabajo en una guardería y me han dicho que debería pedir licencia médica durante mi embarazo porque podría contraer el citomegalovirus, que podría dañar a mi bebé."

Aunque entre un 25 y un 60 % de los preescolares son portadores del citomegalovirus y pueden excretarlo con la saliva, la orina y las heces durante meses o durante años, las probabilidades de que esta mujer contraiga la infección de sus jóvenes alumnos y se la pase a su bebé con resultados adversos son muy pequeñas. En primer lugar, este virus no es extremadamente contagioso. En segundo lugar, la mayoría de los adultos estuvieron infectados durante su infancia. Si este es el caso de esta mujer, no podrá "tomar" el CMV de los niños que ahora está cuidando. (Si el CMV es reactivado, los riesgos

---

[2] La mujer *no* intentará realizar el análisis ella misma; los tests caseros para la toxoplasmosis son muy poco fiables.

para el bebé son menores que si se contrae la infección por primera vez durante el embarazo.) En tercer lugar, aunque aproximadamente 1 de cada 100 bebés nace con el virus, sólo un pequeño porcentaje de ellos muestra alguno de los efectos perjudiciales que comúnmente se asocian con la infección por CMV intrauterina, que incluyen ictericia, problemas oculares y sordera de los tonos agudos.

Sin embargo, algunos médicos, como el de esta mujer, sugieren que a menos que una mujer sepa con seguridad que ya ha sido infectada (la mayoría de la gente no tiene esta información a menos que hayan sido analizadas, dado que el CMV generalmente viene y se va sin producir síntomas obvios), es una buena idea pedir licencia médica en un trabajo que la ponga en contacto diario con muchos preescolares, al menos durante las 24 primeras semanas del embarazo, durante las cuales los riesgos para el feto son mayores. Otros recomiendan llevar guantes en el trabajo, lavarse cuidadosamente después de cambiar pañales (lo que siempre se debería hacer) y resistirse a besar los niños a su cargo o comerse las sobras de su comida.

Aunque las embarazadas con otros hijos en edad preescolar podrían preocuparse por la posibilidad de que éstos contrajeran el CMV en la guardería, la posibilidad es tan remota que toda preocupación es innecesaria. Ello no significa, desde luego, que se ignoren las normas higiénicas en el hogar —se deberían practicar tanto si la mujer está preocupada por el CMV como si no.

No obstante, si la mujer padece lo que parece ser una gripe o una mononucleosis (fiebre, fatiga, ganglios linfáticos hinchados, garganta dolorida), deberá consultar con su médico. Tanto si dichos síntomas son causados por el CMV como por otra enfermedad, precisan un tratamiento.

QUINTA ENFERMEDAD

"He leído que una enfermedad de la que nunca había oído hablar —la quinta enfermedad— podría causar problemas en el embarazo."

La quinta enfermedad —técnicamente, eritema infeccioso, causada por el parvovirus humano B 19— es la quinta de un grupo de seis enfermedades que pueden causar fiebre y sarpullidos en los niños. Pero a diferencia de las demás enfermedades de su grupo (como la varicela), la quinta enfermedad no se conoce mucho porque sus síntomas son leves y pueden pasar inadvertidos. La fiebre se presenta sólo en un 15 a un 30 % de los casos. El sarpullido —que durante los primeros días hace que parezca que las mejillas hayan sido abofeteadas, luego se esparce con el aspecto de un encaje por el tronco, las nalgas y los muslos, yendo y viniendo (generalmente en respuesta al calor del sol o de un baño) durante una a tres semanas— a menudo se confunde con el sarpullido de la rubéola y otras enfermedades infantiles. Una exposición concentrada al parvovirus por tener que cuidar a un niño con la quinta enfermedad o por dar clases en una escuela donde ésta es epidémica pone a la futura madre en un riesgo mayor de desarrollar la enfermedad que si el contacto fuera casual.

Recientemente se ha relacionado la quinta enfermedad con un riesgo ligeramente mayor de aborto espontáneo en las mujeres que la contraen. Pero dado que la mayoría de las mujeres en edad de procrear ya son inmunes debido a que fueron infectadas de niñas, la infección de mujeres embarazadas no es común. Sin embargo, si la enfermedad es causa de aborto espontáneo en un embarazo, no es probable que lo sea en el siguiente.

En muy raras ocasiones, la quinta enfermedad puede producir una forma poco común de anemia fetal, parecida a la enfermedad de incompatibilidad del Rh. Por esta razón, las mujeres que padecen la quinta enfermedad durante el embarazo suelen ser examinadas periódicamente mediante ultrasonidos para detectar la hinchazón (resultante de la retención de líquidos) del feto que es característica de este tipo de anemia; si se detecta, probablemente será necesario aplicar un tratamiento.

ESTREPTOCOCOS DEL GRUPO B

"He leído en una revista que una infección por estreptococos B en la madre puede matar al bebé. Es terrible pensar que puedo estarla incubando."

Los titulares intimidatorios venden revistas, pero les hacen un mal servicio a los lectores. Aunque es cierto que un bebé que entre en contacto con una infección por estreptococos del grupo B de su madre en el momento de nacer puede enfermar e incluso morir, con la moderna práctica obstétrica esto no tiene por qué suceder.

Dado que no existen síntomas que indiquen que una mujer es portadora de estas bacterias, la mayoría de los médicos realizan un cultivo para detectar estreptococos del grupo B (a partir de un frotis vaginal) de todas sus pacientes embarazadas aproximadamente a las 26 o 28 semanas. Si el resultado es positivo, la mujer es tratada con antibióticos tan pronto como rompe aguas o cuando empieza la dilatación. Los estudios demuestran que ello protege con eficacia al bebé. (Aplicar el tratamiento antes puede no ser útil, debido a que las bacterias tendrían tiempo de reagruparse y establecer otra cabeza de playa antes de empezar la dilatación.)

Así, aunque no hay que preocuparse, hay que asegurarse de que se ha realizado el test y que si el resultado es positivo, se tratará el problema en el momento adecuado.

FIEBRE DE LAS MONTAÑAS ROCOSAS (O ENFERMEDAD DE LYME)

"Sé que vivo en una zona donde existe un alto riesgo de contraer la fiebre de las Montañas Rocosas o enfermedad de Lyme. Es peligroso tenerla cuando se está embarazada."

La enfermedad de Lyme –que ha recibido su nombre de Lyme, Connecticut, el lugar donde se diagnosticó por primera vez en los EE.UU.– es muy común entre la gente que pasa mucho tiempo en los bosques, donde viven ciervos, ratones u otros animales portadores de garrapatas, pero también puede contraerse en las ciudades por medio de plantas traídas del campo. La enfermedad de Lyme puede pasar al feto, pero no está del todo claro si el feto puede sufrir daños permanentes. Se sospecha, pero no se ha demostrado, que esta enfermedad puede estar relacionada con defectos cardíacos de los bebés de madres infectadas.

La mejor manera de proteger al bebé así como a la madre es mediante medidas preventivas. Si la embarazada se halla en zonas boscosas o herbosas, o si maneja plantas que provienen de dichas zonas, deberá llevar pantalones largos metidos dentro de sus botas o los calcetines, y llevará manga larga; aplicará un repelente de insectos que sea efectivo contra las garrapatas a sus ropas, pero no sobre la piel. Al volver a casa, revisará su piel cuidadosamente en busca de las garrapatas (sacárselas poco después de que ataquen elimina casi por entero la posibilidad de infección) y se duchará concienzudamente.

Si la mujer sospecha que ha sido infectada, visitará al médico de inmediato. (Los primeros síntomas pueden incluir una pústula rojiza en el lugar de la picadura, fatiga, jaqueca, fiebre y escalofríos, dolor generalizado e hinchazón de los ganglios cercanos al lugar de la mordida; otros posibles síntomas son enrojecimiento o hinchazón de los ojos, conducta errática, garganta dolorida, tos seca sin esputos y urticaria u otro sarpullido generalizado.) Un tratamiento inmediato puede prevenir que la infección pase al bebé, y que la madre se ponga gravemente enferma.

SARAMPIÓN

"Soy maestra, y un niño de mi escuela tiene el sarampión. ¿Debo vacunarme?"

No. La vacuna del sarampión no debe administrarse durante el embarazo, debido al riesgo teórico para el feto, a pesar de que no existen informes de malformaciones de recién nacidos cuyas madres fueron vacunadas sin saber que estaban embarazadas. Además existen muchas posibilidades de que la mujer ya esté inmunizada contra el sarampión, dado que la mayoría de mujeres en edad de procrear han sido vacunadas durante su infancia. Si la embarazada no ha sido inmunizada (su médico puede llevar a cabo un análisis para determinar si lo está), Los riesgos de contraer el sarampión son pequeños, ya que la mayoría, si no todos, los niños de la clase han sido vacunados contra esta enfermedad y es poco probable que ellos mismos la contraigan. También nos puede tranquilizar el hecho de que el sarampión, a diferencia de la rubéola, parece que no causa defectos congénitos, aunque puede relacionarse con un aumento del riesgo de abortos espontáneos o partos prematuros y a veces es una enfermedad bastante grave en las mujeres embarazadas. No obstante, si la mujer se ha visto expuesta directamente a alguien que padecía la enfermedad y no está inmunizada, puede que el médico le administre una gammaglobulina durante el período de incubación —entre la exposición y el inicio de los síntomas, para que la enfermedad sea menos grave.

Si una embarazada contrae el sarampión cerca de la fecha prevista para su salida de cuentas, existe un riesgo de infección del recién nacido, que podría ser grave. Nuevamente, le será administrada una gammaglobulina para reducir la gravedad de la infección.

INFECCIÓN DEL TRACTO URINARIO

"Tengo miedo de tener una infección del tracto urinario."

L as infecciones del tracto urinario (ITU) son tan comunes durante el embarazo que el 10 % de gestantes pueden esperar padecer al menos una –y las que ya la han tenido tienen 1 posibilidad entre 3 de repetirse. Lo más probable es que se trate de una cistitis, una simple infección de la vejiga urinaria. En algunas mujeres la cistitis transcurre sin producir síntomas o "silenciosamente", y se diagnostica en los cultivos de orina rutinarios. En otras, los síntomas pueden ser de leves a bastante incómodos (necesidad de orinar con frecuencia, quemazón al orinar –a veces sólo una gota o dos–, dolor agudo en el bajo vientre).

Tanto si existen síntomas como si no, una vez diagnosticada la infección debería ser tratada de inmediato por el médico, mediante un antibiótico que sea seguro para el embarazo[3]. Completar el tratamiento es vital para prevenir que se repita; no hay que ceder a la tentación de dejar el tratamiento al sentirse mejor.

En un 20 a un 40 % de los casos, una infección de la vejiga no tratada durante el embarazo da lugar a una infección de los riñones (pielonefritis), que constituye una amenaza para la madre y el bebé. Ello sucede con mayor frecuencia durante el último trimestre, y puede desencadenar un parto prematuro. Los síntomas son los mismos que los de la cistitis, pero a menudo van acompañados de fiebre (a menudo de hasta 39 grados), escalofríos, sangre en la orina y dolor de espalda (en la zona lumbar o en uno o ambos laterales). Si la embarazada experimenta estos síntomas, lo notificará al médico *de inmediato*. Generalmente, los antibióticos pueden curar una infección de los riñones, pero probablemente sea necesaria la hospitalización a fin de administrar un tratamiento intravenoso.

Hoy en día, muchos médicos intentan evitar que se produzca una infección del riñón practicando un cultivo a todas las embarazadas durante su primera visita, para detectar si son susceptibles a dicha enfermedad. Si el cultivo de orina demuestra la existencia de bacterias (lo que se da en un 7 a un 10 % de las gestantes), se administran antibióticos para prevenir el desarrollo de cistitis o pielonefritis.

Existen algunos remedios y medidas preventivas caseros frente a las ITU; usados en combinación con el tratamiento médico, que pueden ayudar a acelerar la recuperación cuando hay infección:

◆ Beber muchos líquidos, especialmente agua. También pueden ser beneficiosos los jugos cítricos y arándanos sin endulzar. Pero se evitará el café y el té (incluso si son descafeinados) y el alcohol.

◆ Vaciar la vejiga justo antes y después de tener relaciones sexuales.

◆ Cada vez que orine, tomar el tiempo necesario para asegurarse de que la vejiga está bien vacía. Inclinarse hacia adelante mientras se orina puede ayudar a asegurarse de que así sucede. A veces también

---

[3] No tomar una medicación previamente prescrita para la mujer o para otra persona, incluso si lo fue para una infección del tracto urinario.

puede ser de ayuda "vaciar doblemente"; después de orinar, esperar cinco minutos y luego intentarlo de nuevo. Y no aguantarse la orina –las que suelen hacerlo aumentan las posibilidades de sufrir una infección.

◆ Llevar ropa interior y medias con entrepierna de algodón y evitar la ropa que apriete mucho. No llevar medias debajo de los pantalones. Y dormir sin calzones.

◆ Mantener la zona vaginal y perineal meticulosamente limpia. Lavarse a diario y evitar los jabones perfumados, los pulverizadores y los polvos en esa zona. Limpiarse siempre de delante hacia atrás después de ir al baño. Y preguntar al médico si es aconsejable usar un agente limpiador antibacteriano.

◆ Comer yogur o yogur helado no azucarados que contengan cultivos activos cuando se tomen antibióticos, para ayudar a reponer el equilibrio bacteriano intestinal.

◆ Mantener altas las defensas tomando una dieta nutritiva y baja en azúcares (véase la dieta ideal, pág. 97), descansar mucho, no trabajar hasta el punto de fatigarse y no llevar una vida demasiado agitada.

HEPATITIS

"A uno de los niños en edad preescolar de la guardería donde trabajo se le acaba de diagnosticar una hepatitis A. Si me he contagiado, ¿podría ello afectar a mi embarazo?"

La hepatitis A es muy común (casi 1 de cada 3 niños la pasa antes de cumplir los cinco años), casi siempre es una enfermedad benigna (a menudo sin síntomas notables), y no se sabe que pase al feto o al recién nacido. Por lo tanto, no debería afectar el embarazo de esta mujer. Sin embargo, es mejor no contraer ningún tipo de infección. Dado que la hepatitis A se contagia por vía fecal-oral, hay que asegurarse de lavarse las manos después de cambiar los pañales o de acompañar a los niños pequeños al baño, así como antes de comer. La embarazada también puede preguntarle a su médico sobre la conveniencia de vacunarse contra la hepatitis A.

"¿Es la hepatitis B contagiosa? Mi marido la ha contraído, lo que es muy rara, ya que no se halla dentro de la categoría de alto riesgo."

No es tan raro, en realidad. Aunque aproximadamente 6 de cada 10 hepatitis B caen en el grupo denominado de alto riesgo[4], 1 de cada 3 casos se da en pacientes sin ningún factor de riesgo conocido. Dado que esta infección del hígado, que es más común durante la edad de procreación, entre los 15 y los 39 años, puede pasar de la madre al feto, debe preocupar a los futuros padres. Y dado

---

[4] Los que tienen un mayor riesgo de contraer una hepatitis B, que se transmite a través de la sangre y los fluidos corporales, son los drogadictos intravenosos, los hombres homosexuales y los heterosexuales que tienen más de un compañero en un período de seis meses. También presentan un alto riesgo los que trabajan con enfermos y los inmigrantes de China, el Sudeste Asiático y otras zonas de alta incidencia. Existe una vacuna, que es muy recomendable para dichos grupos.

que se transmite de persona a persona, debe preocupar a esta mujer. Para evitar que se contagie, ella y su esposo deberán tomar precauciones especiales: no compartir los cepillos de dientes, cuchillas de afeitar y otros objetos personales, y abstenerse de mantener relaciones sexuales. A diferencia de la hepatitis A, para la cual todos los habitantes de la casa pueden recibir inyecciones preventivas, en el caso de la hepatitis B sólo se inmunizará a la esposa (o compañera sexual). Por lo tanto, se debe preguntar al médico sobre la inmunización.

Si la embarazada no ha sido analizada para saber si ha pasado la hepatitis B, y experimenta algunos de sus síntomas (ictericia de la piel o la parte blanca del ojo, junta con vómitos, dolor abdominal y pérdida del apetito), le pedirá al doctor que ordene un análisis. Ello puede ser una buena idea incluso si la mujer no experimenta ningún síntoma, dado que muchos casos de hepatitis son tan leves que no los producen, o éstos son parecidos a los de una gripe estomacal[5].

Cuando la futura madre (o cualquier otra persona) tiene una hepatitis B activa, los fundamentos del tratamiento son el reposo en cama y la dieta nutritiva. Deben evitarse las bebidas alcohólicas, pero de todos modos esto se aplica a todas las embarazadas. La sangre de la paciente se analiza periódicamente para controlar los progresos de la enfermedad. En el 95 % de los casos puede espe-

rarse una recuperación completa; en las demás, la enfermedad puede hacerse muy grave y crónica.

Si el virus de la hepatitis B se halla presente en la madre en el momento del parto, bañar al recién nacido tan pronto como sea posible, para eliminar todo rastro de sangre y secreciones de la madre, y administrar la vacuna de la hepatitis B e inmunoglobulinas durante las primeras 12 horas de vida, suele prevenir que la infección se apodere del bebé. El tratamiento se repite al cabo de 1 y 6 meses, y suele practicarse un análisis al bebé a los 12 y 15 meses para asegurarse de que la terapia ha sido efectiva.

Existen otras formas de hepatitis, tales como la hepatitis C y la hepatitis E (también conocidas como no-A no-B). Hoy en día no está claro si éstas pueden transmitirse o no de la madre al bebé durante el embarazo o el parto.

PAPERAS

"Un compañero acaba de contraer paperas. Yo no sé si las he tenido. ¿Sería peligroso si las tuviera ahora, que estoy embarazada?"

Las paperas son raras durante el embarazo, ya que hoy en día la mayoría de adultos han pasado la enfermedad o han sido inmunizados contra ella de pequeños. Si le es posible, esta mujer debería hablar con sus padres o con el pediatra que la cuidó de niña para saber si se encuentra dentro de esta categoría. Si no fuera así, aún es posible que no contraiga paperas porque no es una enfermedad muy contagiosa. No obstante, y

---

[5] Hoy en día se recomienda que a todas las embarazadas se les practique el análisis de la hepatitis B. Si una mujer da un resultado positivo, generalmente se inmuniza a toda la familia y el recién nacido es tratado mediante una vacuna e inmunoglobulinas.

debido a que parece que esta enfermedad desencadena contracciones uterinas y por lo tanto puede producir un aborto espontáneo a principios del embarazo o un parto prematuro más tarde, la embarazada debería estar alerta para detectar los primeros síntomas de esta enfermedad (posiblemente un dolor vago, fiebre y pérdida del apetito antes de que las glándulas salivales o parótidas se hinchen; luego dolor de oído al masticar o al tomar bebidas o alimentos ácidos o agrios). La mujer deberá notificar de inmediato estos síntomas al médico, ya que un tratamiento rápido puede reducir las posibilidades de que surjan problemas.

VARICELA

"Tengo un hijo en edad preescolar que ha sido expuesto a la varicela en la guardería. Si la contrae, ¿podría ello resultar perjudicial para el bebé que estoy esperando?"

No es probable. Bien aislado del resto del mundo, el feto no puede contraer la varicela de una tercera persona —sólo de su madre. Y primero ésta debería contraerla, lo que muy bien podría ser imposible. Existen muy pocas posibilidades que la madre no haya tenido esta infección de pequeña (del 85 al 95 % de la población adulta actual la ha pasado) y que no se haya inmunizado. La embarazada preguntará a su madre, o consultará su expediente médico para saber si ha tenido la varicela. Si no lo puede saber con seguridad, le pedirá a su médico que le haga un análisis para saber si está inmunizada.

Aunque las posibilidades de que esta mujer sea infectada son pequeñas incluso si no está inmunizada (aproximadamente de 1 a 5 entre 10.000), se recomienda una inyección de inmunoglobulina de la varicela-zoster (IGVZ) dentro de las 96 horas después de la exposición. No está claro si ello protegerá al bebé de contraer la varicela, pero debería minimizar las complicaciones para la madre, lo que es de gran importancia, dado que esta enfermedad benigna de la infancia puede ser bastante grave en los adultos, ya que a veces causa una neumonía. (Se discute si ésta es aún más grave en las embarazadas.) Si la gestante es víctima de una infección grave, se instaurará un tratamiento con una medicina antivíral para reducir los riesgos de complicaciones.

Cuando la madre es infectada, existe un riesgo de que el feto resulte dañado, pero es muy pequeño. Incluso si el feto es expuesto durante el período en que es más vulnerable –la primera mitad del embarazo– sólo existe de un 2 a un 10 % de posibilidades de que presente los defectos típicos del síndrome congénito de la varicela. Cuando la exposición tiene lugar durante la segunda mitad del embarazo, los daños al feto son extremadamente raros.

La varicela vuelve a constituir una amenaza cuando se acerca la fecha del parto, y la infección de la madre puede producir en el bebé una varicela neonatal. El riesgo se reduce si el parto no ocurre hasta que la madre ha desarrollado anticuerpos y los pasa al feto a través de la placenta, lo que puede tardar 1 o 2 semanas. Pero si la madre enferma de varicela 4 o 5 días antes de dar a luz, existe del 15 al 30 % de posibilidades de que el recién nacido llegue infectado y que presente el sarpullido característico al cabo de una semana más a menos. Dado que la varicela neonatal puede ser muy grave, se suele administrar IGVZ al bebé. El riesgo de que el bebé resulte infectado es pequeño si la madre lo ha sido entre 5 y 21 días antes de dar a luz, y las consecuencias graves son raras en este caso.

Dicho sea de paso, el herpes zoster, que es una reactivación del virus de la varicela en un paciente que la tuvo antes, parece que no tiene malas consecuencias para el feto, probablemente debido a que la madre y por lo tanto el bebé ya tienen anticuerpos contra el virus.

Una vez que la vacuna de la varicela, ahora en experimentación, sea aprobada para su uso generalizado, las mujeres que no estén inmunizadas probablemente serán vacunadas rutinariamente antes de la concepción, para eliminar el problema de la varicela durante el embarazo.

FIEBRE

"Estoy pasando un período febril. ¿Debo tomar aspirina para que la fiebre baje?"

Durante la mayor parte de nuestras vidas, la fiebre no debe ser temida ni combatida. De hecho, es uno de los aliados más fuertes de nuestro cuerpo en la defensa contra las infecciones. Durante el embarazo, no obstante, un aumento de la temperatura corporal a más de 104 grados durante un día o más puede causar defectos congénitos –particularmente durante la tercera y séptima semana del embarazo. A veces pueden producirse daños cuando se mantiene una temperatura de 102 grados durante dos días o más. Así lo más seguro es hacer bajar la fiebre cuanto antes, en vez de dejarla seguir su curso.

La mejor manera de hacer bajar la fiebre dependerá de cuánto haya subido, y de las recomendaciones del médico. Se llamará a éste el mismo día en que se tenga una fiebre entre 100 y 102 grados; se llamará de inmediato si ésta es de 102 grados o más. Para una temperatura de menos de 102, los remedios caseros, tales como los baños fríos (véase el Apéndice) pueden hacer un buen servicio sin recurrir a la medicación. Para temperaturas mayores, relacionadas con infecciones bacterianas, probablemente se recetará acetaminofén, junto con un antibiótico (existen varios que se consideran seguros durante el embarazo). La aspirina no debe tomarse de forma rutinaria para combatir la fiebre (véase más abajo).

ASPIRINA, NO ASPIRINA Y DOLORES DE CABEZA

"La semana pasada tomé dos aspirinas para un dolor de cabeza terrible, y ahora he leído que la aspirina puede causar defectos congénitos. Tengo los nervios destrozados."

De los millones de personas que hoy en día abren su botiquín y toman una caja de aspirinas, pocos piensan una o dos veces sobre su seguridad. Y para la mayoría de la gente, el uso ocasional de la aspirina no sólo constituye una ayuda, sino que es perfectamente inocuo. Pero durante el embarazo, existe la preocupación de que la aspirina, al igual que muchos otros remedios que se venden sin receta y son inofensivos, podrían resultar peligrosos.

Si la mujer ha tomado inconscientemente una o dos aspirinas, en una o incluso unas pocas ocasiones durante el primer trimestre, no debe preocuparse –no existen pruebas de que ello pueda perjudicar al bebé. Se estima que 1 de cada 2 embarazadas toma al menos una dosis de aspirina durante el embarazo, aparentemente sin efectos dañinos. Durante el resto del embarazo, no obstante, es aconsejable que esta mujer trate la aspirina como haría con cualquier otra medicina, tomándola sólo cuando sea absolutamente necesario o cuando se lo recomiende un médico que sepa de su estado.

El uso de la aspirina es más peligroso durante el tercer trimestre, cuando incluso una sola dosis puede interferir con el crecimiento fetal y causar otros problemas. Debido a que es una antiprostaglandina, y las prostaglandinas se hallan implicadas en el mecanismo de la dilatación, la aspirina puede prolongar tanto el embarazo como la dilatación y provocar otras complicaciones durante la expulsión. Y dado que interfiere en la coagulación sanguínea, la aspirina tomada durante dos semanas antes del parto puede aumentar el riesgo de hemorragias e incluso puede provocar problemas de pérdida de sangre en el recién nacido.

Por otra parte, el uso cuidadoso y supervisado por el médico de dosis bajas de aspirina (menos de media tableta al día) para tratar problemas inmunológicos (tales como el lupus), para detener un parto prematuro, o para prevenir la preeclampsia o el retraso del crecimiento fetal, no

parece que cause problema alguno.

Sustituir indiscriminadamente la aspirina por otros fármacos no es una solución lógica durante el embarazo. Aunque parece que el uso moderado de acetaminofén durante el embarazo no presenta problemas, tampoco debería tomarse si no es realmente indispensable, y *sólo* con la aprobación del médico.

El ibuprofén constituye un elemento relativamente nuevo entre los analgésicos. Similar a la aspirina en algunos aspectos, puede desencadenar una reacción en las personas que son sensibles a la aspirina. Aunque no se ha informado de la existencia de problemas cuando el ibuprofén se usa al principio del embarazo, su uso durante el último trimestre puede producir problemas en el bebé, un embarazo demasiado largo y/o una dilatación prolongada. Debido a estos riesgos, no se usará este medicamento durante los tres últimos meses del embarazo, y se usará antes únicamente si lo recomienda un médico que sepa que la paciente está embarazada. (Pero no hay que preocuparse del ibuprofén que ya se ha tomado antes de saber que se estaba embarazada.)

Aunque es imperativo tener precaución en el uso de estos fármacos, evitar su uso por completo es injustificado. Existen momentos en que el dolor no puede ser aliviado ni la fiebre bajada de ningún otro modo. Lo más sensato durante el embarazo es probar primero los remedios no medicamentosos (véase el Apéndice) para el dolor o la fiebre no muy alta, y luego intentarlo con productos del tipo acetaminofén –bajo supervisión médica– si dichos métodos fallan.

TOMAR MEDICACIÓN

"¿Cómo puedo saber qué medicamentos, si es que existe alguno que lo sea, son seguros durante el embarazo y cuáles no?"

Ningún fármaco, ya sea prescrito o adquirido sin receta, es 100 % seguro en el 100 % de las personas el 100 % de las veces. Y cuando se está embarazada, cada vez que se toma un fármaco hay dos individuos en peligro, uno de los cuales es muy pequeño y vulnerable. Aunque se ha demostrado que unos pocos fármacos son particularmente peligrosos para el feto, muchos medicamentos han sido usados con seguridad durante el embarazo, y existen situaciones en las que la medicación es absolutamente esencial para la vida y/o la salud. Si la mujer debe tomar un fármaco en particular en un momento determinado durante el embarazo, es algo que la mujer y su médico deberán decidir midiendo los riesgos potenciales del medicamento frente a los beneficios que ofrece. En cualquier caso, la regla general debería ser: tomar fármacos sólo bajo la supervisión de un médico que sepa que la mujer está embarazada, y sólo cuando sea absolutamente necesario.

El fármaco que se tome en una situación específica dependerá de las últimas informaciones disponibles sobre la seguridad de éste durante el embarazo. Las numerosas listas de fármacos seguros, posiblemente seguros, posiblemente inseguros y definitivamente inseguros pueden ser de alguna ayuda, pero la mayoría están anticuadas y no son fiables en el momento de su publicación. Los prospectos y etiquetas de los medicamentos son de un uso limitado, dado que la mayoría advierten del peligro de su uso durante el embarazo sin la supervisión de un médico, incluso cuando se cree que el producto es seguro. Las mejores fuentes de información serán:

◆ Un médico bien informado (no todos están familiarizados con la seguridad de los fármacos durante el embarazo); un especialista en medicina materno-fetal podría ser especialmente útil.

Una vez que la embarazada esté segura de que un fármaco que se le ha prescrito se considera seguro durante el embarazo, no dudará en tomarlo porque aún tenga miedo de dañar al bebé. No será así –pero retrasar un tratamiento sí podría ser peligroso.

Si la mujer precisa algún tipo de medicación durante el embarazo, se seguirán estos pasos para aumentar sus beneficios y disminuir sus riesgos.

◆ Se discutirá con el médico la posibilidad de tomar la medicación en las dosis efectivas menores posibles y durante el menor tiempo posible.

◆ Se tomará la medicación cuando vaya a ser más beneficiosa –los fármacos para el resfriado por la noche, por ejemplo, para que hagan su efecto mientras duerme.

◆ Explorar los remedios no medicamentosos, y usarlos para complementar el uso de los fármacos –eliminando todos los alergenos posibles de la casa, por ejemplo, de forma que el médico pueda reducir la cantidad de antihistamínicos.

◆ Seguir cuidadosamente las instrucciones tanto del médico como las del folleto[6]. Algunos medicamentos deben tomarse con el estómago vacío; otros con comida o leche. Si el médico no ha dado instrucciones, se preguntará al farmacéutico.

◆ Asegurarse de que el medicamento se dirige adonde se supone que debe ir tomando un sorbo de agua antes de tragar una cápsula o tableta, para que baje más fácilmente, y bebiendo todo un vaso después, para que vaya más rápidamente adonde debe ser absorbido. Tomar el medicamento estando sentada o de pie, en vez de acostada o semiincorporada, también puede ayudar a una buena deglución.

CURAS A BASE DE HIERBAS

"No quiero ni pensar en tomar fármacos durante el embarazo. ¿Pero es bueno sustituir las hierbas medicinales?"

Las hierbas medicinales *son* fármacos —y a veces muy potentes. Algunas lo son tanto que se usan en los laboratorios para producir los fármacos. Otras han sido usadas durante generaciones en algunas sociedades para inducir abortos, y algunas se han asociado con abortos espontáneos. Incluso en una taza de té, aparentemente reconfortante, algunas hierbas

---

[6] Con el folleto, sin embargo, hay que tener en cuenta que los laboratorios farmacéuticos deben atenerse a la norma de prescribir los menos medicamentos posibles durante el embarazo, por lo cual no hay que asustarse cuando el prospecto indique algunas reservas en la toma por parte de las embarazadas. Hay que tener en cuenta que las compañías de productos farmacéuticos tienden a protegerse de posibles reclamaciones legales, por lo que lo más sensato es consultar con el médico. (*Nota del revisor.*)

son capaces de producir síntomas tales como la diarrea, los vómitos y las palpitaciones cardíacas. El uso de las hierbas medicinales presenta un riesgo sobreañadido que no se encuentra en los medicamentos de venta en farmacias. No se han fabricado bajo ningún control de calidad y pueden ser peligrosamente fuertes o demasiado débiles. También pueden contener contaminantes dañinos, incluyendo alergenos tales como partes de insectos, polen y mohos, e incluso agentes tóxicos como el plomo o el arsénico.

Así que durante el embarazo se tratarán las hierbas medicinales como si fueran cualquier otro fármaco. No se tomarán a menos que lo recomiende el médico. Si la embarazada experimenta síntomas que precisan tratamiento, consultará con su médico en vez de intentar automedicarse.

También se evitarán los té de hierbas. Si la embarazada ha estado bebiendo té hasta este momento, no debe preocuparse. Obviamente no la han puesto enferma ni le han causado problemas en su embarazo. Pero desde este momento, se evitarán a menos que las prescriba el médico. Si la mujer anhela el sabor de su té favorito, confeccionará sus propias pociones añadiendo alguno de los siguientes ingredientes al agua hirviendo o al té descafeinado: jugo de naranja, manzana, piña u otra fruta; mermelada de fresa, frambuesa, naranja o melocotón; rodajas de limón, lima, naranja, manzana, pera u otra fruta, hojas de menta, canela, nuez moscada, clavos u otras especies. Y nunca se hará un té de una planta que crezca en el jardín a menos que se esté segura de qué planta se trata y de que es inofensiva durante el embarazo.

Qué Es Importante Saber:
Encontrarse Bien

Durante el embarazo, debido a los efectos potencialmente dañinos para el bebé tanto las enfermedades como los medicamentos, es mejor prevenir que curar. Las siguientes sugerencias aumentarán las probabilidades de encontrarse bien, tanto si se está embarazada como si no.

♦ Sería ideal tener las vacunas al día antes de concebir (véase pág. 522). Si no fuera así, se preguntará sobre los resultados del análisis de la rubéola para saber si está inmunizada o si es susceptible de contraer la enfermedad. Si la mujer no es inmune, intentará evitar el contacto con personas infectadas. También preguntará sobre las vacunas de la gripe cuando se aproxime la estación. Pueden recibirse durante el embarazo y reducirán en gran medida las posibilidades de enfermarse.

♦ Mantener altas las defensas. Tomar la mejor dieta posible (véase la dieta ideal, pág. 97); dormir lo suficiente y hacer un ejercicio adecuado; y no agotarse.

♦ Evitar a las personas enfermas como si de plagas se tratara. Intentar mantenerse alejada de cualquiera que tenga un resfriado, una gripe, un virus estomacal o cualquier otra enfermedad contagiosa detectable. Distanciarse de los que tosen en el autobús, evitar comer con los compañeros que se quejan de que les duele la garganta, y evitar estrechar la mano de un amigo que tenga un resfriado nasal (los gérmenes, al igual que los saludos, pueden pasarse mediante un apretón de manos). También se evitarán en lo posible los espacios cerrados muy concurridos o atestados. La embarazada se lavará las manos concienzudamente después de estar expuesta a la gente o de viajar en transportes públicos –especialmente antes de tocarse la boca, la nariz o los ojos.

♦ En casa, limitar en lo posible el contacto con los niños o con el esposo enfermo (dejar que tome el papel de enfermero otro miembro de la familia, una empleada o una amiga no embarazada). Evitar comerse los restos de su comida, beber de sus vasos o besarlos en la cara. Lavarse las manos después de cualquier contacto con los pacientes, su ropa interior o sus pañuelos sucios, especialmente antes de tocarse los ojos, la nariz o la boca. Procurar que se laven las manos con frecuencia, y que se tapen la boca al estornudar o toser. Utilizar un desinfectante en el teléfono y otras superficies que ellos toquen. Aislar los cepillos de dientes contaminados y reemplazarlos cuando los enfermos ya se hayan curado de su enfermedad.

♦ Si el propio hijo o un niño con el que normalmente se pasa mucho tiempo presenta un sarpullido de cualquier tipo, evitar un contacto estrecho con él y llamar al ginecólogo de inmediato a menos que se sepa que se es inmune a la rubéola, la varicela, la quinta enfermedad y el citomegalovirus (CMV).

- Para evitar las intoxicaciones alimentarias, se pondrán en práctica unos hábitos seguros en la preparación y almacenamiento de los alimentos: las comidas calientes se mantendrán calientes, y las frías, frías; se refrigerarán los restos de inmediato, y se tirarán los productos dudosos. Hay que utilizar superficies no porosas (tales como la fórmica, el vidrio, el acero inoxidable) en vez de superficies porosas (tales como la madera o el plástico con rayaduras de cuchillo que pueden almacenar la suciedad) para la preparación de los alimentos, y se mantendrán escrupulosamente limpias. También deberán lavarse las manos antes de manipular los alimentos, y después de tocar carne, pescado o huevos crudos. La carne, el pescado y las aves se cocerán siempre concienzudamen-te y si existe una amenaza de *Salmonella* en la zona, se hará lo mismo con los huevos (los huevos que se venden como frescos y se mantienen refrigerados en el mercado son los más seguros). Se evitará comer en restaurantes que parezcan ignorar las bases de las reglas sanitarias (cuando los alimentos perecederos se mantienen a la temperatura ambiente, los cocineros y camareros manipulan los alimentos directamente con las manos, los baños no están limpios, etc.)

- Se mantendrán los animales de compañía en buena salud, teniendo al día el calendario de vacunas. Si se tiene un gato, hay que tomar precauciones para evitar la toxoplasmosis (véase pág. 77).

- Se evitarán las zonas abiertas donde sea común la enfermedad de Lyme, o se visitarán con la protección adecuada (véase pág. 389).

- No se compartirán los cepillos de dientes u otros objetos personales.

16
Cuando se padece una enfermedad crónica

Cualquiera que haya vivido con una enfermedad crónica sabe que la vida puede complicarse mucho, ya sea con dietas especiales, la medicación o el control médico. Cualquier mujer que haya padecido una enfermedad crónica mientras estaba embarazada sabe que dichas complicaciones pueden duplicarse, que la dieta especial debe modificarse, que la medicación se deberá alterar y que los controles médicos se multiplicarán.

En el pasado, existía otra complicación para las mujeres que padecían una enfermedad crónica estando embarazadas: un mayor riesgo para ellas y sus bebés. Por suerte, hoy en día, gracias a los numerosos avances científicos, dicha complicación es mucho menos común y la mayoría de enfermedades crónicas *son* compatibles con el embarazo. No obstante, se precisan precauciones especiales por ambas partes, por la de la madre y por la del médico. Este capítulo perfila dichas precauciones para las enfermedades crónicas más comunes. Si las recomendaciones de este capítulo difieren de las del médico, la embarazada ha de seguir las de este último, dado que probablemente ya se habrán adaptado a sus necesidades personales.

QUÉ PUEDE PREOCUPAR

DIABETES

"Soy diabética, y estoy preocupada por los efectos que pueda tener mi enfermedad sobre el bebé."

Hasta hace poco, quedar embarazada era una aventura peligrosa para una mujer diabética, y aún más peligrosa para su futuro bebé. Hoy en día, con los cuidados y la guía de un experto y unos escrupulosos cuidados de la madre, la mujer diabética tiene tan buenas posibilidades de tener un embarazo feliz y un bebé sano como cualquier otra embarazada. De hecho, según un estudio realizado, las mujeres diabéticas se cuidaron tan bien durante todo el embarazo que ellas y sus bebés tuvieron *menos* problemas que sus homólogas no diabéticas.

Hacer que un embarazo con diabetes tenga éxito exigirá un gran esfuerzo por parte de la mujer, pero la recompensa –un bebé sano– hará que valga la pena.

Las investigaciones han demostrado que la clave para llevar con éxito un embarazo con diabetes es mantener la euglicemia (niveles de glucosa en la sangre) normales. La disponibilidad durante los últimos años de un método de control casero, de la administración de dosis fraccionadas de insulina e incluso las bombas de insulina, han hecho que esto sea cada vez más fácil.

Tanto si la mujer ya era diabética al concebir como si se le desarrolló una diabetes gestacional, todas las consideraciones siguientes serán importantes para conseguir un embarazo seguro y un bebé sano[1].

Las órdenes del médico. Probablemente la mujer diabética visitará a su obstetra más a menudo que otras futuras mamás (así como también a su internista o endocrinólogo). Recibirá muchas más órdenes, y tendrá que ser mucho más escrupulosa al seguirlas.

Una buena dieta. Se deberá planificar cuidadosamente una dieta especial para cubrir los requerimientos personales con la ayuda del médico, un especialista en nutrición o con una enfermera competente para tratar a embarazadas diabéticas. Dicha dieta probablemente será rica en carbohidratos complejos, particularmente frijoles (aproximadamente la mitad de las calorías diarias deberían provenir de los carbohidratos), moderada en cuanto a las proteínas (20 % de las calorías ingeridas), baja en colesterol y grasas (30 % de las calorías, no más del 10% saturadas), y no contendrá dulces azucarados. Será muy importante ingerir gran cantidad de fibra con la dieta (se recomiendan de 40 a 70 gramos diarios), dada que algunos estudios demuestran que la fibra puede reducir los requerimientos de insulina en las embarazadas diabéticas. Probablemente se restringirán las calorías, particularmente si la mujer sobrepasa el peso ideal.

Hasta qué punto se restringirán los carbohidratos dependerá de la forma en que el cuerpo reaccione ante los alimentos en particular. Algunas mujeres aceptan bien las frutas y los jugos de frutas; otras experimentan agudos aumentos del azúcar en la sangre al consumirlos, y por lo tanto deberán obtener una mayor proporción de los carbohidratos desde las hortalizas, los cereales y las legumbres que de las frutas (y quizás no podrán adherir ciertos bocadillos de la dieta ideal). Para mantener un nivel de azúcar en la sangre normal, la embarazada deberá ser particularmente cuidadosa en tomar suficientes carbohidratos por la mañana. Los bocadillos también serán importantes, y sería ideal que incluyeran tanto carbohidratos complejos (tales como el pan integral) como proteínas (tales como la carne o el queso). Los reque-

---

[1] Estos son los componentes de un programa de embarazo diabético típico. El programa que habrá confeccionado el propio facultativo o equipo médico puede diferir de éste y será el que se deberá seguir. Si la mujer aún no está embarazada, el médico le confeccionará un programa para prepararla para la concepción.

rimientos calóricos, al igual que los de otras embarazadas, aumentarán aproximadamente en unas 300 calorías diarias sobre lo que la mujer precisaba antes, y los requerimientos proteínicos en aproximadamente 30 gramos (una ración promedio de carne o pescado). Saltarse una comida o un bocadillo puede hacer bajar peligrosamente el nivel de azúcar en la sangre, por lo que la mujer deberá asegurarse de comer con regularidad.

El embarazo no es el momento de ser negligente en cuanto a la dieta, aunque el cansancio puede hacer que la mujer se sienta tentada a ello. Más bien es el momento ideal para obtener una dieta balanceada juntos –para la mujer y para su bebé. El perfeccionamiento del control dietético en las embarazadas diabéticas es tan importante que muchos especialistas recomiendan un entrenamiento hospitalario para las mujeres diabéticas antes de la concepción o al principio del embarazo. En algunos casos, el entrenamiento hospitalario también podría ser recomendado a las mujeres que desarrollan una diabetes al ir progresando su embarazo (diabetes gestacional).

Si en cualquier momento del embarazo, las náuseas matutinas constituyen un problema, se intentará que éstas no interfieran con la alimentación del bebé y con mantener el nivel de azúcar en la sangre estable[2]. Nunca se ayunará ni se saltarán las comidas; es esencial comer con regularidad. Si la mujer tiene problemas para tomar tres grandes comidas, tomará de seis a ocho raciones pequeñas, espaciadas

regularmente y planeadas con cuidado. (Véase la pág. 128 para algunos consejos generales sobre cómo combatir las náuseas matutinas.)

Un aumento de peso razonable. Es mejor intentar alcanzar el peso ideal antes de concebir (algo que la mujer debe recordar si desea tener otro bebé). Pero si el embarazo empieza con un sobrepeso, no se intentará utilizar el período de gestación para adelgazar. Para el bienestar del bebé es vital tomar calorías suficientes. El aumento de peso deberá progresar de acuerdo con las indicaciones establecidas por el médico, generalmente de 25 a 30 libras durante los nueve meses.

Ejercicio. Un programa de ejercicios moderado proporcionará más energía, y ayudará a la regulación del azúcar en la sangre y a estar en forma para el parto. Pero debe ser planificado en relación con el horario de la medicación y con el plan de alimentación, por un equipo médico o con su ayuda. Si la mujer no sufre otras complicaciones médicas o del embarazo y está físicamente en forma, es probable que se le sugieran ejercicios moderados tales como los paseos a un ritmo vigoroso, nadar y pedalear en la bicicleta estática sin forzarse (pero no correr). Si la mujer no estaba en forma antes del embarazo o si existen signos de problemas de la diabetes, del embarazo o del crecimiento del bebé, sólo se le permitirá realizar ejercicios ligeros (tales como los paseos sin prisa).

Las precauciones que se le pedirán a la mujer que observe cuando esté realizando ejercicio incluyen tomar algo antes, tal como leche; no permi-

---

[2] Si las náuseas y los vómitos interfieren con la ingesta de los alimentos, se consultará con el médico para ajustar la dosis de insulina.

Pulso seguro durante el ejercicio para embarazadas diabéticas

Generalmente se recomienda que las embarazadas que sufren de diabetes no realicen ejercicios que pongan su pulso más allá de un 70 % del pulso seguro máximo según su grupo de edad, que se determina restando la edad de 220, y multiplicando el resultado por 0,70. Si la mujer tiene 30 años, por ejemplo, calculará la cifra de este modo: 220– 30 = 190; luego $0.70 \times 190 = 133$. Ello significa que 133 latidos cardíacos por minuto serán su límite superior seguro de intensidad del ejercicio, el nivel que no debería exceder.

tir que el pulso exceda del 70 % del pulso seguro máximo permitido para su edad (véase el recuadro) durante el ejercicio; y nunca ejercitarse en un ambiente caliente (con temperaturas de 80 grados o más). Si la embarazada está usando insulina, probablemente se le aconsejará que evite inyectarse en las partes del cuerpo que se ejercitarán (las piernas, por ejemplo, si va a pasear) y no reducir la toma de insulina antes del ejercicio.

Descanso. Especialmente durante el tercer trimestre, un descanso adecuado es muy importante. Se evitará agotar las energías, y se intentará tomar algún tiempo de descanso, poner los pies en alto o hacer la siesta al mediodía. Si la embarazada tiene una profesión y especialmente una que le exija mucho esfuerzo, puede que el médico le recomiende que se tome un descanso por maternidad con cierto adelanto.

Regulación de la medicación. Si la dieta y el ejercicio por sí solos no pueden controlar el nivel de azúcar en la sangre, probablemente la mujer deberá tomar insulina. Si ésta ha estado tomando medicación oral para la diabetes antes de concebir, se le cambiará por inyectables, que es me-

nos probable que afecten adversamente al feto, durante el embarazo. Si la mujer precisa la insulina por primera vez, puede que se la hospitalice brevemente, de forma que su nivel de azúcar en la sangre pueda ser estabilizado bajo una estrecha vigilancia médica. Debido a que los niveles de las hormonas del embarazo, cuya acción es contraria a la de la insulina, aumentan al progresar éste, puede que la dosis de insulina deba ser aumentada periódicamente. Quizás también deba volverse a calcular al aumentar el tamaño de la madre y el bebé, o si ésta está enferma o bajo tensión emocional.

Regulación del azúcar en la sangre. Puede que la mujer deba comprobar su nivel de azúcar en la sangre (mediante el simple método de la punción en el dedo) al menos cuatro o hasta diez veces al día posiblemente antes y después de comer para asegurarse de que los niveles son seguros. Para mantener la euglicemia, deberá comer con regularidad (no saltarse ninguna comida), ajustar su dieta y ejercicio según sea necesario y, si fuera preciso, tomar medicación. Si la mujer tomaba insulina antes del embarazo, deberá tener en cuenta que está más sujeta a padecer episodios de hipoglicemia (un nivel bajo de azúcar en la sangre) que cuando no estaba gestando. Ello es especialmente común durante el primer trimestre.

Reducción de los demás factores de riesgo.
Dado que los riesgos durante el embarazo son acumulativos –cuanto mayores factores de riesgo, mayor es éste– la mujer deberá esforzarse por eliminar o minimizar los más posibles. (Véase Reducir el riesgo de cualquier embarazo, pág. 62.)

Un control cuidadoso.
No hay que alarmarse si el médico ordena que se realicen muchos análisis (en el hospital y fuera de él), especialmente durante el tercer trimestre, o incluso si sugiere la hospitalización durante las últimas semanas del embarazo. Ello no significa que algo vaya mal, sólo que el facultativo desea estar seguro de que todo sigue bien. Ante todo los tests irán dirigidos a una evaluación regular de la situación de la madre y de la del bebé, para determinar el momento óptimo del parto y si se precisa alguna otra intervención.

Probablemente se examinarán los ojos de la mujer con regularidad, para comprobar las condiciones de la retina, y se realizarán análisis sanguíneos para evaluar el funcionamiento renal (los problemas de la retina y de los riñones tienden a empeorar durante el embarazo, pero en general suelen revertir el estado anterior después del parto). Posiblemente se evaluarán las condiciones del bebé y de la placenta a través de tests de estrés y de no-estrés (véase pág. 325), perfiles biofísicos, amniocentesis (pare determinar la madurez de los pulmones y si el bebé está listo para nacer), y una sonografía (para determinar el tamaño del bebé para asegurarse que está creciendo como debe, de forma que el nacimiento pueda tener lugar antes de que su tamaño sea excesivo para un parto vaginal).

Puede que se le pida a la madre que controle los movimientos fetales tres veces al día (véase la página 248 para una forma de hacerlo). Si no se perciben movimientos durante cualquier período del test, se deberá llamar al médico de inmediato.

La embarazada no deberá asustarse si el bebé es enviado a una unidad de cuidados neonatales intensivos inmediatamente después de nacer. Éste es un procedimiento de rutina de la mayoría de hospitales para los bebés de las diabéticas. Se observará el bebé para detectar problemas respiratorios (que son poco probables si se controlaron los pulmones y se vio que estaban lo bastante maduros para el parto) y una hipoglicemia (que, aunque común en los bebés de las diabéticas, responde rápida y completamente al tratamiento).

Parto adelantado a elección.
Debido a que los bebés de muchas diabéticas tienden a ser demasiado grandes para un parto vaginal a término (particularmente cuando no se ha mantenido la euglicemia durante todo el embarazo); debido a que sus placentas a menudo empiezan a deteriorarse pronto (privando al feto de nutrientes vitales y de oxígeno durante las últimas semanas); y debido a que están sujetos a acidosis (un equilibrio ácido-base anormal en la sangre) y a otros problemas, a menudo se provoca el parto antes de la fecha de término, generalmente de las 38 a 39 semanas más o menos. Los diversos tests mencionados más arriba ayudan al médico a

decidir cuándo inducir el parto o llevar a cabo una cesárea –lo bastante tarde como para que los pulmones fetales estén lo suficientemente maduros para funcionar fuera del claustro materno, y no tan tarde como para que la seguridad del feto se ponga en peligro. Las mujeres que han desarrollado una diabetes gestacional, así como las que ya padecían una diabetes ligera, y a veces incluso una enfermedad moderada y bien controlada, a menudo pueden llegar hasta la fecha del parto sin ningún problema.

ASMA

"Soy asmática desde la infancia. Me preocupa que los ataques y los fármacos que tomo para ello puedan dañar a mi bebé."

Aunque es cierto que una enfermedad asmática grave puede poner en gran peligro un embarazo, los estudios han demostrado que este riesgo puede eliminarse casi por completo. Las asmáticas que se hallan bajo una estrecha y experta supervisión médica (preferiblemente por parte de su internista y/o alergista en colaboración con el ginecólogo) durante todo el embarazo tienen tan buenas probabilidades de tener un embarazo normal y un bebé sano que las no asmáticas. Pero aunque el asma, si está controlada, tiene sólo un efecto mínimo sobre el embarazo, éste a menudo tiene un efecto considerable sobre la enfermedad. En aproximadamente un tercio de las embarazadas asmáticas el efecto es positivo –su asma mejora. En el otro tercio, su enfermedad sigue igual. En

el tercio restante (generalmente en aquéllas con una enfermedad más grave), el asma empeora, generalmente después del cuarto mes.

Tanto si el asma es ligera como si es grave, la mujer y el bebé se beneficiarán si la enfermedad está bajo control antes de concebir o al menos al principio del embarazo. Las siguientes medidas serán de gran ayuda:

◆ Si la mujer fuma, deberá dejarlo de inmediato. Véase la pág. 67 para los consejos de cómo hacerlo.

◆ Identificar los factores ambientales desencadenantes. Los factores más comunes son el polen, las descamaciones de los animales (puede que se tenga que dejar el animal de compañía en casa de un amigo), el polvo y el moho. El humo del tabaco, los productos de limpieza del hogar y los perfumes también pueden provocar una reacción y es una buena idea prescindir de ellos. (Véase Alergias, pág. 193, de los consejos para evitar los alergenos). Si la mujer empezó un tratamiento de inyecciones para la alergia antes de quedar en estado, probablemente podrá seguir con él. Si fuera necesario, dicha terapia se iniciará durante el embarazo. Los ataques también pueden ser provocados por el ejercicio; éstos generalmente se pueden evitar tomando antes del ejercicio la medicación prescrita por el médico con este propósito.

◆ Intentar evitar los resfriados, la gripe y otras infecciones respiratorias. (Véase pág. 399.) Puede que el médico prescriba una medicación para prevenir un ataque de asma al iniciarse un pequeño resfriado, y probablemente querrá tratar todas las infecciones respiratorias, excepto las más pequeñas, con antibióticos. También puede que la mujer se deba vacunar contra la gripe y las infecciones por neumococos.

◆ Si la embarazada sufre un ataque de asma, deberá tratarlo de inmediato con la medicación prescrita por el médico, para evitar que el feto se vea privado de oxígeno. Si la medicación no ayuda, la mujer se dirigirá al servicio de urgencias más cercano o llamará a su médico de inmediato.

◆ Se tomarán sólo medicamentos que haya prescrito el médico *durante el embarazo,* y se tomarán sólo de la forma prescrita *para el embarazo.* Si los síntomas son débiles, puede que no se requiera medicación. Si son de moderados a fuertes, existen varios fármacos, tanto para ingerir como para inhalar, que son considerados como "probablemente seguros" para el feto. Los riesgos de tomar tales medicamentos, si es que los hay, son bastante pequeños comparados con los beneficios de prevenir la hipoxemia (privación de oxígeno) fetal. Y como beneficio sobreañadido, parece que algunos de dichos fármacos también reducen el riesgo de preeclampsia (véase la página 252).

◆ Reducir otros factores de riesgo para el embarazo. Dado que los riesgos del embarazo son acumulativos, la mujer debería intentar eliminar o minimizar tantos como fuera posible. (Véase reducir los riesgos en cualquier embarazo, página 62.)

La falta de aliento que afecta a la mayoría de las mujeres a finales del embarazo (véase pág. 290) puede ser alarmante para una futura madre asmática, pero no es peligrosa. No obstante, durante el último trimestre, cuando respirar se hace más laborioso debido a que el gran tamaño del útero empuja a los pulmones, puede que las embarazadas asmáticas noten un empeoramiento de las crisis asmáticas. Un tratamiento inmediato es especialmente importante durante tales ataques.

La tendencia a tener alergias y asma es hereditaria, y por lo tanto es aconsejable que los asmáticos pospongan exponer a sus bebés a posibles alergenos alimentarios amamantándolos exclusivamente durante al menos seis meses, retrasando así el comienzo de la sensibilización alérgica de sus hijos y posiblemente reduciendo su riesgo a largo plazo de ser alérgicos.

HIPERTENSIÓN CRÓNICA

"He sufrido de hipertensión durante años. ¿Cómo afectará eso a mi embarazo?"

Dado que un número cada vez mayor de mujeres eligen tener sus hijos después de los treinta o cuarenta años, y la hipertensión (presión sanguínea alta) es más común al hacerse mayor, esta característica aparece más y más en las mujeres embarazadas. Así, esta mujer no es la única. No obstante, un embarazo con hipertensión es considerado de alto riesgo (véase pág. 418), lo que significa que la mujer visitará al médico o a los médicos más a menudo (preferiblemente comenzando con el asesoramiento anterior al embarazo), y tendrá que seguir sus consejos con mayor rigor. Pero asumiendo que la presión sanguínea siga bajo control, con unos buenos cuidados médicos y a sí misma es muy probable que tanto la mujer como el bebé tengan un buen embarazo. Los estudios más recientes demuestran que incluso aquellas mujeres con hipertensión que tienen algún tipo de deterioro renal normalmente pueden tener éxito en su embarazo.

Los siguientes consejos pueden ayudar a aumentar las posibilidades de tener un embarazo con éxito:

Relajación.
Hay que recomendar el poner mucha atención en los tipos de ejercicios de relajación que se mencionan en la página 140. También se debe practicar cualquier otro recomendado por el médico. Está demostrado que la relajación puede ayudar a bajar la hipertensión.

Control de la presión sanguínea.
Puede que se le recomiende a la embarazada que se tome la presión sanguínea a diario, usando un equipo doméstico. La tensión se tomará cuando la mujer esté más relajada.

Una buena dieta.
La dieta ideal es particularmente importante para las mujeres con un embarazo de alto riesgo. El médico puede recomendar que no se ingieran alimentos con un alto contenido de sodio, aunque esto no se aplica en todos los casos. Pero si así fuera, la recomendación se seguirá rigurosamente.

Los líquidos adecuados.
Aunque el instinto nos dicte, al detectar una li-

gera hinchazón en los pies y tobillos debido a la retención de líquidos, reducir su ingesta, en realidad se debe hacer justamente lo contrario. Beber más agua (hasta cuatro litros diarios), en vez de menos, ayudará a deshacerse de los excesos.

Mucho reposo.
Tomarse pausas para descansar, preferiblemente con los pies en alto, tanto por la mañana como por la tarde. Si la embarazada tiene un trabajo que le produce mucho estrés, considerará la posibilidad de renunciar hasta que el bebé llegue. Si se tienen más hijos que dan mucho trabajo, se conseguirá ayuda –pagada o voluntaria.

La medicación prescrita.
Si la mujer ha estado tomando medicación para controlar su presión sanguínea, puede que el médico apruebe que siga con ella, o que le prescriba otra que se considere más segura para el embarazo. Existen diversos fármacos reguladores de la presión sanguínea que se cree que son seguros cuando se toman siguiendo las indicaciones. Puede que se prescriban dosis bajas de aspirina para prevenir la preeclampsia.

Atención al propio cuerpo.
Estar alerta a los signos de complicaciones del embarazo (véase la pág. 144), y contactar con el médico de inmediato si se detecta alguno de ellos.

Control médico estrecho.
Probablemente el médico deseará visitar a la mujer con mayor frecuencia, y la someta a más pruebas.

Si la presión sanguínea es muy alta y sigue estándolo a pesar de la medicación, y/o tiene efectos secundarios graves, tales como las hemorragias retinales, un grave deterioro de las funciones renales, o un aumento del tamaño del corazón, los riesgos de un resultado poco favorable aumentan. En tales casos, puede que la mujer, contando con el asesoramiento de sus médicos, tenga que medir los riesgos y los beneficios antes de decidirse a intentar quedar embarazada o a continuar con un embarazo ya en curso.

ESCLEROSIS MÚLTIPLE (EM)

"Hace varios años se me diagnosticó una esclerosis múltiple. Sólo he tenido dos episodios de EM, y fueron relativamente benignos. ¿Afectará la EM a mi embarazo? ¿Afectará el embarazo a la EM?"

Parece ser que la esclerosis múltiple tiene poco efecto, si es que lo tiene, sobre el embarazo. Sin embargo, los cuidados prenatales tempranos y regulares, junta con las visitas regulares al neurólogo, son un deber. Probablemente se prescribirán suplementos de hierro para prevenir la anemia, y si fuera necesario, laxantes para combatir el estreñimiento. Dado que las infecciones del tracto urinario son más comunes durante el embarazo, y debido a que podrían causar que los síntomas de EM se reavivaran, puede que se prescriban antibióticos como medida preventiva si la mujer tiene un historial con ITU. Generalmente el parto no se ve afectado por la EM. Parece que la anestesia epidural, si es necesaria, es un procedimiento seguro.

Tampoco parece que el embarazo tenga ningún efecto sobre la EM. De hecho, durante el embarazo, la mayoría de las mujeres que sufren de EM ven cómo su enfermedad se estabiliza, aunque durante los últimos meses, al aumentar el peso, las que tenían problemas al andar los sufren en mayor medida. Si se precisan esteroides, se considera que el uso de prednisona en dosis de bajas a moderadas es seguro. Algunos otros fármacos usados para la EM lo son menos; así la mujer se asegurará de que el médico ha comprobado que la medicación es segura para su uso durante el embarazo antes de tomarla.

Aunque parece que el riesgo de recaídas no aumenta durante el embarazo, sí lo hace durante los primeros seis meses a partir del parto. No obstante, no parece que este riesgo sea tan serio como se había supuesto, o que afecte al número de recaídas durante el resto de la vida o a la extensión de la incapacidad final. Para reducir el riesgo de recaídas durante el posparto, la mujer deberá tomar sus suplementos de hierro tal como se le hayan prescrito, y para minimizar el estrés, descansar lo suficiente y evitar las infecciones y que la temperatura corporal suba excesivamente (como al hacer ejercicio o con un baño caliente). Volver a trabajar pronto después de dar a luz podría aumentar el cansancio y el estrés, de forma que la mujer discutirá los riesgos con el médico antes de decidir la fecha de su vuelta.

Será posible dar el pecho, incluso si de vez en cuando se deben tomar esteroides; en pequeñas dosis, poca cantidad del fármaco pasa a la leche. Si la mujer tiene que tomar grandes dosis durante una temporada, podrá extraerse la leche y tirarla, dándole al bebé una leche de farmacia o leche extraída previamente hasta que el medicamento desaparezca de ella. Si dar el pecho supone un gran estrés, se considerará la posibilidad de alimentar al bebé mediante un biberón, parcial o completamente —y la mujer no deberá sentirse culpable por su decisión. Los bebés se crían muy bien con una buena fórmula de la farmacia.

La mayoría de madres con EM pueden permanecer activas durante 25 años o más después de que su enfermedad se haya diagnosticado y son capaces de cuidar de sus hijos sin dificultades. No obstante, si la EM interfiere con la actividad de la mujer mientras el niño es pequeño, véase la página 412 para los consejos sobre cómo los padres incapacitados pueden cuidar a sus hijos[3].

UN TRASTORNO DE LA ALIMENTACIÓN

"Durante los últimos diez años he estado luchando contra la bulimia. Había creído que sería capaz de acabar con el ciclo de excesos/purgantes ahora que estoy embarazada, pero parece que no. ¿Dañará esto a mi bebé?"

No si lo deja en seguida. El hecho de que la mujer haya sido bulímica (o anoréxica) durante varios años pone a su bebé y a su cuerpo inmediatamente en desventaja —probablemente sus reservas de nutrientes son bajas. Por suerte, a principios del embarazo las necesidades de alimentarse son menores de lo que serán después, de forma que la mujer tendrá la oportunidad de recobrarse del abuso hecho a su cuerpo antes de que ello pueda dañar al bebé.

Se han hecho muy pocas investigaciones sobre el tema de los trastornos de la ingestión de alimentos y el embarazo, en parte debido a que dichos trastornos causan interrupciones en el ciclo menstrual, lo que hace que muy pocas mujeres que sufren tales problemas queden embarazadas. Pero los estudios realizados sugieren lo siguiente:

◆ Una mujer con un trastorno de este tipo que controla su peligroso hábito durante el embarazo tiene tantas probabilidades como cualquier otra de tener un bebé sano —siendo todas las demás circunstancias iguales.

◆ Es importante que el facultativo que esté cuidando de la embarazada esté al tanto de su trastorno.

◆ Dejarse asesorar por un médico que tenga experiencia en tratar este tipo de trastornos es aconsejable para cualquiera que los sufra, pero es esencial si además la paciente está embarazada. Los grupos de apoyo también pueden ser de gran ayuda.

◆ Los laxantes, diuréticos y otros fármacos tomados por los bulímicos son dañinos para el feto en desarrollo si la madre los continúa tomando una vez se ha enterado de que está embarazada. Éstos hacen

---

[3] Muchas mujeres con EM están preocupadas sobre si pasarán la enfermedad a sus hijos. Aunque existe un componente genético en la enfermedad que hace que estos niños tengan mayores probabilidades de verse afectados de adultos, el riesgo es bastante pequeño. Entre un 90 y un 95 % de los niños con madres con EM no desarrollan esta enfermedad. No obstante, si la mujer está preocupada deberá consultar con un asesor genético.

desaparecer nutrientes y líquidos del cuerpo de la madre antes de que puedan ser utilizados para nutrir al bebé (y más tarde para producir la leche); y pueden producir anormalidades fetales. Estos medicamentos, como todos los demás, no deberían tomarlos las gestantes a menos que fueran prescritos por un médico que supiera de su embarazo.

También queda claro que es necesario para esta mujer –y para cualquiera que tenga un trastorno de este tipo, comprender la dinámica del aumento de peso durante el embarazo. Es necesario que tenga en cuenta lo siguiente:

◆ La silueta de la embarazada es bella, y no gorda ni repugnante. Mientras que el exceso de grasa generalmente es poco sano y nada atractivo, el aumento de peso durante el embarazo es vital para el crecimiento y bienestar del bebé, así como también para la salud de la madre.

◆ Ganar una cantidad de peso moderado cada semana durante el segundo y tercer trimestre de embarazo no sólo es normal, sino también deseable (véase pág. 182). Si la mujer sigue las indicaciones recomendadas (que son más altas para aquellas mujeres que empiezan el embarazo pesando demasiado poco), después de la llegada del bebé será bastante más fácil perder peso.

◆ Si el peso se gana a base de alimentos de gran calidad como los recomendados en la dieta ideal (véase pág. 97), las probabilidades de tener un bebé sano aumentan, así como las posibilidades de que la mujer recobre la figura más deprisa durante el posparto.

◆ El ejercicio puede ayudar a evitar un aumento de peso excesivo, y puede asegurar que este peso que se gana acabe en el lugar apropiado –pero debería ser el ejercicio apropiado para una embarazada (véase página 233).

◆ Todo el aumento de peso del embarazo no desaparece los primeros días después de dar a luz. Con una alimentación sensata, la mujer promedio vuelve casi a su peso anterior al embarazo unas seis semanas después del parto, aunque para algunas mujeres el proceso de pérdida de peso puede ser más largo. Si los sentimientos negativos sobre la imagen del propio cuerpo hacen que la mujer vuelva al ciclo excesivo de purgarse durante el posparto (lo que podría interferir con su capacidad para recuperarse del parto, para cuidar bien del niño y para producir la leche si elige darle el pecho), es importante que continúe con el asesoramiento profesional de alguien que tenga experiencia en el tratamiento de los trastornos en la alimentación, o que se consiga ayuda si antes no se había buscado.

Si la mujer no puede evitar abstenerse de vomitar, tomar diuréticos o laxantes o ponerse a dietas muy estrictas, debería discutir con su médico la posibilidad de hospitalizarse hasta que tenga su enfermedad bajo control. Si la mujer no lo considera aceptable, quizás deba pensar si ése es un buen momento para quedarse embarazada.

INCAPACIDAD FÍSICA

"Estoy parapléjica debido a una lesión en la espina dorsal, y estoy confinada en una silla de ruedas. A pesar de la gran cantidad de terribles advertencias y de nuestros propios miedos, mi marido y yo hace tiempo que deseamos tener un bebé. Por fin he quedado embarazada. ¿Qué viene ahora?"

Como toda mujer embarazada, ésta necesitará primero lo esencial: seleccionar un médico. Y como toda mujer que se halla dentro de una categoría de alto riesgo, sería ideal que el médico fuera un obstetra o un especialista en medicina maternofetal que tenga experiencia en tratar con mujeres que se enfrentan a los mismos desafíos y posibles riesgos que nos ha descrito. Si en el lugar donde vive no existe una persona de este tipo, se buscará un médico que se preste a aprender "sobre el tema", y que sea capaz de ofrecer el incondicional apoyo que tanto la embarazada como su esposo precisarán. Hacia el final del embarazo también se tendrá que empezar a buscar un pediatra o médico de familia que ofrezca un gran apoyo a una madre que se enfrenta a tal desafío físico.

Las medidas especiales que se deberán tomar para que el embarazo tenga éxito dependerán de las limitaciones físicas. En cualquier caso, restringir el aumento de peso a los límites recomendados (25 a 30 libras) ayudará a minimizar el estrés sobre el cuerpo de la madre. Alimentarse con la mejor dieta posible mejorará el bienestar físico general y hará disminuir las probabilidades de que se den complicaciones. Y continuar con la terapia física ayudará a asegurar que

se tenga la máxima fuerza física y movilidad cuando llegue el bebé. Deberá ser muy tranquilizador saber que, aunque el embarazo puede ser más difícil para una mujer con una incapacidad física, para el bebé no será más violento que si la madre fuera normal. No existen pruebas de que haya un aumento de las anormalidades fetales entre los bebés de las madres con daños de la espina dorsal (o de aquéllas con otras incapacidades físicas no relacionadas con la herencia o con una enfermedad sistémica).

Las mujeres con daños en la espina dorsal son más susceptibles a problemas del embarazo tales como las infecciones renales y las dificultades de la vejiga, las palpitaciones y la sudoración, la anemia y los espasmos musculares. También el parto puede aportar problemas especiales, aunque en muchos casos será posible el parto vaginal. Debido a que probablemente las contracciones uterinas serán indoloras, la mujer deberá recibir instrucciones para detectar otros signos de que se acerca el momento de dar a luz.

Mucho antes de la fecha del parto, se ideará un plan infalible para llegar al hospital —uno que tenga en cuenta el hecho de que puede que la mujer esté sola en casa cuando se inicie la dilatación (puede que la mujer desee ir al hospital al iniciarse la dilatación para evitar los problemas causados por los retrasos en el camino); se preparará al personal del hospital para sus necesidades especiales; y la mujer se asegurará de poder circular por la unidad obstétrica en su silla de ruedas.

Cuidar de los hijos siempre constituye un desafío. Aún lo será más para la mujer incapacitada y su esposo. Una planificación anticipada ayudará a enfrentarse a dicho desafío con más éxito. Se harán las modificaciones necesarias en la casa para que el cuidado de los hijos sea más fácil (quizá se intente contactar con otras madres incapacitadas físicamente para saber los trucos que han aprendido); se obtendrá ayuda (ya sea pagada o de otro tipo) al menos para empezar; se alistará al esposo para los preparativos de la llegada del bebé, y se repartirán los trabajos domésticos y el cuidado del bebé para el momento en que éste llegue a casa. Hay que ser creativa. Las cosas no tienen por qué hacerse "como en el libro", –se harán como funcione mejor para la mujer. Amamantar al bebé, si ello es posible, lo simplificará todo –no habrá que esterilizar biberones, ir a toda prisa a la cocina para preparar un biberón cuando el bebé empieza a llorar, o ir a comprar una leche de farmacia. Un servicio de entrega de pañales (puede suministrar pañales de tela o desechables) también ahorrará esfuerzos y tiempo. La mesa donde se cambiará el bebé deberá estar diseñada para usarla desde una silla de ruedas, y la cuna deberá tener un lado que baje para que la mujer pueda meter y sacar al bebé con facilidad. Si la madre va a ser quien bañe al bebé (aunque ésta es una tarea que a los padres a menudo les gusta mucho y hacen muy bien), se tendrá que poner la bañerita en una mesa que sea accesible para ella. Dado que bañar al bebé a diario no es obligatorio, se podrá lavar al niño con una esponja sobre la mesa en que se le cambia o sobre la falda en días alternos. Un dispositivo para transportar al bebé podría ser una forma muy conveniente de llevarlo de acá para allá dejando las manos libres para controlar la silla. Unirse a un grupo de apoyo de padres con incapacidades físicas no sólo puede constituir una fuente de bienestar y fuerza, sino también una fuente brillante de ideas y consejos.

No será fácil, para la madre ni para su esposo, que quizás deba aportar algo más que el 50 % en el cuidado del bebé. Pero saber que no son los primeros en hacerlo –y que la gran mayoría de los que ya lo han hecho han informado que las satisfacciones recompensan todos los esfuerzos– lo que es muy alentador.

EPILEPSIA

"Soy epiléptica, y acabo de saber que estoy embarazada. ¿Estará bien mi bebé?"

Con unos cuidados médicos expertos, preferiblemente iniciados antes de la concepción, tanto para la epilepsia como para el embarazo, las posibilidades están muy a favor tanto de la madre como del bebé; las epilépticas tienen un 90 % de posibilidades de tener un bebé sano. Si la mujer aún no ha empezado a visitar a un ginecólogo, deberá hacerlo lo antes posible. E informará al médico que trata su epilepsia que está embarazada; será necesario un control estrecho de la enfermedad, y posiblemente unos ajustes frecuentes de los niveles de la medicación.

No parece que las futuras mamás epilépticas tengan una mayor incidencia de los serios problemas del embarazo y el parto tales como el aborto espontáneo, la preeclampsia y el parto prematuro, pero es más probable que experimenten náuseas y vómitos excesivos (hiperemesis).

Se cree que el ligero incremento en la incidencia de ciertos defectos congénitos de los hijos de madres epilépticas se debe en gran medida al uso de ciertos fármacos contra las convulsiones durante el embarazo, aunque parece que algunos están relacionados con la epilepsia misma. Sería ideal que la mujer epiléptica discutiera con su médico con anticipación suficiente la posibilidad de dejar la medicación antes de concebir. Si debe continuar medicándose, quizás sea posible cambiar a un fármaco menos peligroso (el fenobarbital, por ejemplo, causa menos defectos congénitos que la fenitoína; parece que el valproato de sodio, el trimetadione y el parametadione son aún más peligrosos). Pero la mujer no debería dejar de tomar una medicación necesaria por miedo a perjudicar a su bebé; no tomarla –y tener ataques frecuentes– podría ser más peligroso para el feto.

Dado que el mayor riesgo de que se desarrollen anormalidades se da durante los tres primeros meses, no existen muchas razones para preocuparse sobre los efectos de la medicación después de este período. Algunas veces los ultrasonidos o los tests de la alfa-fetoproteína pueden determinar al principio del embarazo si el feto se ha visto afectado. Si la mujer ha estado tomando ácido valproico, quizás el médico desee investigar específicamente sobre los defectos del tubo neural, tales como la espina bífida.

Las mujeres epilépticas a menudo desarrollan una anemia por deficiencia en folatos (y las investigaciones demuestran que ésta también puede estar relacionada con los defectos del tubo neural de sus bebés), por lo que los médicos prescribirán un suplemento de ácido fólico para las embarazadas epilépticas incluso aunque en algunos casos raros aumenta el número de ataques. También puede que se recomiende un suplemento de vitamina D a las mujeres que toman ciertos fármacos contra las convulsiones. Durante los dos últimos meses del embarazo, puede que se prescriban suplementos de vitamina K para reducir el mayor riesgo de que el recién nacido sufra hemorragias. También es posible que como método alternativo se le suministre al bebé una inyección de vitaminas al nacer.

La mayoría de mujeres epilépticas encuentran que su embarazo no tiene efectos negativos en su enfermedad. La mitad de ellas no experimentan ningún cambio, y un pequeño porcentaje ve cómo sus ataques se hacen menos frecuentes y más débiles. No obstante, unas pocas ven aumentar sus ataques y que éstos se hacen más fuertes. Ello podría deberse a las diferencias individuales o debido a que la medicación ha sido vomitada o demasiado diluida en el exceso de fluidos corporales del embarazo. El problema de perder la medicación al vomitar a menudo puede minimizarse tomando un anticonvulsivo de liberación lenta antes de irse a dormir, lo que permite que la medicación se incorpore antes de que empiecen los vómitos matinales. Se preguntará al médico sobre la conveniencia de tales fármacos. Si el problema es la excesiva dilución del medicamento, podrá ser necesario que el médico reajuste la dosis.

Una vez haya llegado el bebé, si la mujer desea amamantarlo, la epilepsia no debería ser un problema. La mayoría de fármacos contra dicha enfermedad pasan a la leche materna en dosis tan bajas que es poco probable que afecten al bebé. Pero se consultará con el pediatra para asegurarse de que los fármacos que se están tomando no tienen problemas. Y si el bebé amamantado está demasiado adormilado después de que la madre haya tomado la medicación, se informará al médico. Podría ser necesario un cambio.

FENILCETONURIA (FCU)

"Yo nací con FCU. Mis médicos me dieron permiso para dejar la dieta baja en fenilalanina cuando pasé de los diez años, y me encontraba bien. Pero cuando hablé de quedar embarazada con mi ginecólogo, éste me dijo que debía volver a adherirme a dicha dieta y mantenerla durante todo el embarazo. ¿Tengo que hacer caso de su consejo incluso si me encuentro bien con una dieta normal?"

Esta mujer no sólo debe seguir su consejo, debería agradecérselo. Hace muy poco se ha reconocido que las mujeres embarazadas con fenilcetonuria que *no* siguen una dieta baja en fenilalanina ponen a sus hijos en un gran peligro de nacer demasiado pequeños, con una circunferencia cefálica demasiado pequeña, con malformaciones y posiblemente con daños cerebrales. Sería ideal, tal como ha dicho el médico de esta mujer, que se volviera a la dieta especial desde antes de la concepción y que los niveles sanguíneos de fenilalanina se mantuvieran bajos hasta el parto. El sustituto de leche sin fenilalanina y las cantidades medidas de otros alimentos permitidos en esta dieta deberían suplementarse con micronutrientes (zinc, cobre, etc.) que de otro modo podrían estar ausentes de ella. Y, desde luego, todos los alimentos endulzados con aspartame están rigurosamente prohibidos.

Aunque esta dieta no resulta muy atractiva, la mayoría de las madres creen que vale la pena sacrificarse para proteger a sus bebés de los daños. Si a pesar de este incentivo, la embarazada tiene un desliz en cuanto a la dieta, intentará obtener ayuda profesional de un terapeuta que esté familiarizado con este tipo de problemas. Si el asesoramiento no ayuda, la embarazada deberá considerar si es una buena idea continuar con un embarazo con unas posibilidades tan males para el bebé.

ENFERMEDAD CORONARIA (EC)

"Mi médico me ha advertido que no quede embarazada, debido a que tengo una enfermedad coronaria. Pero he concebido accidentalmente y no quiero abortar. Quiero a este bebé más que a nada en el mundo."

La situación de esta mujer no es tan rara como hace años. La EC, que se hace más frecuente al avanzar la edad de la mujer, se está haciendo más común durante el embarazo al optar un número cada vez mayor de mujeres por tener sus bebés a mayor edad.

Si es seguro o no que esta mujer prosiga con su embarazo depende de la naturaleza de su enfermedad. Si la enfermedad es benigna (si no pone limitaciones a la actividad física, y generalmente la actividad no causa una fatiga excesiva, palpitaciones, falta de aliento o angina) o moderada (la mujer tiene ligeras limitaciones de su actividad física, está completamente bien durante el descanso, pero presenta síntomas durante la actividad física ordinaria), tiene buenas posibilidades de poder, bajo una supervisión médica muy estrecha, llevar un embarazo a término sin riesgos. Si la enfermedad es grave (la mujer puede tener pronunciadas limitaciones de su actividad física, e incluso una actividad ligera causa síntomas, aunque se encuentre bien cuando descansa) o muy grave (cualquier actividad física causa molestias, los síntomas se notan incluso al descansar), probablemente el médico le dirá que el embarazo puede poner su vida en peligro.

La mujer y su marido deberán tomar una decisión, con la ayuda del médico. Al tomarla, se tendrá en cuenta que si la mujer no sobrevive al embarazo, probablemente el bebé tampoco. Pero incluso si se ve que es necesario acabar con el embarazo para poder salvar la vida de la madre, ésta no está condenada de por vida a no tener bebés. Es posible que la enfermedad cardíaca pueda ser corregida (mediante cirugía cardíaca, por ejemplo), de forma que pueda llevar un futuro embarazo a término con toda seguridad. Si no existe la posibilidad de la cirugía, quizás la adopción sea la solución, asumiendo que se tengan fuerzas para cuidar del bebé.

Si el cardiólogo cree que la mujer se puede enfrentar con seguridad al embarazo, probablemente le dará algunas instrucciones muy estrictas. Éstas variarán según la enfermedad, pero puede que incluyan:

◆ Evitar el estrés físico y emocional; en algunos casos puede que se le pida a la madre que limite sus actividades durante el embarazo, posiblemente incluso que guarde reposo en cama.

◆ Tomar la medicación rigurosamente (hay que asegurarse de que ésta sea segura para el bebé; parece que muchas lo son).

◆ Vigilar cuidadosamente la dieta, de forma que no se gane demasiado peso, lo que podría suponer más esfuerzo para el corazón.

◆ Una dieta baja en colesterol, grasas saturadas y grasas en general si la enfermedad lo requiere, pero no una dieta sin grasas; es esencial alga de grasa para un desarrollo fetal sano. Se suele recomendar una restricción moderada del sodio (unos 2,000 mg diarios), pero no mayor que ésta. Generalmente se receta un suplemento de hierro.

◆ Llevar medias con la presión graduada, para ayudar a reducir la acumulación de sangre en las piernas.

◆ Dejar de fumar, si es que lo hace.

Hacia el final del embarazo, es probable que la mujer tenga que someterse a frecuentes sonografías y tests de no-estrés, de forma que el médico pueda mantenerse informado de las condiciones del bebé. Los exámenes también ayudarán a asegurarse de que todo va bien.

Si la mujer pasa todo su embarazo sin complicaciones cardíacas o pulmonares, no es probable que tenga problemas durante el parto. Ni tampoco es probable que precise una cesárea más que otras mujeres. No obstante, puede que se utilice el fórceps de salida (bajo anestesia local; véase pág. 354) para reducir el estrés de la dilatación y acelerar la fase final de la expulsión.

ANEMIA FALCIFORME

"Padezco de anemia falcíforme y acabo de saber que estoy embarazada. ¿Estará bien mi bebé?"

No hace demasiados años, la respuesta no hubiera sido muy tranquilizadora. No obstante, hoy en día, y gracias a los principales avances médicos, las mujeres que padecen anemia falciforme tienen buenas probabilidades de dar a luz sin peligro y con el resultado de un bebé sano. Incluso aquellas mujeres con tales complicaciones de la anemia falciforme como enfermedades cardíacas o renales a menudo son capaces de tener un embarazo con éxito.

Sin embargo, el embarazo en las mujeres con anemia falciforme suele clasificarse como de alto riesgo. Debido al estrés sobreañadido que debe soportar su cuerpo, sus posibilidades de padecer una crisis aumentan; y debido a la enfermedad, los riesgos de ciertas complicaciones del embarazo, tales como el aborto espontáneo y el parto prematuro, también aumentan. La preeclampsia, o toxemia, también es más común en las mujeres con anemia falciforme, pero no está claro si ello se debe a la anemia falciforme o a que son de raza negra y por ello están más sujetas a hipertensión.

El pronóstico, tanto para la mujer como para su bebé, será mejor si reciben cuidados médicos excelentes. La mujer deberá pasar controles médi-

cos con mayor frecuencia que otras embarazadas –posiblemente cada dos o tres semanas hasta la semana 32, y cada semana después. Sería ideal que el ginecólogo estuviera familiarizado con la anemia falciforme y que trabajara en estrecha colaboración con un especialista en medicina maternofetal, un internista o un hematólogo bien informados. Es probable que se prescriban suplementos vitamínicos y de hierro para embarazadas. Y probablemente al menos una vez (generalmente al iniciarse la dilatación o justo antes de la expulsión), y posiblemente periódicamente durante todo el embarazo (aunque este tratamiento es discutido), la paciente recibirá una transfusión sanguínea. Es tan probable que la mujer que sufre de anemia falciforme tenga un parto vaginal como cualquier otra mujer. En el posparto puede que se le prescriban antibióticos para prevenir una infección.

Si ambos progenitores son portadores del gen de la anemia falciforme, el riesgo de que su bebé herede una forma seria de dicha enfermedad es grande. Al principio del embarazo (si no antes de la concepción), deberá hacerse un estudio del marido para saber si es portador. Si lo es, es posible que la pareja desee visitar a un consejero genético, y posiblemente tener un diagnóstico prenatal (véase la pág. 52) para ver si el feto está afectado.

LUPUS ERITEMATOSO DISEMINADO (LED)

"Últimamente mi lupus ha estado muy inactivo. Acabo de quedar embarazada. ¿Es probable que sufra un recru-

decimiento? ¿Tendrá mi bebé el lupus?"

Hoy en día todavía se desconocen muchas cosas del lupus eritematoso diseminado, una enfermedad autoinmune que afecta sobre todo a las mujeres de 15 a 65 años, más a las de raza negra que a las blancas. Los estudios realizados hasta ahora parece que indican que el embarazo no afecta al curso a largo plazo del lupus. Durante el embarazo mismo, algunas mujeres encuentran que su estado mejora, y otras que empeora. Lo que sucede en un embarazo no predice lo que pasará en los siguientes. Durante el posparto, parece que se da un aumento de las crisis.

No obstante, el efecto del LED sobre el embarazo no está del todo claro. Parece ser que las mujeres que obtienen mejores resultados son aquéllas que, como la que nos consulta, conciben durante un período que están bien. Aunque el riesgo de que el embarazo se malogre es ligeramente mayor, las posibilidades de tener un bebé sano son excelentes. Las que tienen un pronóstico no tan bueno son las mujeres con LED que tienen un deterioro renal grave (sería ideal que la función de los riñones hubiera estado estable durante los seis meses anteriores a la concepción) o padecen lo que se llama el lupus anticoagulante en plasma. No importa cuan grave sea el lupus de una embarazada; es extremadamente improbable que el bebé nazca con esta enfermedad.

Si fuera necesario, debido a los síntomas de artritis o a que la mujer tiene el lupus anticoagulante en plasma, la toma diaria de aspirina y del esteroide prednisona a las dosis efectivas más bajas parece que reduce los riesgos. Durante el embarazo pueden usarse muchos esteroides con toda seguridad –algunos debido a que no atraviesan la barrera placentaria. Algunos que sí lo hacen siguen siendo inocuos, y otros son realmente beneficiosos para el feto al apresurar la maduración pulmonar.

Debido al lupus, los cuidados a la embarazada serán más complicados que los de la mayoría, con tests más frecuentes y posiblemente con más limitaciones. Pero con la madre, su ginecólogo o especialista en medicina materno-fetal, y el médico que trata el lupus trabajando en colaboración, las posibilidades están muy a favor de que el resultado sea feliz y que los esfuerzos realizados hayan valido la pena.

QUÉ ES IMPORTANTE SABER:
VIVIR CON UN EMBARAZO DE ALTO RIESGO O PROBLEMÁTICO

El embarazo es un proceso "normal" que se experimenta, no una enfermedad que deba ser tratada. Pero si el embarazo de una mujer se clasifica como de alto riesgo, ésta habrá tomado conciencia de que ésta no es una verdad universal. Para muchas mujeres el embarazo es un período de miedo, ansiedad, cuidados médicos constantes, hospitalizaciones frecuentes y de sentir que "nadie sabe lo que estoy pasando". Otras parejas de futuros padres están viviendo con ilusión, pero la pareja con embarazo de alto riesgo vivirá con:

Miedo. Mientras otros padres están preparándose con alegría para el nacimiento de su bebé al final de los nueve meses, los padres de alto riesgo sólo esperan que el feto aún esté vivo mañana.

Resentimiento. Una mujer que está acostumbrada a ser independiente puede odiar su súbita y total dependencia, especialmente si se restringe su actividad ("¿Por qué a mí? ¿Por qué tengo que dejar mi trabajo? ¿Por qué tengo que guardar cama?"). Puede que la agresividad se dirija hacia el bebé, el esposo o cualquier otra cosa. El marido, desde luego, puede tener su propia ración de resentimientos ("¿Por qué recibe ella todas las atenciones? ¿Por qué tengo que hacer yo todo el trabajo? ¿De verdad tiene que guardar cama? ¿Y de verdad tengo que pasarme todas las tardes en casa con ella?"). Puede que existan también resentimientos de los que no se hable, sobre lo caros que son sus cuidados médicos y sobre que ya no se hace el amor, si es que el médico lo ha prohibido.

Culpabilidad. La mujer puede atormentarse pensando qué pudo haber hecho para que este embarazo sea de alto riesgo, o para que se malograran los embarazos anteriores, aunque en la gran mayoría de los casos sus acciones no han sido la causa. Puede que piense que es una perezosa, quedándose en cama o dejando de trabajar demasiado pronto. Puede tener

miedo de estar destruyendo su relación con su esposo o con sus otros hijos. También el esposo puede sentirse culpable; puede sentirse mal porque su mujer está cargando con todos los sufrimientos, o puede sentir remordimientos por los resentimientos que está albergando.

Sentimientos de ineficacia. Puede que la mujer que no puede tener un embarazo "normal" no se valore a sí misma.

Presión constante. Los futuros papás de alto riesgo a menudo tienen que tener en mente el embarazo y sus exigencias durante todos los momento del día; ella tendrá que hacer una pausa constantemente para preguntarse "¿Puedo hacer esto? ¿Me está permitido?" Quizás tenga que tomar una dieta especial, restringir la actividad o incluso guardar cama y pasar frecuentes controles y tests.

Estrés marital. Cualquier tipo de crisis pone en tensión el matrimonio, pero el embarazo de alto riesgo a menudo añade el estrés de limitar o prohibir las relaciones sexuales, lo que puede dificultar mucho que la pareja tenga intimidad. El estrés también puede provenir del alto costo de un embarazo de alto riesgo (puede que el seguro médico no se haga cargo de muchos de los gastos) y la pérdida de ingresos de la futura madre que no puede continuar trabajando.

Aunque la recompensa final puede hacer que todos los esfuerzos hayan valido la pena, es innegable que los nueve meses pueden constituir una carga para la pareja de alto riesgo. Los siguientes consejos pueden ayudar a que todo transcurra de forma un poco más fácil:

Planificación financiera.

Al igual que otros padres ahorran para mandar a sus hijos a la universidad, los que se enfrentan a un embarazo de alto riesgo deberán hacerlo para que el bebé nazca bien. Saber con anticipación que el embarazo será de alto riesgo, y por lo tanto caro, sería lo ideal, pero no siempre es posible, al menos la primera vez. Si se sabe con anticipación, sería una buena idea buscar el mejor plan de seguros posible, y renunciar a las vacaciones caras y otros gastos superfluos para poder ahorrar algo antes de que empiece el embarazo. Si no se ha sabido antes, se empezarán a tomar medidas para apretarse el cinturón tan pronto como se descubra la situación.

Planificación social.

Si el embarazo requiere reposo en cama, ya sea parcial o completo, los padres no deberán resignarse a una vida de ermitaños. Invitarán a sus mejores amigos a cenar en el dormitorio (encargando una pizza). O se invitará a los amigos a jugar al Monopoly, al Scrabble o a las cartas o a ver una película que acaba de editarse en vídeo. Si la pareja debe perderse un acontecimiento familiar importante, una boda de un amigo o una fiesta anual en la empresa, se dispondrá que el marido asista y grabe (en su cabeza, en un video o con una cámara fotográfica) los acontecimientos de forma que pueda compartirlos con su esposa más tarde. Si una hermana se casa a 1,000 millas de distancia y el médico ha prohibido viajar, se grabará en vídeo un mensaje de felicitación, o se escribirá una poesía especial para ser leída en la recepción. Se le pedirá que grabe la ceremonia en vídeo para poder compartirla.

Llenar el tiempo.

Pasar semanas o incluso meses en la cama puede parecer una sentencia de cadena perpetua. Pero también puede ser el momento de hacer todas las cosas que la mujer no ha tenido tiempo de hacer en su agitada vida. Leerá todos los éxitos literarios de los que todo el mundo hablaba, o algunos de los viejos clásicos que nunca se llegó a disfrutar. Se inscribirá en un vídeo-club que ofrezca una buena selección y buenos precios (¿Cuánta gente más tiene tiempo para aprovecharse de la ventaja de las ofertas de "dos películas al precio de una"?). Estudiará una lengua extranjera o se cultivará un nuevo interés por medio de las cintas de audio. Aprenderá a tejer a crochet o a bordar –y se hará algo para sí misma, el marido, su madre o para el médico si es demasiado supersticiosa para hacer algo para el bebé. Si se le permite estar sentada, conseguirá un ordenador portátil y organizará su vida financiera. Llevará un diario donde anotará todas sus impresiones, tanto las buenas como las malas, tanto para pasar el tiempo como para combatir los resentimientos. Coleccionará algunos de los mejores catálogos y comprará por teléfono o por correo.

Preparación para el parto.

Si la embarazada no puede asistir a las clases de preparación, puede pedir al marido que vaya y las grabe en vídeo, o que tome notas y le informe verbalmente. Si el dormitorio es grande y la clase pequeña, les pedirá a las demás alumnas que hagan al menos una sesión en su casa. Aunque puede que la mujer piense que aprender sobre un parto normal puede traer mala suerte al propio, será muy bueno para ella estar lo mejor informada posible. Lea todo lo que pueda sobre el tema en este libro o en otro; incluso puede ver un vídeo o dos sobre el parto. Y aunque no desee saberlo, también aprenderá todo lo que pueda sobre lo que es el parto para alguien con su problema.

Apoyo mutuo. Un embarazo de alto riesgo, particularmente cuando existen muchas restricciones, es una verdadera prueba para un matrimonio. La embarazada pasará por un período de meses donde muchos de los placeres normales del matrimonio no existirán (sexo, salir juntas, viajes de fin de semana, por ejemplo) y donde incluso la alegría de esperar un bebé queda empañada. Para asegurarse de que la aventura termina con un bebé y un matrimonio sano, cada uno de los miembros de la pareja debe pensar en las necesidades del otro. Nece-

sitará apoyo en todo, desde adherirse a una dieta muy estricta hasta acostumbrarse a una actividad restringida. Pero puede que las necesidades del padre, que debe proporcionar una gran parte de este apoyo, sean descuidadas. La mujer, incluso desde su reclusión en cama o con las restricciones que sean, debe reconocer los sentimientos de su esposo y hacerle saber lo importante que es él.

Sublimación sexual. Hacer el amor no siempre tiene que significar tener relaciones sexuales. La pareja leerá sobre cómo tener intimidad durante el embarazo incluso cuando el médico dice "nada de sexo" (pág. 208).

Conseguir ayuda. Como en tantas crisis de la vida, ser capaz de hablar con otras personas en la misma situación puede ser una gran ayuda. Véase el recuadro siguiente.

Mamás que ayudan a otras mamás

A menudo, la mujer con un embarazo de alto riesgo o difícil, o que ha tenido un aborto, se siente distinta de todas las demás; es muy consciente de que su experiencia es diferente de la de las amigas que han tenido un embarazo "normal". Si la mujer se siente así, podrá encontrar consuelo y apoyo en un grupo de mujeres que estén pasando por una experiencia similar.

Las discusiones pueden tratar de temas tales como el sentimiento de culpa al no ser capaz de tener un embarazo normal; cómo soportar estar confinada en casa o en el hospital; preocupación sobre los siguientes embarazos; lamentarse por la pérdida de un bebé; encontrar fuentes de apoyo emocional; enfrentarse a los sentimientos de soledad. En los grupos de apoyo también se intercambia gran cantidad de consejos prácticos –llevar la casa cuando se está guardando cama; hacer que la familia funcione mientras se tiene un bebé en cuida-

dos intensivos; conseguir los mejores cuidados para una enfermedad en particular. Y continuar en dicho grupo después de sentirse mejor también ayuda a llevar la propia experiencia a todo el círculo, y a sanar mientras se brinda el apoyo a otras mujeres necesitadas.

Si la mujer cree que podrá beneficiarse de un grupo de apoyo, intentará saber si existe alguno en la zona en que reside (preguntará en el hospital, a los médicos, las comadronas y las enfermeras). Si no existiera, y la embarazada tiene energías suficientes, considerará la posibilidad de recoger los nombres de las mujeres que se encuentran en una situación parecida y organizará el grupo ella misma.

Si la mujer está confinada en cama y no puede asistir a un grupo de apoyo, obtendrá el aliento que necesita en reuniones "telefónicas" con otras madres que tampoco pueden ponerse en pie, o invitará al grupo a reunirse periódicamente en su casa.

17
Cuando algo va mal

Considerando los procesos tan confusos que se hallan implicados en la creación de un bebé, desde las divisiones impecablemente precisas del óvulo fecundado hasta la espectacular transformación de un agregado informe de células en una delicada forma humana, no es nada menos que milagroso que todo vaya bien la mayoría de las veces. Y no es sorprendente que en algunas pocas ocasiones algo vaya mal –debido a la genética, a factores ambientales, a una combinación de ambos o simplemente debido a un capricho de la naturaleza. La medicina y la higiene moderna, y la comprensión de la importancia de la dieta y del estilo de vida, han hecho mejorar abrumadoramente las posibilidades de que un embarazo (y el parto que le sigue) sean completados con éxito y con toda seguridad, aunque aún existe un cierto riesgo. Afortunadamente, teniendo la tecnología actual de nuestra parte, incluso cuando algo va mal, un diagnóstico y una intervención precoz a menudo pueden enderezar la situación.

Una complicación obstétrica, tanto si tiene lugar repentinamente como si se ha presentado inesperadamente, complica la vida de la mujer, así como su embarazo. Los consejos de cómo enfrentarse a los problemas del embarazo que complementan las siguientes explicaciones se encuentran en "Vivir con un embarazo de alto riesgo", página 418.

La mayoría de las mujeres tienen un embarazo y parto sin complicaciones. Este capítulo, que describe las más comunes, sus síntomas y tratamientos, no ha sido dedicado a ellas. *Sólo deberían leerlo aquellas mujeres que tienen la sospecha de tener complicaciones o un diagnóstico firme e incluso en ese caso sólo se debería leer el problema específico que se padece. Una lectura casual podrá conllevar preocupaciones no tan casuales e innecesarias.*

SITUACIONES QUE PUEDEN SER PREOCUPANTES DURANTE EL EMBARAZO

HYPEREMESIS GRAVIDARUM

¿Qué es? Esta forma exagerada de las náuseas matutinas se da en menos de 1 de cada 200 embarazos. La hyperemesis gravidarum, o vómitos excesivos durante el embarazo, es más común en las primerizas, en las mujeres que están esperando más de un hijo, y en mujeres que ya sufrieron este transtorno durante un embarazo anterior. El estrés psicológico puede ser un factor que contribuye a ello, pero también lo es la sensibilidad del centro cerebral del vómito, que parece que varía de una persona a otra.

Signos y síntomas. Las náuseas y vómitos de principios del embarazo son más frecuentes y fuertes de lo normal, y pueden durar más –a veces durante los nueve meses– en vez de desvanecerse hacia finales del primer trimestre. Si no se tratan, los vómitos frecuentes pueden producir mala nutrición, deshidratación, y posiblemente dañar la salud de la madre y del bebé. Dolor severo de estómago con malestar matinal podría estar relacionado con la vesícula biliar o el páncreas lo que requiere pronta atención médica.

Tratamiento. Los casos más benignos pueden controlarse mediante medidas dietéticas, reposo, antiácidos y medicación antiemética (contra los vómitos)[1], pero si los vómitos prosiguen y la mujer no está ganando bastante peso, podría ser necesaria la hospitalización. Puede que se hagan análisis para descartar causas ajenas al embarazo, tales como gastritis, un bloqueo intestinal o una úlcera. Puede que se oscurezca la habitación de la paciente y se limiten las visitas para reducir la estimulación; puede que ésta reciba psicoterapia para que se reduzca la tensión. Si fuera necesario, se le administrará alimentación intravenosa, junta con un antiemético. Cuando se ha recuperado el equilibrio hídrico (generalmente a las 24

o 48 horas), se inicia una dieta líquida. Si ésta se tolera, la paciente pasa gradualmente a tomar seis pequeñas colaciones al día. Si la embarazada todavía no puede mantener los alimentos en el estómago, se continuará con la dieta intravenosa, aunque se intentará que tome algún alimento por la boca. Algunas veces, cuando el problema persiste durante bastante tiempo como para amenazar la nutrición adecuada del feto, se añadirán nutrientes especiales a los líquidos intravenosos, para permitir un completo descanso del tracto gastrointestinal durante unas semanas. Esto se denomina hiperalimentación IV. Sólo en muy raras ocasiones, cuando la vida de la madre se halla en peligro, se debe considerar la posibilidad de terminar con el embarazo.

EMBARAZO ECTÓPICO

¿Qué es? Se trata de un embarazo que se implanta fuera del útero, generalmente en las trompas de Falopio. El diagnóstico y tratamiento precoces son muy efectivos. Sin ellos, el feto continuará creciendo en la trompa y ésta finalmente estalla, lo que destruye su capacidad de transportar hasta el útero los óvulos fecundados durante los futuros embarazos. La rotura de una trompa que no se trate adecuadamente puede acabar con la vida de la madre.

Signos y síntomas. Dolor espasmódico y parecido a un calambre, con sensibilización, que empieza en un costado y a menudo se extiende por todo el abdomen; el dolor puede empeorar al ir de vientre, toser o moverse. A menudo se presentan manchas oscuras o una ligera hemorragia vaginal, intermitente o continua, que

---

[1] No se tomará medicación antiemética sin la aprobación del médico. Dado que algunos de estos fármacos tienen interacciones adversas con otros medicamentos, la paciente se asegurará de que el médico sabe de cualquier medicación que esté tomando, antes de que le prescriba un antiemético.

puede preceder al dolor en varios días o semanas. A veces, náuseas y vómitos, debilidad o mareos, dolor en los hombros y/o presión rectal. Si la trompa se rompe, puede que se inicie una gran hemorragia, y son comunes los signos de shock (pulso rápido y débil, piel fría y húmeda, y desvanecimientos) y el dolor se hace muy agudo y persistente durante un corto período de tiempo antes de difundirse a toda la región pélvica.

Tratamiento. Es importante acudir al hospital de inmediato. Las nuevas técnicas de diagnóstico precoz y tratamiento de los embarazos tubáricos han suprimido la mayoría de los riesgos para la madre, y han mejorado mucho las posibilidades de que ésta siga siendo fértil.

El diagnóstico suele llevarse a cabo por la combinación de dos procedimientos: (1) una serie de análisis del embarazo altamente sensibles que den a conocer el nivel de la hormona GCh en la sangre materna (si dichos niveles bajan o dejan de subir al progresar el embarazo, se sospecha de la existencia de un embarazo anormal, posiblemente tubárico); y (2) ecografías de alta resolución para visualizar el útero y las trompas de Falopio (la ausencia de un saco embrionario en

Hemorragias al principio del embarazo

Las hemorragias al principio del embarazo no indican necesariamente que ocurra nada grave, pero por precaución, siempre se debería informar al médico. La mujer será muy precisa en la descripción de la hemorragia: ¿Es intermitente o continua? ¿Cuándo comenzó? ¿El color es rojo oscuro o brillante, pardusco o rosado? ¿Es lo bastante abundante para empapar una compresa en una hora, sólo manchas ocasionales o intermedia? ¿Tiene un olor inusual? ¿Parece que se han perdido fragmentos de tejido (trozos de material sólido) junto con la sangre? (Si así fuera, se intentará guardarlos en un pote o bolsa de plástico.) La embarazada también se asegurará de informar de cualquier síntoma acompañante, tal como náuseas y vómitos excesivos, calambres o dolor de cualquier tipo, fiebre, debilidad, etc.

Un manchado o teñido que no vaya acompañado de dichos síntomas no se considera una situación de emergencia; si comenzara a medianoche, se puede esperar hasta la mañana para llamar al médico. Cualquier otro tipo de hemorragia requiere una llamada inmediata o, si no se puede contactar con el médico, ir a un servicio de urgencias.

Dos de las causas más comunes de las hemorragias del primer trimestre, y que no indican la existencia de problemas, son:

Implantación normal del embarazo en la pared uterina. Tales hemorragias, que a veces se dan cuando el óvulo fecundado se adhiere a la pared del útero, son breves y escasas.

Cambios hormonales en el momento en que normalmente se tendría la menstruación. La hemorragia suele ser escasa, aunque algunas mujeres tienen lo que parece un periodo normal.

Las causas menos comunes y más preocupantes de las hemorragias del primer trimestre incluyen:

Aborto espontáneo. Generalmente una hemorragia fuerte acompañada de dolor abdominal y posiblemente con la pérdida de material embrionario (véase pág. 426).

Embarazo ectópico. Manchas vaginales oscuras o hemorragia escasa, intermitente o continua, acompañada de dolor en el abdomen y/o los hombros, que a menudo pueden ser muy fuertes (pág. 423).

Enfermedad trofoblástica. Las pérdidas oscuras continuas o intermitentes constituyen el síntoma principal (pág. 428).

A menudo, no obstante, la causa real de la hemorragia durante el primer trimestre no se puede identificar y el embarazo prosigue hasta concluir felizmente.

Hemorragia a mediados
o finales del embarazo

Una hemorragia ligera o en forma de manchas durante el segundo o tercer trimestre no suele ser causa de preocupación. A menudo es el resultado de un trauma del cuello de la matriz, que cada vez es más sensible, durante un examen interno o las relaciones sexuales, o simplemente, las causas son desconocidas. No obstante, a veces constituye un signo de que se precisa atención médica de inmediato. Dado que sólo el médico puede determinar la causa, se le debería notificar si la embarazada sufre alguna hemorragia –de inmediato si ésta es fuerte, el mismo día incluso si sólo se trata de manchas y no existen síntomas acompañantes.

Las causas más comunes de las hemorragias intensas son:

Placenta previa, o placenta baja. La sangre suele ser de color rojo vivo y no hay dolor. Suele comenzar espontáneamente, aunque puede ser desencadenada por la tos, los esfuerzos al hacer de vientre o las relaciones sexuales. Puede ser abundante o escasa, y suele parar para reaparecer más adelante. Véase la página 438 para más información.

Ruptura de placenta, o separación prematura de la placenta. La hemorragia puede ser tan ligera como una menstruación poco abundante, tan fuerte como una menstruación abundante, o mucho más, dependiendo del grado de separación. Las pérdidas pueden incluir coágulos y la intensidad de los calambres, el dolor y la sensibilidad abdominal acompañantes también dependerán del grado de separación. Con una separación importante, los signos del shock debido a la pérdida de sangre pueden ser evidentes. Véase la página 440.

Aborto tardío. Cuando existe peligro de aborto, la hemorragia puede ser primero rosada u oscuras; cuando la hemorragia es fuerte y va acompañada de dolor, el aborto es inminente. Véase la página 427.

Dilatación prematura. La dilatación se considera prematura cuando comienza después de la semana 20 pero antes de la 37. Un flujo sanguinolento y mucoso acompañado de contracciones podría señalar una dilatación anticipada. Véase pág. 444.

---

el útero y aunque esto no siempre es visible, que se esté desarrollando un embarazo en una trompa de Falopio, son indicaciones de embarazo ectópico). Si existe alguna duda, se suele confirmar mirando las trompas directamente, por medio de un delicado laparoscopio insertado por el ombligo. Las herramientas de diagnóstico de alta tecnología tales como ésta han hecho posible el diagnóstico precoz de los embarazos ectópicos, detectándose el 80 % de ellos antes de la ruptura.

El éxito del tratamiento de un embarazo ectópico también depende de la medicina de alta tecnología. Hace tiempo se operaba rutinariamente a las pacientes para acabar con el embarazo anormal, practicando una gran incisión en el abdomen, pero recientemente se ha hecho más común la laparoscopia, dado que permite una estancia más corta en el hospital y una recuperación más rápida. La laparoscopia se realiza a través de dos pequeñas incisiones, una en el ombligo para la inserción del instrumento para mirar, el laparoscopio y la otra en la parte baja del abdomen, para los instrumentos quirúrgicos. Dependiendo de las circunstancias, se usarán los rayos láser, la electrocauterización o incluso fármacos para extraer el embrión de la trompa de Falopio. Recientemente la medicina methotrexate ha sido usada como alternativa a la cirugía. Y exceptuando cuando ésta esté irreparablemente dañada, generalmente es posible salvarla, lo que hace aumentar las futuras posibilidades de un embarazo con éxito. Dado que los materiales residuales del embarazo podrían dañar la trompa si permanecieran en ella, se realiza un análisis de seguimiento de los niveles de GCh para asegurarse de que todo ha sido extraído.

ABORTO PRECOZ

¿Qué es? Un aborto es la expulsión espontánea o provocada del útero de un embrión o feto antes de que sea capaz de vivir fuera del claustro materno. Un aborto durante el primer trimestre se denomina aborto precoz o embrionario. Es muy común (muchos médicos creen que casi todas las mujeres tendrán al menos uno durante sus años reproductivos), y se da en el 40 % de las concepciones. La mayoría tienen lugar tan pronto que ni siquiera se sospechaba el embarazo; por lo tanto, a menudo esos abortos pasan desapercibidos y son vividos como una menstruación desacostumbradamente fuerte y con calambres. El aborto precoz suele relacionarse con una anormalidad cromosómica o genética del embrión; a que el cuerpo de la madre deja de producir un suministro adecuado de hormonas del embarazo; o a que ella tiene una reacción inmunitaria contra el embrión.

Signos y síntomas. Generalmente, hemorragia con calambres o dolor en el centro de la parte baja del abdomen. A veces, dolor fuerte o persistente que dura 24 horas o más y no va acompañado de hemorragia; hemorragia fuerte (como una menstruación) sin dolor; manchado ligero y persistente (que dura 3 días o más). Puede que se pierdan coágulos de sangre o un material grisáceo cuando realmente empieza el aborto.

Tratamiento. Si, al ser examinada la embarazada, el médico encuentra que el cuello uterino está dilatado, se asumirá que ha tenido lugar un aborto o que se está iniciando. En tales casos nada puede hacerse para evitar la pérdida. En muchos casos el embrión ya habrá muerto antes de que se inicie la perdida, lo cual desencadenará un aborto espontáneo.

Por otra parte, si se descubre mediante una sonografía o con un aparato de Doppler que el feto aún vive, existen muchas posibilidades de que el aborto no se llegue a producir. Algunos médicos sugerirán que no se aplique ningún tratamiento particular, siguiendo la teoría de que un embarazo condenado terminará en aborto, se aplique terapia o no, y que un embarazo sano permanecerá (también con o sin terapia). Otros –particularmente cuando la mujer tiene un historial de abortos o cuando se cree que la implantación no es perfecta– prescribirán reposo en cama y restricción a otras actividades, incluyendo las relaciones sexuales. Las hormonas femeninas, que hace tiempo se recetaban rutinariamente cuando existía una hemorragia temprana, ahora se usan raras veces, debido a que existen dudas sobre su eficacia y preocupación por los daños potenciales al feto si el embarazo prosigue. No obstante, en muy pocos casos, las pacientes con un historial de abortos y de las que se tienen pruebas de que producen demasiado pocas hormonas, pueden beneficiarse de la administración de progesterona.

Algunas veces, cuando se produce un aborto, éste es incompleto –sólo se expulsan partes de la placenta, la bolsa y el embrión. Si la mujer ha tenido, o cree que ha tenido, un aborto, y

Si se ha sufrido un aborto

Aunque es difícil que los padres lo acepten en ese momento, cuando *se produce* un aborto, suele ser una bendición. El aborto temprano suele ser un proceso de la selección natural en el cual un embrión o un feto defectuoso (defectuoso debido a factores ambientales, tales como la radiación o los fármacos; debido a una mala implantación en el útero; debido a anormalidad genética, una enfermedad materna, un accidente o a otras razones desconocidas) es desechado, probablemente porque no es capaz de sobrevivir o es enormemente defectuoso.

A pesar de ello, perder un bebé, incluso aunque sea muy pronto, es traumático. Pero no hay que permitir que los sentimientos de culpabilidad agraven la desgracia –*un aborto no es culpa de la madre*. Ésta no deberá afligirse. Compartir sus sentimientos con el esposo, el médico o un amigo, será de gran ayuda. En algunas comunidades existen grupos de apoyo para las parejas que han tenido un aborto. Se preguntará al médico si conoce alguno en la zona, o se preguntará en el hospital. Ello puede ser especialmente importante si la mujer ha tenido más de un aborto. Para más sugerencias de cómo enfrentarse a esta pérdida, véase la página 450.

Posiblemente la mejor terapia sea volver a quedar embarazada de nuevo tan pronto como sea seguro. Pero antes de hacerlo, se discutirán las posibles causas del aborto con el médico. Generalmente, un aborto es simplemente un suceso aislado y azaroso, causado por anormalidad cromosómica, infección, exposición a productos químicos o teratogénicos o por el azar, y no es probable que vuelva a suceder. Los abortos repetidos (más de dos) a menudo están relacionados con una insuficiencia hormonal de la madre o con que el sistema inmunitario de la madre que rechaza al "intruso", el embrión. En ambas situaciones, la instauración de un tratamiento cuando se vuelve a concebir, o incluso antes, a menudo puede prevenir que se vuelva a abortar. En algunas raras ocasiones, los abortos repetidos se deben a factores genéticos que se detectan mediante análisis cromosómicos de ambos esposos anteriores a la concepción. La mujer preguntará al médico si tales análisis son indicados en su caso.

Cualquiera que sea la causa del aborto, muchos médicos sugieren esperar de tres a seis mesas antes de volver a intentar concebir, aunque a menudo las relaciones sexuales pueden reanudarse al cabo de seis semanas. (Se utilizará un método anticonceptivo fiable, preferiblemente del tipo de barrera –condón, diafragma– cuando el médico dé permiso.) Se aprovecharán las ventajas de este período de espera –se pasará mejorando la dieta y los hábitos de salud. Por suerte, hay muy buenas posibilidades de que la siguiente vez la mujer tenga un embarazo normal y un bebé sano. La mayoría de las mujeres que han tenido un aborto no ven repetirse la experiencia. De hecho, un aborto constituye un seguro de fertilidad, y la gran mayoría de mujeres que pierden un bebé de esta forma pueden tener otro.

---

la hemorragia y/o el dolor prosiguen, se llamará al médico de inmediato. Probablemente se precisará una dilatación y raspado para que cese la hemorragia. Se trata de un procedimiento simple pero importante, por el cual se dilata el cuello uterino y los tejidos fetales o placentarios que quedaban se raspan y aspiran. Probablemente el médico querrá examinar el material para tener algún indicio de la causa del aborto.

ABORTO TARDÍO

¿Qué es? La expulsión espontánea de un feto entre el fin del primer trimestre y la vigésima semana se denomina aborto tardío[2]. (Después de la vigésima semana, cuando el feto es capaz de vivir fuera del útero –inclu-

---

[2] Cuando nace un bebé muerto después de la vigésima semana, suele denominarse alumbramiento de un feto muerto.

so si lo hace sólo con mucha ayuda del personal y el equipo de sala de recién nacidos– el aborto se denomina fetal o alumbramiento de un mortinato. La causa del aborto tardío suele relacionarse con la salud de la madre, las condiciones del cuello de la matriz o del útero, que se haya visto expuesta a ciertos fármacos u otras sustancias tóxicas, o a problemas de la placenta (véase pág. 218).

Signos y síntomas. Pérdidas rosáceas durante varios días o una escasa pérdida parda durante varias semanas, indican que existe la amenaza de un aborto. Una hemorragia más fuerte, especialmente si va acompañada de calambres, probablemente indica que el aborto es irremediable.

Tratamiento. Cuando existe una amenaza de aborto tardío, a menudo se prescribe reposo en cama. Si el manchado se detiene, esto se toma como que no estaba relacionado con un aborto, y generalmente se permite que la embarazada vuelva a asumir sus actividades normales. Si el cuello uterino ha empezado a dilatarse podría hacerse un diagnóstico de una matriz incompetente y se prevendría el aborto mediante un cerclaje (cosido del cuello uterino para cerrarlo).

Una vez que empiezan la hemorragia fuerte y los calambres, que indican que se inicia un aborto, el tratamiento va dirigido a proteger la salud de la madre. Puede que se requiera hospitalización para prevenir las hemorragias. Si los calambres y la hemorragia prosiguen después de un aborto, podría ser necesaria una dilatación y un raspado para extraer los restos del embarazo que pudieran permanecer en el útero.

Si puede determinarse la causa del aborto tardío, podría ser posible prevenir una repetición de esta tragedia. Si fue responsable un cuello uterino incompetente que no se había diagnosticado, pueden prevenirse los futuros abortos mediante un cerclaje a principios del embarazo, antes de que el cuello uterino empiece a dilatar. Si la culpable fue una insuficiencia hormonal, la administración de hormonas podría permitir que los futuros embarazos llegaran a término. Si una enfermedad crónica, tal como la diabetes o la hipertensión, es la responsable, podrán establecerse unos controles mejores. Una infección aguda o una mala alimentación pueden prevenirse o tratarse. Y un útero de forma anormal o deformado por el crecimiento de fibras u otros tumores benignos puede, en algunos casos, corregirse quirúrgicamente.

ENFERMEDAD TROFOBLÁSTICA (MOLA HIDATIDIFORME)

¿Qué es? En aproximadamente 1 de cada 2,000 embarazos en los Estados Unidos, y más a menudo en mujeres de más de 45 años que en las madres más jóvenes, el trofoblasto –la capa de células que forra el saco embrionario y que normalmente da lugar a las vellosidades coriónicas– se convierte en una masa de vesículas transparentes parecidas a la tapioca en vez de en una placenta sana. Sin el sistema de soporte placentario, el óvulo fecundado se deteriora. Esta enfermedad es causada probablemente por una anormalidad cromosómica del óvulo fecundado.

Signos y síntomas. El primer signo de la enfermedad trofoblástica suelen ser unas pérdidas parduscas intermitentes, que a veces pueden ser continuas. Con frecuencia, los mareos matutinos normales del embarazo se vuelven inusitadamente fuertes. Al ir progresando el embarazo, 1 de cada 5 mujeres puede perder unas pocas de las pequeñas vesículas por la vagina. Al iniciarse el segundo trimestre, el útero es mayor de lo que cabría esperar y es más bien blando que firme; no puede detectarse el latido cardíaco fetal. También puede presentarse preeclampsia (presión sanguínea elevada, excesiva hinchazón y albúmina en la orina), o en algunos casos pérdida de peso y otras indicaciones de que aumenta la actividad tiroidea. El diagnóstico definitivo dependerá del examen con ultrasonidos, que pondrá de manifiesto la ausencia de tejidos embrionarios o fetales y el útero distendido por las pequeñas vesículas. El tamaño de los ovarios también puede haber aumentado debido a los altos niveles de GCh acompañantes.

Tratamiento. Si la matriz está dilatada y el contenido del útero cuidadosamente evacuado, como en un aborto espontáneo o terapéutico. Es importante el seguimiento, dada que aproximadamente de un 10 a un 15 % de dichos embarazos no dejan de crecer

Cuando se detecta un defecto fetal grave

Es la pesadilla de cualquiera que esté esperando cualquier tipo de diagnóstico prenatal; resulta que algo está mal, tan mal que deberá considerarse la posibilidad de acabar con el embarazo. El hecho de que esta pesadilla sólo se haga realidad muy pocas veces no constituye ningún consuelo para las parejas que reciben el temido informe adverso.

Antes de que la mujer considere la posibilidad de terminar con el embarazo, debería asegurarse de que el diagnóstico es correcto y de que todas las opciones están claras. Es recomendable una segunda opinión, preferiblemente de un consejero genético o un especialista en medicine materno-fetal.

Si se debe dar fin al embarazo, puede que la mujer experimente que es difícil obtener consuelo. Puede que los amigos bienintencionados y los parientes no entiendan por lo que está pasando y puede que trivialicen lo que la mujer vive como una tragedia con comentarios como "ha sido lo mejor" o "puedes volverlo a intentar". El apoyo profesional –por parte del médico, un terapeuta, un asistente social o un consejero genético– podría ser necesario para que la mujer se pudiera enfrentar a esta dura situación. Ésta será difícil de aceptar. Probablemente la mujer pasará por todas

o la mayoría de las demás fases –negación, ira, negociación, depresión– antes de llegar a la aceptación.

Otras parejas que reciben malas noticias se cargan a sí mismas con una cargo sobreañadida e innecesaria: la culpabilidad. Es importante saber que los defectos congénitos generalmente son debidos al azar. Los padres nunca dañarían expresamente al bebé, y si lo hicieron sin saberlo, no se deben culpar. Véase la página 450 para más consejos sobre cómo enfrentarse con la pérdida de un bebé.

Si la mujer decide terminar con el embarazo pero se halla trastornada por tenerlo que hacer, le puede ser de ayuda tener en cuenta que si no se hubiera tenido el diagnóstico prenatal, hubiera seguido el embarazo, llegándose a amar y conocer al bebé, durante nueve mesas, sólo para perderlo poco después de nacer. O hubiera tenido un bebé que hubiera sobrevivido durante mesas o años, pero sin semblanza alguna con la vida tal como la conocemos. En vez de ello, para la época en que la mujer hubiera salido de cuentas, quizá ésta ya haya tenido la oportunidad de volver a quedar en estado –esta vez, de un bebé sano. Desde luego, todo ello no la priva del derecho de lamentar la pérdida del primero.

de inmediato. Si los niveles sanguíneos de GCh dejan de volver a la normalidad, se repetirá la dilatación y el raspado. Si los niveles de GCh siguen siendo altos después del segundo procedimiento, el médico investigará si existe un nuevo embarazo o si se ha extendido tejido molar a la vagina o los pulmones. En muy raras ocasiones, un embarazo molar se vuelve maligno (véase coriocarcinoma, más abajo), por lo que es especialmente importante un estrecho seguimiento médico después de un embarazo molar (esta enfermedad se puede curar con un diagnóstico y tratamiento precoz).

Generalmente se recomienda que después de un embarazo molar no se intente concebir de nuevo hasta al cabo de uno o dos años. Es vital un control cuidadoso del nuevo embarazo, ya que existe la posibilidad de que se desarrolle una nueva mola. Dado que existen algunas pruebas no definitivas que relacionan la enfermedad trofoblástica con una ingesta inadecuada de proteínas animales y vitamina A, la mujer debería cubrir estrictamente los requerimientos de proteínas y hortalizas verdes y frutos amarillos de la dieta ideal (véase pág. 97) antes de volver a concebir, y debería seguir con ellos durante cualquier embarazo posterior.

EMBARAZO MOLAR PARCIAL

¿Qué es? En un embarazo molar parcial, al igual que en un embarazo molar completo (más arriba), existe un desarrollo anormal del trofoblasto. No obstante, con una mola parcial, existe tejido embrionario o fetal identificable. Si el feto sobrevive, a menudo sufre un retraso del crecimiento y es probable que presente diversas anormalidades congénitas, tales como dedos con membranas interdigitales (conectados) y agua en el cerebro (hidrocefalia). Si nace un bebé normal, generalmente se descubre que era parte de un embarazo múltiple, perteneciendo la mola a un gemelo que se ha deteriorado.

Signos y síntomas. Éstos son similares a los de un aborto incompleto. Suele existir una hemorragia vaginal irregular, generalmente no se oye el latido cardíaco fetal, y el útero es pequeño o normal para la fase en que se halla el embarazo. Sólo una pequeña proporción de las mujeres con un embarazo molar parcial tiene el útero agrandado, tal como sucede en el embarazo molar completo. En el diagnóstico del embarazo molar parcial se utilizan las ecografías y los niveles de GCh.

Tratamiento. El seguimiento y tratamiento son similares a los del embarazo molar completo, y no se recomienda un nuevo embarazo hasta que los niveles hormonales han sido normales durante seis meses. La mayoría de las mujeres pueden tener bebés sanos después de haber tenido un embarazo molar parcial, pero debido al riesgo de que éste se repita, es importante un examen ultrasónico temprano en los futuros embarazos para descartar esta posibilidad.

CORCIOCARCINOMA

¿Qué es? El coriocarcinoma es un tipo de cáncer extremadamente raro que se relaciona directamente con el embarazo. Aproximadamente la mitad de los casos se desarrollan cuando existe una mola hidatidiforme (pág. 428), de un 30 a un 40 % después de un aborto espontáneo y de un 10 a un 20% después de un embarazo normal.

Signos y síntomas. Los signos de la enfermedad incluyen hemorragias intermitentes que siguen a un aborto espontáneo, un embarazo o la extracción de una mola, junto con niveles altos de GCh y un tumor en la vagina, el útero o los pulmones.

Tratamiento. Quimioterapia. Con un diagnóstico y tratamiento tempranos, la paciente suele sobrevivir y continúa siendo fértil, aunque se le suele recomendar que retrase un nuevo embarazo durante dos años, hasta que el tratamiento haya terminado.

DIABETES GESTACIONAL

¿Qué es? Se trata de una enfermedad temporal, parecida a otros tipos de diabetes, en la cual el cuerpo no produce cantidades adecuadas de insulina para enfrentarse a la mayor cantidad de azúcar en la sangre del embarazo (véase pág. 188).

La diabetes, tanto la del tipo que empieza durante el embarazo como la que empieza antes de la concepción, generalmente no es peligrosa para el feto ni para la madre si es controlada. Pero si se permite que circule demasiado azúcar por el torrente sanguíneo de la madre, y por lo tanto que entre en la circulación fetal a través de la placenta, los problemas potenciales para la madre y el bebé son graves.

Signos y síntomas. El primer signo podría ser la presencia de azúcar en la orina, pero también lo puede ser una sed excesiva, orinar frecuente y muy copiosamente (que se distingue de la micción también frecuente pero escasa de principios del embarazo) y fatiga (que puede ser difícil de diferenciar de la fatiga del embarazo).

Tratamiento. Por suerte, prácticamente todos los riesgos potenciales asociados con la diabetes durante el embarazo pueden ser eliminados mediante un escrupuloso control de los niveles de azúcar en la sangre, que se consigue mediante unos buenos cuidados médicos y por parte de la misma embarazada. Si se siguen las instrucciones del médico (véase pág. 401 para los cuidados recomendados), la madre diabética y su bebé tendrán casi tan buenas probabilidades como cualquier madre normal y su bebé de pasar sanos y salvos por el embarazo y el parto.

CORIOAMNIONITIS

¿Qué es? Esta infección del líquido amniótico y de las membranas fetales se diagnostica en sólo 1 de cada 100 embarazos, pero se sospecha que la verdadera incidencia podría ser mucho mayor. Se cree que la infección es una causa principal de la ruptura prematura de las membranas, así como de la dilatación prematura.

Signos y síntomas. En algunos casos, la corioamnionitis es asintomática (no presenta síntomas), particularmente al principio. El diagnóstico es complicado, por el hecho de que no existe ningún test simple que pueda confirmar la presencia de la infección. A menudo, el primer signo de la corioamnionitis es un latido cardíaco rápido (taquicardia) de la madre. Ello también podría ser causado por deshidratación, la medicación, una presión sanguínea baja o la ansiedad, pero en cualquier caso debería informarse de ella al médico. Luego aparece una fiebre de más de 100.4 grados, y en muchos casos existe sensibilidad uterina. Si las membranas se han roto, también puede notarse un olor fétido del líquido amniótico; si éstas están intactas, puede haber un flujo vaginal de olor desagradable, que se origina en la cérvix. Los tests de laboratorio revelarán un aumento de los leucocitos (un signo de que el cuerpo está luchando contra una infección). Puede que el feto dé unos resultados pobres del perfil biofísico (véase pág. 325), lo que indica sufrimiento fetal.

Tratamiento. La corioamnionitis puede ser causada por una amplia gama de microorganismos, y el tratamiento dependerá de cuál sea el organismo implicado, así como de las condiciones de la madre y el feto. Generalmente se descartarán otras causas para los síntomas, se harán análisis de laboratorio para intentar determinar el tipo de organismo infeccioso implicado, y se controlará el feto antes de empezar el tratamiento. Si el embarazo está cercano a su término y las membranas se han roto, y/o si el feto o la madre están en problemas, generalmente se prefiere desencadenar un parto inmediato. Si el feto es extremadamente inmaduro y es poco probable que sobreviva fuera del útero, y es aceptable retrasar el parto, se administrarán grandes cantidades de antibióticos que puedan

atravesar la placenta, mientras la situación se controla cuidadosamente. El parto se retrasa hasta que el feto está más maduro o las condiciones de la madre o el bebé empiezan a deteriorarse.

Los recientes avances médicos que permiten un diagnóstico y un tratamiento más rápidos han reducido en gran medida los riesgos de la corioamnionitis tanto para la madre como para el bebé; las últimas mejoras de las herramientas de diagnóstico, junta con una mejor comprensión de cómo prevenir tales infecciones reducirán los riesgos aún más.

PREECLAMPSIA (HIPERTENSIÓN INDUCIDA POR EL EMBARAZO)

¿Qué es? También denominada toxemia, la preeclampsia es una forma de hipertensión relacionada con el embarazo. Nadie conoce sus causas, o por qué se desarrolla más a menudo en las primerizas, aunque algunos investigan la relación con una nutrición deficiente. Otros estudios sugieren que pequeñas dosis de aspirina o grandes dosis de calcio podrían reducir el riesgo. Se han encontrado sustancias tóxicas en la sangre de las mujeres que llegaron a tener preeclampsia. En el tubo de ensayo, dichas sustancias dañan las células endoteliales humanas (Las células que recubren los vasos sanguíneos). Existe la teoría de que son producidas por el cuerpo por una reacción inmunitaria o defensiva contra un intruso –el bebé– cuando los mecanismos que se supone que actúan suprimiendo tales reacciones durante el embarazo están ausentes o fracasan. Posteriores investigaciones en este campo puede que proporcionen mejores formas de enfrentarse a la toxemia.

Signos y síntomas. Inicialmente: hinchazón de manos y cara con un aumento de peso excesivo y súbito (ambos relacionados con la retención de agua); presión sanguínea alta (140/90 o más en mujeres que nunca antes habían tenido la presión alta[3]; y albúmina en la orina. La enfermedad puede progresar muy deprisa hasta un estado grave, caracterizado por un mayor aumento de la presión sanguínea (generalmente a 160/100 o más), mayores cantidades de albúmina en la orina, visión borrosa, jaquecas, irritabilidad, cantidades escasas de orina, confusión, dolor gástrico fuerte y/o funcionamiento anormal del riñón o el hígado y valores anormales de las plaquetas sanguíneas. La preeclampsia grave que no es tratada puede progresar muy rápidamente hasta una eclampsia muy grave, caracterizada por convulsiones y a veces coma.

La preeclampsia se da en un 5 a un 10 % de los embarazos, y *si no recibe tratamiento,* puede producir daños permanentes en el sistema nervioso, los vasos sanguíneos o los riñones en la madre, y un retraso del crecimiento (debido a un suministro sanguíneo reducido a través de la placenta) o privación de oxígeno en el bebé. Por

suerte, en las mujeres que reciben cuidados médicos regulares, la enfermedad se detecta casi invariablemente en sus inicios y es tratada con éxito, evitándose los malos resultados.

Algunas veces la preeclampsia o hipertensión inducida por el embarazo no aparece hasta el parto, o incluso hasta el posparto. Un tal aumento súbito de la presión sanguínea puede ser una mera reacción al estrés o una verdadera preeclampsia. Por lo tanto, las mujeres que presentan una elevación de la presión sanguínea son cuidadosamente vigiladas con frecuentes comprobaciones no sólo de la presión sanguínea, sino también con análisis de orina (en busca de albúmina), de sangre y comprobación de los reflejos.

Tratamiento. El tratamiento variará según la gravedad de la enfermedad, las condiciones de la madre y el bebé, la fase del embarazo y el criterio del médico.

Con una enfermedad benigna, a la mujer que está cerca de la fecha del parto y cuya matriz está madura (blanda y adelgazada) se le suele inducir el parto de inmediato. La mujer que no está madura suele ser hospitalizada para un reposo total en cama (lo mejor es estar acostada sobre el lado izquierdo) y una observación de cerca, generalmente sin diuréticos, una medicación para la hipertensión o una reducción drástica del sodio. En algunos casos muy benignos, se permite que la mujer guarde el reposo en cama en su casa, una vez que la presión sanguínea se ha normalizado. Si se le permite volver a su casa, la embarazada debe ser controlada por una enfermera y deberá hacer frecuentes visitas a la consul-

---

[3] Existe un tipo de toxemia en la que la presión sanguínea no sube, pero suelen existir un dolor en la parte alta y central del abdomen y náuseas. Los análisis sanguíneos ponen de manifiesto hemolisis, un aumento de los enzimas hepáticos y un recuento de plaquetas bajo.

ta de su médico. Se le informa sobre los signos de peligro –jaqueca fuerte, trastornos de la visión o dolor abdominal alto o medio– que pueden avisarla de que su estado está empeorando, y se le indica que debe buscar atención médica de urgencia de inmediato si experimenta alguno de ellos.

Tanto si la madre se halla en el hospital como en su casa, se evalúa la situación del bebé con regularidad: se comprobarán a diario los movimientos fetales, se practicarán tests de estrés y no-estrés, sonografías, amniocentesis y otros procedimientos según se precise. Si en algún momento el estado de la madre empeora o los tests del feto indican que el bebé estaría mejor fuera del útero, se evaluará el estado de la madre para determinar la mejor manera de que dé a luz. Si la matriz está preparada y el bebé no padece un sufrimiento agudo, se suele decidir inducir la dilatación para un parto vaginal. De otro modo, se recomendará una cesárea.

En general, a una mujer con preeclampsia, incluso si ésta no es grave, no se le permitirá tener su bebé (después de 40 semanas de gestación), dado que el ambiente del útero después de la fecha de parto empieza a deteriorarse más rápidamente de lo normal. Dependiendo de las circunstancias, se inducirá la dilatación o se practicará una cesárea.

El pronóstico para una embarazada con una preeclampsia benigna es muy bueno cuando los cuidados médicos son apropiados, y el resultado del embarazo es prácticamente el mismo que el de una mujer con una presión sanguínea normal.

Con una enfermedad grave, o si una preeclampsia benigna progresa,

el tratamiento suele ser más agresivo. Pronto se inicia la administración intravenosa de sulfato de magnesia, ya que casi siempre evita las convulsiones, una de las complicaciones más serias de esta enfermedad. (Los efectos secundarios de este tratamiento son incómodos, pero generalmente no son serios.) Si el feto está cerca de la fecha de término y/o se determina que sus pulmones están maduros, se suele recomendar un parto de inmediato. Si el feto está inmaduro, pero tiene al menos 28 semanas, muchos médicos elegirán también un parto inmediatamente, si creen que es mejor tanto para la madre (para que se normalice su presión sanguínea y mejore su estado general) como para el bebé (que creen que estará mejor si continúa creciendo en una unidad de cuidados intensivos neonatales en vez del medio ambiente uterino de su madre, algo menos que hospitalario). Las mujeres que padecen tan grave enfermedad es mejor que den a luz en un centro médico principal donde puedan disponer de cuidados óptimos para ellas, así como de cuidados neonatales para el bebé prematuro.

No obstante, algunos médicos prefieren seguir una línea más conservadora (reposo en cama en el hospital, medicación, control estrecho de la madre y el bebé) para darle al feto más tiempo para desarrollarse antes del nacimiento, aunque no está claro si ello es más beneficioso. Algunos administrarán esteroides al feto para intentar acelerar la maduración pulmonar antes del parto, pero existe controversia sobre la efectividad de este tratamiento. Si la presión sanguínea de la madre no puede ser controlada o existen signos de deterioro maternal o fetal, se abandonarán los métodos conservadores en favor del parto inmediato.

Entre las semanas 24 y 28, casi todos los médicos intentan manejar la preeclampsia con métodos conservadores, incluso cuando ésta es grave, para poder proporcionarle al feto algo más de tiempo en el útero. Antes de las 24 semanas (cuando el feto raras veces es capaz de vivir fuera del útero y cuando por suerte la preeclampsia grave es poco común), a veces es necesario inducir el parto para poder detener el proceso de preeclampsia, incluso si el bebé no tiene ninguna posibilidad de sobrevivir.

Con unos cuidados médicos inmediatos y apropiados, las posibilidades de un final feliz para las madres que padecen preeclampsia y excepto en raros casos, para sus bebés, son muy grandes.

En el 97 % de las mujeres con preeclampsia que no padecen además hipertensión crónica, la presión sanguínea vuelve a niveles normales después del parto. La bajada tiene lugar en la mayoría de los casos durante las primeras 24 horas del posparto, y en la mayoría de las demás, dentro de la primera semana. Si la presión sanguínea no ha vuelto a la normalidad en la visita de control de las seis semanas, el médico buscará una enfermedad subyacente.

ECLAMPSIA

¿Qué es? La eclampsia, que puede darse antes, durante o después del parto, es la fase final del síndrome de la toxemia preeclampsia/eclampsia. Es muy poco corriente que se alcance esta fase, cuando la mujer ha recibido buenos cuidados médicos.

Signos y síntomas. Convulsiones y/o coma. Éstas a menudo van precedidas de una abrupta subida de la presión sanguínea, unos niveles de albúmina en la sangre seriamente aumentados, y unas reacciones reflejas exageradas, así como jaqueca fuerte, náuseas o vómitos, irritabilidad, inquietud y retorcijón, dolor en la parte superior del abdomen, trastornos visuales, somnolencia, fiebre o taquicardia.

Tratamiento. Se evita que la paciente pueda herirse durante las convulsiones. Puede que se administre oxígeno y fármacos para parar los ataques; el ambiente de la paciente se mantendrá tan libre de estímulos, tales como la luz o los ruidos, como sea posible. Generalmente se inducirá la dilatación o se practicará una cesárea cuando la paciente esté estabilizada. Con unos cuidados óptimos la tasa de supervivencia es del 98 % y la mayoría de las pacientes vuelven rápidamente a la normalidad después de dar a luz, aunque es necesario un cuidadoso seguimiento para estar seguros de que la presión sanguínea vuelve a la normalidad.

RETRASO DEL CRECIMIENTO INTRAUTERINO (RCIU)

¿Qué es? Algunas veces, cuando el ambiente uterino no es el ideal –debido a una enfermedad materna, a su estilo de vida, a una incapacidad placentaria o a otros factores– el feto no crece tan deprisa como debiera. Si no se interviene, ese bebé nacerá, ya sea prematuramente o a término, demasiado pequeño para su edad gestacional. Pero si el RCIU es diagnosticado antes de nacer, como suele suceder si la madre está recibiendo unos cuidados médicos regulares, se tomarán medidas que pueden hacer desaparecer el problema.

El RCIU es más común durante el primer embarazo y el quinto y subsiguientes. También es algo más común entre las mujeres de menos de 17 y más de 34 años.

Signos y síntomas. Tener un abdomen de tamaño pequeño no suele ser un indicio de RCIU –así como tener un gran vientre o haber ganado mucho peso no necesariamente significa que el bebé vaya a ser grande. En la mayoría de los casos no existen síntomas externos que puedan poner alerta a la madre. El médico, después de medir el abdomen, puede sospechar de que el útero o el feto son demasiado pequeños para la fecha. El diagnóstico puede confirmarse o descartarse mediante un sonograma.

Tratamiento. En algunos casos, los factores que pueden conducir a que un bebé no se desarrolle bien en el útero son fáciles de identificar y, una vez hecho esto, pueden modificarse o eliminarse. Éstos incluyen cuidados prenatales inadecuados (encontrar un facultativo pronto y visitarlo con regularidad reduce considerablemente el riesgo); una dieta pobre y/o un aumento de peso inadecuado (una dieta para embarazadas bien equilibrada, como la dieta ideal de la página 97, puede ayudar a remediar ambos problemas); fumar cigarrillos (cuanto más pronto deje la madre el tabaco, mejores serán las posibilidades del bebé de llegar al mundo con un peso adecuado); abuso del alcohol o de otras sustancias (puede que algunas mujeres precisen ayuda profesional para enfrentarse a estos problemas antes de que puedan afectar a sus bebés).

Ciertos factores maternales que contribuyen a un crecimiento fetal pobre no pueden eliminarse, pero pueden controlarse para minimizar cualquier amenaza para el crecimiento del bebé. Dichos factores incluyen enfermedades crónicas (diabetes, hipertensión, enfermedades pulmonares o renales); enfermedades relacionadas con el embarazo (anemia, preeclampsia); y enfermedades agudas no relacionadas con el embarazo (infec-

Disminuir los riesgos de un bebé en peligro

Si existe alguna razón para creer que un bebé puede ser algo menos que sano al nacer, es importante asegurarse de que éste llegue al mundo bajo las mejores condiciones posibles. En la mayoría de los casos, ello significa que tendrá que nacer en un centro médico principal, uno que esté equipado para enfrentarse a los más serios problemas de las emergencias de los recién nacidos. (Los estudios demuestran que ello es preferible a trasladar un bebé enfermo después de nacer.) Si el embarazo de una mujer es de alto riesgo, y pone a su bebé en grave peligro, ésta deberá hablar con su médico sobre organizar el parto en un centro médico terciario, y luego hacer los arreglos necesarios para llegar allí cuando sea el momento. Puede que existan ambulancias especialmente equipadas o incluso helicópteros para transportarla rápidamente, en caso de que ello fuera necesario.

Bebés en repetidas ocasiones con un bajo peso al nacer

Una mujer que ya ha tenido un bebé con un bajo peso al nacer sólo tiene un riesgo ligeramente mayor que las demás de tener otro —y tiene a su favor que las estadísticas demuestran que cada bebé que le siga es probable que pese algo más que el precedente. Que sus siguientes bebés sean pequeños o no depende en gran medida de la razón por la que el primer bebé fue pequeño y de si existe el mismo factor o factores la siguiente vez que concibe (véase pág. 436).

Ya sea conocida o no la causa del retraso del crecimiento intrauterino, RCIU, del bebé anterior, la mujer que está planeando volver a quedar embarazada o que ya lo está, debería poner gran atención en todos los factores que pueden reducir los riesgos; para ello, véase la página 62.

ciones del tracto urinario). Para aprender cómo se tratan dichas afecciones, véanse las secciones pertinentes.

Para que la intervención sea efectiva, deberán alterarse algunos otros factores de riesgo antes de que se inicie el embarazo. Éstos incluyen un peso de la madre significativamente escaso (ganar algo de peso y mejorar el estado de nutrición antes de concebir puede ayudar); susceptibilidad a la rubéola (la inmunización elimina el riesgo); un espacio inadecuado entre embarazos (menos de seis meses entre el final de uno y el inicio del siguiente puede ser perjudicial para el siguiente bebé, sin embargo una nutrición excelente, grandes cantidades de reposo y unos cuidados médicos de la mejor calidad harán mucho en favor a la mejora de las condiciones uterinas si ya ha empezado un embarazo de este tipo); un útero malformado o/y otros problemas de los órganos reproductivos o urinarios (la cirugía u otras terapias los pueden remediar); exposición a sustancias o ambientes tóxicos, incluyendo los peligros derivados del trabajo (véase pág. 88).

Algunos factores que hacen que una mujer tenga mayores probabilidades de tener un bebé que no crezca bien son muy difíciles o imposibles de alterar. Éstos incluyen ser pobre, no haber recibido una educación y/o estar soltera (probablemente debido a que las circunstancias hacen menos probable que la mujer reciba una nutrición y unos cuidados prenatales óptimos); exposición al DES antes de nacer (pág. 48); vivir a una gran altura (aunque el riesgo aumenta muy poco); haber tenido ya otro bebé de poco peso, un bebé con un defecto congénito o múltiples abortos; estar esperando gemelos, trillizos o más; tener hemorragias durante el primero o segundo trimestre, problemas placentarios (tales como una placenta previa o abruptio placentae), o náuseas y vómitos muy fuertes que continúen después del tercer mes; tener demasiado líquido amniótico o demasiado poco, una hemoglobina anormal o sufrir una rotura prematura de las membranas; o problemas de Rh o isoinmunización (véase pág. 39). Si la misma madre ya fue pequeña al nacer, tiene mayores posibilidades de que su bebé también sea pequeño. Pero en casi todos los casos, una nutrición óptima y la eliminación de cualquier otro factor de riesgo existente pueden mejorar las posibilidades de que el crecimiento fetal sea normal.

Dado que la mayoría de los bebés que nacen demasiado temprano son pequeños (aunque pueden tener un tamaño apropiado para su edad gestacional y no necesariamente padecen de RCIU), la alteración de los factores que provocan una dilatación prematura y hacer que ésta se detenga cuando empieza o se ve venir (véase pág. 269) pueden tener mucho impacto sobre los riesgos de tener un bebé de bajo peso al nacer.

Las más recientes investigaciones han puesto al descubierto diversos factores más que podrían estar implicados en la producción de bebés demasiado pequeños. Éstos incluyen el estrés (físico, incluyendo la fatiga y posiblemente psicológico); un aumento inadecuado del volumen del plasma sanguíneo de la madre; y una deficiencia de progesterona.

Cuando fallan las medidas preventivas, y se dignostica un RCIU, pueden ponerse a prueba varios remedios para enfrentarse al problema, dependiendo de las causas que se sospeche que están implicadas. Entre los procedimientos que podrían ser beneficiosos se encuentran el reposo en cama en el hospital, especialmente si el ambiente del hogar no es el ideal; una mejora de la alimentación, con énfasis en las proteínas, las calorías y el hierro, y alimentación intravenosa si fuera necesaria; medicación para mejorar el flujo sanguíneo a la placenta o para corregir un problema diagnosticado que podría contribuir al RCIU; y finalmente, un parto temprano si el medio uterino es muy pobre y no se puede mejorar.

Incluso cuando las medidas preventivas y el tratamiento no han tenido éxito y el bebé ha nacido más pequeño de lo normal, las posibilidades de supervivencia e incluso una salud excelente son cada vez mejores debido a los milagros de la medicina moderna. Y a menudo, los bebés de bajo peso al nacer alcanzan tanto en crecimiento como en desarrollo a sus semejantes de más peso.

PLACENTA PREVIA

¿Qué es? Placenta previa suena como una enfermedad placentaria, pero no lo es en absoluto. Este término se refiere a la posición de la placenta, no a su estado. En la placenta previa, ésta se halla unida a la mitad inferior del útero, recubriendo, cubriendo en parte o tocando el borde de la boca del útero. A principios del embarazo, es bastante común que la placenta esté baja; pero al ir progresando el embarazo y crecer el útero, en la mayoría de los casos ésta se desplaza hacia arriba[4]. Incluso cuando no lo hace, es poco probable que cause problemas serios a menos que realmente toque la zona cervical de la boca del útero. En el pequeño porcentaje de casos en los que la toca, puede causar problemas más tarde durante el embarazo y el parto. Cuanto más cerca se halle la placenta de la boca del útero, mayores serán las posibilidades de hemorragia. Cuando la placenta bloquea el cuello uterino parcial o completamente, en general el parto vaginal se hace imposible.

---

[4] Incluso las placentas bajas que se diagnostican bastante tarde durante el embarazo a veces pueden continuar desplazándose hacia arriba, lo que permite un parto normal a término.

El riesgo de tener placenta previa es mayor en las mujeres que tienen cicatrices en la pared uterina de embarazos anteriores, cesáreas, cirugía uterina o la dilatación y el raspado que siguen a un aborto. La necesidad de una mayor superficie placentaria, debido a unas mayores necesidades de oxígeno o nutrientes por parte del feto (debido a que la madre fuma, vive a gran altura, o está esperando más de un bebé) también puede aumentar las posibilidades de tener una placenta previa.

Signos y síntomas.

Las hemorragias indoloras cuando la placenta se aleja de la porción inferior del útero que se estira, a veces antes de la semana 28, pero más a menudo entre la 34 y la 38, constituyen el signo más común de placenta previa, aunque se estima que de un 7 a un 30 % de las mujeres con placentas bajas no sangran en absoluto antes del parto. La sangre suele ser de color rojo vivo, no va asociada con un dolor abdominal o sensibilidad significativo y el inicio de la hemorragia es espontáneo, aunque puede desencadenarse por la tos, los esfuerzos al hacer de vientre o las relaciones sexuales. Puede ser escasa o abundante, y a menudo se detiene para recomenzar más tarde. Debido a que la placenta está bloqueando su camino de salida, los fetos con una placenta baja no suelen "bajar" en la pelvis antes del parto.

En las mujeres que no presentan síntomas, esta situación puede descubrirse en un examen sonográfico rutinario o en el momento del parto.

Cuando se presenta una hemorragia y se sospecha de la existencia de una placenta previa, se suele diagnosticar sonográficamente.

Tratamiento.

Debido a que la mayoría de los casos de placenta baja que se detectan pronto se corrigen por sí mismos mucho antes del parto (véase pág. 230), y nunca causan problemas, esta situación no requiere tratamiento antes de la vigésima semana. Después, cuando no existen síntomas, la mujer con un diagnóstico de placenta previa puede que vea cómo su ritmo de actividad se va modificando, al aumentar el reposo en cama. Cuando existe hemorragia, se hace necesaria la hospitalización para evaluar la situación de la madre y el bebé, y si fuera necesario para intentar estabilizarlas. Si la hemorragia se detiene o es muy escasa, se suele recomendar un tratamiento conservador. Éste consiste en la hospitalización, incluyendo reposo en cama, un cuidadoso seguimiento, la prescripción de suplementos de hierro y posiblemente vitamina C, y las transfusiones que sean necesarias hasta que el feto esté bastante maduro para nacer. Puede que se prescriba una dieta con mucha fibra y laxantes para reducir la necesidad de esforzarse al ir de vientre. A veces, una embarazada que no haya sangrado durante una semana, que pueda tener acceso fácilmente al hospital (en el plazo de 15 minutos), que pueda estar segura de que permanecerá en cama, y que pueda tener un adulto que la acompañe las 24 horas del día (y si fuera necesario que la pueda llevar en auto al hospital) recibe el permiso de volver a casa para seguir allí un régimen igual de restringido.

La meta es intentar que el embarazo llegue al menos hasta la semana 36. En ese momento, si los tests dan como resultado que los pulmones están maduros, puede que se practique una cesárea, para reducir el riesgo de una hemorragia masiva. Desde luego, si antes de ese momento la madre y/o el bebé se encuentran en peligro debido a las hemorragias, no se retrasará más el parto, incluso si ello significa que el bebé sea prematuro. Gracias a la habilidad y cuidados del personal de las unidades de cuidados neonatales intensivos, estará mucho mejor conectado a los equipos de una de dichas unidades que a una placenta sangrando dentro del útero.

Aproximadamente 3 de cada 4 mujeres con un diagnóstico de placenta previa darán a luz mediante cesárea antes de que empiece la dilatación. Si esta situación no se descubre hasta que se ha iniciado la dilatación, la hemorragia es escasa y la placenta no bloquea el cuello uterino, puede intentarse un parto vaginal. En cualquier caso, los resultados suelen ser buenos; aunque hace años la placenta previa suponía una amenaza muy seria, hoy en día casi el 99 % de las madres pasan por el trance sin problemas, como casi tantos de sus bebés.

PLACENTA ACCRETA

¿Qué es?   Algunas veces la placenta crece hacia las capas más profundas de la pared uterina y se adhiere fuertemente. Dependiendo de la profundidad a la cuál llegan las células placentarias, esta situación puede denominarse también placenta percreta o placenta increta. Esta situación es más común en las mujeres que tienen cicatrices en la pared uterina de operaciones o partos anteriores y especialmente las que tuvieron placenta previa o sufrieron una cesárea.

Signos y síntomas.   Durante la tercera fase del parto, la placenta no se separa de la pared uterina.

Tratamiento.   En la mayoría de los casos la placenta debe extraerse quirúrgicamente para que cese la hemorragia. Cuando ésta no puede ser controlada ligando los vasos expuestos, se vuelve necesario extraer todo el útero.

ABRUPTIO PLACENTAE

¿Qué es?   Esta situación, en la que la placenta se separa prematuramente del útero, es responsable de aproximadamente 1 de cada 4 casos de hemorragia de las últimas fases del embarazo. Es más común en las madres mayores que ya han tenido bebés, y en las que fuman, padecen de hipertensión (crónica o producida por el embarazo), han estado tomando aspirinas al final del embarazo o han tenido una separación prematura de la placenta anteriormente. Algunas veces la causa es un cordón umbilical demasiado corto o un trauma debido a un accidente[5].

Signos y síntomas.   Cuando la separación es pequeña, la hemorragia puede ser tan escasa como la de una menstruación poco abundante o tan

---

[5] Si la mujer sufre una herida y presenta algún signo de abruptio, deberá llamar a su médico de inmediato. Si no presenta ninguno de los signos, se realizará un test para comprobar los movimientos fetales después del accidente (pág. 248). Se repetirá el test después de varias horas, y de nuevo dos o tres veces durante los siguientes dos días. Puede que los signos de abruptio y de sufrimiento fetal no aparezcan hasta al cabo de 24 a 48 horas.

fuerte como la de una menstruación abundante, y puede contener o no coágulos. También pueden presentarse calambres o un dolor leve en el abdomen y sensibilidad uterina. Algunas veces, particularmente cuando ha habido un trauma en el abdomen, puede que no se dé la hemorragia.

Con una separación moderada, la hemorragia es más fuerte, el abdomen está sensible y duro, y el dolor abdominal puede ser más fuerte, siendo debido en parte a fuertes contracciones uterinas. Tanto la madre como el bebé pueden presentar signos de hemorragia.

Cuando se separa más de media placenta de la pared uterina, la situación es de peligro tanto para la madre como para el bebé. Los síntomas son parecidos a los de una separación moderada, pero más exagerados.

El diagnóstico se realiza utilizando el historial de la paciente, un examen físico y la observación de las contracciones uterinas y la respuesta fetal a ellas. Los ultrasonidos son muy útiles, pero sólo pueden verse sonográficamente la mitad de los abruptios.

Tratamiento. Cuando la separación es pequeña, el descanso en cama a menudo hace que se detenga la hemorragia y generalmente la madre puede reasumir su rutina, con algunas restricciones de la actividad, algunos días más tarde. Aunque no es usual, existe la posibilidad de que se repita el episodio hemorrágico o incluso se dé una hemorragia grande, de manera que se precisará un estrecho control médico durante el resto del embarazo. Si vuelven a aparecer signos del problema y la fecha de parto está cercana, puede que se provoque el parto.

En la mayoría de los casos, una separación moderada también responde al reposo en cama. Pero a menudo se precisan transfusiones y otros tratamientos de emergencia. Es necesario un cuidadoso seguimiento tanto de la madre como del bebé, y si alguno de los dos presenta signos de sufrimiento, se hará esencial provocar el parto sin demora.

Cuando la separación es grande, una acción médica pronta, incluyendo transfusiones y un parto inmediato, se hace imperativo.

Hace años las perspectivas eran desoladoras tanto para la madre como para el bebé cuando la placenta se separaba prematuramente. Hoy en día, con unos buenos cuidados médicos inmediatos, prácticamente todas las madres con abruptio placentae y más del 90 % de los bebés sobrevivirán a la crisis.

RUPTURA PREMATURA DE LAS MEMBRANAS (RPDM)

¿Qué es? RPDM se refiere a la rotura de las membranas coriónicas o la "bolsa de aguas", antes de que empiecen las contracciones. Ello puede suceder justo unas horas antes del parto, o con semanas o incluso meses de anticipación. El porqué de que las membranas de una mujer se rompen espontáneamente pronto y las de otra no se rompen ni durante la dilatación, y deben romperse artificialmente, no está claro. No obstante, se especula que la enzima colagenasa, producida por ciertas bacterias, juega un papel importante reduciendo la fuerza y elasticidad de las membranas que rodean al feto.

Signos y síntomas. Salida más o menos abundante de líquido de la vagina; el flujo es mayor cuando la mujer está acostada. El examen que el médico hace de la vagina revela la existencia de un líquido alcalino (en vez de ácido, que sería el caso con orina), que sale del cérvix.

Tratamiento. La mayoría de los médicos están de acuerdo en que en un principio, por un período que puede ser de unas pocas horas a todo un día, la futura madre cuyas membranas se han roto prematuramente debería ser estrechamente observada, para evaluar las condiciones del bebé y observar a la madre para detectar contracciones y la posibilidad de infección. Durante la evaluación inicial, la madre suele ingresar en un hospital para que repose en cama y se controle cuidadosamente su estado y el de su bebé. Se comprobará periódicamente su temperatura y el recuento de glóbulos blancos, de forma que los médicos puedan entrar en acción de inmediato si se desarrolla una infección, lo que podría producir un parto prematuro. También es posible que se haga un cultivo de la matriz para ver si existe infección, y en algunos casos se administrarán antibióticos por vía intravenosa incluso antes de obtener el resultado del cultivo, para prevenir que cualquier infección pase al interior de la bolsa amniótica, ahora abierta. Si empiezan las contracciones y se cree que el feto está inmaduro, se administrará medicación para tratar de detenerlas. Mientras la madre y el bebé estén bien, se proseguirá con este tratamiento conservador hasta que se crea que el bebé está lo bastante maduro para nacer. Si en algún momento se cree que la madre

o el bebé están en peligro, se provocará el parto de inmediato. Raras veces sana la rotura de las membranas y la salida de líquido amniótico se detiene por sí misma. Si ello sucede, se le permite a la madre volver a casa y volver a su rutina diaria estando alerta de los signos de otra posible salida de líquido amniótico.

La mayoría de los médicos intentan retrasar el parto hasta la semana 33 o 34 del embarazo. En ese momento, algunos de ellos inducirán la dilatación; otros continuarán intentando posponer el parto hasta la semana 37. (Para ayudarse a decidir si inducir el parto o no, algunos practicarán una amniocentesis o comprobarán el líquido amniótico de la vagina para determinar la madurez de los pulmones del bebé.) Si la rotura ocurre durante la semana 37 o más tarde, la mayoría de los médicos inducirán el parto, dado que en ese momento el pequeño riesgo para el feto está compensado por el riesgo de infección que comporta el retraso de tan sólo 24 a 36 horas.

Con unos buenos cuidados, tanto la madre como el bebé deberían estar bien, aunque si el bebé es prematuro, una larga estadía en la unidad de cuidados neonatales y otros problemas podrían complicar el cuadro.

PROLAPSO DEL CORDÓN UMBILICAL

¿Qué es? El cordón umbilical es la conexión vital del bebé con el útero. A veces, cuando las membranas amnióticas se rompen, el cordón resbala o sobresale a través de la matriz, pudiendo llegar incluso al canal vaginal, arrastrado por el flujo de líquido amniótico. Entonces se hace vulnerable a la compresión por parte de la zona que el bebé presenta, que ejercen presión al pasar por la matriz y por el canal durante el parto. Si el cordón queda comprimido, el vital suministro de oxígeno al feto puede verse reducido o incluso suspendido. El prolapso es más común en los partos prematuros (dado que la parte que presenta el bebé es tan pequeña que no llena por completo la pelvis) o cuando una parte distinta de la cabeza, especialmente un pie, se presenta primero (porque un pie, por ejemplo, llena menos espacio que la cabeza, lo que permite que el cordón se deslice hacia abajo). El prolapso también es más común cuando las membranas se rompen antes de iniciarse la dilatación, que si es al revés.

Signos y síntomas. El cordón umbilical puede sobresalir tanto que puede verse colgar de la vagina, o puede sentirse sólo como "algo que está ahí". Si es comprimido, es probable que cualquier tipo de sufrimiento fetal sea detectado en el monitor u otros tests sobre el bienestar del bebé.

Tratamiento. Si la embarazada ve o siente el cordón umbilical de su bebé en la vagina, o sospecha que puede haber sobresalido, se pondrá a gatas para reducir la tensión sobre éste. Si el cordón sobresale, se aguantará suavemente, sin presionarlo ni pellizcarlo, con gasas, una toalla limpia o una compresa higiénica caliente y mojada. La embarazada hará que alguien la lleve a toda prisa al hospital o llamará al equipo de urgencias de su localidad.

En el hospital se le inyectará una solución salina en la vejiga para amortiguar el cordón; si el cordón se halla fuera de la vagina probablemente será vuelto a introducir y mantenido en su lugar mediante un tampón estéril especial; también puede que se administren fármacos para detener las contracciones mientras se prepara a la madre para una cesárea de urgencia.

TROMBOSIS VENOSA

¿Qué es? Se trata de un coágulo sanguíneo que se forma en una vena. Las mujeres son más susceptibles a los coágulos durante el embarazo, el parto y particularmente el posparto. Ello se debe a que la naturaleza, preocupada por la excesiva pérdida de sangre del parto, tiende a incrementar la capacidad de coagulación de la sangre –a veces demasiado– y a que el útero agrandado hace difícil que la sangre de la parte inferior del cuerpo vuelva hasta el corazón. Los coágulos de las venas superficiales (tromboflebitis) se dan en aproximadamente 1 o 2 de cada 100 embarazos. Las trombosis en venas profundas, que si no son tratadas pueden tener como resultado que un coágulo se desplace a los pulmones y amenace la vida de la paciente, son por fortuna mucho menos frecuentes. Las mujeres que tienen un riesgo algo mayor de tener coágulos son las que ya los han tenido antes; las mayores de 30 años; las que han tenido tres o más partos; han guardado cama durante largos períodos; pesan demasiado, están anémicas o tienen venas varicosas; o han sufrido partos por cesárea o con fórceps medio.

Signos y síntomas. En la tromboflebitis superficial, generalmente existe una zona frágil y enrojecida en forma de línea sobre una vena que está próxima a la superficie en el muslo o la pantorrilla. En la trombosis de vena profunda, puede que la pierna se sienta pesada o dolorida, puede existir sensibilidad en el muslo o la pantorrilla, hinchazón (desde ligera a fuerte), distensión de las venas superficiales y dolor en la pantorrilla al flexionar el pie (doblar los dedos hacia el mentón). Para el diagnóstico de un coágulo sanguíneo se usan la sonografía u otros métodos. Cualquiera de estos síntomas, así como cualquier otro síntoma inusual en la pierna, una fiebre inexplicable o taquicardia, debería ser comunicada al médico. Si el coágulo se ha desplazado a los pulmones, puede haber dolor en el pecho, tos con esputos espumosos y teñidos de sangre, taquicardia y respiración rápida, labios y puntas de los dedos azulados y fiebre. Estos síntomas requieren atención médica inmediata.

Tratamiento. El mejor tratamiento es la prevención: llevar medias elásticas si se tiene tendencia a los coágulos; evitar estar sentada durante más de una hora o así sin dar un paseo y estirar las piernas; ejercitar las piernas si se está guardando cama; y no dormir o ejercitarse estando acostada sobre la espalda. Una vez hecho el diagnóstico, el tratamiento dependerá del grado y del tipo de coágulo. Un trombo superficial será tratado con descanso, elevación de la pierna, pomadas locales, calor húmedo, un calcetín elástico de compresión y, posiblemente, durante el posparto, con aspirina. En el caso de una trombosis de vena profunda, se prescribirá un fármaco anticoagulante (casi siempre heparina), generalmente por vía intravenosa durante una semana o diez días, y luego por vía subcutánea hasta que comience la dilatación, cuando se dejará de administrar. Varias horas después del parto se volverá a iniciar el tratamiento, y se proseguirá durante unas pocas semanas. Si existe un trombo pulmonar, podrían ser necesarios los fármacos y la cirugía, así como un tratamiento para los posibles efectos secundarios.

PARTO PREMATURO

¿Qué es? La dilatación se inicia después de la edad de viabilidad (20 semanas) y antes de la semana 37 (cuando se considera que el bebé está a término). Existe una gran diversidad de causas asociadas con el parto prematuro (véase pág. 269), pero en algunos casos no existe ninguna razón discernible.

Signos y síntomas. Calambres parecidos a los de la menstruación, con o sin diarrea, náuseas o indigestión; dolor o presión en la parte baja de la espalda; presión o dolor en la pelvis, muslos o ingle; un flujo acuoso, rosado o pardusco, posiblemente precedido por la bajada de un tapón mucoso grueso y gelatinoso; y/o un goteo o flujo de líquido amniótico por la vagina.

Tratamiento. Es importante una atención médica rápida a tales síntomas, dado que el tratamiento a veces puede detener o retrasar el parto prematuro, y cada día que el bebé permanece en el útero hasta la fecha de parto mejoran sus posibilidades de sobrevivir. Algunos médicos administrarán un esteroide durante el retraso para estimular la maduración de los pulmones del feto, aunque no está del todo claro que ello sea efectivo. Sólo cuando la madre y/o el feto se hallen en peligro no se hará ningún intento de posponer el parto.

El retraso o prevención del inicio de una dilatación prematura a menudo puede conseguirse limitando las relaciones sexuales y otras actividades físicas, con reposo en cama, y si fuera necesario hospitalización. En aproximadamente la mitad de los casos de mujeres que tienen contracciones fuertes prematuras pero que no sangran y son portadoras de un solo feto vivo, el reposo en cama en un hospital, sin medicación alguna, hará detener las contracciones: Si además las membranas están intactas y la matriz no se ha borrado ni dilatado, 3 de cada 4 mujeres llegarán hasta la fecha de parto. Pueden administrarse agentes tocolíticos (fármacos que relajan el útero y pueden detener las contracciones) para mejorar las posibilidades. Si se cree que la dilatación ha sido desencadenada por una infección, también se recetarán antibióticos.

Situaciones Que Pueden Ser Preocupantes Durante El Parto

INVERSIÓN UTERINA

¿Qué es? En algunas raras ocasiones, la placenta no se despega completamente después de nacer el bebé y cuando sale, arrastra consigo la parte alta o fundus del útero –algo muy parecido a darle la vuelta a un calcetín.

Signos y síntomas. Los síntomas de inversión uterina incluyen un flujo de sangre excesivo y a veces indicios de shock en la madre. El facultativo, presionando el abdomen hacia abajo, no podrá notar el útero y si la inversión es completa, parte de éste será visible por la vagina. Las mujeres que tienen un riesgo ligeramente mayor de una inversión uterina (aunque las probabilidades sean todavía muy pequeñas) son las que han tenido muchos hijos antes o una dilatación prolongada (más de 24 horas); las que tienen la placenta implantada a través del fundus del útero o que la tienen demasiado pegada a él; y las que recibieron sulfato de magnesio durante la dilatación. El útero también puede invertirse si está demasiado relajado o si el fundus no se mantiene en su lugar mientras la placenta es sacada durante la tercera fase del parto.

Tratamiento. En la mayoría de los casos el útero puede volver a ser colocado en su lugar a mano, aunque a veces se utilizan otras técnicas. Puede que sean necesarias transfusiones sanguíneas y de líquidos, si las pérdidas de sangre han sido grandes. Puede que se administren fármacos (tales como el sulfato de magnesio) para relajar aún más el útero para facilitar la colocación. Si en el útero permanecen fragmentos de placenta, deberán ser sacados antes o después de la colocación. En algunos casos muy raros, el útero no puede ser situado manualmente y se hace necesaria la cirugía abdominal.

Después de la colocación, se suele mantener la presión sobre el abdomen para mantener el útero en su sitio y se administran oxitocina u otros fármacos para que éste se endurezca y no se vuelva a invertir. Puede que se receten antibióticos para prevenir una infección.

Dado que las mujeres que han padecido una inversión uterina tienen mayores posibilidades de tener otra, el médico deberá ser informado si la embarazada ya tuvo dicho problema en el pasado.

ROTURA UTERINA

¿Qué es? En algunas raras ocasiones, el útero se rompe o desgarra durante el embarazo o la dilatación (más frecuentemente durante la dilatación). La única causa de rotura uterina es la existencia de una cicatriz en la pared del útero. Dicha cicatriz puede ser el resultado de una cesárea anterior con la clásica incisión vertical; una rotura uterina reparada; cirugía uterina (para corregir la forma o extirpar fibroides); o una perforación uterina anterior. Las contracciones extremadamente violentas (espontáneas o inducidas) también pueden producir la rotura; pero ello es raro, particularmente durante el primer embarazo, sin la existencia de una cicatriz que predisponga a ello. La rotura es más común en las mujeres que ya han tenido cinco o más hijos, que tienen el útero muy distendido (debido a múltiples fetos o a una cantidad excesiva de líquido amniótico), han tenido una dilatación difícil anteriormente, o están pasando dificultades en el parto presente (particularmente distocia debida a los hombros del bebé, véase más abajo, o parto con fórceps medio). Las anormalidades relacionadas con la placenta (tales como una placenta que se separa prematuramente o que se halla implantada muy profundamente en la pared uterina) o con la posición fetal (tales como un feto atravesado en el útero), así como un severo trauma del abdomen (como el producido por un cuchillo o una bala), pueden aumentar el riesgo de rotura uterina.

Signos y síntomas. La rotura uterina no es una complicación que puedan esperar las embarazadas normales. Pero las mujeres que tienen un mayor riesgo de rotura, debido a que su útero presenta una cicatriz o por cualquiera de los factores mencionados más arriba, deberían conocer los posibles signos de advertencia, por si acaso: fuerte dolor abdominal, desvanecimiento, hiperventilación (respiración rápida y profunda), taquicardia, inquietud y agitación. Si la embarazada experimenta dichos síntomas, que son más fuertes cuando la rotura se produce en la mitad superior del útero, deberá buscar atención médica de emergencia de inmediato. El primer signo de que se ha producido la rotura suele ser un dolor como una quemazón en el abdomen, acompañado por la sensación de que algo se está "desgarrando" en el interior. Ello suele seguirse de un breve período de alivio y luego aparece un dolor y sensibilidad abdominales difusos. A

Primeros auxilios para el feto

A finales del embarazo, la ausencia de actividad fetal podría constituir un signo de que algo va mal (para el test en casa, véase la pág. 248). Dado que la disminución de la actividad (que generalmente se detecta cuando por término medio se dan menos de diez movimientos durante un período de dos horas) a menudo se detecta antes de que el feto sucumba, se debería informar al médico de inmediato. Si no se le puede encontrar, la embarazada hará que alguien la lleve en seguida a un servicio de urgencias o a la unidad de partos del hospital local. Con una acción rápida, a veces es posible reanimar al feto.

menos que la rotura se produzca en la mitad inferior del útero, generalmente cesan las contracciones. Puede darse un sangrado vaginal o no. El feto podrá ser palpado con mayor facilidad a través del abdomen y puede que muestre signos de sufrimiento.

Tratamiento. Es necesario un parto quirúrgico inmediato, seguido de la reparación del útero, si ello fuera posible. Si el daño es extenso, podría requerirse una histerectomía. Algunas veces la rotura no se reconoce hasta que se da una hemorragia después del parto. También en este caso el útero será reparado o extirpado.

Después de una rotura, la madre es estrechamente controlada para asegurarse de que no se dan complicaciones, y puede que se le administren antibióticos para prevenir una infección. Dependiendo de la situación, se le permitirá que se levante de la cama en sólo seis horas o quizás deba esperar varios días.

DISTOCIA DEBIDA A LOS HOMBROS DEL BEBÉ

¿Qué es? Distocia es una dilatación que no progresa; en la distocia debida a los hombros del bebé éstos quedan encallados al pasar por el canal del parto después de que la cabeza ya ha hecho su aparición.

Signos y síntomas. La expulsión se detiene después de salir la cabeza y antes de que lo hagan los hombros. Ello puede suceder inesperadamente en un parto que hasta el momento parecía normal.

Tratamiento. Pueden utilizarse diversos métodos para rescatar al bebé cuyo hombro se ha atascado en la pelvis, incluyendo practicar una episiotomía muy grande; intentar que el bebé rote y hacer maniobrar el hombro que sale último para que lo haga antes; hacer flexionar profundamente las rodillas de la madre sobre su abdomen; aplicar una presión moderada sobre la parte superior del útero y la pelvis; intentar otras diversas maniobras para obligar a salir el hombro, incluyendo romper la clavícula del bebé. Si fuera posible (y raras veces lo es), podría ser preferible volver a introducir la cabeza del bebé por la vagina y practicar una cesárea.

SUFRIMIENTO FETAL

¿Qué es? Es el término usado para describir la situación en la cual se cree que el feto está en peligro, muy a menudo debido al descenso del flujo de oxígeno. El sufrimiento puede ser causado por diversos problemas, incluyendo la posición de la madre, que haga que se presionen los principales vasos sanguíneos; una enfermedad materna (anemia, hipertensión, enfermedad cardíaca), presión sanguínea anormalmente baja o shock; insuficiencia, degeneración o separación prematura de la placenta; compresión del cordón umbilical; actividad uterina prolongada o excesiva; o infección, malformación, hemorragia o anemia fetal.

Signos y síntomas. Las señales precisas enviadas por el feto varían según la causa del sufrimiento. Puede que la madre note un cambio en los movimientos fetales o una ausencia total de ellos. El médico puede detectar cambios en el latido cardíaco típicos del sufrimiento fetal mediante un estetoscopio de Doppler o mediante el monitor fetal.

Tratamiento. Cuando se confirma la existencia de sufrimiento fetal (véase pág. 347), suele ser necesario que el niño nazca de inmediato. Si el parto vaginal no es inminente, se suele practicar una cesárea de emergencia. En algunos casos el médico elegirá reanimar al feto dentro del útero antes de practicar la cesárea, para hacer disminuir el riesgo que sufrirá debido a la privación de oxígeno. Ello suele llevarse a cabo administrando medicación a la madre para retardar las contracciones, lo que aumentará el flujo de oxígeno hacia el feto y para dilatar los vasos sanguíneos de la madre y para acelerar los latidos cardíacos, lo que también hará aumentar el flujo sanguíneo.

LACERACIONES VAGINALES Y CERVICALES

¿Qué son? Desgarros en la vagina y/o el cuello uterino, que pueden ser de pequeños a extensos. Éstos se dan sólo algunas veces durante la dilatación y la expulsión.

Signos y síntomas. El síntoma más obvio puede ser un flujo de sangre excesivo, aunque también es posible que el médico pueda ver las laceraciones después de la expulsión.

Tratamiento. Generalmente, todos los desgarros más largos de 2 cm o que continúan sangrando mucho son suturados (cosidos). Posiblemente se administrará primero un anestésico local, si no lo fue durante la expulsión.

HEMORRAGIA PUERPERAL

¿Qué es? La hemorragia puerperal o pérdida de sangre muy abundante después del parto que es difícil detener es una complicación muy grave pero poco común. Cuando se trata de inmediato, raras veces se convierte en la amenaza vital que antes era. La pérdida de sangre excesiva puede tener lugar si el útero está demasiado relajado y no se contrae debido a una dilatación larga y agotadora; a una expulsión traumática; a que el útero estaba demasiado distendido debido a múltiples partos, un bebé grande o un exceso de líquido amniótico; a una placenta de forma anormal, o que se ha separado prematuramente; a los fibromas, que impiden una contracción uterina simétrica; o a un estado de debilidad general de la madre en el momento del parto (debida, por ejemplo a anemia, preeclampsia o una fatiga extrema).

La hemorragia puede tener lugar en seguida después del parto debido a la existencia de desgarros no reparados del útero, la matriz, la vagina o en algún otro lugar de la pelvis, o debido a que el útero se ha roto o está invertido (se dió vuelta de adentro hacia afuera). Puede darse hasta una semana o dos después del parto, cuando se han retenido en el interior del útero algunos fragmentos de placenta. Una infección también puede causar hemorragia puerperal, inmediatamente después del parto o unas semanas más tarde. La hemorragia puerperal suele darse más frecuentemente en mujeres que han tenido placenta previa o abruptio placentae antes del parto. En raras ocasiones, la causa de la hemorragia es un trastorno de la sangre de la madre no diagnosticado de origen genético o causado por el uso de aspirinas u otros fármacos que pueden interferir en la coagulación sanguínea.

Signos y síntomas. Pérdidas de sangre anormales después del parto: hemorragia que llena más de una compresa cada hora durante más de unas pocas horas o es de color rojo vivo en cualquier momento después del cuarto día del posparto, especialmente si no disminuye cuando la mujer orina o defeca; un olor desagradable de los loquios; grandes coágulos sanguíneos (del tamaño de un limón o mayores); dolor y/o hinchazón en la zona baja del abdomen después de los primeros días del posparto.

Tratamiento. Dependiendo de la causa de la hemorragia, el médico probará uno o más de los siguientes procedimientos para detener la hemorragia: masaje uterino para estimular la contracción del útero; administración de fármacos (tales como oxitocina, ergometrina o prostaglandinas) para promover la contracción del útero; búsqueda y reparación de laceraciones; extracción de fragmentos de placenta que hubieran podido quedar retenidos. Si la hemorragia no se detiene rápidamente, se tomarán otras medidas: fluidos por vía intravenosa, y si fuera posible, transfusión; administración de agentes coagulantes si el problema es que la sangre no coagula, y de antibióticos para prevenir una infección. En algunas ocasiones, se hará necesario rellenar el útero de gasas para parar la hemorragia durante 6 a 24 horas, o intentar ligar la arteria uterina principal. Si fallan todos los intentos de parar la hemorragia, se hará necesario extirpar el útero.

Existen muchas posibilidades de que el tratamiento de las hemorragias puerperales tenga éxito, y de que la madre se recupere rápidamente.

INFECCIÓN PUERPERAL

¿Qué es? Una infección relacionada con el parto, rara en las mujeres que han recibido unos buenos cuidados médicos y han tenido un parto vaginal sin complicaciones. La infección puerperal más común es la endometritis, una infección del endometrio del útero (capa que lo recubre), que es vulnerable después de la separación de la placenta. La endometritis es más probable después de una cesárea que siguió a una dilatación prolongada o a una rotura prematura de las membranas. También es más probable que suceda si se ha retenido un fragmento de placenta en el interior del útero. También es posible que se infecte una laceración en el cuello del útero, la vagina o la vulva.

Signos y síntomas.   Éstos varían según el lugar de origen. La infección del endometrio se caracteriza por una fiebre no muy alta, un dolor vago en la parte baja del abdomen y a veces un flujo vaginal que huele mal. Si se infecta una laceración, generalmente existirá dolor y sensibilidad en la zona; a veces un flujo espeso y olor desagradable; dolor en el abdomen o el costado; o dificultades para orinar. En ciertos tipos de infección, la fiebre puede llegar hasta los 105 grados y la acompañan escalofríos, jaqueca y malestar. A veces, no existe otro síntoma obvio que la fiebre. La subida de la fiebre en el período del posparto debe comunicarse al médico.

Tratamiento.   El tratamiento con antibióticos es muy efectivo, pero debería empezar de inmediato. Puede que se realice un cultivo para determinar los organismos responsables, de forma que se pueda recetar el antibiótico adecuado.

PARA ENFRENTARSE A LA PÉRDIDA DEL BEBÉ

Muerte en el útero.   Cuando el feto no da señales de vida durante varias horas o más, es natural temer lo peor. Y desde luego lo peor es que el bebé no nacido haya muerto. Por suerte, raras veces es ese el caso. Pero cuando ocurre, puede ser devastador.

Después de que se le haya comunicado que el latido cardíaco no puede ser localizado y que el bebé ha muerto dentro del útero, es probable que la embarazada se vea sumida en una niebla de incredulidad y dolor. Puede que le sea difícil o incluso imposible continuar con la vida normal mientras transporta un feto que ya no viva, y los estudios demuestran que es mucho más probable que la mujer sufra una depresión grave después de dar a luz un mortinato si el parto es retrasado más de tres días después del diagnóstico de la muerte. Por ello, se tendrá muy en cuenta su estado mental mientras los médicos deciden qué es lo que van a hacer. Si la dilatación es inminente o ya ha comenzado, probablemente el parto será normal. Si no está claro que la dilatación vaya a comenzar, la decisión de si inducirla de inmediato o no, o de permitir que la mujer vuelva a casa hasta que ésta empiece espontáneamente, dependerá de lo lejos que sea la fecha del parto, y de su estado físico y mental.

La aflicción que sentirá la madre si el feto ha muerto en el interior del útero probablemente será parecida a la de los padres cuyo bebé ha muerto durante o después del parto (véase más abajo), aunque algunas veces tomar al feto en brazos o hacerle un funeral quizás no sea posible o práctico.

Muerte durante o después del parto.   Algunas veces la muerte tiene lugar durante la dilatación o la expul-

Cuando fetos múltiples no prosperan

No es sorprendente que los gemelos, trillizos y cuatrillizos sean más propensos a un crecimiento fetal más pobre que los fetos únicos, especialmente durante el tercer trimestre. A ello se debe que las gestaciones múltiples se sigan tan de cerca con una serie de pruebas sonográficas a partir de la vigésima semana. Si uno o más fetos tienen un crecimiento pobre, se precisa una vigilancia intensiva, generalmente en el hospital. Se hará que los bebés nazcan ya sea cuando se determine que los pulmones del feto o fetos mayores están maduros o cuando la situación se haga peligrosa para el de menor tamaño, si continúa permaneciendo en el útero. Por suerte, tales circunstancias son muy raras*.

A menudo la naturaleza resuelve tales situaciones por sí misma. Se cree que cada año se conciben miles de embarazos múltiples más de los que llegan a término. Generalmente, al principio de dichos embarazos, debido a que el cuerpo de la madre es incapaz de mantenerlos a todos, mueren todos menos un feto, a menudo sin dejar ninguna prueba visible de que existieron. No obstante, a veces los fetos múltiples continúan luchando juntos, sufriendo todos ellos, y ninguno se desarrolla lo bastante bien para sobrevivir. Entonces, y dado que la Madre Naturaleza no ha tomado la iniciativa, puede ser necesario que la ciencia médica la tome y sacrifique uno o dos en vez de dejar que padezcan todos.

Generalmente no existe forma de que la madre pueda decir que uno o más de sus fetos no están prosperando. Pero el médico, utilizando los ultrasonidos y otras técnicas de diagnóstico sofisticadas, generalmente puede evaluar la situación de los bebés.

Cuando se determine que los fetos múltiples no se están desarrollando bien, y que es demasiado pronto para que nazcan bien, la solución médica suele ser recomendar que se extraiga uno o más de esos fetos (generalmente los que están peor) del útero, de forma que el feto o fetos restantes tengan mejores posibilidades de sobrevivir. También es posible que se recomiende dicho procedimiento si uno de los fetos está gravemente malformado (le falta una parte o todo el cerebro, por ejemplo).

Algunos médicos reservan tal reducción para las situaciones en que existen cuatro o más fetos; otros reducirán también los trillizos, si les parece apropiado. Algunos investigadores sugieren que dado que hasta el final del primer trimestre la naturaleza aún puede reducir espontáneamente el número de fetos, el mejor momento para considerar la reducción es al final de dicho período.

Si se sugiere reducir el número de fetos, los futuros padres se ven enfrentados a la difícil tarea de decidir o no que los médicos lleven a cabo dicho procedimiento. Antes de decidir, deberían buscar una segunda opinión para asegurarse de que la evaluación de las pruebas de los fetos es exacta. Luego deberán discutir el peligro de que todos los fetos mueran como resultado del proceso. Este riesgo es bajo, desde luego, cuando el cirujano tiene mucha experiencia y éxito respecto a este procedimiento.

Finalmente, si la religión forma una parte importante en la vida de la pareja, puede resultar muy positivo dejarse aconsejar tanto espiritual como médicamente. Probablemente también sea necesario hablar con un especialista en ética médica (se consultará en el hospital local), un consejero genético, un especialista en medicina materno-fetal u otro consejero familiarizado con este tipo de problemas. En estas discusiones, probablemente la pareja encontrará que la mayoría de especialistas en ética (e incluso los teólogos católicos) creen que intentar salvar un bebé es preferible a dejar que todos ellos mueran. (Por otra parte, muchos cuestionarían que se llevara a cabo una reducción simplemente por conveniencia –porque la familia no tiene sitio para cuatro cunas, por ejemplo.) Puede ser de gran ayuda leer "Cuando se detecta un defecto fetal grave" (pág. 429) y "Para enfrentarse a la pérdida de un bebé" (pág. 450).

Una vez que la pareja ha tomado la decisión, deberán aceptar cuál fue la mejor. Si las cosas no van como se había esperado, no deberán culparse a sí mismos.

---

* Si está esperando más de un bebé, la mujer se asegurará de seguir al pie de la letra la dieta ideal, añadiendo las cantidades recomendadas para los embarazos múltiples de la pág. 177. Ello mejorará las posibilidades de que todos los fetos se desarrollen bien.

sión, y a veces justo después de ésta. De cualquier modo, a la mujer el mundo se le viene encima. Ha estado esperando a este bebé durante casi nueve meses. Ha soñado con él, ha sentido sus patadas y su hipo, y ha oído los latidos de su corazón. Ha comprado una cuna, una canastilla, ha preparado a sus amigos, su familia y su vida para el recién nacido –y volverá a casa con las manos vacías.

Quizás no existe mayor dolor que el de perder a un hijo. Y aunque nada puede hacer desaparecer el dolor, existen algunas medidas que pueden hacer el futuro más llevadero, y para hacer disminuir la inevitable depresión.

◆ Ver al bebé, tenerlo en brazos, darle un nombre. Sufrir el dolor es un paso vital para aceptar y recuperarse de la pérdida, pero nadie se puede afligir por un niño sin nombre al que nunca se ha visto. Incluso si el niño está malformado, los

Pérdida de un gemelo

Los padres que pierden un gemelo (o más bebés, en el caso de trillizos o cuatrillizos) tienen que enfrentarse a celebrar un nacimiento y a la pena de una muerte al mismo tiempo. Si la lectora se encuentra en esta situación, se sentirá demasiado deprimida por el luto del bebé perdido para disfrutar del que está vivo –siendo ambos procesos de vital importancia. Típicamente, el sentimiento es de "Debería estar emocionada por tener un bebé, pero estoy tan trastornada, que no puedo cuidar de él". Entender por qué se siente así podría ayudarla a sentirse mejor:

◆ La mujer ha perdido la ilusión y prestigio de ser madre de gemelos, una fantasía con la que puede haber estado jugando durante meses desde el momento en que se le diagnosticó un embarazo múltiple. Incluso si no sabía nada de los gemelos anticipadamente, puede que se sienta estafada. No deberá sentirse culpable; el desengaño es normal. La madre deberá afligirse por esta pérdida así como por la del bebé.

◆ La mujer cree que será difícil y embarazoso explicar que sólo ha tenido un bebé a los amigos y familiares que han estado esperando ávidamente a los gemelos. Para liberarse de esta carga, se requerirá la ayuda de un amigo o pariente que extienda la noticia. Cuando salga por primera vez de la casa con el bebé, se hará acompañar de alguien que pueda explicar la situación a la gente, si ella no se siente con fuerzas para ello.

◆ Puede que se sienta incapaz como mujer o como madre debido a que perdió uno de los bebés, particularmente si fueron concebidos mediante técnicas de fecundación asistida o transferencia de gametos intratubárica. Desde luego, lo que ha sucedido no tiene nada que ver con el valor como mujer o como madre.

◆ La mujer siente que está siendo castigada de algún modo –porque no hubiera podido cuidar de dos niños, o debido a que deseaba más un niño que una niña (o viceversa), o debido a que en realidad no quería tener gemelos. Aunque este sentido de culpabilidad es común en los padres que experimentan la pérdida de un bebé, carece por completo de fundamento.

◆ La mujer está preocupada porque cuando crezca el bebé superviviente –en los cumpleaños, los primeros pasos, el primer "mamá" y "pa-pa"– recordará al hijo perdido y lo que podría haber sido. Y esto es cierto. Será de gran ayuda que la mujer y su esposo compartan sus sentimientos en tales ocasiones, y no intenten suprimirlos.

◆ La mujer teme que su bebé, al hacerse mayor, se vea atormentado por la pérdida. Aunque parece que algunos gemelos super-

expertos indican que es mejor verlo que no verlo, debido a que generalmente lo que se imagina es peor que la realidad. Si la madre coge en brazos y nombra a su bebé, la muerte se hará más real para ella, y más fácil de sobrellevar a largo plazo. También se debería preparar un funeral y un entierro, que darán una nueva oportunidad de despedirse. Y la tumba constituirá un lugar permanente donde se podrá visitar al bebé durante años.

◆ Discutir los hallazgos de la autopsia y otros detalles con el médico para acostumbrarse a la realidad de lo que ha sucedido y para ayudar al proceso de aflicción. Puede que la mujer haya recibido muchos detalles en la sala de partos, pero la medicación, el estado hormonal y el shock quizá hayan impedido que los haya entendido del todo.

◆ Si es posible, la mujer pedirá que no se le administren sedantes du-

---

vivientes sienten que les falta alguien o parecen más solitarios que otros niños, este hijo no debe sufrir a causa de la pérdida a menos que los padres hagan un problema de ello. Proporcionarle mucho cariño y atenciones le ayudará a asegurar que sea un joven seguro de sí mismo y feliz.

◆ Al intentar ayudar, puede que los amigos y familiares exageren la fanfarria al darle la bienvenida al bebé vivo y mantengan un educado silencio sobre el tema del que ha muerto. O pueden decirle a la madre que olvide el niño perdido y que aprecie al que está vivo. Estas actitudes insensibles pueden decepcionar y enfadar a la madre. Ésta le hará saber a la gente que necesita lamentar la pérdida del bebé muerto igual que celebrar el nacimiento del otro.

◆ A la madre no se le ha permitido, o ella misma no se lo ha permitido, sufrir el dolor. Pero debe estar afligida, o nunca llegará a aceptar la pérdida. La mujer tomará las medidas indicadas para los padres que deben superar una aflicción, página 450, de forma que pueda aceptar más fácilmente que la muerte del bebé es una realidad.

◆ La mujer cree que disfrutar del bebé superviviente es desleal con el que ha muerto. Ésta deberá deshacerse de este sentimiento, aunque es natural. Amar al hermano, que pasó abrazado a él todos esos meses en el útero es una forma de honrar al hijo perdido, algo que desde luego él hubiera querido. Por otra parte, idealizar al bebé perdido y hacer que el que vive deba competir con esta imagen idealizada podría ser muy perjudicial. Si la madre se siente incómoda por el bautizo o cualquier otro acontecimiento de bienvenida al bebé, deberá considerar la posibilidad de celebrar un funeral o ceremonia de despedida para el bebé muerto, con anterioridad o en el mismo momento.

◆ La mujer está pasando por una depresión del posparto. Es normal, tanto si se ha perdido un hijo como si no, que el caos hormonal haga más difícil enfrentarse a todo y que los sentimientos sean más conflictivos. Véase la pág. 487 para los consejos de cómo enfrentarse a la depresión puerperal.

◆ La madre tiene miedo de que la pérdida experimentada y la depresión consecuente dañen las relaciones con su esposo. Ello es muy poco probable si se comparten los sentimientos, tanto los positivos como los negativos. Un estudio ha demostrado que un 90 % de los padres que han pasado por esta experiencia han experimentado que su matrimonio se ha fortalecido con la mutua ayuda para salir del período de dolor.

◆ La madre se siente culpable de que su ambivalencia esté dificultando los cuidados del bebé. Deberá recordarse a sí misma que no tiene razones para sentirse culpable; sus sentimientos son del todo normales.

La mujer se concederá algún tiempo. Es posible que pronto se encuentre mejor y, si se lo permite a sí misma, sea capaz de empezar a disfrutar verdaderamente del nuevo bebé.

rante las horas que siguen a la noticia. Aunque ello aliviaría el dolor momentáneamente, los sedantes enturbiarían los recuerdos y la realidad de lo que está sucediendo. Ello dificulta enfrentarse al proceso de sentir el dolor y priva de la oportunidad de que los esposos se apoyen el uno en el otro.

- Conservar una foto (muchos hospitales las hacen) u otros recuerdos, para tener algo tangible en las manos cuando la madre piense en el bebé perdido. Aunque ello puede parecer morboso, los expertos dicen que ayuda. La madre intentará fijarse en los aspectos positivos —ojos grandes y pestañas largas, manos bonitas y dedos delicados, pelo abundante.

- La mujer pedirá a los amigos o parientes que no quiten todos los vestigios de los preparativos que hizo para el bebé en casa. Les dirá que quiere hacerlo ella misma. Aunque estas personas tengan buenas intenciones, volver a una casa en la que parece que nunca se había esperado un bebé sólo servirá para fomentar la tendencia a negar lo que ha sucedido.

- Llorar —tan largo y tan a menudo como la mujer lo necesite. El llanto es parte del proceso del dolor. Si la mujer no llora ahora, esto será algo que habrá dejado de hacer y que se encontrará que debe atender más tarde.

- Esperar tiempos difíciles. Puede que durante un tiempo la mujer se sienta deprimida, vacía; experimentará una intensa tristeza; tendrá problemas para dormir; peleará con su marido y descuidará a los otros hijos; incluso imaginará que oye a su bebé llorando a medianoche. Probablemente sentirá que necesita volver a ser niña, a ser amada, mimada y cuidada. Y ello es normal.

- Reconocer que los padres también sufren, pero que en algunos casos su dolor es o parece ser más corto y/o intenso, en parte debido a que, a diferencia de las madres, no han llevado al bebé en su interior durante tantos meses. Y a menudo tienen formas diferentes de enfrentarse con su aflicción. Por ejemplo, puede que intenten encerrarla herméticamente, para poder estar fuertes al lado de sus esposas. Pero entonces a menudo el dolor viene de otras formas: malhumor, irresponsabilidad, pérdida de interés por la vida —o puede que intenten usar el alcohol en un intento por sentirse mejor. Por desgracia, un padre afligido no será de mucha ayuda para su mujer, ni ella para él, y puede que ambos deban buscar apoyo en otra parte.

- No enfrentarse sola al mundo. Si la mujer está posponiendo volver a la circulación debido a que teme a las caras amistosas preguntándole, "¿qué ha tenido?", se hará acompañar de un amigo o amiga que pueda responder a las preguntas por ella durante las primeras visitas al supermercado, al banco, etc. Se asegurará que sus compañeros de trabajo, de deporte y de las organizaciones en las que colabore estén informados antes de volver, de forma que no tenga que dar explicaciones difíciles.

- Esperar que algunos amigos y familiares no sepan cómo responder

¿Por qué?

Puede que la pregunta filosófica "¿por qué?" nunca obtenga una respuesta. Pero suele ser de gran ayuda que los afligidos padres tomen contacto con la realidad de la tragedia conociendo las causas físicas de la muerte del feto o el recién nacido. A menudo el bebé parece perfectamente normal, y la única forma de descubrir la causa de la muerte es examinar cuidadosamente el historial del embarazo y realizar un examen completo del feto o del bebé. Si el feto murió en el útero o murió al nacer, también será importante que un patólogo examine histológicamente la placenta. Puede ser que a primera vista no parezca que saber la causa de la muerte hará que la aceptación de la pérdida sea más fácil, pero a la larga hay que reconocer que será así. Saber lo sucedido no nos dice la razón de lo sucedido a la mujer y al bebé, pero pone una conclusión al acontecimiento, y ayudará a que la mujer se prepare para un futuro embarazo.

Desde luego, algunas veces es imposible determinar qué es lo que ha ido mal, y en ese caso la afligida pareja debe aceptar el acontecimiento a la luz de su propia filosofía personal. Puede que lo consideren la voluntad de Dios, o un suceso al azar sobre el que los seres humanos no tienen ningún control. En cualquier caso, la pérdida de un bebé nunca debería ser visto como un castigo.

---

y que se retraigan durante un tiempo. Otros, intentando ayudar, harán afirmaciones irreflexivas como "Ya sé cómo te sientes", o "Oh, puedes tener otro bebé", o "Es mejor que el bebé haya muerto antes de que hayas podido tener contacto con él". No pueden entender que nadie que no haya perdido un bebé puede saber cómo se siente la mujer, que otro bebé nunca podrá sustituir al que se ha perdido, o que los padres pueden tomarle cariño a un bebé mucho antes de que éste nazca, algunas veces incluso antes de la concepción. Si la mujer tiene que oír a menudo estos comentarios, le pedirá a un pariente o a un buen amigo que explique sus sentimientos y que indique que prefiere que la gente se limite a decir que lamenta lo sucedido.

◆ Esperar que el dolor disminuya con el tiempo. Al principio sólo habrá días malos, luego unos pocos buenos entre los malos; finalmente más días buenos que malos. Pero hay que estar preparada para la posibilidad de que el dolor nunca desaparezca por completo. El proceso de sentir el dolor, con pesadillas y recuerdos que la asalten, a menudo no se completan del todo hasta al cabo de dos años, pero lo peor suele haber pasado al cabo de tres a seis meses de la pérdida. Si después de seis a nueve meses el dolor continúa siendo el centro del universo, si la mujer pierde el interés por todo lo demás y parece que no puede desempeñar sus funciones, deberá buscar ayuda. También buscará ayuda si desde el principio no ha podido sufrir ningún dolor.

◆ Buscar apoyo. Como muchos otros padres, la pareja podrá encontrar fuerzas uniéndose a un grupo de progenitores que han perdido a sus hijos. Pero evitará que el grupo se convierta en una forma de soportar la rabia o el dolor. Si después de un año aún se tienen problemas para aceptar la situación (más pronto, si se tienen problemas para enfrentarse con las actividades cotidianas), se deberá pasar a una terapia individual.

◆ Limitar el uso de tranquilizantes y sedantes. Aunque en un principio parece que ayudan, pueden interferir con el proceso de aflicción –y también pueden crear dependencia.

◆ Volverse hacia la religión si se encuentra consuelo en ella. Algunos padres están demasiado enfadados con Dios para hacerlo, pero para muchos la fe es un gran alivio.

◆ No esperar que tener otro bebé resolverá un dolor no resuelto. La mujer volverá a quedarse embarazada, si es eso lo que los dos desean –esperando primero todo el tiempo que el médico haya recomendado. Pero no hay que intentar concebir para sentirse mejor, aliviar la culpabilidad o la rabia, o conseguir la tranquilidad de espíritu. Eso no funciona, y podría suponer una pesada carga para el que va a venir. Cualquier decisión sobre la futura fertilidad de la mujer –ya sea tener otro bebé o ser esterilizada– debería posponerse hasta que haya pasado el período de tristeza profunda.

◆ Reconocer que la culpabilidad puede unirse a la tristeza y hacer que sea más difícil adaptarse a la pérdida. Si la mujer cree que la pérdida del bebé ha sido un castigo por haber sido ambivalente sobre el embarazo, o por falta de cuidados y otras cualidades necesarias para la maternidad, buscará ayuda profesional para poder entender que tales sentimientos no son responsables en modo alguno de la pérdida. También buscará ayuda si se siente insegura sobre su feminidad y ahora cree que sus dudas han sido confirmadas (no ha podido producir un bebé vivo), o si cree que ha defraudado a su familia y amigos. Si la mujer se siente culpable incluso por volver a su vida normal debido a que cree que sería desleal con su bebé muerto, podrá serle de gran ayuda pedirle a su bebé, en espíritu, que la perdone o pedirle permiso para volver a disfrutar de la vida.

Parte 4

PARA TERMINAR, PERO NO MENOS IMPORTANTE:

El posparto, el padre y el siguiente bebé

18
Posparto: la primera semana

QUÉ SE PUEDE SENTIR

Durante la primera semana del posparto, dependiendo del tipo de parto que la mujer haya tenido (fácil o difícil, vaginal o por cesárea) y de otros factores individuales, experimentará todos o solamente algunos de los siguientes síntomas:

FÍSICAMENTE:

- Pérdidas vaginales sanguinolentas (loquios), que se vuelven rosadas hacia el final de la semana.

- Calambres abdominales (dolores de posparto) al contraerse el útero.

- Un gran cansancio.

- Molestias perineales y/o dolor y entumecimiento, si el parto fue vaginal, y especialmente si se han aplicado puntos de sutura (el dolor empeora al estornudar y toser).

- Dolor en la incisión y más tarde entumecimiento de la zona si el parto fue con cesárea (y especialmente si fue el primero).

- Molestias al sentarse y andar si se le practicó una episiotomía o tiene la cicatriz de una cesárea o un desgarro.

- Dificultades al orinar durante un día o dos; dificultades y molestias al defecar durante los primeros días; estreñimiento.

- Dolor generalizado, especialmente si empujar fue difícil.

- Ojos inyectados en sangre; marcas de morados alrededor de los ojos, en las mejillas y en otros lugares, debido a los esfuerzos de empujar.

- Sudoración, quizás abundante, después de los primeros días.

- Molestias y congestión en los pechos en el tercer o cuarto día del posparto.

- Pezones doloridos o con grietas si se da el pecho al bebé.

EMOCIONALMENTE:

- Exaltación, depresión o ambos sentimientos alternados.

- Sentimiento de incapacidad y ansiedad ante la maternidad, especialmente si se da el pecho al bebé.

- Frustración, si la mujer se halla aún en el hospital mientras desearía irse a casa.

- Poco interés por el sexo; o con menor frecuencia, un aumento del deseo sexual (las relaciones sexuales no estarán permitidas hasta por lo menos tres o más semanas después del parto).

QUÉ PUEDE PREOCUPAR

HEMORRAGIAS

"Me habían dicho que después del parto sufriría unas pérdidas sanguinolentas, pero cuando me levanté por primera vez de la cama y vi la sangre que me bajaba por las piernas me quedé realmente alarmada."

No hay motivo de alarma. Esta pérdida de sangre residual, mucosidad y tejido procedente del útero, que recibe el nombre de loquios, suele ser tan intensa (o a veces incluso más intensa) que la pérdida de un período menstrual durante los tres primeros días del posparto. Y aunque probablemente parezca más copiosa de lo que es en realidad, no llegaría a llenar dos tazas antes de empezar a disminuir. Una pérdida más abundante y súbita en el momento de levantarse de la cama en los primeros días es habitual, y no debe causar preocupación. Y puesto que la sangre y algún coágulo ocasional son los elementos predominantes de los loquios durante el primer período del posparto, las pérdidas serán bastante rojas durante dos o tres días, volviéndose gradualmente más rosadas, y luego marrones y finalmente de color blanco amarillento en el transcurso de una o dos semanas. Se deben utilizar compresas higiénicas y no tampones para absorber estas pérdidas; pérdidas que pueden continuar con más o menos intensidad durante un tiempo incluso que se puede aproximar a las seis semanas.

La lactancia de pecho y la administración intramuscular o intravenosa de oxitocina o unas gotas de ergobasina (prescrita de modo rutinario por algunos médicos después del parto) pueden reducir el flujo de los loquios, ya que favorecen las contracciones uterinas y ayudan a que el útero se contraiga más rápidamente hasta su tamaño normal. La contracción del útero después del parto es importante ya que estrangula los vasos sanguíneos que han quedado al descubierto en el lugar en que la placenta se separó del útero, impidiendo así una hemorragia. Si el útero está demasiado relajado y no se contrae, se produce una hemorragia excesiva. Si mientras la mujer se halla en el hospital, percibe cualquiera de los signos de una hemorragia puerperal de la lista de la página 467 (algunos de los cuales también pueden indicar infección), lo notificará a una enfermera de inmediato. Si cualquiera de estos síntomas apareciera ya al estar en casa, llamará a su médico de inmediato. Para una mejor información sobre cómo tratar las hemorragias puerperales, véase la página 448.

CONDICIONES FÍSICAS DURANTE EL POSPARTO

"Tengo el aspecto y me siento como si hubiera estado en un ring en vez de en una sala de partos. ¿Cómo ha sido eso?"

Posiblemente, esta mujer ha trabajado más duramente al dar a luz a su hijo que la mayoría de los boxeadores en el ring. Por lo tanto, no es sorprendente que, gracias a las poderosas contracciones y a las extenuantes maniobras de empujar en la expulsión, tenga el aspecto y se sienta como si hubiera boxeado varios *rounds*. A muchas mujeres les sucede, particularmente después de un parto largo y/o difícil. No son excepcionales durante el posparto:

◆ Ojos morados o inyectados en sangre (las gafas de sol los disimularán en público hasta que los ojos vuelvan a la normalidad, y las compresas frías aplicadas durante 10 minutos varias veces al día acelerarán dicha vuelta).

◆ Magulladuras, que van desde pequeños puntitos en las mejillas hasta grandes hematomas o morados en la cara o la parte alta del pecho.

◆ Dolor en el lugar de las incisiones (episiotomía o cesárea) o las reparaciones.

◆ Dolor pélvico como resultado del estiramiento (véase pág. 352).

◆ Dificultades para respirar hondo debido a los esfuerzos excesivos de los músculos del pecho mientras se empujaba (pueden reducir las molestias los baños o duchas calientes o una bolsa de agua caliente).

◆ Dolor y sensibilidad en la zona del coxis (hueso de la rabadilla) debido a lesiones de los músculos de la parte baja de la pelvis o debido a que el coxis realmente se ha fracturado (los masajes y el calor pueden ser de gran ayuda).

◆ Dolor generalizado (de nuevo, el calor puede ser muy útil).

Aunque tener el aspecto y sentirse como si se hubiera recibido una paliza es normal durante el posparto, la mujer deberá informar de cualquiera de estos síntomas o de algún otro que fuera inusual a la enfermera o al médico sin tardanza.

DOLORES DE POSPARTO

"Tengo unos dolores parecidos a los del parto en el abdomen, sobre todo mientras doy el pecho a mi bebé."

Se trata probablemente de "dolores de posparto" que son provocados por las contracciones que experimenta el útero cuando desciende de nuevo a su posición normal en la pelvis después del parto. Es más probable que estas contracciones sean experimentadas por aquellas mujeres cuya musculatura uterina es flácida (sin tono) a causa de los partos anteriores o de una distensión excesiva del útero (por ejemplo en el caso de mellizos).

Los dolores pueden ser más pronunciados durante la lactancia, al ser liberada la oxitocina, por la succión del lactante que estimula las contracciones. En caso necesario se pueden prescribir analgésicos suaves, pero el dolor debe desaparecer naturalmente entre el cuarto y el séptimo día. Si los analgésicos no alivian los síntomas, o si éstos persisten durante más de una semana, se deberá acudir al médico para descartar otros problemas puerperales, incluyendo una infección.

DOLOR EN EL ÁREA PERINEAL

"No tuvieron que hacerme una episiotomía y tampoco me desgarré. ¿Por qué estoy tan dolorida?"

Nadie puede esperar que unas siete libras y medio de bebé atraviesen la pelvis sin dejar rastro. Incluso si el perineo permaneció intacto durante el nacimiento del bebé, esta zona se ha visto distendida, magullada y traumatizada; y las molestias, que varían entre suaves y más fuertes, son el resultado totalmente normal de ello.

"El lugar de la episiotomía me duele tanto que temo que los puntos se hayan infectado. ¿Cómo puedo saberlo?"

La dolencia perineal experimentada después de todos los partos vaginales se ve acrecentada en el caso de que el perineo se desgarrara o fuera cortado quirúrgicamente. Al igual que toda herida recién suturada, el lugar de la episiotomía o de una laceración necesita tiempo para cicatrizar –generalmente entre 7 y 10 días. Durante este tiempo, la presencia únicamente de dolor, a menos que sea muy intenso, no indica que se haya producido una infección.

La infección es posible, pero muy poco probable si se ha cuidado adecuadamente la zona perineal. Mientras la madre permanece en el hospital, el médico o la enfermera controlarán el perineo por lo menos una vez al día para tener la seguridad de que no se ha presentado una inflamación u otro signo de infección. También instruirá a la madre sobre las medidas de higiene del perineo durante el posparto, que son importantes para evitar una infección no sólo de la región de la sutura sino también del tracto genital (fiebres puerperales). Por esta razón, las mujeres que no sufrieron ni un desgarro ni una episiotomía deben tener también las mismas precauciones. Las medidas que deben aplicarse durante 10 días en cuanto a la higiene perineal son las siguientes:

◆ Utilizar una compresa higiénica limpia por lo menos cada cuatro o seis horas. Fijarla bien para que no pueda desplazarse adelante o atrás.

◆ Quitarse la compresa tirando hacia atrás, para evitar arrastrar gérmenes desde el recto hacia la vagina.

◆ Limpiar con agua tibia (o con una solución antiséptica si el médico lo ha recomendado) la zona del perineo después de orinar o defecar. Secar con una gasa, o con las servilletas de papel que acompañan a veces a las compresas higiénicas, procediendo siempre de delante hacia atrás.

◆ No tocarse esa zona con las manos hasta que la cicatrización sea completa.

Aunque las molestias serán probablemente mayores en caso de que se haya practicado una sutura (en este caso, el dolor puede ir acompañado de picor alrededor de los puntos), las sugerencias para aliviarlas suelen ser bien recibidas por todas las mujeres que acaben de dar a luz:

◆ Baños de asiento calientes, compresas calientes o exposición a una lámpara de calor[1].

◆ Agua de hamamelis fría, aplicada mediante una gasa estéril, o una bolsa de hielo triturado aplicada a la zona.

◆ Anestésicos locales en forma de aerosoles, cremas o en compresas; el médico prescribirá quizás analgésicos suaves.

◆ Permanecer tendida sobre el costado; evitar los largos períodos en posición sentada o de pie, para reducir la tensión sobre la zona. Puede servir de ayuda sentarse sobre un cojín o sobre un neumático inflado; también es útil contraer las nalgas antes de sentarse.

◆ Realizar los ejercicios gimnásticos perineales (véanse las págs. 235, 500) con la mayor frecuencia posible después del parto y durante todo el puerperio, para estimular la circulación en la zona, lo que favorecerá la cicatrización y mejorará el tono muscular. (La madre no deberá alarmarse si no llega a sentir los músculos cuando efectúa los ejercicios; la zona está entumecida después del parto. La sensibilidad volverá gradualmente al perineo en las semanas siguientes.)

---

[1] La lámpara de calor sólo se utilizará bajo vigilancia en el hospital, o en casa siguiendo las instrucciones del médico para evitar quemaduras.

DIFICULTADES PARA ORINAR

"Han pasado ya varias horas desde que nació mi bebé y aún no he conseguido orinar."

La dificultad para orinar en las primeras 24 horas del posparto es normal. Algunas mujeres no sienten la necesidad de orinar; otras sienten esta necesidad pero son incapaces de satisfacerla. Finalmente, algunas mujeres llegan a orinar pero con dolores y quemazón.

Existen numerosas razones para que vaciar la vejiga represente realmente un esfuerzo tan grande después del parto:

◆ La capacidad de retención de la vejiga aumenta porque bruscamente dispone de más espacio; por consiguiente, la mujer nota con menor frecuencia la necesidad de orinar.

◆ La vejiga puede haber sido traumatizada o contusionada durante el parto, a causa de la presión provocada por el feto, quedando temporalmente paralizada. Incluso cuando está llena no puede enviar las señales necesarias de urgencia.

◆ Los fármacos o la anestesia pueden reducir la sensibilidad de la vejiga o la conciencia de la madre a las señales de su vejiga.

◆ El dolor en la zona perineal puede provocar reflejos de espasmos en la uretra, dificultando así la micción. El edema (hinchazón) del perineo puede obstaculizar también la micción.

◆ Diversos tipos de factores psicológicos pueden inhibir la micción:

temor de sentir dolor al orinar, falta de privacidad, vergüenza de utilizar un orinal plano o de necesitar ayuda para ir al baño.

◆ La sensibilidad de la sutura de una episiotomía o una laceración puede provocar una sensación de quemazón y/o dolor al orinar. (La quemazón puede ser aliviada orinando de pie sobre el retrete, de modo que la orina fluya directamente hacia abajo sin tocar los puntos dolorosos.)

Por difícil que resulte orinar después del parto, es esencial que la vejiga sea vaciada al cabo de seis u ocho horas –para evitar la infección del tracto urinario, la pérdida de tono muscular en la vejiga a causa de la hiperdistensión y la hemorragia que podría ser provocada si la vejiga impidiera el descenso del útero. Por consiguiente, después del parto la madre puede esperar que la enfermera le pregunte a menudo si ya ha orinado. Es posible que le pida que la primera vez que orine después del parto lo haga en un recipiente, para poder medir la cantidad de orina; la enfermera suele también palpar la vejiga para asegurarse de que no está distendida.

Si la mujer no ha orinado al cabo de unas ocho horas, el médico prescribirá un sondaje para vaciar la vejiga de orina. Este proceso puede ser evitado quizás aplicando las siguientes medidas:

◆ Andar un poco. Levantarse de la cama y dar un pequeño paseo tan pronto como sea posible después del parto ayudará a poner en movimiento la vejiga (y los intestinos).

◆ Si la presencia de la enfermera cohibiera a la madre, ésta le puede pedir que espere fuera de la habitación mientras intenta orinar. La enfermera volverá a entrar cuando la madre haya terminado, para enseñarle los principios de higiene perineal.

◆ Si la madre se encuentra demasiado débil para levantarse e ir al baño, y por lo tanto debe utilizar un orinal plano, puede pedir que se le conceda un poco de privacidad; la enfermera podría calentar el orinal (si es de metal) y proporcionar un poco de agua caliente para que la madre la vierta sobre su zona perineal (esto puede estimular la micción); también puede ser útil sentarse sobre el orinal en vez de permanecer tendida sobre él.

◆ Calentar la zona con un baño de asiento o bien enfriarla con una bolsa de hielo; cada mujer deberá determinar cuál de los dos procedimientos resulta más eficaz en su caso.

◆ Abrir un grifo mientras se intenta orinar. El ruido del agua al caer en el baño estimula realmente la micción.

Después de 24 horas, el problema de demasiado poco se convierte en demasiado. En el posparto, las mujeres empiezan a orinar con frecuencia y abundantemente a medida que es eliminado el exceso de líquidos corporales del embarazo. Si la micción resulta aún difícil, o si la cantidad de orina excretada es escasa, podría ser que existiera una infección del tracto urinario. Entre los síntomas de una cistitis simple (infección de la vejiga) se cuentan: dolor y/o quemazón al orinar (que se prolongan incluso cuando ya ha disminuido o desaparecido la sensibilidad debido a la sutura de una episiotomía o laceración); frecuencia y urgencia con poca cantidad de orina; y, a veces, una fiebre no muy alta. Los síntomas de una infección renal son más graves y pueden incluir fiebre de 101 a 104°F y dolor en la espalda, en uno o ambos lados –por lo general además de los síntomas de la cistitis. En caso de que la infección se confirme, el médico prescribirá normalmente un tratamiento con antibióticos específicos del microorganismo causante de la infección. La mujer puede ayudar a acelerar la recuperación bebiendo gran cantidad de líquido. (Véase también la pág. 391.)

DEFECACIÓN

"Hace casi una semana que tuve a mi bebé y aún no he ido de vientre. Aunque he sentido la necesidad de ello, tenía demasiado miedo que el esfuerzo abriera los puntos de la episiotomía."

La primera evacuación después del parto es un hito en el período puerperal. Cada día que pasa sin que se produzca la evacuación aumenta la tensión física y emocional.

Existen varios factores fisiológicos que pueden obstaculizar la vuelta al funcionamiento normal de los intestinos. Por un lado, los músculos abdominales que ayudan a la eliminación se han visto distendidos durante el parto y han quedado fláccidos e ineficaces. Por otro, es posible que el propio intestino haya sido traumatizado por el parto y haya quedado perezo-

so. Y, naturalmente, se habrá vaciado antes o durante el parto y permanecerá vacío ya que la mujer no tomó alimentos sólidos durante todo el tiempo que duró el parto.

Pero los inhibidores más potentes de la actividad intestinal después del parto son quizás los de orden psicológico: el temor infundado de que se abran los puntos; la vergüenza natural a causa de la poca privacidad en el hospital y la presión que se hace sobre la madre para que evacúe, cosa que muchas veces dificulta aún más el proceso.

Aunque por lo general la regularidad del sistema no se consigue sin esfuerzo, tampoco es necesario sufrir indefinidamente. Existen varias medidas que se pueden adoptar para solucionar este problema:

No preocuparse. No hay nada que impida más eficazmente la evacuación que la constante preocupación sobre la necesidad de evacuar. La mujer no debe preocuparse de si sus puntos se abrirán –no lo harán. Tampoco debe preocuparse si pasan varios días antes de que las cosas empiecen a moverse: es muy normal.

Pedir los alimentos adecuados. Si es posible, se seleccionarán los cereales integrales las frutas y verduras frescas del menú del hospital. Complementar la dieta hospitalaria, que muchas pacientes consideran que favorece el estreñimiento, con alimentos traídos de afuera y que estimulen los intestinos. Las manzanas, las pasas y otras frutas secas, las nueces, los panecillos de trigo y las galletas integrales pueden ser útiles. El chocolate y los bombones –que tan a menudo se regalan a las mujeres que acaban de ser madres– sólo empeoran el estreñimiento.

Beber mucho. No sólo es necesario compensar la pérdida de líquidos que se produce durante el parto, sino que la mujer debe tomar más bebidas –en especial agua y jugos de fruta– para ayudar a ablandar las heces en caso de estreñimiento.

Levantarse. Es evidente que la madre no irá a correr una maratón el día después del parto, pero debería dar pequeños paseos por los pasillos. Un cuerpo inactivo favorece la inactividad de los intestinos. Los ejercicios de gimnasia, que pueden ser practicados en la cama casi inmediatamente después del parto, ayudarán a tonificar no sólo el perineo, sino también el recto.

No esforzarse. Los esfuerzos no abrirán los puntos de la sutura, pero pueden provocar hemorroides. Si la mujer sufre de hemorroides, encontrará alivio con los baños de asiento, los anestésicos tópicos, los supositorios y las compresas calientes o frías.

Las primeras evacuaciones pueden causar grandes molestias. Pero a medida que las heces se ablanden y la función intestinal sea más regular, sin duda alguna las molestias irán desapareciendo.

TRANSPIRACIÓN EXCESIVA

"Me despierto por las noches empapada de sudor. ¿Es normal?"

Lo que el médico suele denominar diaforesis, pero que habitual-

mente se llama transpiración o sudoración, es una de las maneras que tiene el cuerpo para librarse de los líquidos acumulados durante el embarazo, y suele durar una semana. Pero es frecuente que la transpiración continúe siendo un problema durante varias semanas debido a los reajustes hormonales del posparto. No existe motivo para preocuparse, pero es necesario que los líquidos sean reemplazados –sobre todo si la mujer amamanta a su bebé– mediante una ingestión suficiente de bebidas. Una toalla colocada sobre la almohada puede hacer que la mujer se sienta más cómoda si suda especialmente por la noche.

Como precaución es una buena idea tomarse la temperatura e informar al médico si sube por encima de los 97°F ó 37.5 °C.

LECHE SUFICIENTE

"Hace ya dos días que nació mi bebé, y de mis pechos no sale nada, ni tan sólo calostro, cuando los aprieto. Tengo miedo de que mi hijo esté pasando hambre."

El recién nacido no se morirá de hambre; por el momento, ni tan sólo tiene hambre. Los bebés no nacen con apetito ni con necesidades inmediatas de nutrición. Y en el momento en que el bebé empiece a desear un pecho lleno de leche (a los tres o cuatro días después del parto), su madre será capaz, indudablemente, de satisfacerlo.

Lo que no quiere decir que los pechos de la madre estén ahora vacíos. El calostro (que proporciona al bebé suficiente alimento y además importantes anticuerpos que su cuerpo aún no produce, y que le ayuda a vaciar el sistema digestivo del exceso de mucosidades y de meconio) se halla ya presente en la reducida cantidad necesaria. (Lo que necesita en este momento el bebé equivale a algo así como una cucharadita de calostro.) Pero exprimir manualmente los pechos no es fácil antes del tercero o cuarto día después del parto, momento en que los pechos empiezan a hincharse y a notarse llenos (lo que indica que la leche ya ha subido). Incluso un bebé de un día, sin experiencia previa, está mejor dotado que su madre para extraer el calostro que necesita.

PECHOS CONGESTIONADOS

"Finalmente me subió la leche, haciendo que mis pechos se hincharan hasta tener un tamaño tres veces superior al normal; además, están tan duros, congestionados y doloridos que no puedo ni ponerme el sostén. ¿Es esto lo que me espera hasta que destete al bebé?"

Si unos pechos doloridos, duros como el granito y del tamaño de los de una bailarina exótica es lo que debieran esperar las madres para todo el período de lactancia, lo más probable es que la mayoría de los bebés fueran destetados antes de la segunda semana de vida. La congestión, causada por la subida de la leche, puede hacer que dar el pecho resulte muy doloroso para la madre y, debido a que los pezones quedan aplanados a causa de la hinchazón, es muy frustrante para el bebé. La situación puede verse agravada si la primera mamada no se produce hasta las 24 ó 36 horas después del parto,

como todavía se hace en algunos hospitales.

Afortunadamente, la congestión y sus desagradables efectos disminuyen gradualmente a medida que se establece un sistema bien equilibrado de oferta y demanda de leche –en cuestión de días. El dolor de los pezones –que suele ser máximo hacia la vigésima mamada– desaparece también rápidamente cuando los pezones se endurecen con el uso. Algunas mujeres, especialmente las de piel clara, pueden experimentar también la presencia de grietas y heridas sangrantes en los pezones. Con los cuidados adecuados, esta molestia será asimismo temporal (véase pág. 482).

Antes de que dar el pecho al bebé se convierta en la experiencia maravillosa que toda madre espera, existen varias medidas que se pueden aplicar para reducir las molestias y acelerar el establecimiento de una lactancia satisfactoria (véase el apartado dedicado a ello, pág. 477).

CONGESTIÓN CUANDO NO SE DA EL PECHO

"No voy a dar el pecho a mi bebé. He oído decir que la retirada de la leche puede ser dolorosa."

Tanto si se da el pecho como si no, en el tercer o cuarto día después del parto los pechos quedarán llenos de leche. Este proceso puede ser molesto, incluso doloroso. Afortunadamente, es sólo transitorio.

Algunos médicos utilizan hormonas para suprimir la producción de leche. Pero debido a que los fármacos tienen unos efectos muy serios y no son fiables (a veces no alivian la con-

Cuándo llamar al médico

Durante las seis primeras semanas después de dar a luz, existe la posibilidad de alguna complicación puerperal. Podría delatarse mediante uno o más de los siguientes síntomas, todos los cuales requiere una consulta *inmediata* con el médico:

◆ Una hemorragia que llene más de una compresa por hora durante más de unas pocas horas. La mujer hará que alguien la lleve a un servicio de urgencias, o llamará a un servicio de urgencias, si no puede contactarse, de inmediato con su médico. Durante el camino, o mientras espera ayuda, se acostará y mantendrá una bolsa de hielo (o una bolsa de plástico bien cerrada llena de cubitos de hielo y un par de toallitas de papel para absorber el agua del hielo descongelado) en la parte baja del abdomen (directamente sobre el útero, si es que lo puede localizar, o en el foco de dolor), si le es posible.

◆ Hemorragia de color rojo vivo en cualquier momento después del cuarto día. Pero no hay que preocuparse si el flujo tiene un tinte sangriento ocasional, por un breve episodio de hemorragia indolora al cabo aproximadamente de unas tres semanas, o por un flujo de sangre algo aumentado que disminuye al orinar o defecar.

◆ Loquios con un olor desagradable. Deberían oler como un flujo menstrual normal.

◆ Coágulos de sangre grandes (del tamaño de un limón o mayores) con los loquios. La aparición ocasional de pequeños coágulos durante los primeros días es normal.

◆ Ausencia de loquios durante las dos primeras semanas del posparto.

◆ Dolor o molestias, con o sin hinchazón, en la parte baja del abdomen después de los primeros días.

◆ Después de las primeras 24 horas, una temperatura de más de 100 grados durante más de un día. Pero una breve elevación de hasta 100.4 grados inmediatamente después

del parto (debido a la deshidratación) o una fiebre muy ligera en el momento de la subida de la leche no constituyen motivos de preocupación.

◆ Dolor pectoral agudo, que podrá indicar la presencia de coágulos sanguíneos en los pulmones. La mujer llamará a un servicio de urgencias si no puede contactarse inmediatamente con su médico.

◆ Dolor, sensibilidad y calor localizados en el muslo o la pantorrilla, con o sin enrojecimiento, hinchazón y dolor al flexionar el pie –que podrían ser signos de que existe un coágulo de sangre en una vena en la pierna (pág. 443). La mujer debe descansar con las piernas levantadas mientras intenta localizar el médico.

◆ Una protuberancia o zona endurecida en el pecho una vez que ha bajado la congestión, podría indicar que un conducto de la leche se ha obstruido. Se iniciará el tratamiento en casa (véase pág. 482) mientras se espera contactar con el médico.

◆ Dolor, hinchazón, enrojecimiento, calor y sensibilidad localizados en un pecho una vez que ha bajado la congestión, podría ser un signo de mastitis o infección del pecho. Se iniciará el tratamiento casero (pág. 482) mientras se espera localizar al médico.

◆ Hinchazón y/o enrojecimiento, calor y exudación localizados en el lugar de la incisión de la cesárea.

◆ Dificultades para orinar; dolor o escozor al hacerlo; frecuentes ganas de orinar con resultados escasos; orina oscura y/o escasa. Beber mucha agua mientras se intenta contactar con el médico.

◆ Depresión que afecta la capacidad de hacerse cargo de las obligaciones, que no se resuelve al cabo de unos días; sentimientos de hostilidad hacia el bebé, particularmente si van acompañados de impulsos violentos.

gestión, y si lo hacen, ésta a menudo se vuelve a presentar cuando se deja de tomar la medicación), el Comité Consultivo de Salud Maternal de los Estados Unidos ha recomendado que no se usen. Dado que la congestión de los pechos en el posparto es un proceso natural, es mejor dejar que la naturaleza lo resuelva, lo que finalmente se hace siempre.

Los pechos sólo producen leche cuando es necesario. Si la leche no es utilizada, su producción se detiene. Aunque la salida ocasional de leche por los pezones puede continuar durante varios días, o incluso semanas, la congestión intensa no debería durar más de un día. Durante este tiempo, pueden aplicarse bolsas de hielo y tomar analgésicos suaves. Se puede sentir alivio si se usa un sostén ajustado, y también al exprimir unas gotas de leche de cada seno. Hay que evitar las duchas calientes porque éstas estimulan la producción de leche.[2]

VÍNCULO AFECTIVO

"Mi bebé fue prematuro y no podré tomarlo en brazos por lo menos durante dos semanas. ¿Será demasiado tarde para establecer un vínculo afectivo?"

El proceso de establecer el vínculo entre la madre y su hijo recién nacido se ha convertido en los últimos años en un tema muy comentado. Todo empezó en los años 70; cier-

tos estudios demostraron que la separación del bebé de la madre inmediatamente después del parto significaba una amenaza para la relación entre madre e hijo durante toda la vida y también para las futuras relaciones del hijo con otras personas. Algunos cambios muy positivos que se han producido en las normas sobre el período después del parto han sido debidas a estos trabajos. Actualmente, muchos hospitales permiten que las madres tomen en brazos a su bebé inmediatamente después del nacimiento y que lo acaricien e incluso le den el pecho durante un tiempo que oscila entre los 10 minutos, una hora o más, en lugar de trasladar a los bebés hacia la sala de recién nacidos tan pronto como se ha seccionado el cordón umbilical.

Pero como sucede a veces cuando una buena idea se populariza, el concepto del vínculo ha sido mal entendido y se ha abusado de él (uno de los médicos que publicó el primer libro sobre el tema afirmó más tarde: "desearía no haberlo escrito nunca"), lo que ha tenido resultados desafortunados. Las madres que han pasado por un parto quirúrgico y que no pueden ver a su hijo recién nacido se preocupan y temen que su relación madre/hijo haya quedado empañada para siempre. El mismo temor acecha a los padres cuyos bebés deben permanecer en la unidad de cuidados intensivos neonatales durante varios días o semanas. Algunas parejas están tan obsesionadas con la necesidad de establecer inmediatamente este vínculo afectivo, que exigen la posibilidad de ello incluso en el caso de riesgo para el bebé.

Naturalmente, el primer contacto en la sala de partos es algo muy bonito. Permite que la madre y el hijo se

---

[2] En muchos países latinoamericanos se prescribe el uso inhibidores de la prolactina humana de la leche, lo cual evita de un modo eficaz la molestia que causa la subida de la leche en las puérperas que no pueden lactar. (*Nota del editor.*)

sientan unidos, piel contra piel. Es el primer paso en el desarrollo de un vínculo duradero. Pero sólo el *primer* paso. Y no tiene que producirse necesariamente en el momento del nacimiento. Puede ocurrir más tarde, en la cama del hospital, o a través de las compuertas de la incubadora, o incluso semanas más tarde, en el hogar. Cuando nacieron nuestros padres, probablemente vieron poco a sus madres y aún menos a sus padres hasta que fueron llevados a casa –habitualmente a los 10 días del parto– y la gran mayoría de esta generación "despojada" creció con lazos familiares intensos y profundos. Las madres que tuvieron la suerte de poder tomar en brazos, en la sala de partos, a uno de sus hijos pero no pudieron hacerlo con los otros, no suelen experimentar diferencias en cuanto a sus sentimientos frente a ellos, al menos ésta no sería la razón en ningún momento. Y los padres adoptivos, que con frecuencia no conocen a sus hijos hasta que éstos salen del hospital (o incluso mucho más tarde), consiguen a pesar de todo establecer un lazo profundo con ellos. De hecho, algunos expertos creen que el establecimiento del vínculo afectivo no se produce realmente hasta algún momento de la segunda mitad del primer año de vida del bebé. En cualquier caso, es evidente que se trata de un proceso complejo que no se consigue en cuestión de minutos.

Nunca es demasiado tarde para atar los lazos que unen. Por consiguiente, en lugar de gastar energías deplorando el tiempo perdido, la mujer lo que debe hacer es prepararse para sacar el máximo y mejor partido de toda la vida como madre que tiene por delante.

"He oído decir que el vínculo afectivo une cada vez más a la madre y al bebé, pero cada vez que tomo a mi bebé en brazos tengo la sensación de que es un extraño."

El amor a primera vista es un concepto que florece en los libros y las películas románticas, pero que rara vez se materializa en la vida real. El tipo de amor que dura toda una vida suele exigir tiempo y mucha paciencia para crecer y profundizarse. Y esto se aplica tanto al amor entre un recién nacido y sus padres como al amor entre un hombre y una mujer.

El acercamiento físico entre la madre y el bebé, inmediatamente después del nacimiento, no garantiza un acercamiento emocional inmediato. Los sentimientos de afecto no fluyen con tanta rapidez y seguridad como los loquios; esos primeros segundos que siguen al parto no están automáticamente bañados en el resplandor del amor maternal. De hecho, la primera sensación que una mujer experimenta después del parto será con mayor probabilidad la de alivio más que la de amor –alivio de que el bebé sea normal y, especialmente si el parto ha sido difícil, de que todo haya pasado finalmente. No es raro, ni mucho menos, que la madre considere un extraño a ese bebé chillón e insociable –muy poco parecido al pequeño feto idealizado que llevó en su seno durante nueve meses– y que sus sentimientos hacia él sean poco más que neutrales. Un estudio realizado al respecto encontró que se necesitan un promedio de dos semanas (y a menudo incluso nueve semanas) para que las madres empiecen a tener sentimientos positivos hacia sus bebés.

El modo en que una mujer reaccione ante su recién nacido la primera vez que lo ve depende de diversos factores: la duración y la intensidad del parto; si ha recibido o no tranquilizantes y/o anestésicos durante el parto; su experiencia anterior (o su falta de experiencia) con bebés; sus sentimientos ante el hecho de tener un hijo; su relación con su marido; preocupaciones ajenas a la maternidad; su salud general y probablemente lo más importante, su personalidad. La reacción de cada mujer es normal para ella.

Siempre que la madre experimente un creciente sentimiento de cariño hacia su bebé a medida que pasan los días, no existe motivo de preocupación. Algunas de las mejores relaciones empiezan lentamente. La madre deberá darse a sí misma y a su bebé la oportunidad de conocerse y apreciarse mutuamente y dejar que el amor crezca de forma natural sin darle prisas.

Si al cabo de unas pocas semanas no se siente un creciente afecto, o si se siente disgusto o antipatía hacia el bebé, es necesario discutir estos sentimientos con el pediatra. Es importante exteriorizarlos pronto y eliminarlos, para impedir un daño duradero de la relación.

EL BEBÉ EN LA HABITACIÓN

"En las clases de preparación al parto, tener a mi bebé en la habitación me parecía un sueño celestial. Pero desde que ha nacido, esto más bien parece un infierno. No consigo que el bebé deje de llorar, pero ¿qué tipo de madre pareceré si le pido a la enfermera que se lo lleve?"

Sólo parecerá una madre muy humana. Acaba de realizar un trabajo más que hercúleo (Hércules no habría podido hacerlo), el de dar a luz, y estar a punto de embarcarse en una misión aún mayor: la de criar y educar a un hijo. Necesitar unos pocos días de reposo en cama entre ambas cosas no es nada que deba hacer sentir culpabilidad.

Es cierto que algunas mujeres se adaptan muy bien con el bebé en su habitación. Es posible que hayan pasado por un parto fácil que las ha llenado de alegría en lugar de dejarlas agotadas. O puede que ya tengan experiencia en el trato con recién nacidos, ya sean propios o de otras mujeres. Para estas madres, un bebé inconsolable a las 3 de la madrugada puede no ser muy divertido, pero tampoco es una pesadilla. Sin embargo, para una mujer que no ha dormido desde hace 48 horas, cuyo cuerpo ha quedado exhausto después del parto y los únicos bebés que ha tenido cerca son los de los anuncios de pañales de bebé, estas serenatas nocturnas pueden hacer que se pregunte, a punto de llorar: "¿Qué me hizo pensar que me gustaría tener un hijo?"

Hacerse la mártir puede hacer surgir resentimientos contra el bebé, y éste probablemente lo notará. Si en vez de ello el bebé pasa la noche en la sala de recién nacidos, a la mañana siguiente tanto él como su madre estarán más descansados y tendrán una mejor oportunidad de compenetrarse.

Quedarse con el bebé en la habitación de la madre durante las 24 horas del día es una nueva y maravillosa opción del enfoque de la maternidad –pero no es adecuada en todos los casos. La madre *no* debe sentirse fracasada o considerarse una mala madre si no disfruta teniendo el bebé en la habitación o si está demasiado cansada para ello. No debe dejar que nada la empuje a ello si no lo desea; y tampoco debe engañarse a sí misma si, después de pedir que le dejaran al bebé en la habitación, no se siente con ánimos y cambia de opinión. Una buena solución de compromiso puede ser la de tener el niño en la habitación durante el día pero no durante la noche. O quizás dormir de un tirón toda la primera noche después del parto, y tener el bebé en la habitación a partir de la segunda.

Es importante ser flexible. Durante el tiempo de permanencia en el hospital, la madre debe preocuparse más por la calidad del tiempo que pasa con su hijo que por la cantidad. Muy pronto volverá a casa y lo tendrá las 24 horas del día. Y en aquel momento, si ha sido razonable mientras se hallaba en el hospital, deberá estar preparada física y emocionalmente para ello.

LA VUELTA A CASA

"El parto fue muy fácil y me encuentro maravillosamente bien. ¿Por qué debo permanecer en el hospital si no hay nada de que tenga que recuperarme?"

L o más probable es que no tenga que quedarse en el hospital. Aunque una permanencia de 10 días en el hospital era considerada antes como una precaución necesaria después del parto, actualmente se ha visto que una mujer que ha pasado por un parto sin complicaciones no necesita realmente ser hospitalizada. Sin embargo, el recién nacido sí suele necesi-

tarlo. En la mayoría de los hospitales es habitual un período de observación de dos días como mínimo, generalmente de tres días, aunque aquí interviene la opinión del pediatra –y en algunos casos, los pediatras permiten que la madre y el hijo vuelvan a casa al cabo de 24 horas. La razón principal de esperar antes de dar de alta es la posibilidad de una ictericia (la piel adquiere un color amarillento), que se desarrolla en más de un 50 % de los recién nacidos durante las primeras 24 o 36 horas de vida. Aunque la ictericia rara vez es una complicación importante, la mayoría de pediatras prefieren que el recién nacido se quede en el hospital hasta que la ictericia disminuya. Otros pediatras permiten que el bebé se vaya a casa más pronto en los casos benignos, siempre que la salud del bebé sea por lo demás buena y que el pediatra pueda volver a examinarlo unos pocos días más tarde.

Evidentemente, nadie puede mantener secuestrados a la madre y al hijo en el hospital contra su voluntad. La madre tiene el derecho de irse del hospital con su hijo en cualquier momento, firmando un papel que especifica que lo hace en contra del consejo del médico –pero deberá aceptar toda la responsabilidad escrita, legal, de las posibles consecuencias. Pero a menos que sea licenciada en medicina, la madre hará muy bien en no querer jugar a médicos. Si el obstetra o el pediatra le recomiendan una hospitalización más prolongada, puede pedir que le expliquen las razones– pero es mejor que siga los consejos de los profesionales. E intentará sacar todo el provecho de ello, descansando todo lo que pueda.

E incluso si los médicos le dan el alta pronto, la mujer debe negarse a ello si no dispone de una ayuda doméstica durante todo el día que la espere en su casa. En el posparto es importante descansar –en el hospital o en casa.

"Tuve un parto difícil y una episiotomía muy grande, y me encuentro muy mal. Pero el médico me ha dicho que me tengo que ir a mi casa esta tarde, a pesar de que he dado a luz esta mañana temprano."

Hoy en día los médicos se hallan en una situación difícil. Estando bajo la presión de los hospitales y de las entidades aseguradoras, pueden verse forzados a hacer salir del hospital a las pacientes más pronto de lo que dicta su criterio médico, y a veces tan pronto como ocho horas después del parto. Si la mujer se encuentra realmente mal y no se encuentra con fuerzas para volver a casa, debe hacerlo saber. Insistirá en que ella (o su marido u otro miembro de la familia) hablará con el cuadro directivo del hospital o con el administrador, para explicar que no se encuentra en condiciones de volver a casa. Se trata de persuadirlos de que debe quedarse en el centro, lo cual quizás no le permitan a pesar del consejo médico. Hay que tener en cuenta en este caso que probablemente la madre, y no la entidad aseguradora, deberá pagar la factura.

Si a pesar de sus esfuerzos, la mujer es mandada a casa demasiado pronto, pedirá que se anote en su expediente que fue dada de alta contra su propia voluntad. Al llegar a casa, es prudente contar con la ayuda de alguien durante las 24 horas del día (un familiar, un amigo o una niñera a sueldo), descansar mucho en la cama (como si estuviera aún en el hospital), y poner mucha atención en todas las señales de su cuerpo (teniendo en cuenta los signos y síntomas de las complicaciones del posparto; véase pág. 467).

RECUPERACIÓN EN CASO DE CESÁREA

"¿En qué se diferenciará mi recuperación de la de una mujer que ha tenido un parto vaginal?"

La recuperación en un caso de cesárea es similar a la recuperación en cualquier intervención quirúrgica abdominal mayor –con una grata diferencia: en lugar de haber perdido la vesícula biliar o el apéndice, la mujer ha ganado un bebé.

Evidentemente, existe también otra diferencia, algo menos agradable: además de recuperarse de una intervención quirúrgica, la mujer deberá recuperarse también del parto. A excepción de un perineo intacto, la madre experimentará todas las molestias que sufriría si el parto hubiera sido vaginal –dolores de posparto, loquios, congestión de los pechos, cansancio, cambios hormonales, pérdida de cabello, transpiración excesiva y las serenatas del bebé. (Véase este capítulo y también el siguiente para consejos acerca de cómo enfrentarse a todos estos problemas.)

En lo que se refiere a la intervención quirúrgica, la mujer puede esperar lo siguiente en la sala de recuperación:

Efectos de la anestesia. Hasta que la anestesia general se elimine, la mujer se hallará bajo vigilancia en la sala de recuperación. Es posible que más tarde, los recuerdos sobre ello sean borrosos o totalmente inexistentes. Puesto que cada persona responde de modo distinto a los fármacos, y puesto que cada fármaco es diferente, la mujer podrá tener la cabeza despejada al cabo de unas pocas horas o sólo al cabo de un día o dos, en función de su propia constitución y de las medicaciones que se le hayan administrado. Si se siente desorientada, o sufre alucinaciones o pesadillas al despertarse, su propio marido o tal vez una enfermera comprensiva podrán ayudarla a volver rápidamente a la realidad.

La madre deberá permanecer también en la sala de recuperación si fue sometida a un bloqueo espinal o epidural. Estas anestesias tardan más en eliminarse –y además suelen hacerlo empezando por los dedos de los pies. Se le pedirá a la mujer que mueva los dedos de los pies y luego los pies tan pronto como pueda. Si recibió anestesia de raquídea, deberá permanecer tendida de espaldas durante unas 8 a 12 horas. Es posible que se permita la visita del marido y del bebé en la sala de recuperación.

Dolor en la zona de la incisión. Una vez eliminada la anestesia, la herida, como todas las heridas, empezará a doler –aunque el grado de intensidad dependerá de muchos factores, entre ellos el umbral de dolor de la mujer y el número de cesáreas a las que ha sido sometida. (La primera es habitualmente la más molesta.) Probablemente se le administrará algún analgésico si es necesario, que puede

dejarle una sensación de embotamiento o somnolencia. También le permitirá dormir un poco, que bien lo necesita. La mujer no debe preocuparse si quiere darle el pecho a su bebé; la medicación no pasará al calostro y en el momento en que le suba la leche lo más probable es que ya no necesite medicación.

Posibles náuseas con o sin vómitos. Esto no siempre constituye un problema, pero si lo es, se administrará a la mujer un antiemético para evitar los vómitos. (Si la mujer vomita con facilidad, es aconsejable que hable de ello con su médico, ya que quizá se le podría proporcionar la medicación adecuada antes de que aparezcan los síntomas.)

Ejercicios de respiración y tos. Ayudan al cuerpo a eliminar los restos de anestesia general, a dilatar los pulmones y a mantenerlos limpios para evitar una neumonía. Estos ejercicios pulmonares necesarios pueden resultar muy incómodos si la mujer los ejecuta correctamente. Es posible aliviar las molestias apretando un cojín contra la herida.

Evaluaciones regulares del estado de salud. Una enfermera controlará los signos vitales (temperatura, presión sanguínea, pulso, respiración) de la paciente, su producción de orina, su flujo vaginal, el estado de su herida y el nivel y firmeza de su útero (a medida que se reduce de tamaño y vuelve hacia su posición original en la pelvis). También comprobará el goteo IV y el catéter urinario.

Una vez trasladada a su habitación del hospital, la mujer puede esperar:

Continuación de la vigilancia de su estado.

Continuarán siendo controlados con regularidad sus signos vitales, su producción de orina, sus pérdidas vaginales, su herida y su útero, así como el IV y el catéter de la orina (mientras no se prescinda de ellos).

Eliminación de la sonda uretral pasadas 24 horas.

La mujer puede encontrar dificultades para orinar; es aconsejable que siga los consejos de la página 462. Si no dan resultado, es posible que la sonda sea insertada de nuevo hasta que la paciente pueda orinar por sí misma.

Dolores de posparto.

Empiezan pasadas 12 o 24 horas después del parto. Véase la página 460 para más detalles sobre estas contracciones ocasionales.

Retirada del goteo IV.

Aproximadamente a las 24 horas de la intervención quirúrgica, o cuando los intestinos de la paciente empiezan a mostrar signos de actividad (producción de gases), se desconectará la transfusión y la mujer podrá tomar algún líquido por vía oral. A lo largo de los días siguientes, se pasará probablemente a la ingestión de alimentos blandos, y finalmente, a una dieta normal. Aun cuando la mujer sienta mucho apetito, no deberá burlar las instrucciones del médico y pedirle a alguien que le traiga un bocadillo. La vuelta a la dieta normal debe hacerse paso a paso. Si le da el pecho a su bebé, es importante que beba suficiente líquido.

Dolor referido en el hombro.

La irritación del diafragma a causa de la intervención quirúrgica puede provocar intenso dolor en el hombro. Se puede administrar un analgésico.

Posible estreñimiento.

Pueden pasar algunos días antes de que se produzca la primera evacuación, y ello no es motivo de preocupación. Quizá se prescriba un laxante para acelerar las cosas. La mujer puede probar con las medidas que se describen en la página 464, pero sin tomar alimentos ricos en fibra durante los primeros días. Si no ha ido de vientre en el quinto o sexto día, es probable que se le administre una enema o un supositorio.

Ejercicio.

Antes de que se le permita levantarse de la cama, se alentará a la mujer a que mueva los dedos de los pies, flexione los tobillos, empuje con los pies el borde de la cama y gire el cuerpo de un lado al otro. Tambien puede probar los siguientes ejercicios: (1) Tendida sobre la espalda, flexionar una rodilla y extender la otra pierna intentando contraer ligeramente el abdomen; repetir con la otra pierna. (2) Tendida sobre la espalda, con las rodillas levantadas y los pies apoyados planos sobre la cama, levantar la cabeza unos 30 segundos. (3) Tendida sobre la espalda, con las rodillas flexionadas, contraer el abdomen y estirar un brazo por encima del cuerpo hasta el borde contrario de la cama, aproximadamente a nivel de la cintura. Repetir con el otro brazo. Estos ejercicios mejoran la circulación, especialmente el de las piernas y previenen la formación de coágulos sanguíneos. (Pero algunos de estos ejercicios puede resultar bastante dolorosos, por lo menos durante las primeras 24 horas.

Levantarse pasadas 8 a 24 horas de la intervención.

Con la ayuda de la enfermera, la paciente empezará por

sentarse, apoyada en el cabezal elevado de la cama. Luego, apoyándose en
las manos, deslizará las piernas al
borde de la cama y las sacudirá durante unos minutos. Luego, lentamente,
la enfermera la ayudará a poner los
pies en el suelo, con las manos aún
apoyadas en la cama. Si siente vahídos
(cosa muy normal), se sentará de
nuevo en la cama. Esperará un par de
minutos antes de dar algunos pasos.
Estos pasos pueden ser extremadamente dolorosos. La mujer deberá
mantenerse lo más recta posible, aunque la tentación de inclinarse para aliviar las molestias puede ser grande.
(Esta dificultad para andar es temporal; la paciente tendrá pronto más ánimos de pasear que la mujer que ha
tenido un parto vaginal; y le será
mucho más fácil sentarse.)

Medias elásticas. Mejoran la circulación y ayudan a prevenir coágulos
sanguíneos en las piernas.

Molestias abdominales. A medida
que el tracto digestivo (que ha quedado temporalmente fuera de circulación a causa de la intervención quirúrgica) empieza a funcionar de nuevo, los gases pueden provocar un
dolor considerable, sobre todo cuando
presiona contra el lugar de la incisión.
Estas molestias pueden empeorar al
reír, toser o estornudar. La paciente
deberá hablar de su problema con el
médico o con la enfermera, que suge-
rirá algún remedio. Los narcóticos no
suelen estar recomendados porque
pueden prolongar las dificultades, que
por lo general no duran más de un día
o dos. Se puede administrar una
enema o un supositorio para hacer
salir los gases. También es posible que
se le aconseje a la paciente que pasee
por el pasillo. También puede ser eficaz tenderse sobre la espalda o sobre
el costado izquierdo, con las rodillas
levantadas y respirar profundamente
aguantando el lugar de la herida con
las manos. Si el dolor continúa siendo
intenso, cosa que no hay que descartar, se puede insertar un tubo en el
recto para ayudar a la salida de los
gases.

El recién nacido. La paciente aún
no puede levantar a su bebé, pero
puede tenerle en brazos y darle el
pecho. (Si le da el pecho, colocará al
bebé sobre una almohada sobre la
incisión de la cesárea.) Dependiendo
del estado de la madre y de las normas
del hospital, es posible que la madre
pueda tener a su hijo en la habitación
durante ciertas horas; algunos hospitales le permiten tenerlo en la habitación todo el día.

Baños con la esponja. Hasta que le
saquen los puntos (o se hayan absorbido), la paciente no podrá tomar un
verdadero baño o una ducha.

Los puntos. Si los puntos de la
sutura no son del tipo que se absorben
solos, serán eliminados pasados cinco
o seis días. Y aunque esto no es demasiado doloroso, es posible que la
mujer lo encuentre molesto. Cuando
la herida ha quedado al descubierto, la
paciente puede examinar la incisión;
le preguntará al médico cuánto tiempo
tardará en curar, se informará sobre
los cambios normales que se pueden
producir y sobre los que requieren
atención médica.

En la mayoría de los casos, lo normal es volver a casa al cabo de tres a
cinco días después de dar a luz.

QUÉ ES IMPORTANTE SABER: LOS PRIMEROS DÍAS DE LA LACTANCIA

Desde que Eva le dio el pecho a Caín por primera vez, la lactancia ha sido algo que les viene naturalmente a las madres y a los recién nacidos. ¿No es cierto?

Bien, no siempre –o por lo menos no inmediatamente. Aunque la lactancia viene naturalmente, lo hace, claro está, algo más tarde para algunas mujeres y algunos bebés que para otros. Algunas veces existen factores físicos que hacen que los primeros intentos fracasen; otras, el elemento del fracaso es una simple falta de experiencia por parte de los dos participantes. Pero sea cual fuere la razón que separa al bebé del pecho de la madre, no deberá pasar mucho tiempo antes de que se compenetren perfectamente –a menos que la madre renuncie a ello. Algunas de las relaciones mutuamente más satisfactorias entre un bebé y el pecho de su madre empezaron con varios días de torpezas, esfuerzos fracasados y lágrimas.

El conocimiento de lo que se puede esperar y del modo de enfocar los problemas puede ayudar a facilitar la adaptación mutua:

◆ Empezar lo más pronto posible después del parto. Lo mejor sería empezar ya en la sala de partos, siempre que sea factible. (Véanse las bases de la lactancia natural, página opuesta.) Pero a veces la madre no se encuentra en estado de dar el pecho, o bien es el bebé el que no puede hacerlo –en ambos casos, esto no significa que no se

pueda empezar con éxito más tarde. (Esto no quiere decir que si la mujer se encuentra bien y el bebé también, esta primera experiencia de lactancia haya de ser necesariamente perfecta. Ambos tienen mucho que aprender.)

◆ No dejar que la burocracia del hospital rompa el intento de lactancia materna con su insensibilidad, su ignorancia y sus normas innecesarias. Buscar el apoyo del médico con anterioridad al parto, para asegurarse de poder dar el pecho al bebé en la sala de partos si todo transcurre con normalidad. Disponer también que el bebé pueda permanecer todo el día, o parte de él, en la habitación de la madre, o pedir que traigan el niño cada vez que tenga hambre. Si el bebé permanece en la habitación de la madre durante todo el día, lo más probable es que se deban limitar las visitas excepto las de su marido, lo que seguramente es mejor de todos modos para los tres, ya que es una buena ocasión para adaptarse unos a otros en la atmósfera tranquila que requiere la lactancia al pecho. O puede hacerse que la unidad de recién nacidos se haga cargo del bebé durante las horas de visita.

◆ No dejar que el bebé cotinúe durmiendo si esto significa que deberá saltarse una de las tomas. Si el bebé se halla en la misma habitación de la madre, esto no constituirá un problema: la madre podrá

Bases de la lactancia materna

1. Adoptar una posición cómoda.

2. Utilizar el pulgar y el índice para mantener el pezón erecto.

3. Empujar el pezón ligeramente hacia arriba, hacia el paladar de la boca del bebé.

4. Dirigir el pezón hacia la mejilla del bebé, de modo que roce la comisura de su boca. Esto desencadenado el reflejo de búsqueda (que es estimulado también por el contacto de un dedo en la mejilla) que hace que gire la cabeza en la dirección del objeto de contacto.

5. Repetir los pasos 3 y 4 varias veces; el bebé acabará por tomar el pezón con su boca. (Dejar que tome la iniciativa; no meter el pezón a la fuerza en su boca.)

6. Asegurarse de que tanto la aréola como el pezón, y no solamente el pezón, quedan dentro de la boca del bebé. La succión efectuada sólo sobre el pezón no comprime las glándulas de la leche y además puede causar dolor y grietas. También es necesario asegurarse de que el bebé está chupando el pezón. Algunos recién nacidos tienen tantos deseos de chupar que se agarran de cualquier parte del pecho (incluso sin obtener leche) y pueden provocar una lesión dolorosa si succionan el sensible tejido del pecho.

7. Separar con un dedo el pecho de la nariz del bebé, para no obstaculizar su respiración.

8. La madre puede asegurarse de que el bebé está chupando si observa un movimiento rítmico y continuado en sus mejillas.

9. Si el bebé ya ha terminado de chupar, pero continúa cogido al pecho, intentar separarlo bruscamente puede dañar el pezón. Primero se interrumpirá la succión apretando sobre el pecho o colocando un dedo en la comisura de la boca del bebé, para permitir la entrada de aire.

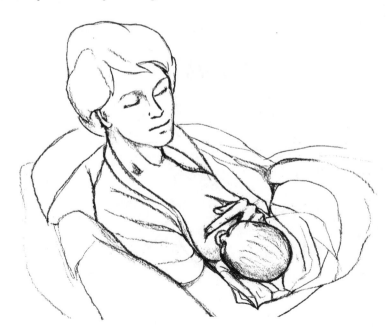

Cualquier postura que resulte cómoda para la madre y para el bebé es buena; apoyarse en un par de almohadas si es necesario. Y asegurarse de no tapar la nariz del bebé con el pecho.

alimentar al bebé cuando éste sienta hambre y dejarlo dormir en caso contrario. Pero si la madre depende del personal del hospital para traerle el niño –según el horario de la sala de recién nacidos, y no según el horario del bebé– es posible que se dé el caso de que el período destinado a la lactancia haya pasado antes de que el niño se despierte. Esto no debe suceder. Si el bebé está dormido cuando llega a la habitación de su madre, ésta deberá despertarlo. Esto puede parecer más cruel de lo que es en realidad. La madre lo colocará suavemente sobre su cama, en posición senta-

da; con una mano le aguantará la barbilla y con la otra la espalda. A continuación inclinará al bebé hacia adelante, doblándolo por la cintura. Tan pronto como empiece a moverse, la madre adoptará la postura de lactancia. Si el bebé está envuelto, se soltará la manta o el chal para que pueda tener contacto con la madre.

◆ Tener paciencia si el bebé se está recuperando aún del parto. Si la madre recibió anestesia o tuvo un parto largo y difícil, puede esperar que su bebé se muestre amodorrado y perezoso durante unos pocos

El bebé y el pecho: un equipo de alimentación perfecto

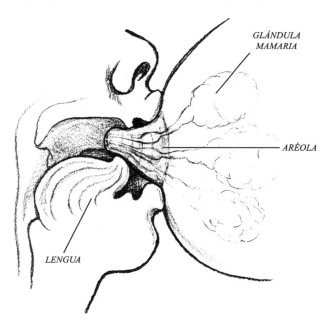

GLÁNDULA MAMARIA

ARÉOLA

LENGUA

La madre debe asegurarse de que el bebé toma con la boca no sólo el pezón, sino también la aréola. De este modo, la leche puede ser extraída eficazmente, y al cabo de un tiempo, sin dolor.

días. Esto no es un reproche a la madre ni a su capacidad de dar el pecho. Tampoco hay peligro de que el bebé pase hambre, ya que los recién nacidos tienen pocas necesidades de alimentos durante los primeros días de vida. Lo que sí necesitan es cariño. En este momento, el contacto con el pecho de la madre es tan importante como la leche que pueda chupar.

◆ Asegurarse de que el apetito y el instinto de succión del bebé no son saboteados entre las tomas. En algunos hospitales se suele tranquilizar a los bebés que lloran con un biberón de agua azucarada entre las tomas. Esto puede tener un doble efecto perjudicial. En primer lugar, satisface por varias horas el hambre aún reducida del neonato. Luego, cuando el bebé sea llevado a su madre para que le dé el pecho, es posible que no tenga ganas de mamar, y los pechos de la madre no serán estimulados para producir leche – así ha comenzado un círculo vicioso. En segundo lugar, la tetina de goma del biberón le exige menos esfuerzo y ello puede debilitar su reflejo de succión. Enfrentado al mayor esfuerzo de succionar la leche del pecho, es posible que el bebé se dé por vencido. *La madre no deberá permitir que le den agua azucarada a su hijo.* Dará órdenes estrictas al respecto –a través del pediatra–, para que en la sala de recién nacidos no se le dé ninguna alimentación suplementaria al bebé a menos que sea médicamente necesario[3].

◆ No intentar dar el pecho a un bebé que chilla. Al lactante inexperimentado ya le resulta bastante difí-

cil encontrar el pezón cuando está tranquilo. Puede serle imposible si está sobreexcitado. Antes de empezar a darle el pecho, la madre le acunará y tranquilizará.

◆ Si la madre encuentra dificultades para empezar a dar el pecho, deberá pedir ayuda al personal del hospital o a su médico. Si tiene suerte, una enfermera de la sala de recién nacidos permanecerá con ella durante la primera vez que dé el pecho a su bebé, para proporcionarle instrucciones prácticas, consejos útiles y, tal vez, algún libro adecuado. Si ello no entra dentro de las prácticas habituales del hospital (o por algún motivo no ha sido posible), la mujer puede intentar buscar consejo en alguna organización de apoyo a las madres que amamantan.

◆ Por muy frustrante que pueda resultar el dar el pecho al bebé, la madre intentará conservar la calma. Procurará empezar bien relajada; se despedirá de las visitas unos 15 minutos antes de la hora y durante este tiempo se abstendrá de leer la factura del hospital o de hacer cualquier otra cosa que pueda ponerla nerviosa. Luego se esforzará en permanecer tranquila durante todo el rato que tenga al bebé al pecho, por muy mal que vayan las cosas. La tensión no sólo obstaculiza la producción y secreción de leche, sino que además

---

[3] También es posible que la madre desee discutir con el pediatra los pros y los contras de que al bebé se le dé un chupete en la sala de recién nacidos. Por una parte, puede que se acostumbre demasiado al chupete; por la otra, puede proporcionarle consuelo cuando no haya nadie para abrazarle en mitad de la noche.

puede causar ansiedad en el bebé. El recién nacido es extremadamente sensible al estado de ánimo de la madre, y reacciona en consecuencia.

LA SUBIDA DE LA LECHE

Justo en el momento en que la madre y su hijo parecen haberle encontrado el truco a la lactancia, la madre experimenta la subida de la leche. Hasta aquel momento, el bebé había venido chupando pequeñas cantidades de calostro y los pechos no ocasionaban demasiadas molestias a la madre. Y luego, en unas pocas horas, los pechos quedan repletos, duros y doloridos. La lactancia resulta difícil para el lactante y dolorosa para la madre[4]. Afortunadamente, este período de congestión es breve. Pero mientras dura, existen diversos modos para aliviar las molestias, como pueden ser:

◆ Dar el pecho más a menudo y durante períodos más cortos —un ritmo de cuatro horas puede conducir a la congestión de los pechos, y 20 minutos de lactancia pueden provocar dolorimiento de los pezones; ambas cosas dificultan la lactancia a corto plazo, tanto para la madre como para el bebé. Empezar con 5 minutos para cada pecho, aumentando hasta 15 minutos para cada uno en el tercer o cuarto día.

◆ No caer en la tentación de saltarse una toma a causa del dolor. Cuanto menos chupe el bebé, más congestionados quedarán los pechos de la madre. No poner al bebé siempre al mismo pecho porque está menos dolorido o porque el pezón no tiene grietas; el único modo de endurecer los pezones es utilizarlos. Usar los dos pechos en cada toma, aunque sólo sea por pocos minutos —pero dar al bebé primero el pecho menos dolorido, ya que el lactante chupa con más intensidad cuando tiene hambre. Si los dos pezones están igualmente sensibles (o no duelen en absoluto), empezar cada toma con el pecho que se utilizó el último en la toma anterior.

◆ Aplicar un sacaleche a cada pecho antes de la lactancia para reducir la congestión, de modo que el neonato pueda cogerse mejor al pezón y también para iniciar el flujo de leche. Una vez saciado el bebé, vaciar el segundo pecho si no lo ha hecho el pequeño.

◆ Aplicar bolsas de hielo para reducir la congestión. O una ducha caliente, o una toalla mojada en agua caliente, si resultan de mayor alivio.

◆ Es importante que el sostén aguante bien el pecho, sin embargo la presión contra los pechos hinchados y duros puede ser dolorosa. Si no existe el problema de la salida espontánea de leche —y especialmente después de dar el pecho al bebé— dejar abierto el sostén especial para madres lactantes.

---

[4] Unas pocas madres afortunadas no experimentan ninguna molestia cuando les sube la leche, posiblemente debido a que sus bebés chuparon vigorosamente desde después de nacer; las molestias de la subida de la leche se reducen también normalmente a partir del segundo bebé.

PEZONES DOLORIDOS

La sensibilidad de los pezones complica a veces las dificultades del inicio de la lactancia. En la mayoría de los casos, los pezones se endurecen con rapidez, pero en algunas mujeres, especialmente las de piel clara, los pezones se vuelven doloridos y presentan grietas. Para aliviar estas molestias:

◆ Exponer al aire los pezones doloridos o con grietas tanto como sea posible. Protegerlos contra la ropa y otros objetos que los pudieran irritar y rodearlos de un cojín de aire llevando almohadillas de protección.

La dieta ideal durante la lactancia

Los niveles de proteína, grasa e hidratos de carbono de la leche materna no suelen verse afectados por los niveles de dichos nutrientes en la dieta de la madre; pero sí los niveles de ciertas vitaminas (A, y B_{12}, por ejemplo). Si bien la calidad de la leche no está siempre directamente relacionada con la calidad de la dieta de la madre, la cantidad de leche sí suele estarlo. Así, por ejemplo, las mujeres cuyas dietas son deficientes en proteínas y/o calorías, producen una leche de composición adecuada pero en cantidad menor. Para producir una leche de buena calidad y en cantidad suficiente, la madre continuará tomando el suplemento de vitaminas y minerales del embarazo (o uno especial para la lactancia), y seguirá fielmente la dieta explicada en la página 63, pero con las siguientes modificaciones:

◆ Aumentar la ración diaria de calorías en unas 500 calorías con respecto a las necesidades de antes del embarazo. Esta norma es flexible y, al igual que durante el embarazo, la madre puede guiarse por su peso. Si tiene mucha grasa acumulada durante el embarazo (o de un anterior), puede ingerir menos calorías, ya que la grasa será quemada para producir leche (y la madre perderá peso). Si la madre tiene un peso demasiado bajo, probablemente necesitará más calorías que las 500 adicionales (la ración diaria recomendada presupone un cierto consumo de las reservas de grasa, de la que carecen las madres demasiado delgadas). Independientemente de su peso, la madre puede darse cuenta de que necesita más calorías a medida que su bebé crece y necesita más leche. También en este caso, su peso le puede servir de orientación. Si su peso empieza a disminuir por debajo del peso ideal, deberá aumentar su ingestión diaria.

◆ Aumentar la cantidad de calcio a cinco raciones diarias.

◆ Reducir la ingestión diaria de proteínas a tres raciones por día.

◆ Beber por lo menos ocho vasos de líquido (leche, agua, caldos o sopas y jugos); beber incluso más si hace color y si se pierde mucho líquido a través de la transpiración. (Aunque la madre puede tomar ahora cantidades moderadas de té, café y bebidas alcohólicas, no debe incluirlas en su ración diaria de líquidos, ya que tienen un efecto deshidratante.) De todos modos, no son buenos los excesos; paradójicamente, la ingestión de cantidades exageradas de líquido (más de 12 vasos al día) puede *frenar* la producción de leche. La sed y la cantidad de orina excretada permitirán calibrar las necesidades.

◆ Saltarse la dieta de vez en cuando. La madre habrá pasado por nueve meses de abstinencia; se merece un premio, por lo menos de vez en cuando. La clave es la moderación. Una pequeña cantidad de azúcar no perjudicará la producción de leche, pero sí que puede hacerlo una dieta basada únicamente en pasteles y caramelos, ya que quitará el apetito para los alimentos necesarios. Lo mismo se puede decir de otros alimentos superfluos desde el punto de vista dietético, como las papas fritas o el pan blanco; la madre disfrutará de ellos sólo *después* de haber cumplido con sus obligaciones dietéticas.

◆ Dejar que la naturaleza –y no las firmas de cosméticos– se ocupen de los pezones. Los pezones están naturalmente protegidos y engrasados por las glándulas sudoríparas y sebáceas. Un preparado comercial sólo deberá ser empleado si las grietas empeoran y en tal caso el producto deberá ser lo más puro posible. No usar lanolina, que podría estar contaminada, o ungüentos a base de petróleo (tales como la vaselina). En vez de ello se aplicará vitamina E que se sacará de las cápsulas abiertas directamente sobre los pezones. Lavar los pezones únicamente con agua –nunca con jabón, alcohol, tintura de benjuí o servilletas empapadas con algún producto– tanto si están doloridos como si no: el bebé ya está protegido contra los gérmenes de la madre, y la leche es limpia.

◆ Variar de postura para que en cada toma sea comprimida una parte distinta del pezón.

◆ Relajarse unos 15 minutos antes de dar el pecho al bebé. La relajación favorecerá la salida de la leche, que ahora se ve obstaculizada por la tensión.

COMPLICACIONES OCASIONALES

Una vez establecida la lactancia, por lo general continúa sin problemas hasta el destete. Pero de vez en cuando se presentan complicaciones, como por ejemplo:

Obstrucción de los conductos de la leche. Algunas veces, un conducto se obstruye y la leche se acumula.

Puesto que este proceso (caracterizado por la presencia de un pequeño bulto rojo y doloroso en el pecho) puede provocar una infección, es importante intentar ponerle remedio con rapidez. El mejor modo consiste en ofrecer el pecho afectado siempre en primer lugar al bebé, haciendo que éste lo vacíe al máximo posible. Si el bebé no consigue vaciar el pecho, la leche restante deberá ser extraída manualmente o con un sacaleche. Eliminar toda posible presión sobre el conducto, asegurándose de que el sostén no está demasiado apretado y variando la posición de lactancia para presionar sobre otros conductos. Observar también si la leche seca bloquea el pezón después de dar el pecho. En este caso, limpiarlo con un pedazo de algodón estéril empapado en agua hervida y enfriada. No destetar al bebé en este momento; la interrupción de la lactancia no haría más que agravar el problema.

Infección del pecho. Una complicación más grave de la lactancia es la mastitis, o infección de la mama, que suele producirse en uno o ambos pechos entre los 10 y los 28 días que siguen al parto y en aproximadamente del 7 al 10 % de las madres –generalmente primíparas. Los factores que pueden combinarse para causar una mastitis son, no dejar que los pechos se vacíen por completo de leche cada vez que se amamanta, que los gérmenes entren en los conductos de la leche por las grietas o fisuras del pezón (generalmente provienen de la boca del bebé) y una menor resistencia de la madre debido al estrés, la fatiga y una nutrición inadecuada.

Los síntomas más comunes de la mastitis son el dolor intenso, el endurecimiento, el enrojecimiento, el calor y la hinchazón del pecho, con escalofríos generalizados y fiebre de 101 a 102°F. La madre lactante que presente uno de estos síntomas deberá avisar al médico. Es necesario un rápido tratamiento médico, que puede incluir reposo en cama, antibióticos, analgésicos, aumentar la ingesta de líquidos y la aplicación de hielo o de calor. Durante el tratamiento, la madre continuará dando el pecho a su bebé. Puesto que la infección de la madre se debe probablemente a gérmenes contagiados por el bebé, éste no sufrirá ningún daño. Y el vaciado del pecho ayudará a evitar la obstrucción de los conductos de la leche. Dar primero al bebé el pecho enfermo y vaciarlo con el sacaleches si el bebé no lo ha hecho. Si el dolor es tan fuerte que la mujer no puede amamantar, intentará pompear la leche de sus pechos mientras está dentro de una bañera llena de agua con los pechos flotando confortablemente. No debe usarse una pompa eléctrica.

El retraso en el tratamiento de la mastitis podría conducir a la formación de un absceso en el pecho, cuyos síntomas son: dolores muy intensos; hinchazón localizada, sensibilidad anormal y calor en el área del absceso; fiebre entre los 100 y los 103°F. El tratamiento consiste en la administración de antibióticos y, generalmente, en el drenaje quirúrgico

bajo anestesia. Se debe cesar de dar el pecho afectado, y se empleará un sacaleches con regularidad para vaciarlo hasta que se haya conseguido la curación y se pueda reanudar la lactancia. Mientras tanto, el bebé puede ser alimentado con el pecho no afectado.

Los problemas que se puedan plantear durante la lactancia del primer bebé nacido no deberían hacer que la madre renuncie a dar el pecho a sus futuros hijos. La congestión y el dolor en los pezones son mucho menos frecuentes en los nacimientos siguientes.

DAR EL PECHO DESPUÉS DE UNA CESÁREA

El tiempo que debe pasar hasta que la mujer que ha tenido una cesárea pueda amamantar al recién nacido dependerá de cómo ésta se sienta y del estado del bebé. Si ambos están en buena forma, probablemente se podrá poner el bebé al pecho en la sala de partos después de acabado el procedimiento quirúrgico, o en la sala de recuperación poco después. Si la mujer está atontada por la anestesia general o el bebé necesita cuidados inmediatos, se deberá esperar. Si después de 12 horas la mujer aún no ha sido capaz de estar junto al bebé, probablemente debería preguntar si

Medicación y amamantamiento

La mujer se asegurará de que cualquier médico que le recete medicación esté al tanto de que está amamantando a su bebé. Muchos medicamentos son totalmente compatibles con la lactancia materna; otros no. General-

mente es mejor tomar la medicación justo después de dar el pecho, de forma que los niveles en la leche sean los más bajos cuando se vuelva a amamantar.

debe usar un sacaleche para sacar la leche (en ese momento se trata en realidad de calostro) para empezar la lactancia.

Puede que en un principio el amamantamiento después de una cesárea sea molesto –para la mayoría de las madres lo es. Lo será menos si la mujer intenta no aplicar ninguna presión sobre la incisión: colocará una almohada sobre su regazo debajo del bebé o se acostará de lado. Tanto los dolores de posparto que la mujer experimentará al amamantar (véase pág. 460) como el dolor en el lugar de la incisión, son normales e irán disminuyendo al pasar los días.

DAR EL PECHO A MELLIZOS

La lactancia, como prácticamente todos los aspectos del cuidado de mellizos recién nacidos, parece imposible hasta que se consigue el ritmo. Una vez establecida la rutina, no sólo es posible sino muy beneficioso. Para amamantar satisfactoriamente a los mellizos, la madre deberá:

- Cumplir todas las recomendaciones dietéticas para las madres lactantes (véase el recuadro de la página 481), con los siguientes puntos adicionales: tomar entre 400 y 500 calorías más que las necesarias antes del embarazo, pero *por cada* bebé que se alimente al pecho (es posible que la madre deba aumentar su ingesta calórica a medida que los bebés crecen y tienen más hambre, o bien disminuirla si les da un biberón como suplemento, o si tiene unas reservas de grasa con-

siderables que desea quemar); una ración adicional de proteína (cuatro en total) y una ración adicional de calcio (seis en total) o un suplemento de calcio.

- Beber entre 8 y 12 tazas de líquido al día, pero no más, ya que un exceso de líquidos puede inhibir la producción de leche.

- Obtener toda la ayuda posible para las tareas domésticas, la preparación de las comidas y los cuidados de los recién nacidos, para ahorrar energías.

- Experimentar las diversas opciones: amamantar a uno de los bebés y alimentar con biberón al otro; alternar la lactancia materna y con biberón para ambos bebés; darles el pecho por separado (lo que puede exigir 10 horas o más al día sólo para amamantarlos) o bien a los dos a la vez. La combinación de la lactancia individual y los dos, y dar el pecho una vez al día a cada bebé por separado, puede ser una buena solución de compromiso que fomenta la intimidad entre madre e hijo. El padre puede darle el biberón al otro bebé durante esta mamada "en privado" del mellizo. Estos biberones que dará el padre u otra persona, pueden ser de una leche para neonatos o de leche previamente extraída del pecho de la madre.

- Reconocer que los mellizos tienen necesidades, personalidades y ritmos de alimentación diferentes y no intentar tratarlos de modo idéntico. Realizar anotaciones para asegurarse de que ambos mellizos son alimentados cada vez.

19
Posparto: las seis primeras semanas

QUÉ SE PUEDE SENTIR

Durante las primeras seis semanas del posparto, dependiendo del tipo de parto que la mujer tuvo (fácil o difícil, vaginal o por cesárea), de cuánta ayuda tenga en su casa y de otros factores individuales, experimentará todos o sólo algunos de estos síntomas.

FÍSICAMENTE:

- Continuación de las pérdidas vaginales (loquios) que se habrán vuelto oscuras y luego blanco-amarillentas.

- Cansancio.

- Un cierto dolor, molestias y entumecimiento del perineo, si el parto fue vaginal (especialmente si tuvieron que darle puntos de sutura).

- Disminución del dolor de la incisión, continuación del entumecimiento si el parto fue con cesárea (especialmente si fue la primera).

- Sigue el estreñimiento (aunque debería estar desapareciendo).

- Reducción gradual del abultamiento del abdomen a medida que el útero vuelve a su posición en la pelvis (pero sólo la práctica de ejercicio devolverá totalmente a la mujer su silueta de antes del parto).

- Pérdida gradual de peso.

- Molestias en los pechos y dolor en los pezones hasta que la crianza al pecho esté bien establecida.

- Dolores en los brazos y la nuca (de llevar al niño en brazos).

- Caída del cabello.

EMOCIONALMENTE:

- Júbilo, depresión o alteración de ambos estados de ánimo.

- Un sentimiento de agobio, un creciente sentimiento de confianza o alteración entre ambos sentimientos.

- Disminución o aumento del deseo sexual.

Qué Se Puede Esperar
En La Visita De Posparto

Probablemente el médico concertará una visita para una revisión a las cuatro o seis semanas después de dar a luz[1]. Durante esta visita, la paciente puede esperar que se controlen los siguientes puntos, aunque el contenido exacto de la visita puede variar en función de las necesidades particulares de la mujer y de las costumbres del médico.

- Presión sanguínea.

- Peso, que debería haber bajado ya entre 17 a 20 libras o más.

- El útero, para ver si ha vuelto a su tamaño, forma y localización normales.

- Estado del cuello uterino, que irá ya volviendo a su estado anterior al embarazo, pero que aún se hallará algo congestionado y con la superficie posiblemente erosionada.

- Estado de la vagina, que ya se habrá contraído y habrá recuperado gran parte de su tono muscular.

- El lugar de sutura de la episiotomía o laceración, si se practicó; o si fue necesaria una cesárea, el lugar de la incisión.

- Los pechos, para detectar cualquier anomalía.

- Hemorroides o venas varicosas, si las posee.

- Preguntas o problemas que la mujer desee discutir –es aconsejable llevar una lista a la consulta.

En esta visita, el médico discutirá también con su paciente acerca del método de control de la natalidad que ella desea utilizar. Si planea utilizar un diafragma y si el cuello de su útero ya se ha recuperado suficientemente, se le podrá adaptar uno; en caso contrario, deberá utilizar preservativos hasta que el diafragma pueda serle adaptado. Si la mujer no está dando el pecho al bebé y planea tomar píldoras anticonceptivas, le pueden ser recetadas sin ningún problema en esta visita.

Qué Puede Preocupar

FIEBRE

"Acabo de volver del hospital y tengo algo de fiebre. ¿Puede estar relacionada con el parto?"

Gracias al Dr. Semmelweiss, las probabilidades de que una mujer que acaba de tener un hijo sufra de fiebres puerperales, son extremadamente bajas hoy en día. Fue en el año 1847 cuando este joven médico vienés descubrió que si el personal que atendía a los partos se lavaba las

---

[1] Si ha sido necesario practicar una cesárea, el médico deseará también examinar la incisión aproximadamente a las tres semanas del parto.

manos antes de ayudar a nacer a los bebés, se podía reducir en gran medida el riesgo de las infecciones relacionadas con el nacimiento (aunque en aquel momento, su teoría fue considerada tan ridícula que el doctor Semmelweiss fue expulsado de su puesto y condenado al ostracismo, muriendo más tarde en un manicomio). Y gracias a Sir Alexander Fleming, el científico inglés que desarrolló los primeros antibióticos para luchar contra las infecciones, los reducidos casos que se presentan se curan con facilidad.

Los casos más graves de infección suelen empezar dentro de las 24 horas que siguen al parto. La fiebre durante el tercer o cuarto día, cuando la mujer ya ha vuelto a casa, podría ser un signo de infección del posparto –pero también podría ser provocada por un virus u otro problema menor. Una fiebre baja de 100°F (aproximadamente 37,5 °C) acompaña en ocasiones a la subida de la leche. Informar al médico de cualquier fiebre que dure más de cuatro horas durante las primeras semanas –incluso si va acompañada de síntomas obvios de gripe o de vómitos– de forma que su causa pueda ser diagnosticada y se pueda instaurar un tratamiento si fuera necesario. Véase la página 449 si se sospecha que existe o se ha diagnosticado una infección puerperal.

DEPRESIÓN

"Tengo todo lo que siempre había deseado: un marido maravilloso, un hermoso bebé, ¿por qué me siento tan melancólica?"

¿Por qué se han de sentir tan tristes una de cada dos mujeres durante uno de los períodos más felices de sus vidas? Esta es la paradoja de la depresión puerperal, para la que los expertos no han conseguido encontrar aún una explicación definitiva ni una buena solución[2].

Las hormonas, consideradas muchas veces las culpables de los cambios de humor de las mujeres, pueden ofrecer una explicación del fenómeno. Los niveles de estrógeno y progesterona caen bruscamente después del parto y pueden desencadenar una depresión, al igual que pueden hacerlo las fluctuaciones hormonales que ocurren antes de la menstruación. Se cree que el hecho de que la sensibilidad a los cambios hormonales varíe de una mujer a otra podría explicar, por lo menos en parte, el que si bien todas las mujeres experimentan el mismo cambio en los niveles hormonales después del parto, sólo un 50 % aproximadamente sufren la depresión puerperal.

Pero existen muchos otros factores que probablemente contribuyen a la melancolía de la mujer que acaba de tener un bebé y que es más frecuente hacia el tercer día después del parto, pero que puede presentarse en cualquier momento durante el primer año, y que aflige con más frecuencia a las madres en el parto del segundo hijo que en el nacimiento del primero:

Quedar relegada a un papel secundario. El bebé es ahora la estrella de la función. Las visitas suelen acudir a la sala de recién nacidos en lugar de permanecer junto al lecho de la ma-

---

[2] En América Latina esta proporción de depresiones puerperales es mucho más baja. (*Nota del editor.*)

dre, interesándose por su salud. Este cambio de status acompaña a la mujer en su vuelta a casa; la princesa embarazada ha pasado a ser la Cenicienta del posparto.

Hospitalización.

La madre se siente ansiosa por volver a su casa y empezar a hacer el papel de madre; puede resultarle frustrante la sensación del poco control que posee sobre su vida y sobre la de su bebé mientras se halla en el hospital.

Volver a casa.

Es frecuente que la madre se sienta agobiada por el trabajo y las responsabilidades con que se encuentra al volver a casa (particularmente si ya tiene otros hijos y no dispone de ayuda).

Agotamiento.

La fatiga ocasionada por un parto agotador y por las pocas horas de sueño en el hospital se ve agravada por el trabajo de cuidar a un recién nacido, y la madre tiene a menudo la sensación de no estar a la altura de lo que se exige de ella.

Un sentimiento de desilusión ante el bebé.

El recién nacido es tan pequeño, está tan rojo y se muestra tan insensible –muy distinto al bebé de anuncio que se había imaginado la madre. El sentimiento de culpabilidad se añade a la depresión.

Un sentimiento de desilusión ante el parto y/o ella misma.

Si la idea poco realista que se había hecho la madre sobre la experiencia del nacimiento no se realiza, es posible que la madre piense que ha fracasado.

Un sentimiento de anticlímax.

Ya ha pasado el nacimiento, el gran acontecimiento para el que la madre se preparó y en el que puso tantas ilusiones.

Sentimientos de incapacidad.

Una madre novata puede pensar: "¿Por qué he tenido un bebé si no soy capaz de cuidarlo?"

Un sentimiento de añoranza por los tiempos pasados.

La mujer libre de cuidados, posiblemente orientada hacia su carrera profesional, ha de cambiar de vida (por lo menos temporalmente) con el nacimiento de su bebé.

Tristeza ante su aspecto.

La madre se sentía antes gorda y embarazada; ahora se siente simplemente gorda. No puede soportar más los vestidos maternales, pero ninguno de sus otros vestidos le queda bien.

Probablemente, la única cosa buena que se puede decir de la depresión del posparto es que no suele ser muy duradera –unas 48 horas en la mayoría de los casos. Y aunque no tiene otro tratamiento que el paso del tiempo, existen modos de aliviarla:

◆ Si la depresión se presenta en el hospital, la mujer le puede pedir a su marido que traiga una cena especial para dos; limitar las visitas si sus charlas le ataca los nervios, pero telefonear a parientes y amigos para que vengan al hospital si ello levanta el ánimo de la madre. Si es el ambiente del hospital lo que la deprime, informarse acerca del día en que le darán de alta. (Véase el apartado dedicado a la vuelta a casa, pág. 471.)

◆ Combatir el cansancio aceptando la ayuda de los demás, dejando para otro momento las tareas que pueden esperar, intentando dormir o descansar un poco mientras el bebé duerme. Emplear el tiempo dedicado a dar el pecho como períodos de reposo, alimentando al bebé en la cama o en un sillón cómodo con las piernas levantadas.

◆ Seguir la dieta recomendada en la página 481 para conservar las fuerzas (descontando 500 calorías y tres raciones de calcio si no se da el pecho al bebé). Evitar los azúcares (especialmente combinados con chocolate), que pueden tener efectos depresivos.

◆ Relajarse junto con el marido, tomando una copa, después de amamantar al bebé por la noche, pero procurando no exagerar –demasiado alcohol puede provocar una depresión "a la mañana siguiente".

◆ Ir a cenar fuera, si es posible. Si no lo es, pretender hacerlo: pedir una cena (o dejar que el marido cocine), ponerse el mejor vestido, crear un ambiente de restaurante con velas y música suave. Y tener a mano el sentido del humor, en el caso que el bebé decida interrumpir la cena romántica.

◆ Cuidar el aspecto para sentirse mejor. Pasearse todo el día por casa con una bata vieja y sin peinarse deprimiría a cualquiera. Darse una ducha por la mañana, antes de que el marido salga de casa (es posible que no se presente otra oportunidad para ello en todo el día); peinarse; maquillarse si suele hacerlo. Comprar un bonito traje nuevo (lavable, desde luego) que quede holgado pero que se pueda ceñir más adelante cuando la madre pierda peso.

◆ Salir de casa. Ir de paseo con el bebé o sin él, en caso de que haya algún voluntario para quedarse en casa a vigilarlo. El ejercicio ayuda a ahuyentar la depresión del posparto y a rebajar las grasas que podrían influir en ella. Pero no se hará demasiado ni muy pronto.

◆ Si se tiene la sensación de que los problemas compartidos son menos problema, buscar la compañía de otras madres recientes para hablar y discutir de los sentimientos que se experimentan. Si no se tiene ninguna amiga que acabe de tener un hijo, buscar una nueva amiga. Preguntarle al pediatra el nombre de alguna mujer del vecindario que haya dado recientemente a luz, o tomar contacto con las mujeres que asistieron a las clases de preparación para el parto, organizando por ejemplo una reunión semanal de nuevas madres. O inscribirse en una clase de ejercicios de posparto.

◆ Si el tipo de melancolía es de los que prefieren la soledad, permitirse un poco de soledad. Aunque la depresión suele alimentarse a sí misma, algunos expertos opinan que esto no es siempre cierto en la variedad de la depresión puerperal. Si las visitas a casa de amigos agradables o la visita de personas alegres hace que la madre se sienta aún peor, lo mejor que puede hacer es prescindir de ello. Pero no debe prescindir también del marido. La comunicación en el período inmediato al parto es vital para la pareja. (También los maridos son propensos a la depresión del posparto y necesitan tanto de sus esposas como éstas de ellos.)

Las depresiones puerperales graves, que requieren terapia profesional, son extremadamente raras –menos de un caso entre 1,000 nuevas madres. Si la depresión persiste durante más de dos semanas y va acompañada de insomnio, pérdida del apetito y un sentimiento de desesperación y desamparo –incluso tendencias suicidas o sentimientos agresivos o violentos contra el bebé– la madre deberá acudir rápidamente a un especialista.

"Me siento fantásticamente bien, y he estado así desde el nacimiento de mi bebé hace tres semanas. ¿Desembocará toda esta felicidad en un caso terrible de depresión?"

Es un hecho desafortunado que la mujer que se encuentra bien no recibe el mismo tipo de atención que la que se encuentra mal. Existen innumerables artículos en revistas y periódicos, así como capítulos en los libros, dedicados al 50 % de las mujeres que acaban de tener un bebé y que sufren de la depresión del posparto; pero apenas se ha escrito algo sobre el otro 50 % de las madres que se sienten maravillosamente bien después de dar a luz.

La depresión del posparto es frecuente, pero no es, ni mucho menos, un elemento indispensable del período que sigue al nacimiento de un bebé. Y no hay ninguna razón para que la madre tema la llegada de un derrumbe emocional por el simple hecho de que se haya sentido muy animada. Puesto que la mayoría de las depresiones del posparto se presentan en la primera semana después del nacimiento, lo más probable es que, en este caso, la madre haya escapado a ella. Pero si quiere ir aún más a lo seguro (o si se desea prevenir la depresión que suele darse con el destete), véanse más arriba los consejos para hacer desaparecer tales estados de ánimo.

El hecho de que la mujer no esté sufriendo una depresión puerperal, no obstante, no significa que la familia haya escapado a este problema por completo. Los estudios demuestran que mientras que es poco probable que los nuevos padres estén deprimidos mientras sus esposas lo están, su riesgo de caer en una depresión durante el posparto aumenta espectacularmente cuando la nueva madre tiene un buen estado de ánimo. Por lo tanto, la mujer deberá asegurarse de que su marido no esté pasando por un estado depresivo. Y si le está sucediendo, deberán ponerse en práctica algunos de los consejos de la pág. 487 para ayudar a superarlos. Si la depresión persistiera, o si fuera tan grave que interfiriera en su trabajo o en otras actividades, habrá que asegurarse de que busque ayuda profesional.

RECUPERAR EL PESO Y LA SILUETA DE ANTES DEL EMBARAZO

"Yo esperaba que inmediatamente después del parto no tendría una silueta como para llevar bikini, pero al cabo de una semana aún parece que estoy de seis meses."

Aunque el parto provoca una pérdida de peso más rápida que todas las dietas de adelgazamiento combinadas por término medio, 12 libras ó unos 5,5 kilos, la mayoría de las mujeres opinan que esta pérdida no es aún bastante rápida. Sobre todo después de haberse visto en el espejo al levantarse después del parto – la silueta puede recordar aún en gran medida a la que se tenía durante el embarazo. Pero afortunadamente, en la mayoría de los casos, las mujeres pueden prescindir de sus pantalones de embarazada al cabo de un mes o dos.

Naturalmente, la rapidez con que se recupera el peso y la figura anteriores al embarazo depende del número de kilos y de centímetros que se hayan acumulado en estos nueve meses. Las mujeres que aumentaron 25 libras de peso, o menos, deberán ser capaces, sin someterse a una dieta, de eliminar el exceso de peso antes de llegar al final del segundo mes. Otras encontrarán que el parto no hace desaparecer mágicamente la grasa de los muslos y las caderas, acumulada a causa de los deslices durante el embarazo. Pero si siguen la dieta ideal para la lactancia (véase la pág. 481) en caso de que den el pecho a su bebé (o la misma dieta sin las 500 calorías adicionales y sin tres de las raciones de calcio[3] si no dan el pecho), empezarán a perder peso de modo lento y constante. Pasadas las primeras seis semanas, las madres que no den el pecho a sus bebés pueden

someterse a una dieta de reducción de peso bien equilibrada. Las madres lactantes que tengan una cantidad considerable de grasa excesiva pueden reducir algo su ingesta calórica sin perjudicar la producción de leche y perder así también un poco de peso. Habitualmente, acabarán de perder todas las libras excesivas al destetar.

El problema de recuperar la figura se presenta incluso en las mujeres que no aumentaron demasiado de peso durante el embarazo. Ninguna mujer sale de la sala de partos con una figura más esbelta que antes. En parte, la razón del abdomen protuberante se halla en el útero aún dilatado, que se habrá reducido a su tamaño normal hacia las seis semanas después del parto, devolviendo al abdomen su aspecto habitual. (La mujer puede seguir los progresos de su útero si le pide a la enfermera o al médico que le enseñe a palpar la matriz en su abdomen. Cuando ya no pueda notarla, es señal de que el útero ha vuelto a la pelvis.) Otra razón para que la barriga continúe estando hinchada estriba en el exceso de líquidos, unas 5 libras que desaparecerán en unos pocos días. Pero el resto del problema reside en la distensión de los músculos y la piel del abdomen, que perdurará toda la vida a menos que la mujer se esfuerce en realizar unos ejercicios adecuados. (Véase la pág. 500.)

LECHE MATERNA

"¿Todo lo que como y bebo pasa a la leche? ¿Hay algo que pueda hacerle daño al bebé?"

Alimentar al bebé que ya ha salido del vientre de la madre no exige

---

[3] Podría ser una buena idea que las mujeres que no están amamantando continúen ingiriendo cantidades adecuadas de calcio para prevenir el desarrollo de una osteoporosis más adelante. Si fuera necesario, tomarán un suplemento de calcio para que la ingesta llegue a los 1,200 mg diarios.

...cia tan espartana como el ... mientras está aún en él. Pero mientras se da el pecho, unas pocas restricciones en cuanto a lo que se come y bebe asegurarán que el bebé no reciba nada que pueda perjudicarle.

La composición básica en grasas, proteínas e hidratos de carbono de la leche materna no depende de lo que la madre coma. Si una mujer no toma suficientes calorías y proteínas para producir la leche, las reservas del cuerpo irán siendo utilizadas y el bebé será alimentado –hasta que se agoten las reservas. Sin embargo, algunas deficiencias vitamínicas en la alimentación de la madre afectan también el contenido vitamínico de su leche. Lo mismo sucede con un exceso de ciertas vitaminas. Una gran variedad de sustancias, desde medicamentos hasta condimentos, pueden pasar también a la leche, con resultados variables.

Para conseguir que la leche materna sea segura y sana:

◆ Seguir la dieta ideal para la lactancia (pág. 481).

◆ Evitar los alimentos a los que parece sensible el lactante. El ajo, la cebolla, el repollo, los productos lácteos y el chocolate suelen hallarse en este grupo, provocando unos molestos gases en algunos bebés, aunque no en todos, ni mucho menos. Los lactantes con un paladar exigente pueden encontrar también desagradable el sabor de algunos condimentos fuertes y de los espárragos.

◆ Tomar un suplemento vitamínico especialmente formulado para las embarazadas y/o las madres lac-

tantes. No tomar otras vitaminas si no se las ha recetado el médico.

◆ No fumar. Muchas de las sustancias tóxicas del tabaco penetran en la sangre y luego pasan a la leche. (Además, fumar cerca del bebé puede causarle problemas respiratorios, e incluso es posible que esté relacionado con el síndrome de la muerte súbita en la cuna.)

◆ No tomar ningún medicamento ni ninguna droga "social" sin consultar al médico. La mayoría de los fármacos y drogas pasan a la leche, e incluso en pequeñas dosis pueden ser perjudiciales para el bebé. (Son particularmente peligrosos: antitiroideos, antihipertensores, fármacos anticancerosos; penicilina[4]; narcóticos, incluidas la heroína, la metadona y los analgésicos que requieren prescripción medica; marihuana y cocaína; tranquilizantes, barbitúricos y sedantes; litio; hormonas como por ejemplo pastillas para el control de la natalidad; yodo radiactivo; bromuros.) Con frecuencia, se pueden encontrar fármacos seguros si la madre necesita una medicación; o quizás sea posible prescindir temporalmente de un medicamento durante el período de lactancia. (La madre lactante deberá informarle a cualquier médico que deba recetarle una medicación.)

◆ Evitar el alcohol por completo, o tomar una sola copa en alguna ocasión. Una ingesta diaria de alcohol o beber cantidades excesivas pue-

---

[4] La exposición a la penicilina en esta tierna edad podría conducir al desarrollo de una alergia a este fármaco en el bebé.

de hacer que el bebé esté apático y sufra una depresión del sistema nervioso, y puede tardar su desarrollo motor y reducir la producción de leche.

◆ Reducir la ingestión de cafeína. Una taza de café o de té al día probablemente no afectará al bebé. Pero seis tazas podrían ponerlo nervioso.

◆ No tomar laxantes (algunos de ellos podrían ejercer efectos laxantes sobre el bebé); en lugar de ello, aumentar la ingestión de fibra en la dieta.

◆ Tomar aspirinas o sustitutos de la aspirina únicamente con el permiso del médico, pero no tomar más que la dosis recomendada.

◆ Evitar el exceso de productos químicos en los alimentos y optar por los alimentos que estén más cerca de su estado natural[5]. Es conveniente leer las etiquetas para evitar los alimentos compuestos en gran parte por productos químicos sintéticos. Evitar la sacarina, dado que pasa a la leche materna y se ha demostrado en estudios con animales que produce cáncer. Por otra parte, parece que el aspartame sólo pasa a la leche materna en pequeñas cantidades, y su uso parece seguro. Pero habrá que asegurarse de que los alimentos que consume la madre y que contienen aspartame no estén llenos de otro tipo de productos químicos.

◆ Reducir al máximo los pesticidas de los alimentos. Una cierta canti-dad de pesticidas residuales en la dieta (procedente de los productos agrícolas, por ejemplo) y por consiguiente en la leche, es inevitable —y no se ha demostrado que resulte perjudicial para el bebé. Pero aunque la histeria acerca de la contaminación de la leche materna es injustificada, es prudente que la madre mantenga el nivel más bajo posible, sin por ello dejar de comer, la cantidad de pesticidas que toma con los alimentos. Pelará o lavará las frutas y verduras con un cepillo y agua y detergente; preferirá los productos lácteos bajos en grasa, las carnes magras, las aves de corral de carne blanca eliminando la piel, y reducirá los guisos con hígado u otros despojos. (Los pesticidas ingeridos por los animales se acumulan en la grasa y la piel.)

◆ Evitar el pescado que pueda estar contaminado. (La madre lactante seguirá las mismas normas de consumo de pescado y marisco que la mujer embarazada; véanse las páginas 160-161.)

RECUPERACIÓN A LARGO PLAZO EN CASO DE CESÁREA

"Hoy volveré a casa, una semana después de haber sido sometida a una cesárea. ¿Que puedo esperar?"

Necesidad de mucha ayuda. La ayuda asalariada es lo mejor para la primera semana, pero si no es posible, la madre le pedirá al marido, a su madre o a otro pariente que le den una mano. Es mejor que no levante pesos (ni siquiera al bebé) ni realice tareas

---

[5] Pídale a su médico o experto dietético una lista de productos químicos seguros, peligrosos y cuestionables usados en la industria alimentaria.

domésticas por lo menos durante la primera semana. Si debe levantar al recién nacido, lo hará a nivel de la cintura, utilizando los brazos y no el abdomen. Para coger algo del suelo, doblará las rodillas y no la cintura.

Dolor escaso o nulo.

Pero si siente dolor, un analgésico suave puede ayudarla. Sin embargo, si está dando el pecho a su bebé, no deberá tomar ningún medicamento que no haya sido aprobado previamente por el médico.

Mejoría progresiva.

La herida estará sensible y dolorida durante unas pocas semanas, pero mejorará constantemente. Para evitar que se irrite se la puede cubrir con una gasa. Las prendas sueltas, poco apretadas, resultarán más cómodas. Una tirantez ocasional o unos dolores breves en la zona de la herida son una parte formal de la curación y desaparecerán con el tiempo. Luego puede aparecer picor. El entumecimiento del abdomen, alrededor de la cicatriz puede durar más tiempo, posiblemente varios meses. La hinchazón del tejido en la herida disminuirá probablemente (a menos que la mujer tenga tendencia a desarrollar este tipo de cicatrices), y la cicatriz se volverá rosada o púrpura antes de palidecer.

Si el dolor se vuelve persistente, si la zona que rodea a la incisión adquiere un color rojo intenso, o si la herida presenta una supuración parda, gris, amarilla o verde, la mujer deberá llamar al médico. Es posible que la incisión se haya infectado. (Una reducida expulsión de líquido claro puede ser normal, pero de todos modos es mejor informar de ello al médico.)

Esperar por lo menos cuatro semanas antes de reanudar las relaciones sexuales.

Según el modo en que cicatriza la herida y el momento en que el cuello uterino vuelve a su estado normal, el médico recomendará esperar entre cuatro y seis semanas para reanudar unas relaciones sexuales normales (aunque naturalmente están permitidas otras formas de hacer el amor). Véanse a continuación los consejos para que las relaciones sexuales sean más satisfactorias en el posparto. Dicho sea de paso, la mujer que ha sufrido una cesárea es probable que encuentre agradables las relaciones sexuales mucho más pronto que las mujeres que tuvieron un parto vaginal.

Empezar los ejercicios una vez desaparecido el dolor.

Puesto que el tono muscular del perineo no habrá probablemente disminuido, no son necesarios los ejercicios perineales, aunque pueden ser beneficiosos para todo el mundo. La madre que ha sufrido una cesárea se concentrará más bien en los ejercicios para los músculos abdominales. (Véase el apartado dedicado a la recuperación de la línea, página 500.) La tarea será "lenta y segura"; empezar el programa gradualmente y hacer los ejercicios cada día. La mujer deberá esperar que pasen varios meses antes de volver a ser la misma.

REANUDACIÓN DE LAS RELACIONES SEXUALES

"El médico me ha dicho que debo esperar seis semanas antes de tener relaciones sexuales. Pero mis amigas me dicen que esta espera es innecesaria."

El retorno a la sexualidad

Lubricación. Los niveles hormonales bajos durante el período del posparto (que en la madre lactante pueden no aumentar de nuevo hasta el destete parcial o total del bebé) pueden provocar que la vagina esté desagradablemente seca. Utilizar una crema lubricante hasta que se produzcan de nuevo las secreciones naturales.

Medicación, si es necesaria. El médico puede prescribir una crema de estrógenos para aliviar el dolor y la sensibilidad anormal.

Beber alcohol. Sin emborracharse, evidentemente (puesto que el exceso de alcohol puede obstaculizar el placer sexual, y si la mujer está amamantando, puede ser perjudicial para el bebé); pero beber un vaso de vino en compañía del marido antes de hacer el amor puede ayudarlos a ambos a relajarse física y emocionalmente. También aliviará en parte el dolor, y además aminorará los miedos de la mujer de sentirlo y del marido de causarlo. O se usarán otras técnicas de relajación que hagan desvanecerse el miedo.

Variar las posiciones. Las posiciones de lado o con la mujer encima permiten un mayor control de la penetración y ocasionan menos presión sobre el lugar de la episiotomia. La pareja deberá probar qué posición les resulta más cómoda.

Cabe suponer que el médico conoce más el estado de salud de la madre que las amigas de ésta. Y su restricción se basa probablemente en lo que es mejor para la madre, teniendo en cuenta el tipo de parto, si debió o no practicarse una episiotomía, si se produjo un desgarro, así como la rapidez de cicatrización y recuperación. Evidentemente, algunos médicos aplican rutinariamente la norma de las seis semanas a todas sus pacientes de posparto, independientemente de su estado. Si la mujer cree que este es el caso de su médico, y tiene deseos de hacer el amor, le puede preguntar si no podría hacer una excepción a la norma. Esto será posible únicamente si el cuello uterino está lastimado y si los loquios ya han cesado. Además, es posible que la propia madre desee esperar hasta que el acto sexual no le provoque dolor en el área perineal.

De todos modos, si el médico no atiende a su ruego, es mejor que siga las órdenes del doctor. Esperar las seis semanas enteras no puede hacer daño (por lo menos físicamente), pero no esperarlas sí puede ser perjudicial.

FALTA DE INTERÉS POR EL AMOR

"Desde que ha nacido mi bebé, he dejado simplemente de sentir interés por el sexo."

El sexo requiere energía, concentración y tiempo –tres factores que son particularmente escasos en la vida de los nuevos padres. Los impulsos de la mujer –y la de su marido– debe competir con las noches sin dormir, los días agotadores, los pañales sucios y un bebé infinitamente exigente. El cuerpo de la madre se está recuperando aún del trauma del parto; sus hormonas se están ajustando de nuevo. Su mente puede estar llena de temores (del posible dolor, de la posibilidad de lesionar su cuerpo internamente, de quedar embarazada de nuevo, demasiado pronto). Si está dando el pecho a su bebé, es posible que ello satisfaga, inconscientemente, sus necesidades sexuales. También es posible que el acto sexual estimule una salida desagradable de leche. En resumidas cuentas, no es sorprendente –y además perfectamente normal– si su apetito sexual ha desaparecido temporalmente, por muy voraz que hubiera sido con anterioridad. (Por otro lado, algunas mujeres experimentan un fuerte impulso sexual en este momento, en particular en el período que sigue inmediatamente al parto, cuando existe una congestión de la región genital.)

Si el problema es la falta de interés, existen muchos modos de conseguir que vuelvan las ganas de hacer el amor. Cuál de ellos funcionará mejor en cada caso, depende de la mujer, de su marido y de los problemas que se les planteen:

Tomar como aliado al tiempo. El cuerpo de la mujer necesita por lo menos seis semanas para curarse, y a veces mucho más tiempo –sobre todo si el parto fue difícil o si fue necesario realizar una cesárea. Su equilibrio hormonal no habrá vuelto a la normalidad hasta que empiece a menstruar, y esto puede tardar mucho tiempo si le da el pecho a su bebé. No debe sentirse obligada a hacer el amor por el simple hecho de que el médico ya haya dado su permiso para ello, si no lo encuentra agradable, física o emocionalmente. Y cuando lo haga, empiece despacio, con besos y caricias pero sin penetración.

No dejarse desalentar por el dolor. Muchas mujeres quedan sorprendi-

das y descorazonadas al observar que las relaciones sexuales en el posparto pueden resultar realmente dolorosas. Si la madre sufrió una episiotomía o una laceración, las molestias (desde suaves a intensas) pueden durarle semanas, e incluso meses, hasta que los puntos estén curados. También puede sentir dolor con el acto sexual aunque el parto no lesionara el perineo –e incluso si fue sometida a una cesárea. Hasta que el dolor desaparezca, puede reducirlo con los consejos enumerados en la página 495.

Encontrar modos alternativos de gratificación. Si el acto sexual no resulta aún placentero, se puede buscar la satisfacción sexual a través de la masturbación mutua o el sexo oral. O, si el marido y la mujer son demasiado recatados para ello, buscarán el placer de estar simplemente juntos. No hay absolutamente nada malo en estar juntos en la cama, besarse, acariciarse y contarse cosas sobre el bebé.

Mantener las expectativas a un nivel realista. No insistir en la necesidad de conseguir un orgasmo simultáneo la primera vez que se hace el amor después del parto. Algunas mujeres, que habitualmente no tienen problemas en experimentar el orgasmo, no llegan a él durante varias semanas o incluso más tiempo. Con amor y paciencia, el sexo llegará a ser tan satisfactorio como antes –o incluso más.

Reajustar la vida sexual para adaptarla a la vida con el bebé. Cuando la familia pasa de dos a tres, la pareja ya no puede hacer el amor cuando y donde quiere. En lugar de ello, deberá aprovechar la oportunidad cuando se presente (si el recién nacido se ha

quedado dormido a las 3 de la tarde del sábado, dejarlo todo y aprovechar la ocasión) o bien establecer un programa bien planificado. No se debe pensar que el sexo no espontáneo no es divertido. Por el contrario, la pareja debe considerar que esta planificación le da la oportunidad de pensar con tiempo y con ilusión en hacer el amor. Aceptará las interrupciones –que serán numerosas– con sentido del humor e intentará continuar tan pronto como sea posible allí donde se produjo la interrupción. Y si resulta que las relaciones sexuales son menos frecuentes que antes, buscar la calidad, no la cantidad.

No ser perfeccionista. En el posparto es natural el agotamiento; aprender a ser padres cuesta bastante esfuerzo. Pero una parte de este esfuerzo es innecesaria y muchas veces se debe a querer conseguirlo todo demasiado pronto. La madre deberá encerrar en un cajón sus ansias de limpieza y olvidarse durante un tiempo del polvo que pueda haber en la casa. Utilizará alimentos congelados en lugar de alimentos frescos. Procurará prescindir de algunas tareas no indispensables para que, de vez en cuando, le queden energías para hacer el amor.

Comunicación. Una relación sexual verdaderamente buena ha de estar construida sobre la confianza, la comprensión y la comunicación. Por ejemplo, si la madre se halla demasiado envuelta en la maternidad para sentirse sexual y atractiva una noche, no debe rechazar las proposiciones de su marido con la excusa de un dolor de cabeza. Ha de ser sincera. Es muy probable que el marido que ha sido

incluido en todo el proceso de la maternidad desde el momento de la concepción no tenga problemas en comprender lo que le pasa a su mujer. Si el acto sexual le resulta doloroso a la madre, no es necesario que sea una mártir. Le puede explicar al marido cuáles son las cosas que le duelen, cuáles las que le agradan y cuáles preferiría dejar para más adelante.

No preocuparse. A pesar de lo que sienta en este momento la nueva madre, vivirá para amar de nuevo, con tanta pasión y placer como siempre. (Y puesto que la paternidad compartida une con frecuencia aún más a la pareja, es posible que se encuentre con que la llama no sólo vuelve a encenderse, sino que es más brillante que antes.) La preocupación al respecto no hará más que frenar innecesariamente la relación sexual de la pareja.

QUEDAR EMBARAZADA DE NUEVO

"Pensaba que dar el pecho al bebé era una forma natural de control de la natalidad. Pero ahora me han dicho que sí puedo quedar embarazada mientras amamanto e incluso antes de volver a tener la menstruación."

El grado en que se puede confiar en la lactancia materna como medida de control de la natalidad depende del grado de desesperación al que llegaría la mujer si quedara embarazada de nuevo. Para la mayoría de los nuevos padres, los embarazos muy seguidos no son la idea que tienen sobre la perfecta planificación familiar. En este caso, la lactancia no debe ser utilizada como medio fiable de contracepción, ya que no hay una norma segura en cuanto al tiempo de infertilidad.

Es cierto que las mujeres que dan el pecho a sus bebés presentan de nuevo sus ciclos menstruales normales más tarde, por término medio, que las madres que no lactan a sus bebés. En las madres no lactantes, la menstruación empieza habitualmente entre las cuatro y las ocho semanas después del parto, mientras que en las madres lactantes el promedio se halla entre los tres y los cuatro meses. Pero, como siempre, los términos medios pueden inducir a un error. Se conocen casos de madres lactantes que vuelven a tener la menstruación a las 6 semanas del parto o, por el contrario, a los 18 meses del mismo. El problema es que no existe un modo seguro de predecir el momento en que volverá la menstruación, aunque este proceso está influido por diversas variables. Por ejemplo, la frecuencia de las mamadas (más de tres veces al día parece suprimir con mayor seguridad la ovulación), la duración de la lactancia (cuanto más tiempo dura, más tarda en producirse la ovulación) y el hecho de si la leche materna es suplementada o no de algún modo (el bebé toma biberones, alimentos sólidos, incluso agua; todo ello son factores que pueden reducir el efecto inhibidor que la lactancia ejerce sobre la ovulación).

¿Por qué preocuparse del control de la natalidad antes del primer período menstrual? Porque el momento en que la mujer ovulará por primera vez después del parto es tan impredecible como el momento en que menstruará de nuevo. Algunas mujeres tienen un primer período estéril; es decir, no ovulan durante el ciclo. Otras ovulan antes del período y por consiguiente pueden pasar de un embarazo a otro sin haber tenido una menstruación. Puesto que no se sabe qué vendrá primero, el período o el óvulo, es altamente aconsejable tomar precauciones en forma de contracepción.

Desde luego pueden darse los accidentes. La ciencia médica aún tiene que desarrollar un método anticonceptivo (con excepción de la esterilización) que sea efectivo en un 100 %. Así, incluso cuando la mujer esté usando un método anticonceptivo –y sobre todo, si no lo hace– aún es posible que quede embarazada. Por desgracia, el primer síntoma de embarazo que se buscaría en condiciones normales (la ausencia de la menstruación) no será aparente si la mujer está amamantando y no menstrúa. Pero debido a los cambios hormonales (durante el embarazo y la lactancia actúan distintos tipos de hormonas), el suministro de leche probablemente disminuirá en gran medida poco después de establecerse el nuevo embarazo. Además, la mujer podría experimentar alguno o todos los demás síntomas de embarazo (véase pág. 2). Desde luego, si la mujer tiene alguna sospecha de que podría estar embarazada, lo mejor que puede hacer es visitar al médico tan pronto como sea posible.

Debido a que es prácticamente imposible llevar a cabo bien la doble función de amamantar a un bebé y alimentar a un feto en desarrollo al mismo tiempo, los médicos siempre aconsejan que es muy poco recomendable el hecho de continuar dando el pecho cuando se está embarazada.

CAÍDA DEL CABELLO

"Mi cabello ha empezado súbitamente a caerse."

No es necesario encargar una peluca. La caída del cabello es normal y se detendrá mucho antes de llegar a la calvicie. Normalmente, la cabeza pierde unos 100 cabellos al día, que son sustituidos continuamente. Durante el embarazo (al igual que cuando se toman contraceptivos orales), los cambios hormonales impiden que estos cabellos caigan. Pero esta mayor abundancia de cabello es sólo temporal: estos cabellos estaban destinados a caerse, y lo harán pasados de tres a seis meses después del parto (o del momento en que se deja de tomar la píldora). Algunas mujeres que están dando el pecho como método exclusivo de alimentación ven que la caída del pelo no comienza hasta el destete de su bebé o cuando se suplementa el amamantamiento mediante una leche de farmacia o con sólidos.

Para mantener el pelo sano, habrá que asegurarse de tomar la dieta ideal para el posparto, continuar con el suplemento vitamínico del embarazo, y tratar el cabello con cuidado. Ello significa lavarlo con champú sólo cuando sea necesario, usar un acondicionador para reducir la necesidad de desenredar, usar un peine de dientes muy separadas para hacerlo, y evitar la aplicación de calor (con secadores, rizadores o rulos calientes). También puede ser una buena idea evitar mayores daños retrasando las permanentes, teñidos y los tratamientos para estirar el pelo, hasta que la melena vuelva a su estado normal.

Que se haya perdido mucho pelo después de este embarazo no significa que vaya a suceder lo mismo la vez siguiente. Las reacciones del cuerpo ante cada embarazo, como seguramente podrá comprobar la mujer, pueden ser muy distintas.

TOMAR UN BAÑO

"Me llegan todo tipo de consejos contradictorios sobre la posibilidad de tomar un baño en la bañera durante el posparto. ¿Qué debo hacer?"

Antiguamente, a las nuevas madres no se les permitía meter un pie en la bañera por lo menos durante todo el mes que seguía al parto, por temor a que el agua del baño les provocara una infección. Actualmente se sabe que el agua de la bañera no penetra en la vagina, y por ello se ha descartado el riesgo de infección que se atribuía a los baños. De hecho, algunos médicos recomiendan a sus pacientes que se bañen en el hospital (si la habitación dispone de bañera), pues consideran que al bañarse se eliminan los loquios del perineo –y de los pliegues de los labios– de un modo más eficaz que al ducharse. Además, el agua caliente resulta agradable para aliviar el dolor de una episiotomía y de las hemorroides.

De todos modos, es posible que el médico le recomiende a la mujer que no tome un baño hasta que haya vuelto a casa, o incluso hasta más adelante. Si la madre tiene deseos de bañarse (o si no dispone de una ducha en su casa), puede hablar del tema con su médico. Es posible que éste le dé permiso.

En caso dé que la madre se bañe durante la primera o las dos primeras semanas después del parto, deberá asegurarse de que la bañera está escrupulosamente limpia (pero sin que sea ella la que efectúe dicha limpieza). Además, es conveniente que solicite ayuda para entrar y salir de la bañera en los primeros días después del parto, mientras aún se encuentra débil.

AGOTAMIENTO

"Hace ya casi dos meses que tuve a mi bebé, pero me siento más cansada que nunca. ¿Estoy enferma?"

Muchas madres recientes han llegado hasta la consulta de su médico quejándose de un intenso cansancio crónico —convencidas de que son víctimas de alguna enfermedad fatal. ¿Y cuál es casi siempre el diagnóstico? Un caso clásico de maternidad.

Rara es la madre que escapa a este síndrome materno de fatiga, caracterizado por un cansancio que nunca cesa y por una falta casi total de energía. Y no es sorprendente. No hay otra tarea tan agotadora, física y emocionalmente como la de ser madre. A diferencia de la mayoría de los trabajos o profesiones, la tensión no está limitada a una jornada de ocho horas por día y de cinco días a la semana. (Además, las madres tampoco disfrutan de las pausas para el café ni del descanso para el almuerzo.) En el caso del primer hijo, la maternidad aporta además el estrés inherente de cualquier trabajo nuevo: siempre hay algo nuevo que debe ser aprendido, errores que deben ser corregidos, problemas que deben ser resueltos. Y si todo ello no fuera suficiente para provocar los síntomas, añádase la energía que se gasta dando el pecho al bebé, la fuerza necesaria para acarrear a un bebé que cada día pesa más, y el sueño interrumpido una y otra vez, noche tras noche.

La madre deberá acudir al médico para descartar una posible causa física de su cansancio. Si el médico la encuentra en buena salud, podrá estar segura de que el tiempo, la experiencia y el sueño más tarde ininterrumpido del bebé la ayudarán a superar gradualmente la fatiga. Además, cuando su cuerpo se adapte a las nuevas exigencias, su nivel de energía subirá también un poco. Mientras tanto, puede intentar aplicar los consejos sugeridos para aliviar la depresión del posparto (pág. 487), que está estrechamente relacionada con el cansancio.

Qué Es Importante Saber: Recuperar La Línea

Una cosa es parecer embarazada de seis meses si *realmente* se está embarazada, y otra muy distinta es tener aspecto de embarazada cuando ya se ha dado a luz. Sin embargo, la mayoría de las mujeres pueden esperar salir de la sala de partos con una figura no mucho más esbelta de la que tenían al entrar —con un pequeño paquete de carne en los brazos y con varios paquetes aun alrededor de la cintura.

En lo que se refiere a la falda angosta que con tanto optimismo la futura madre colocó en la maleta para ponérsela al salir del hospital, lo más probable es que no se mueva de la maleta y que sea sustituida por unos pantalones maternales.

¿Cuánto tiempo deberá pasar para que una nueva madre deje de parecer una futura madre? Con bastante ejercicio, la silueta de antes del embarazo (o una silueta incluso más esbelta) está sólo a un par de meses de distancia.

"¿Más ejercicio?", puede preguntarse la madre. "He estado en constante movimiento desde que volví a casa del hospital. ¿No es bastante ejercicio?"

Desgraciadamente, la respuesta es no. Por agotadora que sea, esta actividad general no tensa los músculos perineales y abdominales que han quedado distendidos por el embarazo. Esto sólo lo conseguirá un buen programa de ejercicios.

Los ejercicios de un programa de posparto pueden empezarse a hacer ya a las 24 horas del parto, pero cuidando de no esforzarse demasiado. El programa que se explica a continuación está pensado para aquellas mujeres que han pasado un parto vaginal sin complicaciones. Si el parto fue quirúrgico o traumático, la mujer deberá pedir consejo al médico antes de comenzar el programa de ejercicios:

NORMAS BÁSICAS

◆ Empezar siempre cada sesión con el ejercicio menos cansador, a modo de calentamiento.

ELEVACIÓN DE LA CABEZA

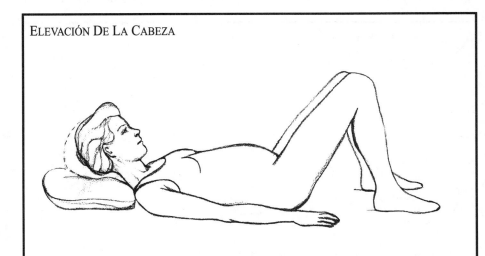

Tenderse en la posición básica. Realizar una respiración profunda y luego levantar un poco la cabeza, sacando el aire al mismo tiempo. Volver a bajar la cabeza lentamente y tomar aire. Levantar la cabeza un poco más cada día, pasando gradualmente a levantar también un poco los hombros del suelo. No intentar llegar a la posición sentada por lo menos hasta después de tres o cuatro semanas —y entonces sólo si siempre se ha tenido un tono muscular abdominal muy bueno.

- Las sesiones de ejercicios deben ser breves y frecuentes, más que agruparse en una sola sesión prolongada al día (varias sesiones diarias tonifican mejor los músculos).

- Si se dispone de tiempo y se disfruta haciendo ejercicio, asistir a una clase para nuevas madres o comprar un libro de ejercicios para el posparto y desarrollar con él un buen programa. Si esta idea no resulta demasiado atrayente, unos pocos ejercicios simples, realizados con regularidad, también pueden ayudar a recobrar la figura, en especial si dichos ejercicios atacan directamente a las zonas con problemas: el abdomen, los muslos, las nalgas, etc.

- Efectuar los ejercicios lentamente; no ejecutar series rápidas de repeticiones sin un tiempo de recuperación suficiente tras ellas.

- Descansar un momento entre los ejercicios (la tonificación de los músculos se produce durante estas pausas, y no mientras los músculos se hallan en movimiento).

- No hacer más ejercicios, o más repeticiones de cada ejercicio, de lo recomendado, incluso si se cree tener las fuerzas necesarias para ello.

- Detenerse antes de sentir cansancio. Si se exagera, las consecuencias no se hacen notar hasta el día siguiente —y entonces no habrá ejercicio.

- No dejar que el cuidado del bebé impida hacer los ejercicios – al bebé le gustará mucho permanecer tendido sobre la barriga de su madre mientras ésta hace los ejercicios.

- No efectuar ejercicios de "rodillas contra el pecho", de flexiones ab-

---

DESLIZAMIENTO DE LAS PIERNAS

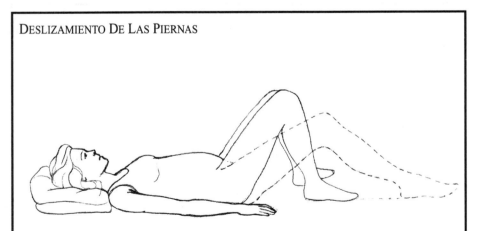

Tenderse en la posición básica. Extender lentamente las dos piernas hasta que descansen sobre el suelo. Deslizar el pie derecho, con la planta plana sobre el suelo, hacia las nalgas. Mantener la parte lumbar de la espalda aplicada contra el suelo. Volver a deslizar la pierna hacia adelante. Repetir con el pie izquierdo. Empezar con tres o cuatro deslizamientos con cada pierna, y aumentar gradualmente el número de repeticiones hasta efectuar una docena o más. Después de las tres semanas, cambiar a un ejercicio de elevación de las piernas (levantar una pierna lentamente y bajarla de nuevo hasta el suelo, también muy lentamente) si esto no resulta demasiado difícil.

dominales fuertes o de levantamiento de las dos piernas a la vez durante las seis primeras semanas del posparto.

Los ejercicios de Kegel pueden hacerse en cualquier posición cómoda. Todos los demás se realizarán en la postura básica: acostada de espaldas, con las rodillas dobladas y los pies a una distancia de 12 pulgadas, unos 30 cm, con las plantas de los pies planas sobre el suelo; la cabeza y los hombros deberían descansar sobre cojines, y los brazos quedar en reposo a lo largo de los costados (véase pág. 234). Los primeros ejercicios pueden hacerse en la cama; los demás se hacen mejor sobre una superficie dura, tal como el suelo. (Una colchoneta de gimnasia es una buena inversión, debido a que el bebé podrá hacer sus primeras tentativas de gatear sobre ella, más adelante.)

PRIMERA FASE: 24 HORAS DESPUÉS DEL PARTO

Ejercicios de Kegel. Se puede empezar a hacer estos ejercicios inmediatamente después del parto, aunque al principio la madre no sentirá sus músculos al hacerlos. (Véanse las indicaciones en la pág. 234.) Este ejercicio puede ser efectuado también en la cama o en un baño de asiento. O mientras se está orinando: contraer los músculos para detener la salida de la orina, volver a relajarlos. Repetir varias veces. A medida que los músculos recuperan su tono, la mujer llegará a poder dejar pasar sólo unas pocas gotas de orina entre cada repetición del ejercicio.

Respiración diafragmática profunda. En la posición básica, colocar las manos sobre el abdomen, para poder notar cómo se levanta a medida que respiramos lentamente por la nariz; contraer los músculos abdominales a medida que se deja salir lentamente el aire por la boca. Empezar con sólo dos o tres respiraciones profundas, para evitar la hiperventilación. (En caso de haberse excedido, los signos serán mareos, zumbidos en los oídos o visión borrosa. Véase la pág. 364 para el modo de combatir la hiperventilación.)

SEGUNDA FASE: TRES DÍAS DESPUÉS DEL PARTO

A los tres días del parto se pueden empezar algunos jercicios más activos. Pero sólo si se está segura de que los dos músculos verticales de la pared abdominal (denominados músculos abdominales rectos) no se han separado durante el embarazo. Esta separación (o diastasis) es bastante común, sobre todo en las mujeres que ya han tenido varios hijos y empeorará si se realiza cualquier ejercicio algo intenso antes de que se haya curado. La mujer puede preguntarle al médico o a la enfermera sobre el estado en que se hallan sus músculos rectos del abdomen, o bien puede examinarlos ella misma, de este modo: tendida en la posición básica, levantar ligeramente la cabeza, con los brazos extendidos; buscar si existe un bulto blando justo debajo del ombligo. Este bulto es signo de que se ha producido la separación.

En caso de tener una diastasis, la mujer puede acelerar su curación realizando el siguiente ejercicio: adoptar la posición básica, tomar aire. Cruzar entonces las manos sobre el abdomen, usando los dedos para juntar los lados de los músculos abdominales al mismo tiempo que se saca el aire y se levanta lentamente la cabeza. Tomar aire de nuevo mientras se vuelve a bajar lentamente la cabeza. Repetir 3 o 4 veces, dos veces al día. Una vez cerrada la separación, o si ésta no se ha llegado a producir, se pasará a los ejercicios descritos aquí: elevación de la cabeza, deslizamiento de las piernas y basculación de la pelvis.

Balancear la pelvis (véase la ilustración de la pág. 235). Tenderse sobre la espalda, en la posición básica. Tomar aire y al mismo tiempo hacer presión sobre el suelo con la zona lumbar. Luego sacar el aire y relajarse. Repetir 3 o 4 veces al principio, aumentando gradualmente el número de repeticiones hasta 12 y progresivamente hasta 24.

TERCERA FASE: DESPUÉS DEL CHEQUEO DEL POSPARTO

Ahora, con el permiso del médico, la mujer puede poner en práctica un programa de ejercicios más activo. Puede volver gradualmente o empezar un programa que incluya pasear, correr, nadar, aeróbicos, ir en bicicleta o actividades similares. Pero no intentará hacerlos demasiado pronto. La mejor forma de empezar seria asistir a unas clases de ejercicios para el posparto impartidas por un instructor calificado.

El programa de ejercicios para el posparto hace algo más que reducir la barriga y reforzar el perineo. Los ejercicios del perineo ayudarán a evitar la incontinencia de esfuerzo (dificultad en aguantar la orina), el descenso (prolapso) de los órganos pélvicos y las dificultades sexuales. Los ejercicios abdominales reducirán el riesgo de los dolores de espalda, las venas varicosas, los calambres en las piernas, el edema y la formación de coágulos en las venas (trombos), y al mismo tiempo mejorarán la circulación. La realización regular de los ejercicios favorecerá también la curación de los traumatizados músculos uterinos, abdominales y pélvicos, acelerando la recuperación del tono normal. Los ejercicios ayudarán también a que las articulaciones relajadas durante el embarazo y el parto vuelvan a su estado normal, y evitarán su pronto debilitamiento y distensión. Finalmente, esta actividad regular puede tener también beneficios psicológicos (como puede afirmar cualquier atleta), ya que mejora la capacidad de enfrentarse al estrés y de relajarse —y de minimizar las probabilidades de la depresión del posparto.

20
Los padres también están esperando

Hoy en día, los futuros padres y madres no sólo comparten las alegrías del embarazo, el parto y el cuidado del bebé, sino también las preocupaciones; y es muy probable que gran parte de las preocupaciones sean las mismas para los dos miembros del equipo de futuros padres (o de nuevos padres). De todos modos, los maridos tienen derecho a unas cuantas preocupaciones especiales –y a alguna frase tranquilizadora muy especial, no sólo durante el embarazo y el parto, sino en el posparto.

Y de ahí la razón de este capítulo –dedicado al compañero en la reproducción, que con frecuencia es tratado con una cierta negligencia. Pero este capítulo no está pensado sólo para los maridos –del mismo modo que el resto del libro no va destinado sólo a las esposas. La futura madre puede llegar a comprender mejor lo que siente, teme y espera su marido tanto en el transcurso del embarazo, como en el parto y posparto, si lee atentamente este capítulo; el futuro padre obtendrá un mejor conocimiento de los cambios físicos y emocionales que sufre su mujer durante el embarazo, el parto y el posparto, y al mismo tiempo se preparará mejor él mismo para su propio papel.

QUÉ PUEDE PREOCUPAR

SENTIRSE EXCLUIDO

"Mi esposa ha recibido tanta atención desde que quedó embarazada, que me siento como si yo no tuviera nada que ver en ello."

En las generaciones del pasado, la implicación del padre en el proceso reproductivo terminaba cuando su espermatozoide había fecundado el óvulo de su mujer. Los padres contemplaban el embarazo desde lejos, y no presenciaban en absoluto el parto.

Es indudable que en las últimas décadas se ha luchado mucho en favor de los derechos de los padres. Pero los cambios en la educación social no han modificado el hecho de que el embarazo se produce dentro del cuerpo de la mujer. O el hecho de que algunos padres se encuentren aún perdidos en lo que aún es un asunto principalmente femenino. O el hecho de que los padres acaben por sentirse olvidados, excluidos –incluso celosos de sus esposas.

En algunos casos, la mujer es involuntariamente responsable de ello, en otros casos el responsable es el hombre. De cualquier manera, es vital que los sentimientos del padre queden resueltos antes de que el resentimiento crezca y llegue a estropear lo que debería ser una de las experiencias más maravillosas de la vida de la *madre* y del *padre*. El mejor modo de concluir es conseguir que el padre participe de tantos aspectos como pueda del embarazo de su mujer:

Visitar a un obstreta (o una comadrona).
El de la esposa –tan pronto como pueda, si es posible. La mayoría de los médicos animan a que el marido asista a la visita mensual. Si los horarios de trabajo del marido no le permiten asistir a todas las visitas mensuales, quizás podrá arreglárselas para estar libre y acompañar a su esposa en las visitas más importantes –por ejemplo, aquélla en la que se oirá por primera vez el latido cardíaco del bebé y a las pruebas prenatales (especialmente la sonografía, cuando se puede ver el bebé).

Actuar como si estuviera embarazado.
No es necesario que acuda al trabajo vestido con prendas prenatales ni que empiece a beber un litro de leche cada día. Pero sí puede realizar con su mujer los ejercicios aconsejados para el embarazo, renunciar a las comidas rápidas y fuertes durante nueve meses, dejar de fumar (si es fumador). Y cuando alguien le ofrezca una bebida, puede. contestar: "No, gracias, estamos embarazados".

Recibir educación.
Incluso un licenciado universitario tiene mucho que aprender cuando se trata del embarazo y el parto. El padre puede leer todos los libros y artículos que caigan en sus manos sobre el tema. Asistirá a las clases de preparación al parto junto con su mujer; irá a clases para padres, si se imparten en su localidad. Hablará con los amigos y colegas que han sido padres por primera vez hace poco.

Hacer contacto con el bebé.
La esposa ha tenido la ventaja de conocer al bebé antes de nacer debido a que se halla confortablemente instalado en su útero, pero ello no significa que el padre no pueda también empezar a conocer al nuevo miembro de la familia. Le hablará, leerá y cantará con frecuencia; el bebé puede oír su voz, y después del parto la reconocerá. Disfrutará de las patadas y movimientos poniendo la mano o la mejilla sobre el abdomen desnudo de su mujer cada noche –también es una buena forma de compartir la intimidad con ella.

Comprar la canastilla.
Y la cuna, y el cochecito. Ayudar a la esposa a decorar la habitación del bebé. De modo general, mostrar actividad en todo lo que se relacione con la planificación y preparación de la llegada del bebé.

Hablar.
Es posible que la mujer lo esté excluyendo sin darse cuenta de ello

–es posible que ni siquiera se dé cuenta de que el futuro padre desea intervenir más en todo el proceso. Es muy probable que se sienta feliz de hacer que el marido participe de su embarazo como si fuera una parte de él.

TEMOR ANTE EL SEXO

"Aunque el médico nos ha asegurado que las relaciones sexuales no plantean ningún riesgo durante el embarazo, a menudo me cuesta sobreponerme al temor de hacerle daño a mi mujer o al feto."

El sexo no es nunca un tema tan preocupante –para el padre y la madre– como durante el embarazo. Esto es cierto sobre todo a medida que la gestación avanza y que la mente (y el impulso) deben enfrentarse a un tema bien patente: la barriga embarazada cada vez más voluminosa y su precioso contenido.

Afortunadamente, la pareja puede tranquilizar sus mentes y disfrutar del tema. Por muy vulnerables que la madre y el bebé le puedan parecer a un padre ansioso que piensa en la posibilidad de un acto sexual, en los embarazos de bajo riesgo que progresan normalmente, ni la madre ni el bebé son vulnerables. (Existen unos pocos obstáculos, particularmente en los dos últimos meses, que se citan en el apartado dedicado a hacer el amor durante el embarazo, pág. 202.)

Hacer el amor a la esposa no sólo no la perjudicará (siempre que se tengan en cuenta los obstáculos antes citados), sino que incluso puede hacerle mucho bien, ya que el embarazo es un período de intimidad emocional y física. Y en cuanto al bebé, aun-

que es básicamente indiferente a todo el tema, puede verse tranquilizado por el suave movimiento del acto sexual y del útero que se contrae durante el orgasmo.

CAMBIOS DE HUMOR

"Desde que el test del embarazo de mi esposa salió positivo, parece que ella y yo estamos pasando por una serie de cambios de humor de signos opuestos. Cuando ella se siente bien, yo estoy deprimido, y viceversa."

Recientemente se están haciendo más estudios sobre el padre "embarazado", debido a que se está haciendo cada vez más aparente que aunque él no lleva ningún feto en su vientre, puede experimentar muchos de los síntomas de embarazo que son corrientes en las mujeres. Uno de ellos es la depresión durante la gestación y el posparto. Aunque en aproximadamente un 1 % de los casos ambos progenitores sucumben a una depresión al mismo tiempo, la mayoría de las veces la depresión se da sólo en uno de ellos. Ello puede deberse a que los signos de depresión en un ser querido pueden darnos la fuerza interna necesaria para elevar nuestra moral y poderle apoyar.

El futuro papá no tiene que preocuparse sobre su depresión gestacional –es un hecho corriente y es probable que se autolimite– pero deberá tomar medidas para aliviarla. El hombre se mantendrá activo y no se dejará llevar por sus propios sentimientos; hablará de ellos con su esposa (si parece que está dispuesta a escuchar), con un amigo que haya tenido un hijo hace poco, o incluso con su propio padre; evitará el alcohol y otras drogas, que pueden agravar la depresión y los cambios de humor; y se preparará para el bebé tanto mental como prácticamente (participando en las compras, pintando la habitación, arreglando sus finanzas, etc.). También podrá probar algunos de los consejos dirigidos a las madres que sufren depresión gestacional (véase pág. 127). Si parece que nada funciona, y la depresión se profundiza y empieza a interferir en el trabajo y otros aspectos de la vida, es recomendable acudir a la ayuda profesional –de un miembro del clero, del médico, de un terapeuta o de un psiquiatra.

IMPACIENCIA ANTE LOS CAMBIOS DE HUMOR DE LA ESPOSA

"Ya sé que son los cambios hormonales que experimenta mi esposa los que la hacen ser tan sentimental y volátil. Pero no sé hasta dónde podré aguantarlo."

Si la paciencia es una virtud, el marido deberá ser muy virtuoso durante el resto del embarazo de su esposa. Aunque la estabilización de los niveles hormonales que se produce hacia el cuarto mes reduce la tendencia al llanto y los cambios de humor de los primeros tiempos del embarazo, las tensiones del estar embarazada continúan. Y muchas mujeres sufren ataques súbitos de llanto y sensibilidad hasta el mismo momento del parto. Indudablemente, la situación no es fácil para el marido, quien muchas veces la encontrará casi imposible. Pero también es indudable que sus esfuerzos se verán recompensados. La susceptibilidad tratada con comprensión se disipa antes que la susceptibilidad tratada con enojo y frustración; el hombro que el marido ponga a disposición de su esposa, para que llore sobre él durante 15 minutos, no deberá soportar el peso de la ansiedad no disipada de la mujer durante días y días.

El marido debe intentar recordar siempre que el embarazo *no* es un estado permanente, y que los cambios que observa en el estado emocional de su esposa son tan transitorios como los cambios que se producen en su silueta.

También habrá que tener en cuenta que la depresión puerperal también puede afectar a los padres y estos mismos consejos pueden ayudarles a salir de la tristeza más adelante.

SÍNTOMAS POR SIMPATÍA

"Si es mi mujer la que está embarazada, ¿por qué estoy sufriendo mareos matutinos?"

Es posible que el marido forme parte del grupo de futuros padres (estimado entre un 11 y un 65 %, según los estudios) que sufren del síndrome de *couvade*[1] durante el embarazo de sus esposas. Los síntomas de *couvade* (palabra que deriva del francés *couver,* "incubar") aparecen con mayor frecuencia en el tercer mes y luego otra vez durante el parto y pueden imitar en un hombre virtualmente todos los síntomas normales que presenta una mujer durante su embarazo –náuseas y vómitos, dolor abdominal, variación del apetito, aumento de peso, antojos, estreñimiento, calambres en las piernas, mareos, fatiga y cambios de humor.

Se han sugerido muchas teorías para explicar la *couvade* —todas las cuales, o sólo algunas, o ninguna en absoluto, pueden ser apropiadas en cada caso: simpatía por la mujer embarazada e identificación con ella; celos por verse excluido y un deseo de llamar la atención; culpabilidad por ser responsable de haber colocado a la esposa en una situación tan incómoda; estrés por vivir con una mujer que se ha vuelto irritable, caprichosa y posiblemente no muy receptiva en el campo sexual; y ansiedad ante el inminente aumento de la familia.

Naturalmente, los síntomas podrían indicar también la existencia de una enfermedad, por lo que es una buena idea la de acudir al médico. Pero si el examen médico no revela ninguna causa física, es probable que el diagnóstico sea *couvade*. La causa, si se llega a identificar, puede ser la clave de la curación. Por ejemplo, si la causa reside en los celos, una mayor implicación en el embarazo de la esposa puede aliviar los mareos matutinos. O si se trata de la ansiedad de tomar en brazos y cuidar por primera vez a un recién nacido, puede resultar útil acudir a unas clases sobre cuidados infantiles, o leer un buen libro al respecto, e incluso dedicar un cierto tiempo al bebé de unos amigos.

Pero incluso si el marido no puede llegar a detectar la causa de sus síntomas, el hecho de hablar con su esposa acerca de sus sentimientos ante el embarazo, el parto y la paternidad puede aliviar sus dolores por simpatía. También puede dar buenos resultados hablar de ello con otras parejas que asistan a las clases de preparación al parto. Y en caso de que ninguna de estas medidas sea eficaz, el futuro padre puede estar seguro de que sus reacciones son normales y de que todos los síntomas que no desaparezcan durante el embarazo lo harán después del parto.

Naturalmente, también es normal el futuro padre que no siente ni un mareo durante todo el embarazo de su esposa. El que no sufra de mareos matutinos o no aumente de peso no significa que el futuro padre no se identifique con su esposa.

ANSIEDAD SOBRE LA SALUD DE LA ESPOSA

"Sé bien que el embarazo y el parto carecen de riesgos hoy en día, pero de todos modos no puedo dejar de temer que algo le suceda a mi esposa."

Hay algo indudablemente vulnerable en las mujeres embarazadas —y algo muy natural en el deseo del esposo que desea proteger a su amada esposa de todo posible daño. Pero el marido puede estar tranquilo. Su mujer no corre virtualmente ningún peligro. En la actualidad, las mujeres mueren muy rara vez como resultado del embarazo o el parto —y la gran mayoría de los casos mortales se producen en madres que no han reci-

[1] En América Latina también se da este síndrome excepcional, pero en mucha menos proporción. Sin embargo, en muchos hogares es muy frecuente el caso en que, en la etapa de posparto, el hombre goza de un tratamiento especial o "aniñado".

bido cuidados prenatales o una nutrición apropiada.

Pero aunque el embarazo no constituye una amenaza física seria para la esposa, el marido puede ayudar a que la experiencia resulte aún más segura y agradable para ella: asegurándose de que recibe la mejor atención médica posible y que sigue la mejor dieta posible (véase el capítulo 4), permitiéndole descansar más de lo habitual y ocupándose de lavar la ropa, preparar la cena o limpiar la casa; y proporcionándole el tipo de apoyo emocional que no puede obtener en ninguna otra parte (por mucho que avance la ciencia obstétrica, las mujeres embarazadas serán siempre *emocionalmente* vulnerables).

ANSIEDAD SOBRE LA SALUD DEL BEBÉ

"Tengo tanto miedo de que al bebé le pase algo que no puedo ni dormir en las noches."

L as futuras madres ocupan un lugar destacado en el mercado de las preocupaciones. Y al igual que casi todas las mujeres embarazadas, virtualmente todos los futuros padres se preocupan acerca de la salud y el bienestar del bebé no nacido. Afortunadamente, casi todas estas preocupaciones son innecesarias. Las probabilidades de que el bebé nazca vivo y completamente normal son altísimas –mucho más que en anteriores generaciones.

Además, por suerte, el padre no debe limitarse a recostarse en su asiento y esperar lo mejor. Puede tomar algunas medidas para ayudar a asegurar la buena salud de su bebé:

◆ Asegurarse de que su esposa recibe buenos cuidados médicos desde el principio del embarazo; asegurarse de que vaya a todas las citas del médico y siga sus instrucciones.

◆ Animarla para que siga la dieta ideal, que mejorará significativamente las posibilidades de tener un bebé sano. Si el padre sigue la dieta con ella, no sólo será más probable que ella la siga fielmente, sino que el padre obtendrá el beneficio de mejorar su salud.

◆ Asegurarse de que ella se abstiene de fumar y de tomar alcohol y drogas. Las investigaciones demuestran que la mejor forma de ayudarla es que el padre también se abstenga, al menos en su presencia. Si el marido cree que éste es un gran sacrificio, valorará los sacrificios que ella está haciendo para tener el bebé.

◆ Reducir el estrés físico y emocional de la vida de su esposa en lo posible. Ayudar en la casa, hacer suyas algunas de las tareas que tradicionalmente había desempeñado ella, animarla a que reduzca su carga de trabajo si su estilo de vida es muy frenético. Si el calendario social de la pareja suele estar lleno a rebosar, intentar despejarlo y pasar más noches en casa relajándose. Si son efectivos para ambos miembros de la pareja, se intentará practicar algunos ejercicios de relajación juntos (véase pág. 140).

◆ Familiarizarse con los signos de posibles problemas del embarazo (véase pág. 144), y más adelante con los del posparto (pág. 467). Si le parece que su mujer está experimentando alguno de ellos, se asegurará de que se tome de inmediato la acción apropiada. Si es necesario, llamará a su médico o llevará a su esposa al servicio de urgencias. Puede que ella esté demasiado molesta o enferma para tomar las medidas necesarias por sí misma.

◆ Compartir los miedos con la esposa, y dejar que ella comparta los suyos con él. Ello servirá para aliviarlos a ambos, o al menos para hacer que la carga de las preocupaciones sea más fácil de llevar.

Naturalmente, ni las estadísticas más tranquilizadoras serán capaces de eliminar todos los temores de los padres; esto sólo lo conseguirá el nacimiento de un bebé sano. Pero saber que se está haciendo todo lo posible para esta finalidad tan importante hará que la espera –y dormir– sea un poco más fácil.

ANSIEDAD SOBRE LOS CAMBIOS DE VIDA

"Desde el momento en que lo vi en una sonografía, he estado esperando ansiosamente el nacimiento de nuestro bebé. Pero también me he estado preacupando sobre si me gustará ser padre."

Esto posiblemente lo han pensado todos los futuros padres de la historia. Al menos tanto, y posiblemente incluso más, que la futura madre, se preocupa el padre por el nuevo miembro de la familia y por los efectos que éste tendrá en su vida. Las preocupaciones más comunes incluyen:

¿Puedo mantener una gran familia? Especialmente hoy en día, cuando los costos para criar a los hijos llegan al techo (así como los de mantener o ampliar dicho techo), muchos futuros padres no pueden dormir haciéndose esta pregunta tan legítima. Pero una vez que ha llegado el bebé, a menudo ven que la alteración de las prioridades hace que se disponga del dinero necesario para el recién nacido. Optar por el amamantamiento en vez de por la alimentación con biberón si ello es posible, aceptar todos los artículos de segunda mano que se le ofrezcan a la pareja (de todos modos, los vestidos nuevos empiezan a parecer de segunda mano después de que el bebé vomite unas cuantas veces), y hacer saber a los amigos y a la familia qué regalos se necesitan en vez de permitir que llenen las estanterías del bebé de cucharitas de plata y otros artículos que acabarán cubiertos de polvo, puede ayudar a reducir los costos de cuidar del recién llegado. Si la nueva mamá ha planeado no volver a su puesto de trabajo de inmedito y ello preocupa al padre desde el punto de vista económico, hay que reconocer que teniendo en cuenta los costos de unos cuidados de calidad para el bebé, el guardarropa necesario para ir al trabajo y los transportes, las pérdidas económicas realmente pueden ser mínimas.

¿Seré un buen padre? Pocas personas han nacido siendo buenos padres (o madres). Se aprende a enfrentarse al desafío mediante un entrenamiento sobre la marcha, perseverancia y amor. Pero si el futuro padre cree que se sentirá más cómodo desempeñando las tareas que se avecinan si recibe una preparación formal, deberá tomar clases para cuidar al bebé –si es que se imparten en su localidad– para aprender a cambiar los pañales, bañarlo, alimentarlo, tenerlo en brazos, vestirlo y jugar con él. Si no tiene adónde ir a clases, o si el futuro padre tiene una insaciable sed de estar preparado, tiene a mano un sinnúmero de libros sobre el tema en las librerías.

Cómo nos repartiremos el cuidado del bebé?

Para los padres de hace una o dos generaciones, esto no constituía ningún problema, ya que el cuidado de los niños era considerado por casi todos como un trabajo de mujeres. Pero la mayoría de los padres de hoy en día son conscientes, hasta cierto punto, de que cuidar de los bebés es una tarea para dos personas (al menos cuando existen dos progenitores), aunque no estén seguros exactamente de cómo debería dividirse el trabajo. Es mejor que el padre no espere hasta que el bebé necesite su primer cambio de pañales a media noche o su primer baño para decidir al respecto. Adelántese en lo posible. Puede que algunos detalles cambien cuando los padres empiecen a desempeñar sus funciones (ella se había comprometido a cambiar los pañales, pero él lo hace mejor), pero explotar teóricamente las opciones con adelanto hará que el padre se sienta más confiado sobre cómo funcionará el cuidado del bebé más adelante.

¿Deberemos renunciar a nuestra vida social?

Después del nacimiento del bebé, la pareja no deberá renunciar por entero a su vida social, pero debe estar preparada porque habrá algunos cambios –al menos si ambos tienen planeado participar activamente en el cuidado de su bebé. Un recién nacido toma, y debería tomar, un papel central dentro de la familia, desplazando algunos de los antiguos estilos de vida al menos durante un tiempo. Las fiestas, películas y espectáculos deberán limitarse al tiempo que quedan entre los ratos de alimentar al bebé; la cena para dos en un restaurante favorito será menos frecuente, y se comerá más veces en restaurantes *familiares* que toleren las inevitables molestias de los bebés. También puede cambiar el gusto en cuanto a los amigos; las parejas sin bebés puede que de repente tengan poco en común con los flamantes papás, y puede que éstos empiecen a sentirse atraídos hacia otros paseantes de bebés en busca de un comprensivo compañerismo.

¿Cambiará nuestra relación de marido-esposa?

Cada pareja de nuevos padres se encuentra con que su relación sufre algunos cambios después del parto. Y anticiparse a ellos durante el embarazo es un primer paso importante para enfrentarse a ello en el posparto. Estar solos ya no será tan fácil como cerrar las persianas y descolgar el teléfono; desde el momento en que el bebé llegue del hospital, la intimidad espontánea y la intimidad completo se convertirán en algo precioso y a menudo inalcanzable. El idilio deberá planificarse (durante las dos horas en que la abuela se lleve el bebé al parque, por ejemplo) en vez de llegar espontáneamente, ya que las interrupciones serán la norma (no se puede descolgar el bebé). Pero siempre y cuando ambos se tomen la molestia de buscar tiempo que dedicar el uno al otro –tanto si ello significa saltarse el espectáculo de televisión favorito para poder compartir una cena tardía después de que el bebé esté en la cama, como si se trata de renunciar al golf del sábado con los amigos de forma que se pueda hacer el amor durante la siesta matinal del bebé– la relación podrá adaptarse bien a los cambios. De hecho, muchas parejas encuentran que vivir de a tres profundiza, refuerza y mejora su relación de pareja.

EL ASPECTO DE LA ESPOSA

"Por tonto que pueda parecer, tengo miedo de que mi esposa presente un aspecto gordo y fofo durante el embarazo y lo conserve después del parto."

Si desde el punto de vista obstétrico fuera necesario que la mujer aumentara 50 libras de peso durante el embarazo, todos los innumerables futuros padres que sienten esta "tonta" preocupación no tendrían más remedio que aceptar el aspecto gordo y fofo como precio de un bebé sano. Pero este aumento de peso considerable no está justificado desde el punto de vista médico –y de hecho, puede provocar complicaciones innecesarias durante el embarazo y durante el parto. Generalmente, un aumento de peso moderado, constante y cuidadosamente controlado, conseguido a través de una dieta rica en alimentos nutritivos, proporciona al bebé las mejores posibilidades para un desarrollo sano y un parto sin problemas –y a la mujer una rápida recuperación de su esbeltez después del alumbramiento. (Véase la dieta ideal, pág. 76; apartado sobre el aumento de peso, pág. 182.)

Seguir una dieta estricta no es fácil ni siquiera durante dos semanas. Mantener una dieta durante nueve meses puede ser poco menos que imposible, a menos que la mujer reciba el apoyo, la comprensión y la ayuda de los que la rodean. En el caso de la mujer embarazada, la persona más cercana es el marido. Muchos maridos no sólo no consiguen proporcionar a sus esposas la ayuda que necesitan, sino que incluso pueden sabotear involuntariamente sus esfuerzos. Es probable que los esposos hayan hecho más por arruinar las dietas de sus mujeres que todas las firmas de chocolates, pasteles y bebidas gaseosas juntas –ya sea introduciendo la tentación en casa, eligiendo el menú en los restaurantes o incluso ofreciendo un alimento "prohibido" a sus mujeres. ("Vamos, un poco no te hará daño.")

Si sigue los consejos que se explican a continuación, el marido podrá convertirse en el mejor aliado de la futura madre en su campaña para aumentar moderadamente de peso y para comer razonablemente durante el embarazo –protegiendo al mismo tiempo sus propios intereses egoístas (una esposa esbelta y con buena figura):

No inducir a la esposa a la tentación. Si el esposo no puede más que realizar "indiscreciones" dietéticas, deberá hacerlo fuera de casa y lejos de su esposa. No puede esperar que su mujer viva feliz con carnes a la parrilla, verduras cocidas al vapor y frutas frescas mientras él se harta de hamburguesas, papas fritas y grandes copas de helado a la vista de ella.

Practicar lo que le predica a ella.

Lo que es bueno para la gallina y el pollito es también bueno para el gallo. Si el marido sigue también la dieta ideal (aunque sin necesidad de tomar tanta proteína y tanto calcio) no sólo será un apoyo para su esposa, sino que además encontrará que su salud también mejora.

No sermonear en demasía.

Si la mujer comete un desliz, los sermones sólo servirán para que vuelva a caer en la tentación más pronto y más gravemente. El marido no debe reconvenirla. Una cosa es estimular su conciencia, y otra muy diferente convertirse en la conciencia de la esposa. En caso de hallarse en público, le hará una indicación discreta, en lugar de exclamar en voz alta de su inconsciencia por haber pedido por ejemplo, pollo frito. Y lo que es más importante aún, esta discreta indicación deberá ser hecha con humor y amor.

Acentuar lo positivo.

Nada perjudicará más la voluntad de la esposa que la desconfianza en sí misma. Por ello, el marido hará bien en ayudarla a animarse, admirando su buena forma física y comentando a menudo lo bien que le sienta realmente el estar embarazada.

Hacer ejercicio con ella.

Bailar el tango es mucho más divertido a dúo –e igual sucede con el programa de ejercicios del embarazo. Realizar los ejercicios apropiados es importante durante la gestación no sólo para mantener la buena forma física de la futura madre (y del futuro padre), sino también para prepararla con vistas al parto.

MIEDO AL PARTO

"Me temo que me desmayaré o me marearé durante el parto."

Muy pocos padres entran sin temores en la sala de partos. Incluso los ginecólogos que han asistido al nacimiento de miles de bebés de otras parejas, pueden experimentar una brusca pérdida de la seguridad en sí mismos al enfrentarse con el nacimiento de su propio bebé.

Pero muy pocos de estos temores –de temblar, desmoronarse, desmayarse o sentirse mareado mientras se asiste al parto– llegan a realizarse. Y si bien el estar preparado para el nacimiento (mediante la asistencia a las clases apropiadas, por ejemplo) suele conseguir que la experiencia sea más satisfactoria, la mayoría de los futuros padres, incluso los menos preparados, consiguen pasar a través del parto mucho mejor de lo que esperaban. Un estudio realizado en padres que asistieron al nacimiento de sus bebés sin ninguna preparación previa, demostró que un 70 % de ellos esperaban que el parto fuera una experiencia espantosa, desagradable y negativa, y que sin embargo la describieron más tarde en términos altamente positivos.

Pero al igual que todo lo que es nuevo y desconocido, el nacimiento de un bebé resulta menos atemorizador e intimidante si se conoce lo que se debe esperar. Por ello, aconsejamos al padre que se convierta en un experto en el tema. Por ejemplo, puede leer todo el capítulo dedicado al parto y que empieza en la página 356. Puede asistir a las clases de educación al parto, observando atentamente las películas que se proyecten en ellas. Puede también visitar con anterioridad el hospital para familiarizarse con la tecnología que se utilizará en la sala de partos. También puede resultarle de utilidad hablar con algún amigo que haya pasado ya por esta experiencia. Lo más probable es que le explique que también tenía los mismos temores antes del parto, pero que luego la experiencia fue fantástica.

Aunque es importante conseguir educación sobre el tema, también es importante recordar que el parto no es el examen final del curso de educación para el parto. El padre no debe tener la sensación de que ha de sacar buenas notas (la misma sensación que tienen algunas mujeres) en el parto. Las enfermeras y los médicos no lo estarán examinando ni tampoco comparando con el futuro padre de la habitación de al lado. Y, lo que es aún más importante, tampoco su esposa lo examinará y comparará. No se lo tendrá en cuenta si olvida todas las técnicas de asistencia que aprendió en las clases de educación para el parto. Para la mujer, la presencia del esposo que la conforta y le proporciona el consuelo de tener junto a sí una cara conocida, es mucho más importante que tener a la cabecera de su cama de partos a los propios doctores Lamaze, Bradley y Dick-Reade.

"En realidad, preferiría no asistir al parto, pero me siento obligado."

El hecho de que actualmente esté de moda que los futuros padres asistan al nacimiento de sus bebés no quiere decir que ello sea obligatorio. Los estudios realizados al respecto demuestran que los padres que asisten al parto no tienen unas relaciones más profundas con sus bebés que los padres que no han estado presentes en el nacimiento; del mismo modo que los padres que entran en contacto con sus bebés inmediatamente después del nacimiento no parecen convertirse de modo automático en mejores padres. Lo importante es que el esposo haga aquello que está bien para él y para su mujer. Si, por cualquier razón, prefiere no asistir al parto, lo más probable es que su asistencia fuera más perjudicial para todas las personas que se encuentran en la sala de partos. El padre debe ignorar a aquéllos que intentan hacer presión en favor de una decisión que resultaría equivocada para él. Y recordar que ha habido más generaciones de padres que *no* han asistido al nacimiento de sus bebés –sin efectos negativos.

Sin embargo, esto no quiere decir que la asistencia al nacimiento del bebé no sea una experiencia que vale la pena o que pueda ser rechazada sin meditarlo cuidadosamente. Aunque es importante que el futuro padre no deje que nadie tome la decisión por él, también es importante que deje la opción abierta hasta el último momento. Pasará por todos los preparativos: acompañará a su esposa a las visitas prenatales, asistirá a las clases de preparación al parto, leerá ampliamente sobre el tema. Muchos futuros padres que tienen dudas sobre la cuestión encuentran que al familiarizarse con ella se les abre una nueva perspectiva que les permite decidirse a asistir y participar plenamente en el parto.

Sin embargo, otros padres acaban tomando la decisión de no asistir al parto, ya que opinan que ello sería contraproducente para ellos y para sus esposas. Y también se producen casos en que el padre lo intenta, pero en algún momento del proceso decide que estaría mejor fuera de la sala de partos. Todos ellos deben sentirse libres de seguir sus instintos, con la seguridad de que al hacerlo no está disminuyendo de ningún modo su capacidad para la paternidad.

"Mi esposa será sometida a una cesárea planificada. Las normas del hospital no me permitirán estar presente, y me temo que esto no constituye el mejor comienzo para nuestra nueva familia."

Si el futuro padre había decidido estar presente en el nacimiento de su bebé y se encuentra con que le quitan la decisión de las manos (como sucede en el caso de una cesárea si las normas del hospital prohíben la asistencia del padre a la misma), no deberá darse por vencido antes de haber luchado, civilizadamente, para imponer sus deseos. Con el apoyo del ginecólogo de su mujer (suponiendo que éste apoye sus deseos) debe intentar primero persuadir al personal del hospital a que sean flexibles –o incluso cambien– sus normas. (Puede resultar útil recordarles que la mayoría de los hospitales permite hoy en día a los padres asistir a los partos quirúrgicos que no son de emergen-

cia[2].) Si la campaña no tiene éxito (o si un parto precipitado impide la presencia del padre al mismo), el marido tiene todo el derecho a sentirse defraudado. Pero no tiene el derecho de permitir que su desilusión haga palidecer la alegría que debería rodear por el nacimiento del bebé. La no asistencia al parto sólo puede amenazar su relación con su bebé si el padre lo permite al albergar sentimientos de culpabilidad, resentimiento o frustración.

VÍNCULO AFECTIVO

"Mi esposa tuvo que ser sometida a una cesárea en el último minuto y no se me permitió estar con ella. No pude tomar en brazos a mi bebé hasta pasadas 24 horas, y tengo miedo de no haberme ligado a él."

Hasta los años 60 pocos padres fueron testigos del nacimiento de sus hijos, y puesto que esta idea del "vínculo" no surgió hasta los años 70, ninguno de ellos llegó tan siquiera a ser consciente de la posibilidad de establecerlo. Pero esta falta de conocimientos no impidió el desarrollo durante generaciones de maravillosas relaciones entre padres e hijos. Y viceversa, todo padre que asiste al parto de su bebé y que puede "ligarse" a él, no tiene automáticamente la garantía de una intimidad perdurable con el bebé.

Permanecer junto a la esposa durante el parto es una experiencia ideal, y el ser rechazado de esta oportunidad es una razón para sentirse defraudado –particularmente si el futuro padre se ha pasado meses preparándose para ello. Pero no es razón para una relación menos satisfactoria

---

[2] Se ha señalado ya en el capítulo de la cesárea que por lo menos los maridos, excepto cuando son médicos y están familiarizados con las normas de asepsia, no entran en los quirófanos para una cesárea. (*Nota del revisor.*)

con el bebé. Lo que realmente le ata a su hijo es el contacto diario lleno de amor –cambiarle los pañales, bañarlo, darle de comer, mecerlo y mimarlo. El bebé no sabrá nunca que el padre no compartió el momento de su nacimiento, pero sí se dará cuenta si su padre no está a su lado cuando lo necesita.

SENTIRSE EXCLUIDO DURANTE LA LACTANCIA

"Mi mujer está dando el pecho a nuestro bebé. Existe una intimidad que yo no comparto, y me siento excluido."

Existen ciertos aspectos biológicos inmutables de la procreación que excluyen al padre: no puede quedar embarazado, no puede dar a luz, y no puede amamantar al bebé. Pero, como descubren cada año millones de nuevos padres, las limitaciones físicas naturales del hombre no tienen por qué relegarle al papel de espectador. Puede compartir casi todas las alegrías, esperanzas, preocupaciones y tribulaciones del embarazo y el parto de su esposa –desde la primera patada hasta la última contracción de expulsión– como participante activo y solidario. Y aunque nunca podrá ponerse a su bebé al pecho (por lo menos no con los resultados que espera el bebé), *puede* intervenir en el proceso de lactancia participando en los siguientes aspectos:

Ser el alimentador suplementario del bebé.
Existe más de un modo de alimentar a un recién nacido. Y aunque el padre no puede darle el pecho, puede ser él quien le dé los biberones de suplemento. Con ello, no sólo proporcionará a su esposa un respiro (ya sea a medianoche o en medio de la cena), sino que además tendrá la oportunidad de sentirse próximo a su bebé. No debe desperdiciar esta oportunidad metiendo simplemente el biberón en la boca del bebé. Tomará al bebé como lo hace la madre para darle el pecho, abrazándolo y acunándolo.

No dormir toda la noche de corrido hasta que el bebé también lo haga.
Compartir las alegrías de la lactancia significa también compartir las noches sin dormir. Incluso si el padre no le da el biberón suplementario, puede convertirse en una parte del ritual de la lactancia nocturna. Puede ser el padre quien levante al bebé de la cuna, quien le cambie los pañales, lo lleve a la madre para que ésta lo alimente e incluso quien lo devuelva a la cuna cuando haya vuelto a dormirse.

Observar maravillado y con atención.
La simple observación del milagro de la lactancia materna puede proporcionar una enorme satisfacción –al igual que la observación del milagro del nacimiento. En lugar de sentirse excluido, el padre debe sentirse privilegiado de poder ser testimonio del amor que se da entre la mujer y el bebé durante los momentos de la lactancia.

Participar en todos los demás rituales diarios.
Dar el pecho es el *único* trabajo diario exclusivo de la mujer. Y lo más probable es que si el padre se responsabiliza de cualquier otra tarea, se encontrará demasiado ocupado para sentirse celoso y por ello no se sentirá excluido.

SENTIRSE POCO SEXUAL DESPUÉS DEL PARTO

"El parto fue una experiencia milagrosa. Pero parece que el haber visto a mi bebé saliendo de la vagina de mi esposa me ha quitado todo interés sexual."

Comparada con la de otros animales, la respuesta sexual humana es extremadamente delicada. Se halla a merced no sólo del cuerpo sino también de la mente. Y, en ciertas ocasiones, la mente puede provocar verdaderos estragos en este campo. Una de estas ocasiones se presenta durante el embarazo, como probablemente ya saben todos los nuevos padres. Otra ocurre en el período del posparto.

Es muy posible que el brusco desinterés sexual no tenga nada que ver con el hecho de haber observado el nacimiento del hijo. La mayoría de los nuevos padres se encuentran con que tanto su espíritu como su carne tienen menos deseos después del parto (aunque los que no se sienten así no tienen nada de anormales) y esto es por varias razones bien comprensibles: cansancio, especialmente mientras el bebé no duerme aún toda la noche de un tirón; el sentimiento de que hay una tercera persona en casa; temor de que el bebé se despertará llorando a la primera caricia (particularmente si duerme en la misma habitación que los padres); preocupación por hacer daño a la esposa si se mantienen relaciones sexuales antes de que esté totalmente recuperada; y finalmente, una preocupación física y mental general acerca del recién nacido, preocupación que centra la energía del padre en aquello que es más necesario durante esta época de su vida.

En otras palabras, probablemente está muy bien que el padre no se sienta sexualmente motivado en este momento, sobre todo si su mujer (como muchas mujeres en el primer tiempo del posparto) no se encuentra tampoco preparada emocional o físicamente para hacer el amor. Es imposible predecir cuánto tiempo tardará en volver el deseo del marido, y el de la esposa. Como sucede en todos los aspectos de la sexualidad, el margen de lo "normal" es muy amplio. Para algunas parejas, el deseo volverá incluso antes del visto bueno del médico a las seis semanas. Para otras, pueden pasar seis meses antes de que el amor y el bebé coexistan en armonía dentro del hogar. (Algunas mujeres no experimentan deseo hasta que dejan de dar el pecho al bebé, pero ello no significa que no puedan disfrutar de la intimidad de las relaciones sexuales con el hombre que aman.)

Algunos padres, incluso si estaban preparados para el nacimiento, salen de la sala de partos con el sentimiento de que su "territorio" ha sido "violado", que la zona especial que estaba destinada al amor ha adquirido bruscamente una finalidad práctica. Pero a medida que pasan los días pasa también este sentimiento. El padre empieza a darse cuenta de que la vagina tiene dos funciones, igualmente importantes y milagrosas. Ninguna de las dos excluye a la otra, y de hecho están estrechamente relacionadas. También llega a reconocer que la vagina es el lugar de paso para el bebé sólo durante el breve tiempo del parto, mientras que es una fuente de placer para el marido y la mujer a lo largo de toda una vida.

Si el deseo sexual no vuelve, y su ausencia empieza a provocar tensión, la pareja puede pedir el asesoramiento de un especialista.

"Antes de la llegada del bebé, los pechos de mi mujer eran un centro de placer sexual –para los dos. Ahora que está dando el pecho al bebé, me parecen demasiado funcionales para ser atractivos sexualmente."

Al igual que la vagina, los pechos están destinados a un fin práctico y a un fin sexual (que, desde el punto de vista estrictamente reproductivo, también es un fin práctico). Y aunque estas finalidades no son mutuamente excluyentes a largo plazo, pueden entrar en conflicto temporalmente durante la lactancia.

Algunas parejas encuentran que la lactancia es un incentivo sexual. Otras, por razones estéticas (flujo de leche, por ejemplo) o porque se sienten incómodas al utilizar la fuente de alimento del bebé para el placer sexual, encuentran que es un potente inhibidor.

Sea cual fuere el efecto, éste será el normal para la pareja. Si el marido encuentra que los pechos de su mujer son demasiado funcionales ahora para resultar sexualmente atractivos, no debe forzarse a sí mismo a tener otros sentimientos. Puede no incluirlos en los juegos amorosos por el momento, con la seguridad de que volverá a encontrarlos atractivos cuando el lactante esté destetado. Sin embargo, es necesario que se muestre abierto y sincero con su mujer; abstenerse de repente de ciertas caricias habituales puede hacer que la esposa se sienta rechazada. También debe poner cuidado en no albergar ningún resentimiento contra el bebé que está utilizando "sus" pechos; debe pensar en la lactancia como en un "préstamo" temporal.

21
Preparándose para el próximo bebé

En el mejor de los mundos seriamos capaces de planificar la vida según nuestros deseos. En el mundo real en el que vivimos la mayoría de nosotros, los planes mejor pensados sufren a menudo los cambios y giros inesperados de la fortuna, sobre los que tenemos muy poco control —sólo podemos aceptar, y aprovechar del mejor modo posible lo que se nos presenta.

En el mejor de los embarazos, sabríamos por adelantado el momento de la concepción y podríamos hacer todos los cambios y todas las adaptaciones de nuestro modo de vida para ayudar a asegurar que el bebé tuviera todas las posibilidades de nacer vivo y sano. Esta planificación por adelantado es un lujo poco frecuente que muchas mujeres no podrán permitirse nunca (a causa de la irregularidad del ciclo menstrual y/o de los fallos de la contracepción). Y como se ha venido diciendo a lo largo de todo este libro, lo que la mujer hace antes de saber que está embarazada (unas pocas copas, algunos desliz dietéticos, una radiografía en el dentista)

afecta muy poco a las posibilidades de su bebé. Pocas mujeres actúan como embarazadas desde el momento de la concepción, y sin embargo la gran mayoría dan a luz a bebés normales y sanos.

Pero no seria lógico descuidar y no ofrecer un plan para el mejor de los embarazos —debido a que para un número cada vez mayor de mujeres existe esta posibilidad, al ser más fiables las técnicas de planificación familiar. El plan es apropiado tanto si la mujer se halla ya en el proceso de intentar quedar en estado como si sólo está pensando en ello. Aunque nunca es demasiado tarde para empezar a cuidar su propio cuerpo, nunca es tampoco demasiado pronto. Y, de hecho, una buena atención durante el embarazo beneficiará no sólo al bebé, sino también a los bebés de éste.

Someterse a un buen examen físico. Tanto la mujer como el esposo deberían visitar al internista o al médico de familia. Un examen detectará todos los problemas potenciales que necesitan ser corregidos con anterioridad, o que deberán ser controlados durante el embarazo. También deberá cuidar los brotes de alergia, las intervenciones quirúrgicas menores facultativas y cualquier otro aspecto médico –mayor o menor– que haya descuidado hasta el momento. (Si se empieza un tratamiento de desensibilización alérgica en este momento, es probable que dicho tratamiento pueda ser continuado después de la concepción.)

Visitar al dentista. Pedir hora para una limpieza y para una revisión a fondo. Solicitar que se efectúe ahora todo el trabajo necesario, incluidas las radiografías, los empastes y las intervenciones quirúrgicas dentales o periodontales.

Seleccionar un médico y acudir a un examen previo al embarazo.
Resulta más fácil escoger un médico ahora, sin prisas, que cuando el primer control prenatal es ya necesario. (Véase el capitulo I para las opciones.) Incluso si la mujer considera que preferirá la asistencia de una comadrona titulada, escogerá un ginecólogo o un médico de familia cuya opinión le merezca respeto y le visitará para este examen con el fin de saber si su próximo embarazo caerá en la categoría de alto riesgo. Si el historial médico y/o los exámenes físicos sugieren que existe esta posibilidad, la mujer precisará los cuidados de un ginecólogo o incluso de un especialista en medicina materno-fetal durante el embarazo. Véase la página 8 de los consejos para elegir un facultativo.

Corregir cualquier problema ginecológico o de salud de otro tipo.
Ahora es el momento de pasar un examen y/o ser tratada respecto a todos los problemas que pudieran interferir en el embarazo, tales como pólipos, quistes, tumores benignos, una tiroides poco o demasiado activa, endometriosis o infecciones recurrentes del tracto urinario. Si la mujer sabe o sospecha que su madre tomó dietilstilbestrol (DES) cuando estaba embarazada, se lo hará saber al médico, de forma que pueda examinar cuidadosamente sus órganos reproductivos –con un colposcopio (que permite un examen visual de la vagina y del cuello uterino) si fuera necesario. Si la mujer ha tenido previamente problemas en un embarazo, tales como un aborto espontáneo o un parto prematuro, discutirá las medidas que pueden tomarse para evitar que se repita. Incluso si está segura de no ser portadora de una enfermedad de transmisión sexual, pedirá que se le practiquen los tests de la sífilis, la gonorrea, la infección por *chlamydia y* el herpes. Si fuera necesario, será tratada. Si estuviera indicado, se hará la prueba del VIH (el virus del SIDA), pero se asegurará de poder disponer de asesoramiento, para el caso poco probable de que los resultados fueran positivos.

Otros tests que se recomiendan antes de quedar embarazada incluyen el de la hemoglobina o hematócrito (para detectar una anemia); el del Rh (para saber si es positivo o negativo); de orina (para buscar albúmina o azúcar); test cutáneo a la tuberculina (si la mujer vive en una zona de gran incidencia de tuberculosis o convive con personas afectadas por esta enfermedad; hepatitis B (si se halla dentro de una categoría de alto riesgo, tal como la de los trabajadores de salud); posiblemente, anticuerpos de la varicela y el citomegalovirus (para determinar si la mujer es inmune o no al CMV y la varicela). Si un análisis demuestra que existe un problema médico, se asegurará de que se le aplique un tratamiento adecuado antes de intentar quedar embarazada.

Si la mujer tiene un gato o come a menudo carne cruda o de extraña procedencia o bebe leche no pasteurizada, también es recomendable pasar la prueba de los anticuerpos de la toxoplasmosis. Si es inmune a ella, no se tendrá que preocupar de este problema ni ahora ni durante su embarazo. Si no, deberá empezar a tomar las precauciones de la página 77 desde este momento.

Empezar a seguir la pista. Las posibilidades de concebir cuando se desea serán mucho mayores si se tienen relaciones sexuales durante los días fértiles del ciclo. Saber exactamente cuándo se ha concebido también hará más fácil establecer una fecha de parto. Para llevar un registro, se anotará el primer día de cada periodo menstrual en un calendario o agenda; también se intentará anotar el día de la ovulación. Ésta suele tener lugar en el punto medio del ciclo (el día 14 de un ciclo de 28, por ejemplo), pero es menos fácil de predecir en las mujeres con ciclos irregulares. Los signos físicos de la ovulación son muy aparentes en algunas mujeres, y más evasivos en otras (la temperatura básica, tomada por la mañana al despertar, alcanza su punto más bajo del mes y luego sube abruptamente; el mucus vaginal es claro, parecido a una gelatina y forma fibras al estirarse; el cuello uterino, normalmente rosado, se vuelve azulado; y la mujer puede sentir un breve período de dolor en un lado de la espalda o en el otro). Si la mujer per-

tenece al último grupo, su ovulación es irregular o tiene problemas para concebir, puede adquirir un equipo casero para predecir la ovulación; hablará con su médico para que le recomiende uno.

Actualizar las vacunas. Si la mujer no se ha vacunado contra el tétanos durante los últimos diez años, deberá hacerlo ahora. También se deberá asegurar de ser inmune a la rubéola, ya sea por haber tenido la enfermedad o mediante una vacuna. Le preguntará al doctor sobre qué análisis de sangre debe hacerse antes de quedar embarazada. Si resulta que no es inmune, deberá quedar inmunizada y luego esperar tres meses antes de intentar concebir (pero no hay que asustarse si accidentalmente se concibe antes –los riesgos son puramente teóricos; véase pág. 385). Si la mujer nunca ha sido vacunada del sarampión ni ha tenido la enfermedad, o si está en peligro de contraer una hepatitis B, también seria recomendable que fuera inmunizada en este momento.

Examen genético. Si alguno de los dos sufre un defecto genético (por ejemplo una fibrosis cística, un síndrome de Down, distrofia muscular, FCU, espina bífida o defectos congénitos) en su historial personal o de los parientes consanguíneos, deberá visitar a un especialista en medicina materno-fetal. También se deberá pasar un test de cualquier enfermedad genética común en el grupo étnico al que se pertenece. La enfermedad de Tay-Sachs, si alguno de los dos es de ascendencia judía europea o franco-canadiense; anemia falciforme si es de origen africano; una de las talase-

mias si se es de origen latino, del Sudeste Asiático o filipino. Las dificultades obstétricas previas (tales como dos o más abortos espontáneos, haber dado a luz un bebé muerto, un largo período de infertilidad o un bebé con un defecto congénito) o estar casado con un primo u otro pariente consanguíneo, también constituyen buenas razones para buscar consejo genético.

Evaluar el método de control de la natalidad.

Si la pareja está utilizando un método anticonceptivo que pueda presentar algún riesgo (por ligero que sea) para un futuro embarazo, deberá cambiarlo antes de pensar en concebir un bebé. Las pastillas anticonceptivas deben ser abandonadas varios meses antes de la concepción, si es posible, para permitir que el sistema reproductor pase por lo menos dos ciclos normales antes de empezar a fabricar un bebé. El DIU debe ser quitado antes del deseo de quedar en estado. Puesto que los riesgos de los espermicidas están aún poco claros, lo mejor seria dejar de usarlos (junto con un diafragma o solos) entre un mes y seis semanas antes de querer quedar embarazada. El método de control de la natalidad a utilizar mientras tanto: el condón (usado con precaución y sin espermicidas.

Poner bajo control cualquier otra enfermedad.

Si la mujer padece de diabetes, asma, una enfermedad del corazón o cualquier otra enfermedad crónica, se asegurará de contar con el permiso del médico para quedar embarazada, de que la enfermedad está bajo control antes de concebir, y de que empieza a recibir los mejores cuidados desde ese mismo momento

(véase capitulo 16). Si fue una niña con fenilcetonuria (se preguntará a la madre si no se está segura, o se buscará en el historial médico), se empezará a tomar una dieta sin fenilalanina (por desagradable que sea) antes de concebir (véase pág. 415) y se proseguirá durante todo el embarazo.

Mejorar la dieta.

Empezar por eliminar las comidas rápidas y los azúcares refinados de la dieta, aumentando en cambio la fibra y los cereales integrales, frutas y vegetales (especialmente de hojas verdes y amarillas). Puesto que es mejor empezar el embarazo con un peso lo más próximo posible al ideal, se intentará llegar a él antes de la concepción, añadiendo o reduciendo el número de calorías, según sea necesario. (Utilizar la dieta ideal, pág. 76, para conseguir un buen plan dietético de base; pero antes del embarazo sólo se necesitan al día 2 raciones de calcio y 2 raciones de proteínas.) No obstante, cualquier pérdida de peso debería obtenerse de una forma sensata, incluso si ello significa retrasar la concepción durante un par de meses más. Una dieta muy dura puede tener como resultado una deficiencia de nutrientes, algo con lo que la mujer no debería empezar el embarazo. Si la mujer ha hecho hace poco una dieta muy rápida, se concederá unos pocos meses para que el cuerpo se vuelva a equilibrar antes de intentar concebir.

Si la mujer tiene algún hábito dietético inusual (tal como el gusto por el almidón de planchar o la arcilla), sufre o ha sufrido de trastornos de la alimentación (tal como anorexia nerviosa o bulimia) o sigue una dieta especial (macrobiótica, para diabéticos o cualquier otra), deberá informar a su médico.

Mejorar la dieta del marido. Cuanto mejor sea el estado de nutrición del marido, tanto más sanos serán sus espermatozoides. Para él, la dieta debería ser parecida a la dieta anterior al embarazo en la mujer, con una ingestión calórica adaptada a su peso y su actividad. Si es diabético debería controlar su nivel de azúcar en la sangre.

Tomar un suplemento vitamínico-mineral especial para el embarazo. Algunos estudios demuestran que si se toma un suplemento para embarazadas que contenga ácido fólico antes de la concepción y durante los primeros meses de embarazo, se reduce aún más el riesgo ya pequeño de tener un bebé con defectos del tubo neural (tal como la espina bífida). Además, el suplemento asegurará que el bebé obtenga las vitaminas y minerales necesarios durante los primeros días de su desarrollo. Si la mujer está tomando cualquier otro suplemento, no obstante, dejará de tomarlo antes de la concepción. Los excesos pueden ser peligrosos.

Mejorar la forma física, pero con calma. Un programa de ejercicios tonificará y reforzará los músculos de la mujer en preparación para las duras tareas del embarazo y el parto. También ayudará a eliminar el peso excesivo. No obstante, hay que evitar los sobrecalentamientos durante el entrenamiento, cuando se esté intentando quedar embarazada, dado que ello podría producir un aumento de la temperatura corporal potencialmente peligroso. Se evitarán los baños demasiado calientes y la exposición directa de almohadillas o mantas eléctricas por la misma razón. También

se tendrá en cuenta que aunque el ejercicio es bueno para la futura madre, no *debe* ser excesivo. El ejercicio en demasía puede interferir en la ovulación –y si no se ovula, no se concibe.

Evitar exposiciones innecesarias a la radiación. Si por razones médicas son necesarios los rayos X, la mujer se asegurará de que sus órganos reproductivos queden protegidos (a menos que sean el objetivo) y de que se usen las dosis más pequeñas posibles. Una vez que la mujer ha empezado a intentar concebir, deberá tener en cuenta que quizás lo haya conseguido. Informará a cualquier médico que la esté tratando con radiaciones o a los técnicos de los rayos X de que puede que esté embarazada, y les pedirá que tomen todas las precauciones necesarias. Sólo se permitirán las exposiciones a radiaciones que sean absolutamente indispensables para la salud de la madre o del bebé (véase página 80).

Evitar una exposición excesiva a productos químicos peligrosos. Algunos (aunque ni mucho menos todos) los productos químicos y generalmente sólo en dosis muy grandes, son potencialmente peligrosos para el esperma del marido y para los óvulos de la mujer antes de la concepción, y más tarde para el embrión o el feto en desarrollo. Aunque el riesgo es en la mayoría de los casos muy pequeño, ambos miembros de la pareja deberían evitar las exposiciones potencialmente peligrosas en el trabajo. En ciertos campos (medicina y odontología, arte, fotografía, transportes, granjas y jardinería, construcción, peluquería y cosmética, tintorería y algunos trabajos industriales) deberían tomarse medidas especiales. Se contactará con los organismos oficiales para obtener las últimas informaciones sobre la seguridad en el trabajo y el embarazo; también se consultará la página 88. En algunos casos seria sensato cambiar de trabajo o tomar precauciones especiales antes de intentar concebir.

Debido a que los elevados niveles de plomo cuando se concibe podrían acarrear problemas para el bebé, la mujer debería pasar un análisis para saber si ha sido expuesta al plomo en el lugar de trabajo o en cualquier otro, como por ejemplo debido al suministro de agua. Si los niveles de plomo en la sangre son altos, los expertos recomiendan una terapia de quelación para quitar el plomo de la sangre, y luego reducir la exposición antes de intentar concebir. Hay que evitar una exposición excesiva a las toxinas domésticas (véase pág. 82).

Reducir la cafeína. El moderar (y gradualmente eliminar, si es posible) la ingestión de café, té y colas evitará más tarde la aparición de los síntomas de abstinencia al prescindir de estas sustancias una vez confirmado el embarazo. Además, existen algunas pruebas recientes de que la mujer que consume más de una taza de café u otra bebida equivalente en cafeína (té o bebidas refrescantes que contienen cafeína) al día, es menos probable que quede embarazada. No está claro si ello se debe a que la cafeína tiene algún efecto biológico sobre la fertilidad o si su uso frecuente suele formar parte de un estilo de vida con gran estrés que puede comprometer las posibilidades de concebir. Sea lo que fuere, es una buena idea reducirla.

Limitar la toma de medicamentos. Dado que la mayoría de medicamentos no prescritos llevan advertencias sobre su uso durante el embarazo, se consultará al médico antes de tomarlos, una vez que se ha empezado a intentar concebir.

Comprobar la seguridad de cualquier medicina recetada. Ciertos medicamentos usados en el tratamiento de enfermedades o defectos crónicos están relacionados con el desarrollo de defectos congénitos; si la mujer está tomando cualquier medicina, consultará con su médico. Los medicamentos potencialmente peligrosos deberían dejarse de tomar al menos un mes (según algunos, de tres a seis meses) antes de empezar a intentar quedar embarazada, optando por una terapia alternativa segura hasta que haya pasado el embarazo (o hasta después del destete si el medicamento también constituye una amenaza para el bebé que toma el pecho).

Evitar las drogas. Todas las drogas como pueden ser la cocaína, el *crack*, la marihuana y la heroína, pueden ser peligrosas para el embarazo. En varios grados, pueden evitar que se conciba, y cuando esto se consigue, son potencialmente peligrosas para el feto y también hacen aumentar los riesgos de aborto espontáneo, bebés prematuros y bebés muertos. Si la mujer toma drogas, de vez en cuando o con regularidad, debe abandonarlas de inmediato. Si no pudiera, buscará ayuda (véase el Apéndice) antes de intentar concebir.

Hacer que el marido deje de tomar drogas y reduzca el consumo de alcohol. Aún no se conocen todas las respuestas, pero las investigaciones empiezan a demostrar que el uso de drogas (incluyendo las cantidades excesivas de alcohol) por parte del padre antes de la concepción podría evitar que ésta se produjera o hacer que las consecuencias de ello fueran malas. Los mecanismos no están claros, pero parece ser que las drogas pueden dañar el esperma así como reducir su cantidad, pueden alterar la función testicular y reducir los niveles de testosterona, y son excretadas por el semen. Si la pareja no puede superar la adición, es recomendable buscar ayuda en los Alcohólicos Anónimos o en un tratamiento ambulatorio o en un hospital.

Reducir el consumo de alcohol. En la fase de preparación anterior al embarazo, un cóctel o un vaso de vino al día no son perjudiciales, pero es mejor evitar la ingestión excesiva de alcohol, lo que podría interferir en la fertilidad trastornando el ciclo menstrual. A partir del momento en que la pareja intenta llegar a concebir, la mujer se abstendrá totalmente del alcohol (véase la pág. 64).

Dejar de fumar. Ambos. Los estudios más recientes indican que el tabaco no sólo es peligroso para el embarazo, también puede evitar que la mujer quede embarazada, reduciendo la fertilidad tanto en los hombres como en las mujeres. Un ambiente sin humo es uno de los mejores regalos de nacimiento que se le puede hacer a un bebé.

Relajarse. Esto es quizás lo más importante de todo. Sentirse inquieta y tensa ante el deseo de concebir puede impedir la concepción.

Apéndice

ANÁLISIS HABITUALES DURANTE EL EMBARAZO[1]

ANÁLISIS Y MOMENTO EN QUE SE REALIZA	PROCEDIMIENTO	RAZÓN
Tipo sanguíneo; primera visita, a menos que se conozca de un embarazo o un alálisis anterior	Examen de la sangre extraída del brazo	Para determinar el grupo sanguíneo y el Rh en caso de que sea necesaria una transfusion sanguínea, y para estar preparado para la posibilidad de una incompatibilidad del Rh (véase la pág. 39). También se puede realizar el análisis para el factor Kell; la incompatibilidad respecto a dicho factor es mucho más rara.
Azúcar (glucosa) en la orina; en cada visita	Una varilla tratada especialmente, introducida en una muestra de orina, demuestra la existencia de azúcar	Aunque un aumento ocasional del azúcar es normal en el embarazo véase la pág. 188), unos niveles altos persistentes podrían indicar una hiperglucemia; otras pruebas determinarán si existe una diabetes gestacional que requiera cuidados y dieta especiales
Albúmina (proteína) en la orina; en cada visita	Una tira de papel especial es introducida en una muestra de orina y demuestra la existencia de albúmina	Los niveles altos de albúmina podrían estar relacionados con la toxemia; si el test rutinario muestra un incremento, se puede prescribir un test de 24 horas
Bacterias en la orina; en la primera visita	Una muestra de orina es examinada en el laboratorio	La presencia de bacterias en la orina podría indicar propensión a las infecciones; quizá se inicie un tratamiento

[1] El médico puede omitir algunos de estos análisis o añadir otros, en función del estado de la paciente y de su propia opinión profesional.

ANÁLISIS HABITUALES DURANTE EL EMBARAZO

ANÁLISIS Y MOMENTO EN QUE SE REALIZA	PROCEDIMIENTO	RAZÓN
Presión sanguínea; en cada visita	La presión sanguínea es medida con un manguito y un estetoscopio, o con un instrumento electrónico	Un aumento súbito de más de 30 puntos por encima del valor sistólico normal de la paciente, o de más de 15 puntos por encima de su valor diastólico normal, podría ser un aviso de complicaciones, como por ejemplo de una preeclampsia (véanse las págs. 252, 432)
Hematocrito o hemoglobina; en la primera visita y a menudo en el cuarto mes (se repite el test si los valores son bajos o si se diagnostica una anemia)	Se examina la sangre extraída del brazo o de una punción en el dedo	Los valores se hallan ligeramente reducidos en el embarazo, pero unos valores anormalmente bajos requieren un examen posterior y tratamiento
Test de la rubéola; en la primera visita	Se examinan los niveles de anticuerpos de la rubéola en la sangre extraída del brazo	Un nivel alto de anticuerpos de la rubéola en la sangre indica inmunidad frente a la enfermedad; si la mujer no está inmunizada, es importante que evite el contacto con esta enfermedad —sobre todo durante el 1.er trimestre del embarazo— y que sea inmunizada antes de un nuevo embarazo
Citología para un Papanicolaou; en las primera visita	Las secreciones cervicales son recogidas en un frotis y examinadas para detectar células anormales	En un estudio posterior, las células anormales podrían resultar malignas, lo que exigiría un tratamiento
Test de tolerancia a la glucosa; quinto mes; generalmente antes y más a menudo en diabéticas	Examen de una serie de muestras de sangre, tomadas antes y después de una bebida especial de glucosa	Niveles anormales de glucosa en la sangre pueden indicar insulina inadecuada y presencia de diabestes
VDRL; en la primera visita y a veces de nuevo en el séptimo u octavo mes	Se examina la sangre extraída del brazo	Para detectar una infección de sífilis; si existe, un rápido tratamiento impedirá que perjudique al feto

ANÁLISIS HABITUALES DURANTE EL EMBARAZO

ANÁLISIS Y MOMENTO EN QUE SE REALIZA	PROCEDIMIENTO	RAZÓN
Cultivo de gonorrea en la primera visita[2]	Las secreciones vaginales son recogidas en un frotis y cultivadas en el laboratorio	Si existen gonococos, el tratamiento evitará la infección ocular del bebé durante el parto
Test para la *Chlamydia;* antes de la concepción o a la primera visita	La zona de alrededor del cuello uterino, la uretra o el recto se rasca para recoger los posibles organismos responsables de la infección	La *Chlamydia* en la madre debe tratarse para prevenir la infección en el recién nacido.
Análisis para el Síndrome de la Inmunodeficiencia Adquirida (SIDA); antes de la concepción o a la primera visita	Una muestra de sangre extraída del brazo es examinada para detectar los anticuerpos del virus VIH	La presencia de anticuerpos no significa que se tenga el SIDA, pero sí que se podría desarrollar; el virus VIH y pasar al feto
Detección de drogas; se considera preceptivo en algunos países antes de la concepción o a la primera visita	Una muestra de orina se examina en busca de rastros del uso de drogas ilícitas. A veces se utiliza una muestra de sangre	Cualquier abuso de drogas durante el embarazo es peligroso para el feto y debería ser tratado de inmediato
Frotis para detectar estreptococos del grupo B; semana 35 a 37	Una muestra de material en el cuello uterino es examinada para detectar estreptococos B	Si existen estreptococos B, la madre es tratada al empezar la dilatación o cuando rompe la fuente, para prevenir la infección del recién nacido
Test de la hepatitis B; generalmente a finales del segundo trimestre[3]	Se examina una muestra de sangre tomada del brazo	Para descubrir una hepatitis B, de forma que la madre pueda ser tratada antes del nacimiento y el bebé inmediatamente después de éste

[2] Los tests para detectar clamidias y herpes pueden ser efectuados también en la primera visita.
[3] Véanse las distintas enfermedades (diabetes, hepatitis B, etc.) para más información.

TRATAMIENTOS SIN MEDICAMENTOS
DURANTE EL EMBARAZO

SÍNTOMAS	TRATAMIENTO	PROCEDIMIENTO
Espalda dolorida	Calor	Tomar un largo baño caliente (no al máximo de calor que se pueda soportar), por la mañana y por la noche. Aplicar una bolsa de agua caliente o una almohadilla electrica envuelta en una toalla durante unos 20 minutos, 3 or 4 veces al dia
	Medidas preventivas	Ejercicio, mecánico corporal adecuado, una buena postura; véase la página 215
Magulladuras debidas a un golpe o herida	Bolsa de hielo	Usar una bolsa de hielo comercial y guardarla en el congelador; una bolsa de plástico llena de cubitos de hielo envuelta en unas pocas toallas de papel para absorber el agua descongelada, cerrada con una goma; o una lata no abierta de jugo de vegetales o un paquete de verduras congeladas. Aplicar durante 30 minutos; repetir 30 minutos más tarde si la hinchazón o el dolor persisten, y cuando se precise
	Compresas frías	Mojar un paño suave en un recipiente con cubitos de hielo y agua fría, escurrirlo y colocarlo sobre la zona afectada. Repetir cuando el frío se haya disipado.
Magulladuras en manos, muñecas, pies	Inmersión en agua fría	Colocar una bandeja o dos de cubitos de hielo en un recipiente (es mejor un cubo de Styrofoam) con agua fría y sumergir la parte afectada durante 30 minutos; repetir 30 minutos más tarde si fuera necesario

TRATAMIENTOS SIN MEDICAMENTOS DURANTE EL EMBARAZO

SÍNTOMAS	TRATAMIENTO	PROCEDIMIENTO
Quemaduras	Compresas frías	Véase Magulladuras. No aplicar hielo directamente sobre una quemadura
Quemaduras en manos, muñecas, pies	Inmersión en agua fría	Véase Magulladuras
Resfriados	Gotas nasales de solución salina	Usar un preparado comercial o una solución de 1/4 de cucharadita de sal en un vaso de agua (medir cuidadosamente). Poner unas pocas gotas en cada orificio nasal, esperar de 5 a 10 minutos y sonarse
	Vicks Vaporub	Seguir las instrucciones del envoltorio
	Más líquido	Beber un vaso de líquido cada hora, incluyendo agua, jugos, sopas. Las bebidas calientes, particularmente la sopa de pollo, son las mejores. Limitar la ingesta de leche sólo si lo recomienda el médico
	Inhalaciones	Utilizar un vaporizador, humidificador o una tetera hirviendo; preparar una tienda de campaña colgando una tela sobre un paraguas abierto que descanse contra el respaldo de una silla; colocar el humidificador en la silla
		Pasar 15 minutos 3 o 4 veces al día bajo una especie de tienda de campaña; extender el tiempo a 30 minutos si no se está demasiado incómoda. (No se permanecerá en la tienda si está incómodamente caliente.) Mantener el humidificador cerca cuando esté descansando o durmiendo.

TRATAMIENTOS SIN MEDICAMENTOS DURANTE EL EMBARAZO

SÍNTOMAS	TRATAMIENTO	PROCEDIMIENTO
Tos, debido a los resfriados o la gripe	Inhalaciones	Véase Resfriados
	Mayor cantidad de liquidos	Véase Resfriados*
Diarrea	Mayor cantidad de liquidos	Beber un vaso de líquido cada hora, incluyendo agua, jugos de frutas diluidos (pero no de ciruela), sopas. Tomar leche siguiendo las recomendaciones del médico. (Véase la página 384.)
Fiebre	Baño de agua fría	Usar una bañera de agua tibia y enfriarla gradualmente añadiendo cubitos de hielo –parando de inmediato cuando se empiece a tiritar
	Empapar con toallas	Mojar toallas en un recipiente que contenga 2 litros de agua, 1/2 litro de alcohol de hacer masajes y 1 recipiente de un litro de cubitos de hielo; aplicar toallas frías a la piel. Usar plásticos para recoger el agua que gotea. Parar si se empieza a tiritar.
		Llamar al médico de inmediato si la fiebre no baja
Hemorroides	Baños de asiento	Sentarse en un baño con suficiente agua caliente (más caliente que la de un baño normal) para cubrir la zona afectada, durante 20 a 30 minutos, 2 ó 3 veces al día

* Véase "Mantener la humedad", página 535. Aunque la inhalación de vapor ha sido desde hace tiempo un tratamiento común de los resfriados y la tos, ahora se cuestiona su efectividad.

TRATAMIENTOS SIN MEDICAMENTOS DURANTE EL EMBARAZO

SÍNTOMAS	TRATAMIENTO	PROCEDIMIENTO
Picor en el abdomen o en cualquier otro lugar	Pasta de bicarbonato de soda y amoníaco	Mezclar 1/2 taza de bicarbonato de soda con suficiente amoníaco para preparar una pasta (evitar inhalar las emanaciones); aplicar sobre la piel. Consultar con el médico si los problemas cutáneos persisten.
	Medidas preventivas	Evitar las duchas y baños calientes muy prolongados y los jabones que resequen. Usar una buena crema hidratante, y estenderla mientras aún se está húmeda de la ducha. Para humedecer el aire del interior de la casa, véase pág. 535.
Picor y supuración de los ojos	Paños húmedos	Usar un paño mojado en agua templada, no caliente (se comprobará la temperatura en la parte interna del brazo) y aplicar en el ojo durante 5 o 10 minutos cada 3 horas.
Dolores musculares, magulladuras	Bolsas de hielo, compresas frías o baños fríos durante las primeras 24 a 48 horas	Véase Magulladuras
	Después de 48 horas, baños calientes templados o almohadilla electrica	Mojar concienzudamente una toalla con agua caliente, escurrirla y colocarla sobre la zona afectada, cubriéndola por completo con una bola de plástico. Colocar una almohadilla eléctrica a media potencia sobre el plástico, vigilando que no entre en contacto con la toalla. Aplicar durante una hora dos veces al día.

TRATAMIENTOS SIN MEDICAMENTOS DURANTE EL EMBARAZO

SÍNTOMAS	TRATAMIENTO	PROCEDIMIENTO
Congestión nasal debida a los resfriados	Gotas nasales de solución salina	Véase Resfriados
	Mayor cantidad de liquidos	Váse Resfriados
Sinusitis	Alternar compresas frías y calientes	Mojar un paño en agua caliente, escurrirlo y aplicarlo a la zona dolorida hasta que el calor se disipe, aproximadamente durante 30 segundos; luego aplicar una compresa fría hasta que el frío se disipe. Continuar alternando el calor y el frío durante 10 minutos, 4 veces al día
Dolor o irritación de garganta	Gárgaras	Disolver dos cucharaditas de té de sal en 250 ml de agua caliente (la temperatura del té) y hacer gárgaras durante 5 minutos; repetir cuando sea necesario o cada 2 horas

Mantener la humedad

El aire caliente y seco puede contribuir a secar la piel, a la tos y posiblemente a un aumento de los resfriados y demás malestares respiratorios. Añadir humedad al hogar puede ayudar a reducir este problema, pero la forma de hacerlo puede implicar ciertas diferencias. A veces el remedio sugerido puede hacer más daño que bien.

Los vaporizadores y humidificadores, por ejemplo, deben elegirse y utilizarse con precaución. Los vaporizadores fabricados a partir de los años setenta son seguros y efectivos, aunque si hay niños pequeños alrededor, el vaporizador debe situarse fuera de su alcance. Los nebulizadores, que se hicieron populares debido a que no presentan peligros de quemaduras, estimulan el crecimiento de bacterias y esparcen los gérmenes y no deberían usarse. Los humidificadores ultrasónicos arrojan pequeñas partículas bacterianas y otras impurezas del agua en el aire y pueden causar reacciones alérgicas o enfermedades si no se limpian a diario, y se usa agua del grifo (en vez de agua destilada o filtrada). Colocar recipientes con agua sobre los radiadores puede añadir pequeñas cantidades de humedad al aire, pero nuevamente existe el peligro de quemaduras para los niños pequeños. Colocar una tetera hirviendo bajo una especie de tienda de campaña también presenta el peligro de quemaduras y debería usarse con cuidado y sólo durante breves períodos de tiempo.

Los fabricantes han estado intentando producir humidificadores más seguros. Parece que los nebulizadores calientes (que hierven el agua antes de mezclarla con agua fría para producir la neblina) y los humidificadores de mecha (que utilizan mechas para deshacerse de las impurezas) esparcen menos gérmenes que los antiguos nebulizadores fríos. Todos los humidificadores deberían vaciarse y limpiarse bien antes de guardarlos, y, de igual modo, limpiarse concienzudamente antes de volverlos a utilizar.

Sin importar el método que se use para añadir humedad a la casa, siempre se deberá limitar el tiempo. No se humidificará las veinticuatro horas del día —entre otras cosas, ello podría estimular el crecimiento de mohos sobre las plantas y los muebles. En vez de ello, se intentará que el aire de la casa no se seque y sobrecaliente. Para ello, se mantendrá la temperatura del interior por debajo de los 68°F ó 20°C durante el tiempo frío. Y no se mantendrá la casa totalmente sin aire —se permitirá un cierto flujo de aire a través de ventanas y puertas, por ejemplo, eliminando las ventanas de tormenta. (Ella también minimizará los peligros de los contaminantes del interior de las casas, tales como el radón.)

Requerimientos Calóricos Y De Grasas De La Dieta Ideal

Los requerimientos de calorías y grasas varían según el peso y el nivel de actividad individuales; entran en juego factores tales como el metabolismo. Aunque las siguientes guías son aproximadas, pueden ayudar a planificar la ingesta diaria de grasas durante el embarazo. Estas raciones toman en consideración el hecho de que la mujer tomará al menos una ración de grasa al día en forma de "restos" de los alimentos "bajos en grasa".

Peso ideal (en libras/kilos)	Nivel de actividad*	Necesidades calóicas diarias**	Ingesta de grasas máxima (gramos)	Reacciones de grasa completas diarias
100/45	1	1,500	50	2½
100/45	2	1,800	60	3½
100/45	3	2,500	83	5
125/57	1	1,800	60	3½
125/57	2	2,175	72	4
125/57	3	3,050	101	6
150/68	1	2,100	70	4
150/68	2	2,550	85	5
150/68	3	3,600	120	7½

* Los niveles de actividad serán: 1 sedentario, 2 moderadamente activo, 3 extremadamente activo; muy pocas embarazadas entran dentro de la categoría de la actividad extrema.
** Véase página 98.

CONTACTOS Y RECURSOS

La mayoría de las organizaciones y centros que aparecen a continuación generalmente proporcionan información y asistencia en español.

The American College of Obstetricians and Gynecologists (ACOG) Resource Center. Ofrece información sobre el embarazo y la salud de la mujer: 409 12th Street SW, Washington DC 20024. Envíe un sobre con su dirección y una estampilla y especifique qué tipo de información desea tener.

Maternal and Child Health Center. Proporciona información a profesionales, y también al público en general. Teléfono: (202) 625-8410.

March of Dimes Birth Defects Foundation, Community Services Division. Provee información acerca de enfermedades prenatales: 1275 Mamaroneck Avenue, White Plains, NY 10705; Teléfono: (914) 428-7100 o póngase en contacto con la oficina de su comunidad.

Healthy Mother, Healthy Babies Coalition. Proporciona información acerca del cuidado durante el embarazo: 409 12th Street SW, Washington DC 20024; Teléfono: (800) 424-8576.

Líneas de teléfono de organizaciones del estado o de la comunidad. Existen una gran cantidad de organizaciones que se dedican a proveer información sobre los siguientes temas: embarazo, maternidad, cuidado neonatal y salud de la mujer. Consulte su directorio telefónico local para obtener los números correspondientes. Evite ponerse en contacto con organizaciones administradas por clínicas privadas, a no ser que su médico se lo pida.

Pesticides Hotline. Este servicio provee información a profesionales y al público en general sobre los distintos pesticidas, sus efectos y sus usos adecuados.

National Council on Alcoholism. Provee información y asistencia en el tratamiento de abuso de bebidas alcohólicas: 733 Third Avenue, New York, NY 10017; (800) 622-2255 o consulte la agencia local en su comunidad o estado.

Alcohólicos Anónimos. Provee información y asistencia en el tratamiento de abuso de bebidas alcohólicas: 468 Park Avenue South, New York, NY 10016; localice en el directorio telefónico el lugar de reuniones más cercano en su comunidad.

National Cocaine Hotline. Provee información y asistencia a drogadictos y a sus familiares: (800) 262-2463.

National Institute on Drug Abuse. Provee información y asistencia a drogadictos y a sus familiares: (800) 662-4357.

National Library of Medicine. Proporciona una lista de más de 300 números de teléfono de organizaciones dedicadas a la salud: 8600 Rockville Pike, Bethesda, MD 20984; (800) 496-6308.

Índice alfabético

N

O

Epílogo

Tras leer *Qué se puede esperar cuando se está esperando,* uno puede darse cuenta de que cada embarazo, como cada futuro progenitor, es diferente, de que hay pocas normas fijas y rígidas acerca de lo que uno puede o debe esperar. Este libro demuestra que hoy en día es posible controlar gran parte de lo que sucede en nuestros partos y embarazos según cómo utilicemos la asistencia médica, según lo que comamos, según nuestros estilos de vida. Ello hace que nuestras oportunidades de tener un bebé sano sean superiores a las de cualquier otra generación de padres a lo largo de la historia. Y nosotras, las autoras, esperamos que los lectores, todos los cuales se preocupan en un momento u otro, se hayan beneficiado del hecho de que una información precisa disminuye en gran parte las inquietudes.

Quisiéramos que este libro respondiera a todas las preguntas, aquietara todos los temores y ayudara a dormir mejor por las noches. Quisiéramos que por saber lo que *realmente* puede esperarse, tanto la anticipación como la realidad se conviertan en más manejables, más interesantes y más satisfactorias al fin.

En nuestro trabajo de preparación y recopilación para esta obra nos esforzamos en no dejar preguntas por responder. No hemos contado sólo con nuestras experiencias personales, sino con la de los centenares de futuros padres que estudiamos y a los que entrevistamos. Las preocupaciones de las parejas que esperan un bebé son sin embargo muy variadas, de forma que es probable que hayamos dejado unas pocas sin contestar. Si hemos olvidado alguna de las *suyas,* nos gustaría saberlo. De este modo podremos incluir sus inquietudes –y la forma de tranquilizarlas– en nuestra próxima edición con tiempo más que suficiente para *su* próximo embarazo.

Deseándoles el más feliz de los embarazos y el más alegre de los resultados.

Arlene Eisenberg
Heidi E. Murkoff
Sandee E. Hathaway

Sexto mes

Séptimo mes

Octavo mes

Noveno mes

Quinto mes

Cuarto mes

Tercer mes

Segundo mes

Primer mes

Notas sobre el embarazo